DR. GEORG WEIDINGER
Die chinesische Hausapotheke

GOLDMANN
Lesen erleben

Buch

Die Traditionelle Chinesische Medizin für den Alltag, ein praktischer Ratgeber zur Selbstanwendung. Mit einer umfassenden Einführung in die chinesische Diagnostik und vereinfachten Form der Selbstdiagnose mittels Puls, Zunge und Gesicht. Mit Hilfe von 25 wichtigen eigens zusammengestellten Kräuterrezepten für die häufigsten Beschwerden kann – einfach in der Anwendung – die Hausapotheke entsprechend bestückt werden. Die Zutaten sind problemlos in der Apotheke erhältlich und unterliegen den strengen europäischen Richtlinien. Ergänzend dazu gibt es Tipps zu Ernährung und Lebensführung.

Autor

Georg Weidinger, Schulmediziner und TCM-Therapeut versteht es, westliche mit fernöstlicher Medizin zu verbinden und verständlich zu machen. Bekannt wurde er durch das Buch »Die Heilung der Mitte«, in dem er auf sehr persönliche Weise die Funktionsweise der Chinesischen Medizin erklärt. Neben seiner Praxistätigkeit, gibt er seit 2002 regelmäßige Seminare, hält Vorträge und Schulungen. Seit 2012 lehrt er TCM an der MedChin in Wien. Der vielseitige Autor arbeitet und lebt mit seiner Frau und den beiden Kindern in Wien und Forchtenstein.
Ein besonderer Geheimtipp sind seine experimentellen Klavierkonzerte.
www.georgweidinger.com

Dr. Georg Weidinger

Die chinesische Hausapotheke

Die wichtigsten Kräuterrezepte
für die häufigsten Beschwerden

GOLDMANN

Die in diesem Buch vorgestellten Informationen und Empfehlungen sind nach bestem Wissen und Gewissen geprüft. Dennoch übernehmen der Autor und der Verlag keinerlei Haftung für Schäden irgendwelcher Art, die sich direkt oder indirekt aus dem Gebrauch der hier beschriebenen Rezepturen ergeben. Bitte nehmen Sie im Zweifelsfall beziehungsweise bei ernsthaften Beschwerden immer ärztliche Hilfe in Anspruch.

Die Seiten 69–111 sind entnommen aus:
Georg Weidinger: »Die Heilung der Mitte«, Ennsthaler Verlag, Steyr 2011
ISBN 978-3-85068-864-2
Wir danken für die freundliche Abdruckgenehmigung.

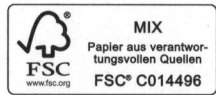

Verlagsgruppe Random House FSC® N001967
Das für dieses Buch verwendete
FSC®-zertifizierte Papier *Holmen Book Cream*
liefert Holmen Paper, Hallstavik, Schweden

3. Auflage
Originalausgabe Januar 2015
© 2015 Goldmann Verlag, München
in der Verlagsgruppe Random House GmbH
Umschlaggestaltung: UNO Werbeagentur, München
Umschlagmotiv: FinePic c/o Zero Werbeagentur
Abbildungen: Georg Weidinger
Lektorat: Annette Gillich-Beltz, Essen
SSt · Herstellung: cb
Satz: Fotosatz Amann, Memmingen
Druck und Bindung: GGP Media GmbH, Pößneck
Printed in Germany
ISBN: 978-3-442-22097-7

www.goldmann-verlag.de

In tiefer Verbeugung
widme ich dieses Buch
meinem Lehrer
und
Meister
Dr. François Ramakers,
der letztes Jahr
verstorben ist.

Inhalt

Vorwort 15

Einleitung 22
  Die Kräutermischungen in der Chinesischen Medizin 26
  Schwangerschaft 33
  Darreichungsformen chinesischer Kräuter 36

Teil I – TCM-Crashkurs 41

Yin und Yang & fünf Elemente 43
  Die fünf Elemente – die fünf Wandlungsphasen 50
  Die fünf Geschmäcker 53
  Vollorgane und Hohlorgane 56
  Yin und Yang in den Vollorganen 60
  Die Essenz *Jing* 62
  Das Qi 63
  Jin-Ye, die (Körper-)Flüssigkeiten 65

Die Vollorgane (Zang-Organe) 69
  Milz 69
  Leber 70
  Lunge 72
  Niere 73
  Herz 77
  Perikard 79

Die Hohlorgane (Fu-Organe) 81
- Magen 82
- Dünndarm 84
- Dickdarm 84
- Gallenblase 84
- Blase 85
- Dreifacher Erwärmer 85

Die fünf Geister 86
- *Shen*, der Geist des Herzens 86
- *Hun*, der Geist der Leber 87
- *Po*, der Geist der Lunge 88
- *Yi*, der Geist der Milz 89
- *Zhi*, der Geist der Niere 90

Wenn die Milz müde wird … 92
- Woher kommt die Hitze? 92
- Schleim, Schmerz und Blut-Stagnation 93
- Die Milz holt sich Jing bei der Niere 94
- Qi- und Blutmangel 95
- Die Leber attackiert die Milz 97
- Ungleichgewicht von Qi und Blut 98
- Nieren-Yin-Mangel: Hitze und Schlafstörungen 99
- Nieren-Yang-Mangel: Kälte und Verdauungsschwäche 100
- Die Milz kippt den Müll in die Lunge 101
- … und das alles nur, weil die Milz müde ist 102

»Seien Sie lieb zu Ihrer Milz« 104
- Lieb sein zur Mitte 110

Teil II – Diagnostik 113

Warum wird man eigentlich krank? 115
  »Kräftiger Körper« und »böser Geist« 117
  Krankheitserreger von außen 118
  Krankheitserreger von innen 120
  Weitere Krankheitsursachen 122

Was muss ich alles für meine Diagnose wissen? 129
  Biao und Ben 129
  Ein Muster erkennen 133
  Denkmodelle in der Chinesischen Medizin 134

Die acht Prinzipien 136
  Kommt der Auslöser von außen oder von innen? 136
  Hitze oder Kälte? 139
  Herrscht Fülle oder Mangel? 148
  Yin oder Yang? 149
  Eins nach dem anderen behandeln 152
  Weitere klimatische Faktoren 152
  Yang-Pathogene 154
  Yin-Pathogene 158
  Emotionen als innere pathogene Faktoren 170

Diagnose konkret 194
  Die Körperform 198
  Körperhaltung und Körperbewegung 203
  Das Äußere spiegelt das Innere wider 208
  Gesichtsdiagnose 211
  Befragung – die acht Prinzipien 226
  Befragung – die fünf Elemente 234
  Die Weisheit des Pulsfühlens 286
  Pulsbilder 325
  Für Spezialisten: die 30 klassischen Pulsbilder 336

Die Zunge 353
Übergang zur Therapie 369

Teil III – Therapie 375

Erkältungskrankheiten 377

Ma Huang Tang (Ephedra-Dekokt) 379
Gui Zhi Tang (Ramuli-Cinnamomi-Dekokt) 382

Infekte und allgemeiner Stress bei Kindern 388

Xiao Jian Zhong Tang (Das kleine die Mitte erbauende Dekokt) 388

W1 Weidinger-Mischung Nummer 1: »Die Mitte des Kindes« 389

Grippale Infekte und echte Grippe 394

W2 Weidinger-Mischung Nummer 2: »Grippaler Infekt und echte Grippe« (*Yin Qiao San*, Lonicera-Forsythia-Pulver) 394

Grippale Infekte mit Halsbeschwerden 399

W3 Weidinger-Mischung Nummer 3: »Husten und Halsschmerz« (*Sang Ju Yin*, Folium-Mori-Chrysanthemum-Dekokt) 399

Cang Er Zi San 403

W4 Weidinger-Mischung Nummer 4: »Nasen-Putzer« 405

W5 Weidinger-Mischung Nummer 5: »Starke Hals-Lungen-Mischung« 406

Immer wiederkehrende Infekte 411

W6 Weidinger-Mischung Nummer 6: »Stärke und befeuchte Lunge und Herz« 414

Das Shaoyang-Syndrom 419

Xiao Chai Hu Tang (Kleines Bupleurum-Dekokt) 423

W7 Weidinger-Mischung Nummer 7: »Kleines Bupleurum ganz groß« 427

Bai Hu Tang (Das Weißer-Tiger-Dekokt) 432

Suo Quan Wan (Pille, welche die Schleuse schließt) 433

W8 Weidinger-Mischung Nummer 8: »Warme Milz und
Niere« 434

Infekt-Prophylaxe und Allergien 441
W9 Weidinger-Mischung Nummer 9: »Jade-Windschutz« 444

Der Magen und die Milz 449
Ping Wei San (Beruhige-den-Magen-Pulver) 454
W10 Weidinger-Mischung Nummer 10: »Trockener, entspannter
Magen« 455
Schwangerschaftsübelkeit 457
W11 Weidinger-Mischung Nummer 11: »Sanft ohne
Übel« 458
Der übersäuerte Stress-Magen 460
Modul gegen Helicobacter Pylori und zur
Toxin-Ausleitung 463
Nahrungs-Stagnation 465
Bao He Wan: »Die Pille, die Harmonie erhält« 466
W12 Weidinger-Mischung Nummer 12: »Harmonie der Mitte«
(entgiftetes *Bao He Wan*) 467

Feuchte – Hitze 472
Huang Lian Jie Du Tang (Coptis-Dekokt, das toxische Wirkungen
lindert) 473
W13 Weidinger-Mischung Nummer 13: »Das Feuchte-Hitze-
Modul« 478
Neurodermitis 480

Mangelzustände und Erschöpfung 487
Aufbau für das Qi 490
W14 Weidinger-Mischung Nummer 14: »Qi-Aufbau« (*Si Jun Zi
Tang*) 490
W15 Weidinger-Mischung Nummer 15: »Gedeih-Mischung«
(*Shen Ling Bai Zhu San*) 492

Bu Zhong Yi Qi Tang: Dekokt, das die Mitte tonisiert und das Qi vermehrt   495

W16 Weidinger-Mischung Nummer 16: »Qi-Heber der Mitte« (*Bu Zhong Yi Qi Tang* mod.)   496

Aufbau für Qi und Blut   501

W17 Weidinger-Mischung Nummer 17: »Der Wochenbett-Blut-Turbo« (*Dang Gui Bu Xue Tang*, Angelica-Dekokt zur Tonisierung des Blutes)   501

Aufbau für Blut und Yin   505

Si Wu Tang   505

W18 Weidinger-Mischung Nummer 18: »Frauen-Blut-Mischung« (*Tao Hong Si Wu Tang* mod.)   506

Liu Wei Di Huang Wan (Sechs-Bestandteile-Pille mit Radix Rehmanniae)   512

W19 Weidinger-Mischung Nummer 19: »Rehmannia-Mischung« (*Liu Wei Di Huang Wan* mod.)   513

Aufbau für das Yang   519

W8 Weidinger-Mischung Nummer 8: »Warme Milz und Niere«   521

W20 Weidinger-Mischung Nummer 20: »Starker Rücken, starke Niere«   523

Harnwegsinfekte   527

Wu Ling San (Fünf-Bestandteile-Pulver mit Poria)   527

W21 Weidinger-Mischung Nummer 21: »Akute-Blase-Mischung«   528

Die Leber und der Wind   532

Si Ni San, das Pulver der vier Gegenläufigkeiten (Das Kalte-Extremitäten-Pulver)   536

W22 Weidinger-Mischung Nummer 22: »Die voll gespannte Leber« (*Chai Hu Shu Gan San*, Bupleurum-Dekokt, welches die Leber verteilt)   537

W23 Weidinger-Mischung Nummer 23: »Free and easy« (*Xiao Yao San*, Pulver der heiteren Gelassenheit)   542

W24 Weidinger-Mischung Nummer 24 »Entspannter Bauch«
(*Tong Xie Yao Fang*, Rezeptur für schmerzhaften
Durchfall)   547

Das Herz und der Shen   551

W6 Weidinger-Mischung Nummer 6: »Stärke und befeuchte
Lunge und Herz«   553

Suan Zao Ren Tang   555

W25 Weidinger-Mischung Nummer 25: »Shen zur Ruhe«
(modifiziertes und erweitertes *Suan Zao Ren Tang*)   555

ANHANG   561

Die Weidinger-Mischungen Nummer 1 bis 25   563

Die Kräuter-Liste der Weidinger-Mischungen – nach chinesischen Namen sortiert   588

Die Kräuter-Liste der Weidinger-Mischungen – nach botanischen Namen sortiert   594

Literatur   600
Register   601

Vorwort

Seit Jahren sitze ich tagein, tagaus in meiner Praxis für Traditionelle Chinesische Medizin und lerne. Ich lerne durch jeden Menschen, der meine Praxis betritt, wieder etwas mehr darüber, wie der menschliche Körper funktioniert, warum er sich oft über so viele Umwege schließlich eine Erkrankung wählt, um die Notbremse zu ziehen. Als chinesischer Arzt habe ich gelernt, etwas anders zu denken als meine westlichen schulmedizinischen Kollegen. Das war nicht immer so, da ich am Anfang meiner Arztkarriere auch reiner Schulmediziner war und heute noch überzeugter Schulmediziner bin. Aber da es sich ergeben hat, dass ausgerechnet jene Menschen von mir einen medizinischen Rat wollten, denen die Schulmedizin nicht befriedigend helfen konnte, war ich gezwungen, das gesamte Spektrum der Medizin dieser Welt zu durchforsten in der Hoffnung, noch etwas anderes zu entdecken als das, was mir als westlichem Arzt beigebracht worden war.

Schon als Student, wenn ich einmal wieder ein Praktikum im Spital machte, fragten Patienten ausgerechnet mich, was sie bei ihrer Erkrankung zusätzlich *als Patient selbst* unternehmen könnten, mit Ernährung zum Beispiel, mit irgendwelchen Pflanzen oder Tees oder auch mit Übungen. Und ich, noch völlig unerfahren, wusste keine Antwort, als vielleicht ein paar allgemein bekannte Hausmittelchen zu empfehlen. Und trotz dieser für mich oft so banalen Empfehlungen machte es jene Patienten glücklich, ihr Schicksal auch selbst in die Hand nehmen zu können. Sosehr sie der Schulmedizin vertrauten, so gut tat es ihnen, ihre Genesung selbst zu unterstützen. Mit der Zeit wurde mein medizinisches Wissen größer, ich sammelte immer mehr Erfahrung, die Beziehung zu den Patienten wurde intensiver, die Fragen an mich wurden immer kniffliger. Und so ergab es sich, dass bei mir jene landeten, die nach »anderen Möglichkeiten zur Heilung« fragten.

Ausgerechnet an mich wurden diese Fragen gerichtet, der ich als langjähriger Asthmatiker die Antworten für meine eigene Gesundheit nicht in der Schulmedizin fand. Ich entdeckte die Lösung schließlich nach vielen, vielen Umwegen in der Traditionellen Chinesischen Medizin. Seither lerne ich, diese so unendlich umfangreiche und für uns westliche Menschen oft fremdartig erscheinende Medizin halbwegs zu durchleuchten und für uns Westler in unserer Welt anwendbar zu machen.

Und so sitze ich nun, nachdem ich die Spitalszeit schon lange hinter mir gelassen habe, in meiner Praxis und behandle und lerne, berate und lerne, steche meine Nadeln und lerne, verschreibe chinesische Kräuter und lerne. Ich warte, was passiert, ob es besser wird oder eben nicht, und beides merke ich mir so gut es geht, bei all der Fülle und Verschiedenartigkeit der möglichen Erkrankungen. Damit sich mein Gehirn ein bisschen leichtertut und ich mir beim Erinnern auch, habe ich am Anfang meiner Praxiszeit in meinem Computer eine Datei angelegt, in der ich alle außergewöhnlich guten Erfolge meiner chinesischen Behandlungen dokumentierte und bis heute dokumentiere. Da steht dann zum Beispiel drin, dass Herr XY das und das hat (zum Beispiel Kopfschmerzen), wie die westliche Diagnose lautet (eben Kopfschmerzen, Cephalea), wie die chinesische Diagnose lautet (zum Beispiel Leber-Qi-Stagnation) und welche Kräuterrezepturen oder -kombinationen oder auch welche Punktkombinationen bei der Akupunktur am besten geholfen haben. Und da stehen vor allem auch jene Dinge drin, die ich so nicht in meiner eigenen TCM-Ausbildung gelernt habe, meine eigenen Erfahrungen mit dieser Form der Medizin. »Try and error«, ausprobieren und schauen, was passiert, hat schon mein Vater, der Internist, gesagt: Das ist Medizin! Empirische Wissenschaft, das ist Medizin. So entwickelt sich die Medizin weiter. »Ausprobieren und schauen, was passiert« habe ich intensiv bei meinem eigenen Asthma seit Kindheit an praktiziert und bin dadurch nach Jahren zu einer Lösung gekommen. Diese »Jahre« möchte ich gerne Ihnen und meinen Patienten ersparen und versuche daher, durch vieles Ausprobieren viel schneller auf den Punkt der Heilung zu kommen. Daher diese Datei, die mittlerweile mehrere hundert Seiten hat.

Das Spannende, das sich nach Jahren für mich herauskristallisiert: Eigentlich ist die Chinesische Medizin gar nicht so kompliziert, wie sie sich mir ursprünglich dargestellt hat. Im Gegenteil, im Grunde ist es in vielen Fällen ganz einfach, so einfach, dass man oft nicht einmal einen Arzt braucht. Man muss nur wissen, was zu tun ist, wenn man das und das hat. Dieses Wissen möchte ich Ihnen in diesem Buch vermitteln. Die 25 chinesischen Kräuterrezepturen in diesem Buch sind jene 25 Rezepturen, die mit Abstand am häufigsten in meiner »Erfahrungsdatei« auftauchen. Mit diesen 25 chinesischen Kräutermischungen können Sie auf jeden Fall einmal beginnen, Ihre Beschwerden und die Ihrer Familie zu behandeln. Zusätzlich finden Sie zu den jeweiligen Beschwerden die wichtigsten Tipps aus meiner Praxis zu Ernährung und Lebensführung, die Sie ergänzend befolgen können. Sei es, dass Sie akut einen Infekt stoppen möchten oder verhindern wollen, dass Sie eben ständig Infekte haben, sei es, dass Sie Ihre Erschöpfung oder Ihre Schlaflosigkeit loswerden wollen, sei es, dass Sie wiederkehrende Probleme mit Magen oder Darm haben oder auch Allergien, Kopfschmerzen, Regelbeschwerden oder vielleicht einfach ständig kalte Füße – mit diesen einfachen chinesischen Kräutermischungen haben Sie immer ein passendes Werkzeug in der Hand. Und manche der Mischungen gehören einfach in jeden Medizinschrank.

Ich hoffe, dass Sie sich dadurch selbst gut helfen können, weil es so ein großartiges Gefühl ist, die eigenen Beschwerden selbst in den Griff zu bekommen. Und wenn nicht, wenden Sie sich bitte an einen erfahrenen Arzt! Sowieso ist es immer gut, sich zunächst an einen westlichen Mediziner, einen Hausarzt oder Allgemeinmediziner, zu wenden. Das, was unsere westliche Medizin wirklich gut kann, ist nachschauen. Eine Blut- oder Urinuntersuchung, ein Ultraschall, ein Röntgenbild, eine Magnetresonanz, eine Gastro- oder Koloskopie kann mehr »sehen«, als ich das als chinesischer Arzt mit meiner Puls- und Zungendiagnose kann. Unser Blick ist ein anderer, weniger invasiv. Daher ist es immer wichtig, auf der sicheren Seite zu sein. Wir haben diese Möglichkeiten hier im Westen, also sollten wir sie nutzen. Was wir dann mit dem gewonnenen Wissen aus diesen Untersuchungen anstellen, ist eine andere Sache. Hier sind oftmals alternative, also andere Behandlungsmethoden ausreichend und ersparen unserem Körper die »Hämmer« und dem Gesundheitssystem eine vielleicht teure Folgebehandlung.

Falls Sie schulmedizinisch gut abgeklärt sind, vielleicht schon wissen, wie man »das Tier«, also die Störung oder Beschwerde oder Erkrankung bei Ihnen nennt, Sie aber mit diesen 25 Rezepturen nicht weiterkommen, wenden Sie sich bitte an einen erfahrenen Arzt für Traditionelle Chinesische Medizin. Denken Sie daran, dass diese Auswahl der Rezepturen aus meiner persönlichen Erfahrung mit Menschen in meiner Praxis in Wien resultiert und in diesem Buch erscheint, weil ich sie am häufigsten eingesetzt habe. Zudem sollten Sie bei jeder Unsicherheit mit den Kräutern oder bei »komischen« Symptomen sofort mit den Kräutern pausieren und mit dem Kollegen, der Kollegin sprechen.

Dieses Buch wendet sich an alle, die sich für Traditionelle Chinesische Medizin und im Speziellen für chinesische Kräutermedizin interessieren und diese anwenden möchten. Alle in diesem Buch angeführten chinesischen Kräuter sind unbedenklich anzuwenden. Wenn bei einem bestimmten Kraut oder in einer bestimmten Situation Vorsicht geboten ist, werde ich es ausdrücklich erwähnen. Und natürlich sage ich Ihnen, wie Sie an gute chinesische Kräuter kommen – vor allem als Granulate, die Sie einfach in heißem Wasser auflösen – und was Sie beim Kauf beachten müssen. Immer wieder werden wir durch die Medien verunsichert, was denn da alles Schlimmes in diesen Kräutern stecken könnte (wie Schwermetalle, Insektizide). Aber keine Sorge: Wenn Sie die Kräuter über deutsche, österreichische oder Schweizer Apotheken besorgen, sind sie unbedenklich anzuwenden, da sie nachweisbar auf alle möglichen Inhaltsstoffe geprüft sein müssen.

Dieses Buch wendet sich auch an all jene, die bereits bei einem TCM-Arzt in Behandlung sind und vielleicht besser verstehen wollen, was er da so mit ihnen vorhat. Dieses Buch wendet sich auch an meine hochgeschätzten TCM-Kollegen, denen ich einfach meinen Erfahrungsschatz für ihre eigene Praxis weitergeben möchte, wenn sie ihn mit ihren Erfahrungen kombinieren wollen. Es ist mir ein großes Anliegen, und so verstehe ich auch meinen Werdegang als Arzt, mein Wissen, wenn ich etwas wirklich gut kapiert habe, und meine Erfahrung vollständig weiterzugeben. So habe ich es auch von meinem Lehrer, François Ramakers, gelernt, der ohne jeglichen Eigennutz sein Wissen an uns weitergegeben hat. »Macht etwas aus dem Wissen, wer weiß, wie lange ich noch

Zeit habe …«, war einer seiner Aussprüche. François ist letztes Jahr gestorben. Macht etwas aus dem Wissen, wer weiß, wie lange ich noch Zeit habe, sage ich Ihnen heute …

Dieses Buch richtet sich auch an all die interessierten schulmedizinischen Kollegen, die den reichhaltigen Erfahrungsschatz der Chinesischen Medizin für sich nutzbar machen wollen. Ja bitte, wenden Sie diese Rezepturen und Kräuter in Ihren westlichen Praxen an, so wie es viele westliche Kollegen weltweit tun. Manche Kräutermischungen sind einfach so großartig, dass wir diese nicht nur dem »TCM-Publikum« anbieten und all den anderen vorenthalten sollten. Manche Tipps zur Ernährung und Lebensführung sind so unkompliziert und effektiv, dass wir als umfangreich ausgebildete westliche Ärzte einfach nicht daran denken. Bitte nutzen Sie alle das Wissen der Chinesischen Medizin, aufbereitet durch meine persönliche Erfahrung!

Und damit Sie die richtigen Rezepturen auch »richtig chinesisch« anwenden können, bringe ich Ihnen auch ein bisschen Puls- und Zungendiagnose bei, so einfach wie möglich, so umfangreich wie notwendig. In der Chinesischen Medizin sagen wir: »So viel Diagnostik, wie ich für meine Therapie brauche.« Aber nicht vergessen: Die Schulmedizin kann viel besser nachschauen! Und das ist oft wichtig, um auszuschließen, dass etwas anderes dahintersteckt als das Häufige! Und es ist ja auch für Sie und mich eine Beruhigung, dass sich nichts Schlimmes dahinter verbirgt!

Ich möchte Sie an dieser Stelle ausdrücklich darum bitten, sich an die zahlreichen und ausgezeichnet ausgebildeten Ärztinnen und Ärzte, Heilpraktikerinnen und Heilpraktiker zu wenden, wenn Sie den Rat eines TCM-Mediziners suchen! Hören Sie sich in Ihrer Umgebung um, wen es da so gibt und wen Freunde, Familie und Bekannte empfehlen können. Wir haben uns in den letzten Jahren sehr vermehrt, also sollte das kein Problem sein!

Meine Praxis platzt schon aus allen Nähten, und wir sind immer wieder gezwungen, für mehrere Monate einen Aufnahmestopp einzulegen. Daher bitte ich Sie, sich an einen der vielen anderen TCM-Kollegen zu wenden, die sich im genannten Sinn um Ihre Gesundheit bemühen. Bitte wenden Sie sich nicht an mich. Meine Begabung liegt darin, Dinge sehr einfach und anschaulich zu erklären, was ich mit meinen Büchern mache sowie in Ausbildungen, Kursen, Seminaren und Vorträgen für Laien und Ärzte. Vielen Dank für Ihr Verständnis!

Abschließend möchte ich Ihnen viel Freude und richtig viel Spaß und »Shen« mit diesem Buch wünschen, viel Gesundheit, Glück und schöne Begegnungen mit sich selbst und anderen!

Ihr Georg Weidinger
Forchtenstein, im April 2014

Einleitung

Liebe Leserin, lieber Leser,
werte Apothekerin, werter Apotheker,
hochgeschätzte Kollegin und hochgeschätzter Kollege der westlichen Medizin und der TCM!

Aus meiner langjährigen Erfahrung mit Chinesischer Medizin weiß ich, wie wichtig es ist, nicht darauf zu warten, bis man »endlich« krank wird, um sich etwas Gutes zu tun, um sich mit sich und seinem Körper zu beschäftigen. Eine Erkrankung ist nur die Spitze des Eisbergs, so die chinesische Anschauung. Sie möchte uns etwas sagen, möchte uns helfen, an einem bestimmten Punkt in unserem Leben die richtigen Entscheidungen zu treffen. Nichts passiert zufällig, alles hat einen tieferen Sinn. Wenn bei uns eine schwere Krankheit diagnostiziert wird, hadern wir oft mit dem Schicksal: »Warum gerade ich? Warum gerade jetzt?« Niemand möchte je krank werden! Und es gibt nie den richtigen Zeitpunkt, um krank zu werden! Denken wir … und »denken« bedeutet, dass wir glauben unseren Körper, unsere Situation im Leben erfassen und verstehen zu können, allein mit dem bisschen Frontalhirn (präfrontaler Cortex), das am vorderen Ende unseres Großhirns sitzt und das es uns ermöglicht, freie Entscheidungen zu treffen. Aber das ist oft ein Trugschluss.

Unseren Körper gibt es in dieser und ähnlicher Form bereits seit vielen Millionen Jahren. Die ersten Primaten, die Vorfahren der Menschen, traten vor etwa 50 bis 65 Millionen Jahren auf. Vor knapp 2 Millionen Jahren tauchte der Homo erectus auf, der erste Mensch mit einem aufrechten Gang. Sein Körper war schon vollständig entwickelt, mit all seinen Funktionen, mit all den Enzymen (mit vielleicht ein paar Varianten), die auch heute unseren Stoffwechsel regulieren.

Der große Unterschied von damals zu heute *aus körperlicher Sicht* ist das Frontalhirn. Damals hat man im Einklang mit der Natur gelebt, mit der eigenen und der um einen herum. Es gab ja auch gar nichts anderes. Das ist es, was uns die Chinesische Medizin lehren möchte: Lebe in Einklang mit deiner eigenen Natur und der um dich herum! Und wenn man all die Bedrohungen, die Verletzungen, die Kämpfe um die Beute und die Arterhaltung, die schlechten hygienischen Verhältnisse mit der ständigen Gefahr von Infektionen und Parasiten, die schlechten Wohnverhältnisse und die Naturgewalten einmal abzieht, bleiben wir mit unserer Natur und unseren Instinkten übrig, *falls wir sie wahrnehmen können*. Und da kommt uns unser Frontalhirn immer wieder in die Quere. *Eigentlich wissen wir, was uns guttut*, wir hören nur nicht darauf, weil es unser Frontalhirn besser weiß. So verdrängen wir konsequent die Bedürfnisse unseres Körpers. Oft schreit er schon laut, doch wir hören ihn nicht, weil wir verlernt haben ihn zu hören oder weil wir ihn nicht hören wollen.

»Das Tier in uns« ist das, was die Chinesische Medizin behandelt. Und auch wenn wir, mit unserem bewussten Denken und unseren logischen Schlüssen, den Körper nicht hören – er macht schon auf sich aufmerksam, keine Sorge! Es bleibt ihm ja gar nichts anderes übrig, so hat er es während all der Millionen Jahre als Überlebensprogramm gelernt und verinnerlicht. Und dieses Programm läuft noch immer in uns ab. So großartig die Entwicklung unseres Großhirns ist und so faszinierend all die Errungenschaften unseres Geistes sind – indem der Mensch sich über die Natur stellt, verliert er seine eigene Naturempfindung.

Viele Entwicklungen in unseren industrialisierten westlichen Ländern laufen gegen unsere Natur. All die Bemühungen seit (von der Evolution her lächerlichen) ein- bis zweihundert Jahren, uns durch all die Industrialisierung, die Mobilisierung, die Energiegewinnung, die Lebensmittel- und Pharmaindustrien das Leben zu erleichtern, haben den Menschen weiter von seiner Natur entfernt und sein Umfeld derartig verändert, dass sich unser Körper oft einfach nicht mehr zurechtfindet. Alles wird schneller, schon unsere Kinder wachsen mit einem hohen Stresspegel auf, nur die Leistung der »Maschine Mensch« zählt. Der Preis für unseren hohen Stresspegel und unsere Art, durch das Leben zu hetzen, sind die neuen Krankheiten mit all ihren Modenamen wie metabolisches Syndrom, Herzgefäßerkrankungen, Burnout, Autoimmunkrankheiten, Allergien, Krebserkrankungen und viele mehr. Und Gott sei Dank entwickelt sich unsere westliche Medizin parallel mit der Veränderung unserer Natur weiter! Gott sei Dank können wir die meisten dieser Erkrankungen erfolgreich chronisch werden lassen, so dass man nicht daran stirbt, wie es wahrscheinlich vor Millionen Jahren gewesen wäre. Man ist zwar nicht ganz gesund, was man psychisch oft als Depression oder fehlende Lebensfreude erlebt (Gott sei Dank hat die Schulmedizin auch dafür Medikamente), aber auch nicht so krank, dass man nicht weiterleben kann. Der Preis sind all die chronischen Erkrankungen, die wir oft wunderbar im Griff haben, die aber nicht notwendig wären, wenn wir auf unsere eigene Natur, unseren eigenen Körper und all seine Warnsignale gehört hätten. *Die beste Krankheit ist die, die man nicht bekommt.* Und billiger ist es auch. Und genau dort kann die Chinesische Medizin ansetzen.

Ich erlebe mich in meiner täglichen Arbeit mit meinen Patienten als *Übersetzer*. Ich übersetze den Menschen, was ihnen ihr Körper schon so lange versucht zu sagen. Und manchmal denke ich mir: »Hört er nicht, was sein Körper schon schreit? Versteht er nicht, was ihm sein Körper sagen möchte?« Nein, er hört es nicht. Nein, er versteht es nicht. Und das ist nicht einmal seine Schuld, weil es nicht um Schuld geht, sondern um die Veränderung der Gesellschaft und der Körperwahrnehmung als Preis für unsere »gute« Art zu leben. Aber *wir* sind die Gesellschaft, *wir* können sie auch wieder verändern, jeder für sich, jeder in seinem kleinen Bereich, und damit auch irgendwann im Großen.

Die Chinesische Medizin hat sich über rund drei Jahrtausende entwickelt (was in Bezug auf die Millionen von Jahren, die unser Körper zur Entwicklung gebraucht hat, nichts ist …) und hat ein schlüssiges und einfaches System erschaffen, um den Körper verstehen zu können. Mit ganz einfachen Methoden wie schauen, fragen, spüren, den Puls fühlen und die Zunge betrachten kommt man zu einem erstaunlichen Ergebnis: einem Verständnis (das braucht unser westliches Frontalhirn) für die Zusammenhänge im Körper, einem Verständnis, wie all die verschiedenen Symptome an einer Stelle im Körper, der *Schwachstelle*, zusammenlaufen. Jeder von uns hat so seine Schwachstelle. Jede Kette wird an einer bestimmten Stelle reißen, wenn ich stark an ihr ziehe, und es wird immer die gleiche Stelle sein. Diese Stelle in unserem Körper zu identifizieren und so zu kräftigen, dass sie nie reißen wird (neben der Maßnahme zu verhindern, dass überhaupt einer an unserer Kette reißt), ist die Aufgabe der Chinesischen Medizin in unserer heutigen westlichen Gesellschaft. Und das ist so einfach, dass es uns westlichen komplizierten Menschen und Ärzten oft schon suspekt ist.

Aber das Ziel sollte immer sein, gar nicht erst krank zu werden oder eine Erkrankung so früh und konsequent wie möglich zu behandeln, so dass es nie zu einem kompletten Motorschaden kommt – um den Vergleich mit dem Auto zu bemühen. Denn dann brauchen wir den Mechaniker, die westliche Medizin, oder sogar den Schrottplatz. Aber wenn wir lernen, die frühen Anzeichen wie leise störende Motorgeräusche zu erkennen, oder wenn wir häufiger mal mit dem Fahrrad fahren, können wir oft mit einem einfachen Schraubenschlüssel (aber wie unsere Gesellschaft werden dafür die modernen Autos auch immer resistenter ...) alles wieder ins Lot bringen.

Die Chinesische Medizin ist eine Volksmedizin, und sie sollte allen Menschen zur Verfügung stehen. Daran arbeite ich täglich und sehe es auch als meine wichtigste Arbeit als Autor und Arzt. Und das spiegelt sich in meinem Satz: *Chinesische Medizin ist zu 80 Prozent Lebensführung, zu 10 Prozent Kräutermedizin, zu 10 Prozent Akupunktur.* Da Akupunktur bedeutet, dass ich mit meinen Nadeln Wunden setzen muss, womit ich den Körper zwinge zu heilen, möchte ich Ihnen ans Herz legen, sich um die 80 Prozent Lebensführung zu kümmern. Dabei geht es um Ihren Alltag, um jeden einzelnen Ihrer Tage, von früh bis spät, von spät bis früh. Von diesen 80 Prozent Lebensführung handelt mein Buch »Die Heilung der Mitte«. Für alle, die es nicht kennen, werde ich im ersten Teil des vorliegenden Buches eine Zusammenfassung der wichtigsten Punkte bringen.

Die Kräutermischungen in der Chinesischen Medizin

Die »chinesische Hausapotheke« kümmert sich um *Sie*, um Ihre Schwachstelle, um diese eine Stelle, an der Sie als Kette reißen könnten. Ich lege Ihnen die Denkweise der Chinesen und die Diagnostik mit Gesichtsdiagnose, Puls und Zunge in Ihre Hände und versuche, alles so einfach wie nur irgend möglich darzustellen. Wahrscheinlich wird oft noch ein großes Fragezeichen stehen bleiben, aber das liegt einfach daran, dass das Denken der Chinesen eben *das Denken der Chinesen* ist und nicht das Denken unserer westlichen Kultur. Das Denken in China funktioniert in Bildern, die chinesische Schrift ist eine Bildsprache. Unser Denken ist abstrakter, was sich in unserem Alphabet und dem Zusammenbauen von Wörtern und Inhalten damit widerspiegelt. Meine Vision ist es, dass Sie Ihre Hausaufgaben machen, die zu den 80 Prozent Lebensführung gehören, und zudem mit den in diesem Buch vorgestellten *25 Mischungen* aus chinesischen Kräutern Ihre Schwachstelle und Ihre häufigsten Erkrankungen behandeln können. Dabei habe ich die Mischungen vollkommen sicher gemacht, zumindest soweit es möglich ist. Wenn Sie sehr achtsam und sorgfältig mit den Kräutern umgehen, können sie Ihnen nur helfen. Trotzdem sind es Medikamente, wie auch westliche Heilkräuter oder Aspirin oder Vitamin-C-Tabletten Medikamente sind. Ich habe aus den Rezepturen alle rezeptpflichtigen chinesischen Arzneimittel herausgenommen. Keine einzige der 25 Weidinger-Mischungen ist verschreibungspflichtig.

In der folgenden Liste sind die chinesischen Kräuter aufgeführt, die laut gesetzlicher Bestimmungen/Arzneimittelgesetz rezeptpflichtig sind. Diese Rezeptpflicht resultiert zumeist daraus, dass einer der Inhaltsstoffe der jeweiligen chinesischen Arznei nachgewiesenerweise toxisch (giftig) oder einfach »sehr drastisch« wirkt. Die Rezeptpflicht soll uns Anwender und Verschreiber mahnen, achtsam mit dem Kraut umzugehen. Der Giftigkeit und starken Wirksamkeit waren sich die alten Chinesen durchaus bewusst, und sie haben die Dosierung sehr niedrig gewählt und empfohlen. »Die Dosis macht das Gift«, die Dosis bestimmt darüber, ob die Wirkung im gewünschten Bereich bleibt oder nicht. Bei einzelnen Kräutern kann ich die Rezeptpflicht nicht nachvollziehen, trotzdem habe ich sie in den 25 Weidinger-Mischungen nicht verwendet. Damit können Sie, werte Apothekerin und werter Apotheker, diese Mischungen rezeptfrei abgeben. Alle chinesischen Mischungen, die eines oder mehrere der folgenden Kräuter enthält, sind verschreibungspflichtig, alle anderen nicht. Es bleibt die Eigenverantwortung der Anwenderin, des Anwenders und Ihre fachlich kompetente Beratung!

Rezeptpflichtige TCM-Rohdrogen, Granulate und hydrophile Konzentrate

Pharmazeutischer Name	Chinesischer Name (Pinyin)	Rezeptpflicht
Aconiti Kusnezoffii Radix praep.	CAO WU (ZHI)	Rp!
Aconiti lateralis Radix praep.	FU ZI (ZHI)	Rp!
Acori tatarinowii Rhizoma	SHI CHANG PU	Rp
Arisaema Cum Bile	DAN NAN XING	Rp
Arisaematis Rhizoma praep.	TIAN NAN XING (ZHI)	Rp
Artemisiae argyi Folium	AI YE	Rp
Astragali complanati Semen	SHA YUAN ZI	Rp
Cimicifugae Rhizoma	SHENG MA	Rp
Cnidii Fructus	SHE CHUANG ZI	Rp
Curculiginis Rhizoma	XIAN MAO	Rp
Ephedrae Herba	MA HUANG	Rp
Ephedrae Radix	MA HUANG GEN	Rp
Eriobotryae Folium	PI PA YE	Rp

Evodiae Fructus	WU ZHU YU	Rp!
Gingko Semen	BAI GUO	Rp
Ginseng Radix	REN SHEN	Rp
Ginseng rubra Radix	HONG SHEN	Rp
Gleditsiae Fructus abnormalis	ZHU YA ZAO	Rp!
Hirudo	SHUI ZHI	Rp!
Pharbitidis Semen	QIAN NIU ZI	Rp
Pinelliae Rhizoma praep.	ZHI BAN XIA	Rp
Polygonati odorati Rhizoma	YU ZHU	Rp
Polygonati Rhizoma praep.	HOUANG JING (ZHI)	Rp
Polygoni cuspidati Radix	HU ZHANG	Rp
Pulsatillae Radix	BAI TOU WENIG	Rp
Sophorae flavescentis Radix	KU SHEN	Rp
Sophorae tonkinensis Radix	SHAN DOU GEN	Rp!
Stemonae Radix	BAI BU	Rp
Toosendan Fructus	CHUAN LIAN ZI	Rp
Typhonii Rhizoma praep.	ZHI BAI FU ZI	Rp!
Xanthii Fructus praep.	CHAO CANG ER ZI	Rp

Rp: rezeptpflichtig; Rp!: streng rezeptpflichtig
(Quelle: Firma Plantasia, Mag. Stöger und Firma Mag. Doskar)

Die in meinen 25 Mischungen verwendeten chinesischen Kräuter unterliegen aus rechtlicher Sicht dem Nahrungsergänzungsmittel- und Arzneimittelgesetz. Bitte beziehen Sie die chinesischen Kräuter ausschließlich über Apotheken! Die Apotheken sind verpflichtet, für die Qualität der Medikamente Sorge zu tragen. Die chinesischen Kräuter werden in der Apotheke wie westliche Medikamente behandelt, jedes chinesische Kraut wird auf Verunreinigungen wie Schwermetalle und Keime getestet. Für diese Testungen und die daraus resultierende Sicherheit bezahlen Sie natürlich, aber das sollte es Ihnen wert sein.

In den Medien tauchen immer wieder Berichte über Verunreinigungen mit Schwermetall und gesundheitlich bedenkliche Inhaltsstoffe in chinesischen Arzneien auf. Ich bin mir ganz sicher, dass es das auch gibt, weil die chinesischen Kräuter mittlerweile weltweit ein großer Markt geworden sind. Viele wollen daran verdienen, Chinesen und Menschen vieler anderer Nationalitäten, so wie auch viele an westlichen Medikamenten verdienen wollen, die Sie über das Internet leicht beziehen können. **Hände weg davon!** Sowohl von den chinesischen als auch von den westlichen Medikamenten aus zweifelhafter Quelle. Dafür gibt es hier in Europa Apotheken, die den europäischen Gesetzen unterliegen und sich an diese halten. Wenn Sie Medikamente einnehmen, dann sollten Sie die Qualität kennen. Sie können sich in Ihrer Apotheke darüber informieren und sich auch Prüfatteste vorlegen lassen. Und so sollte der Ruf der chinesischen Medikamente wiederhergestellt werden.

Sie, werte Apothekerinnen und Apotheker, können also meine Mischungen W1-25 frei verkaufen. Ich würde mich sehr freuen, wenn Sie dabei beratend tätig wären. Im Buch steht alles drin, was Sie dazu brauchen, inklusive aller Vorsichtsmaßnahmen. Natürlich ist es erstrebenswert, dass ein Patient sich mit seinem Arzt über die Behandlung mit chinesischen Kräutern abspricht. Und ganz großartig wäre es, wenn Sie, liebe westlich geschulten Ärzte und Hausärzte, werte Kollegen, die Kraft dieser Mischungen nutzen, um sie ganz gezielt in Ihrer Praxis zu verschreiben. Wenn Sie sich mit diesem Buch intensiv befasst und etwas Erfahrung gesammelt haben, ist der Aufwand dafür nicht wesentlich größer, als ein Antibiotikum oder ein Schmerzmittel zu verschreiben. Zusätzlich stelle ich auf meiner Homepage (www.georgweidinger.com) neben anderen Informationen die Liste der Mischungen W1 bis W25 zum Herunterladen bereit. So müssen Sie das Rezept nur in Ihre eigene Rezeptvorlage kopieren. So praktizieren es viele chinesische und japanische Ärzte, die eher westlich orientiert sind und ansonsten nichts mit TCM oder der japanischen Kampo-Medizin am Hut haben. Sie wissen aber einfach, dass zum Beispiel das kleine Bupleurum-Dekokt (*Xiao Chai Hu Tang*, als nicht toxische Variante *W7*) großartig bei Hepatitis und erhöhten Leberwerten wirkt. Mit einer sorgfältigen Kontrolle des Patienten erwerben Sie in kurzer Zeit Erfahrung mit den chinesischen Arzneien und werden vielleicht auch Lust verspüren, mehr darüber zu lernen und zusätzliche Ausbildungen zu machen.

Sie, werte und hochgeschätzte TCM-Kollegen, müssen keine Sorge haben wegen der Liberalisierung dieser Volksmedizin. Die breite Anwendung chinesischer Medikamente stärkt das Vertrauen auch der Schulmedizin in *unsere Medizinform* und wird Ihnen einen deutlich größeren Zulauf garantieren, wenn Menschen merken, wie gut ihnen schon diese Basismischungen tun. Für alle weiteren Anwendungen braucht es uns Spezialisten, und wenn der Patient bereits ein Grundwissen und eine Grunderfahrung mit chinesischen Kräutern besitzt, wird das Arbeiten mit diesem mündigen Patienten doppelt Spaß machen und seine Mitarbeit deutlich größer sein. So ist meine Erfahrung!

Ich versuche all meine Patienten zu mündigen Patienten zu machen, solche, die mit der Zeit selbst wissen, welche Maßnahmen und welche Kräuter ihnen guttun. Die meisten meiner Patienten haben zu Hause eine kleine Apotheke mit Mischungen, die sie nach ihrer persönlichen Erfahrung zum rechten Zeitpunkt einsetzen! Bei vielen Mischungen, allen voran den Infektmischungen, ist es einfach notwendig, dass diese in der Hausapotheke stehen, weil man sie meist so früh wie möglich nehmen soll. Wenn man sie sich erst über den Arzt in der Apotheke besorgen muss, ist das therapeutische Fenster oft schon geschlossen.

Seit Beginn meiner TCM-Praxis sind hier im 10. Wiener Gemeindebezirk die **zehn wichtigsten Mischungen** für meine Patienten und alle Interessierten als Granulate in 100-Gramm-Dosen fertig gemischt zu bekommen. So kann man sie sich besorgen, auch wenn man längst keinen Kontakt mehr zu mir oder meiner Praxis hat. Und allein diese zehn Mischungen haben schon so viel Gutes bewirkt und die Patienten sicher nicht aus meiner Praxis vertrieben. Im Gegenteil: Man will dann immer mehr. Gesund zu sein und sich gut zu fühlen macht süchtig, und das ist endlich einmal eine gesunde Sucht …!

Ganz wichtig für Sie, werte Leserinnen und Leser: **Jede neu aufgetretene Erkrankung gehört einmal schulmedizinisch (mit Hilfe unserer westlichen Medizin) abgeklärt!** Wir, die westlichen und östlichen Ärzte, wollen ja auf Nummer sicher gehen, wollen nichts übersehen oder die Zeit für eine schnelle und effektive Therapie ungenutzt verstreichen lassen! Und das kann die westliche Medizin wirklich gut: einmal nachschauen, worum es sich handelt, ob mit bildgebenden Verfahren (wie Röntgen, Ultraschall, Magnetresonanz, Computertomographie) oder Blutabnahmen, ob mit Belastungstest wie der Ergometrie (Belastung auf dem Fahrrad mit EKG- und Blutdruckmessung) oder auch einem

Schlaflabor. Und je früher Sie alles anschauen lassen, desto eher können Sie mit einer sinnvollen Therapie beginnen, und das kann dann auch die Chinesische Medizin sein. Wenn wir von allen Seiten – auch vom westlichen Standpunkt aus – geschaut haben, wissen wir genau, wie das Tier heißt, und können ganz gezielt arbeiten.

Die Chinesische Medizin soll kein Freilos sein, *nicht mehr zum Arzt zu gehen*! Wenn Ihr westlicher Arzt dann einen Therapieplan für Sie erstellt hat, kann man den wunderbar mit Chinesischer Medizin unterstützen. Jeder Arzt wird sich freuen, wenn Sie selbst aktiv werden wollen, wenn Sie sich selbst um Ihre Genesung kümmern wollen. Das Frustrierendste im Arztalltag sind jene Patienten, die uns einfach all ihr Leid und ihre Erkrankungen überstülpen und fordern: »Machen *Sie* das!« **Chinesische Medizin praktizieren bedeutet Eigenverantwortung übernehmen! Und wenn Sie dabei einen Arzt als unterstützenden und motivierenden Begleiter an Ihrer Seite haben, haben Sie das große Los gezogen!**

Schwangerschaft

Ich möchte noch ein paar Worte zur Schwangerschaft sagen: Meiner Ansicht nach gehören **in eine normale Schwangerschaft prinzipiell keine Medikamente!** Chinesische Kräuter sind auch Medikamente und sollten daher bitte nicht in der Schwangerschaft eingesetzt werden! Die **Ausnahme** ist *W11*: **»Sanft ohne Übel«**, eine Mischung, die speziell bei Schwangerschaftsübelkeit verwendet wird. Die Kräuter werden seit zweitausend Jahren in der Schwangerschaft problemlos angewandt, und das genügt mir als Erfahrungswert und wissenschaftliche empirische Absicherung, um sie bedenkenlos einzusetzen. Eine **weitere Ausnahme** ist natürlich die gezielte Behandlung von **Schwangerschaftskomplikationen durch erfahrene TCM-Spezialisten.** Genau dafür gibt es die Spezialisten, genau dann brauchen Sie einen erfahrenen TCM-Arzt oder Heilpraktiker.

Ansonsten ist die **Akupunktur in der Schwangerschaft Therapie der Wahl,** da die werdenden Mütter sehr viel Energie *Qi* mobilisieren, die wir mit unseren Nadeln gezielt umleiten und verwenden können. Ihre Effektivität und Sicherheit ist durch viele Studien bewiesen.

In der folgenden Tabelle sind jene chinesischen Kräuter aufgeführt, bei denen Sie in der Schwangerschaft **vorsichtig** sein sollten (das bedeutet, sie sind nur mit viel medizinischer Erfahrung anzuwenden) bzw. die **verboten** sind (»kontraindiziert«). Auch diese Liste finden Sie auf meiner Homepage zum Herunterladen.

In der Schwangerschaft vorsichtig zu verwenden oder verboten

Pharmazeutischer Name – Granulate	Chinesischer Name (Pinyin)	G: Vorsicht in der Schwangerschaft G!: kontraindiziert in der Schwangerschaft
Achyranthis Radix	NIU XI	G
Aconiti Kusnezoffii Radix Praeparata	CAO WU	G!
Aconiti Lat. Radix Praeparata	FU ZI	G!
Aconiti Radix Praeparata	CHUAN WU (ZHI)	G!
Arisaema Cum Bile	DAN NAN XING	G

Arisaema Rhizoma Praeparata	TIAN NAN XING	G
Aurantii Fructus Immaturus Praeparata	ZHI SHI	G
Aurantii Fructus Praeparata	ZHI QIAO	G
Carthami Flos	HONG HUA	G
Cinnamomi Cortex	ROU GUI	G
Codonopsis Radix	DANG SHEN	G
Coicis Semen	YI YI REN	G
Curcumae Rhizoma Praeparata	E ZHU	G!
Cyathulae Radix	CHUAN NIU XI	G
Cyperi Rhizoma Praeparata	XIANG FU	G
Eupolyphaga	TU BIE CHONG	G
Gastrodiae Rhizoma	TIAN MA	G
Gentianae Macroph. Radix	QIN JIAO	G
Imperatae Rhizoma	BAI MAO GEN	G
Leonuri Herba	YI MU CAO	G!
Magnoliae Officinalis Cortex	HOU PO	G
Notoginseng Radix	SAN QI	G
Paridis Rhizoma	CHONG LOU	G
Persicae Semen Praeparata	TAO REN	G
Pharbitidis Semen	QIAN NIU ZI	G!
Rhei Radix et Rhizoma	DA HUANG	G

Scolopendra	WU GONG	G
Solani Nigri Herba	LONG KUI	G!
Typhae Pollen	PU HUANG	G
Typhonii Rhizoma Praeparata	BAI FU ZI	G
Vaccariae Semen Praeparata	WANG BU LIU XING	G
Zingiberis Rhizoma (getrocknet)	GAN JIANG	G
Zingiberis Rhizoma Recens GRAN.	SHENG JIANG	G

Darreichungsformen chinesischer Kräuter

Bei uns im Westen erhält man chinesische Kräuter in verschiedenen Darreichungsformen. Die klassische Form ist **das Dekokt**. Dabei werden die chinesischen Arzneien in einem Topf mit Wasser bedeckt und für etwa eine halbe Stunde gekocht. Dann seiht man die Flüssigkeit ab, bedeckt die verbleibenden Kräuter nochmals mit Wasser und kocht sie nochmals für etwa eine halbe Stunde. So werden wirklich alle Inhaltsstoffe der Kräuter ausgekocht. Nun mischt man beide Flüssigkeiten, beide »Absude« zusammen und teilt sich die Menge auf zwei bis drei Portionen für einen Tag oder auch für zwei Tage auf.

Die Kräuter für Dekokte mischt der Apotheker nach dem Rezept des Arztes zusammen. Man erhält dann von der Apotheke Beutel mit den Kräutern für jeweils ein bis zwei Tage. Dekokte wirken sehr schnell, allerdings ist ihre Zubereitung aufwendig, da sich die Kochzeit der Zutaten unterscheidet (Muscheln und dicke Wurzeln kocht man länger, aromatische Kräuter gibt man erst zum Schluss dazu).

Granulate sind da schon viel praktischer für uns westliche Menschen. Dabei werden die Kräuter auch dekoktiert, wie oben beschrieben, aber danach durch Spritztrocknen oder Zugabe einer pflanzlichen Stärke in Granulatform gebracht. Die Anwendung ist wie bei einem löslichen Kaffee: Man gießt die Kräuter mit heißem Wasser auf und trinkt sie mitsamt dem Bodensatz. Ich empfehle, immer etwas **frisch geriebenen Ingwer** dazuzugeben. Eine »Prise« pro Portion Granulat genügt oder so viel, wie man gut verträgt. Wenn es geschmacklich gar nicht geht, kann man ihn auch weglassen und zum Beispiel ein bisschen **geriebene Muskatnuss** nehmen – das hilft zugleich bei der Verdauung der Kräuter.

Die Granulate kann man in der Apotheke auch in **Kapseln** (wenn es geschmacklich wirklich nicht geht) füllen oder zu **Tabletten** pressen lassen. Ideal ist es aber, sie mit heißem Wasser aufzugießen und ein bisschen ziehen zu lassen. So bekommen die Kräuter noch die Chance, ein wenig miteinander zu reagieren, so wie es bei den Dekokten in vollem Maße passiert.

Kinder kann man die Granulate mit ein wenig Honig oder einer anderen Süße wie Ahorn-, Agaven- oder Reissirup direkt vom Löffel schlecken lassen oder sie ihnen in etwas Saft oder Wasser auflösen und sie etwas »Leckeres« nachtrinken lassen. Bei den ganz Kleinen mischt man sie in die Trinkflasche.

Für dieses Buch habe ich mich für die Darreichungsform »Granulat« entschieden, weil sie keinen Mehraufwand in unserem oft schon genug stressigen Alltag bedeutet. Aber selbstverständlich können Sie sich die Mischungen von Ihrem Arzt auch als Dekokt oder die anderen Darreichungsformen (siehe S. 39) umrechnen und aufschreiben lassen.

Anwendung der Mischungen

Generell gilt (außer dort, wo spezielle Angaben gemacht werden): *Akutmischungen* (Mischungen für Infekte und akute Zustände) so lange anwenden, bis alle Symptome verschwunden sind. Das sollte innerhalb der nächsten Tage bis maximal einer Woche sein. Ist es danach noch nicht besser, eventuell eine andere Mischung probieren. Bei deutlicher Verschlechterung der Symptome kontaktieren Sie bitte ihren Arzt oder TCM-Therapeuten. In dieser Zeit mit einer eventuellen »Aufbau- oder Konstitutionsmischung« pausieren. (Für Mischungen einer Aufbaumischung mit einer Akutmischung siehe im Buchteil »Therapie« bei den einzelnen Mischungen.)

Eine Aufbau-, Dauer- oder Konstitutionsmischung sollte man mindestens zwei bis drei Monate einnehmen (Kinder mindestens einen Monat). Man kann diese bis zu drei Monate kontinuierlich nehmen, dann sollte man mindestens 3 Wochen Pause machen und gar keine Kräuter nehmen (danach kann man die gleiche Mischung wieder drei Monate weiternehmen) *oder* eine andere Mischung mit ganz anderen Kräutern einnehmen. So entwöhnt sich der Körper (und damit die Entgiftungsleistung der Leber) wieder von den chinesischen Arzneien und man erspart sich das kontinuierliche Steigern der Dosis. Bei diesen Mischungen ist die Wirkung nach frühestens zwei bis drei Wochen zu erwarten. Also Geduld. Prinzipiell entscheidet der Puls, wie lange man chinesische Kräuter einnimmt, nicht die Symptome alleine.

Dosierung bei Erwachsenen

2- bis 3-mal täglich 3 Gramm sind aus meiner Erfahrung bei den handelsüblichen Granulaten ideal.

Sie können aber auch deutlich weniger nehmen (1- bis

3-mal täglich 1 bis 3 Gramm), wenn Sie den Eindruck haben, dass das für Sie besser ist.
Sind Sie sich unsicher in der Anwendung einer Mischung, fangen Sie lieber ganz niedrig dosiert an (zum Beispiel 1- bis 2-mal täglich 1 bis 2 Gramm) und steigern dann bis zur gewünschten Dosis.

Dosierung bei Kindern
Kinder unter 4 Jahren 2-mal täglich 1 Gramm
Kinder von 4 bis 6 Jahren 2-mal täglich 1,5 Gramm
Kinder von 6 bis 12 Jahren 2-mal täglich 2 Gramm
Kinder über 12 Jahre 2-mal täglich 3 Gramm (bei Gedeihstörung mit etwas Malzzucker einnehmen)

Art der Anwendung
Die Granulate werden normalerweise in einem gewissen Abstand vor oder nach den Mahlzeiten (etwa eine halbe Stunde vorher oder eine Stunde nachher) oder ganz unabhängig von ihnen eingenommen. Bei schlechter Verträglichkeit oder schwerverdaulichen Kräutern (wie zum Beispiel die *Rehmanniawurzel*) können Sie diese auch direkt nach den Mahlzeiten (also auf vollen Magen) nehmen, eventuell auch zu den Mahlzeiten dazu (gerade am Anfang, wenn Sie noch unsicher in der Anwendung sind).

Nebenwirkungen
Als Nebenwirkungen (und da die Kräuter *wirken*, können sie auch *nebenwirken* …) können Beschwerden des Magen-Darm-Traktes wie Magenschmerzen, Blähungen, Durchfall oder Verstopfung auftreten. Diese sind *sehr selten* bei den angegebenen Mischungen und *harmlos,* wenn sie auftreten. Sie soll-

ten dann nur sofort die Dosis reduzieren, im Zweifelsfall einfach einmal ein paar Tage pausieren und dann ganz langsam mit niedriger Dosis zu den Mahlzeiten wieder anfangen. Ihr Körper kennt die Kräuter noch nicht, und wie bei einem Säugling, der zum ersten Mal Spinat bekommt, kann das den Darm einmal so richtig durchputzen …

Bei manchen Mischungen, vor allem bei *W13: »Das Feuchte-Hitze-Modul«*, sind drastische Wirkungen zu erwarten, die aber dann auch gewünscht sind. So gehört ein Durchfall bei starker Ausleitung von Feuchte-Hitze manchmal dazu, bei dessen Auftreten sollte man aber gleich pausieren – die Ausleitung war erfolgreich – und den Magen-Darm-Trakt mit regelmäßigem warmem Essen und Trinken wieder aufbauen und verwöhnen. Für solche Fälle habe ich im Text *Sicherheitsregeln* angegeben. Bitte beachten Sie diese! Auf jeden Fall ist es gut, bei jeglicher Unsicherheit in der Anwendung der Kräuter **mit dem Arzt zu sprechen**. Oft genügt ja schon das Gespräch, und Sie sind beruhigt, dass das Schiff sowieso in die richtige Richtung fährt. Im Zweifelsfall pausieren Sie mit dem Medikament!

Andere Darreichungsformen

Andere Darreichungsformen sind noch die **hydrophilen Konzentrate**, das sind moderne Kräuterextrakte, die aufgrund des Gehalts an Glyzerin süß schmecken und daher besonders bei Kindern beliebt sind – ich bevorzuge bei Kindern die Granulate, da sie deutlich billiger sind und die Kindermischungen meist geschmacklich kein Problem darstellen. Außerdem gibt es die **Elixiere** (dabei werden die Heilkräuter in Wein oder Alkohol eingelegt, so wird ein Auszug hergestellt) und die **Tinkturen**, in meist 80-prozentigem Alkohol eingelegte Kräuter, welche vor allem äußerlich angewandt werden.

Teil I
TCM-Crashkurs

Yin und Yang & fünf Elemente

Das Konzept von Yin und Yang ist in seiner Klarheit so einzigartig wie China selbst. Erstmals wurde es im »Buch der Wandlungen« (*Yijing*) beschrieben, welches etwa 700 vor Christus entstanden ist. Dabei wird Yin als unterbrochene Linie und Yang als durchgezogene Linie dargestellt.

Die Logik von Yin und Yang ist eine grundlegend andere als unsere westliche. Während es für uns nur *entweder-oder* gibt, erklärt Yin/Yang, dass jedes Phänomen und jeder Gegenstand gleichzeitig als sein Gegenteil betrachtet werden kann. Ein einfaches Beispiel: Wir sagen »Der Stein ist rund«, dann ist er für uns hier im Westen rund, nicht gerade. Für uns ist es undenkbar, dass er gleichzeitig auch gerade ist. Nach Yin/Yang enthält dieser runde Stein auch gerade Stellen, vor allem, wenn man ihn sich unter einer Lupe ansieht. Kein einziger Stein ist nur rund, er ist immer auch *ein bisschen gerade*. Yin und Yang sind nicht einfach Gegensätze, sondern nur die gegensätzliche Formulierung ein und derselben Sache. Verwirrt? Ein anderes Beispiel: Eine Frau ist Yin, wenn man in den Gegensätzen »Mann – Frau« denkt. Aber jede Frau hat auch einen männlichen Teil, Yang, in sich, manche mehr und manche weniger. Beide Teile zusammen bilden *eins*, nämlich *Mensch*. Noch ein Beispiel: Hell ist Yang, dunkel ist Yin. Aber manches Hell ist zum Beispiel weniger hell als ein anderes, es ist also mehr Yin beziehungsweise weniger Yang. Und hell/dunkel kann ich sowieso nur unterscheiden, wenn es beides gibt!

Das chinesische Symbol für Yin bedeutet »die schattige

Seite eines Hügels«, das chinesische Symbol für Yang bedeutet »die sonnige Seite«. **Yang steht also primär für Licht, Yin steht primär für Dunkelheit.** Wenn man den Tagesablauf beobachtet, stellt man fest, dass die Dunkelheit der Nacht (Yin) langsam in die Helligkeit des Tages (Yang) übergeht. Und selbst in der dunkelsten Nacht ist noch ein bisschen Licht vorhanden (ein bisschen Yang im Yin), genauso ist selbst untertags bei dem höchsten Stand der Sonne noch immer Dunkelheit vorhanden (die Schatten, ein bisschen Yin im Yang). Es gibt nicht *nur hell* oder *nur dunkel*, immer ist das Gegenteil dabei.

Der Tag ist Yang, und wenn der Tag morgens entsteht, beginnen all die Vögel zu singen, langsam wird die Welt immer *aktiver*. **Yang ist der Tag, und Yang ist die Aktivität.** Fällt die Nacht über die Welt herein, wird es dunkel (Yin) und schön langsam immer stiller. **Yin ist die Nacht, und Yin ist die Ruhe.** Und so geht es immer weiter. Auf die Nacht folgt der Tag, auf den Tag folgt die Nacht. Auf die nächste Nacht folgt der nächste Tag, auf den nächsten Tag folgt die nächste Nacht. Und so weiter. Das ist so, als würde man immer im Kreis gehen und nach 24 Stunden wieder an der Ausgangsposition ankommen.

Dies ist ein **Zyklus**, den man als Kreis darstellen kann. Alle Phänomene unserer Welt unterliegen Zyklen, gehen immer wieder denselben Kreis, um dann irgendwann wieder an der Ausgangsposition anzukommen. So bedeutet ein Jahr, dass die Erde einmal die Sonne umrundet hat, ein Monat, dass der Mond die Erde einmal umrundet hat, ein Tag, dass die Erde sich einmal um ihre Achse gedreht hat. Und so gibt es im gesamten Universum viele größere und viele kleinere Kreise, die als Zyklen unsere Welt bestimmen.

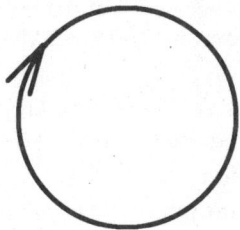

Dabei bewegen sich alle Erscheinungen zwischen zwei Polen, so wie Nacht und Tag, Vollmond und Neumond, heißer Sommer und kalter Winter. Wiederum ist ein Pol das Yin: die Dunkelheit, der Mond, der Schatten, die Ruhe. Und ein Pol ist das Yang: das Licht, die Sonne, die Lichtseite, die Aktivität. Die Übergänge zwischen den zwei Polen sind fließend, immer wirken beide Pole, nie ist das eine ohne das andere. Wenn wir in unserem Kreis nun diesen Übergang darstellen, hell für Yang, dunkel für Yin, und noch jeweils im Pol selbst einen Punkt malen für den anderen Pol (damit dieser nicht vergisst, dass der andere Pol auch noch da ist …), kommen wir zu dem bekannten Symbol für Yin und Yang.

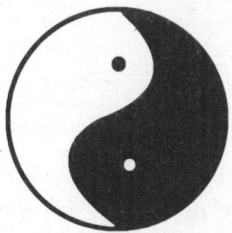

Ganz unten ist die Mitternacht, wo auch ein bisschen Helligkeit vorhanden ist, ganz oben ist Mittag, wo auch ein bisschen Dunkelheit vorhanden ist. Ohne Nacht gibt es keinen Tag, ohne Tag gibt es keine Nacht.

In der Nacht ist es kühler (Yin) als am Tag (Yang). Der Himmel ist Yang, die Erde Yin. In der alten Vorstellung war der Himmel rund (Yang), die Erde gerade (Yin). Die chinesischen Bauern haben am Stand der Sonne die Zeit abgelesen: Der Himmel, das Yang, entspricht der Zeit. Die Erde war in Felder unterteilt: Die Erde, das Yin, entspricht dem Raum. Im Osten geht die Sonne auf, im Westen geht sie unter. Osten entspricht daher dem Yang, Westen dem Yin. Wenn wir (in der nördlichen Hemisphäre) nach Süden blicken, ist der Osten links und der Westen rechts. Links ist Yang, rechts ist Yin.

Yang	Yin
Licht	Dunkelheit
Sonne	Mond
Helligkeit	Schatten
Hitze	Kälte
Aktivität	Ruhe
Himmel	Erde
Rund	Flach
Zeit	Raum
Osten	Westen
Süden	Norden
Links	Rechts

Im **Frühling** beginnt das Yang nach der Kälte des Winters (Yang im Yin). Im **Sommer** ist es heiß und die Tage lang (Yang im Yang). Dann nimmt das Yang im **Herbst** wieder ab, und die Kühle beginnt (Yin im Yang). Im **Winter** ist es kalt, und die Tage sind kurz (Yin im Yin).

Alles ist ständig im Wandel, alles unterliegt einem Zyklus. So kann sich das Yin in Yang umwandeln und das Yang in Yin umwandeln. Holz (Yin) verbrennt durch das Feuer (Yang), dabei wird Energie (Yang) frei und hinterlässt Asche (Yin). Die Erde steht für Materie (Yin), der Himmel steht für Immaterielles wie Luft und Dampf (Yang). Unter dem Einfluss der Sonne (Yang) wandelt sich Wasser (Yin) in Wasserdampf (Yang), steigt auf und bildet Wolken (Yang), die durch Kälte (Yin) herunterregnen und wieder Wasser (Yin) bilden. Alles Leben ist Wachstum von Materie (Yin) unter dem Einfluss von Energie (Yang). Yin sind die Ziegelsteine, die der Maurer durch seine Aktivität (Yang) wachsen lässt. Yang ist heiß und steigt auf. Yin ist kalt und sinkt ab.

Yang	Yin
Feuer	Wasser
Aufsteigen	Absinken
Energie	Materie
Immateriell	Materiell
Dehnt sich aus	Zieht sich zusammen
Oben	Unten

Die Charakteristika des Yin–Yang kann man folgendermaßen zusammenfassen:
- **Yin und Yang sind Gegensätze.** Aber der eine enthält den Keim des anderen.
- **Der eine braucht den anderen.** Es gibt keine Nacht ohne den Tag. Es gibt kein Oben ohne Unten. Es gibt keine Ruhe ohne Aktivität.
- **Yin und Yang stehen in einem Gleichgewicht.** Wird der Tag länger, wird die Nacht kürzer. Ist etwas mehr rund, dann ist es gleichzeitig weniger gerade. Ist mehr Yin vorhanden, dann ist das Yang in Relation weniger.
- **Yin und Yang können sich ineinander umwandeln.**

Diese letzte Aussage ist ganz wichtig. Diese müssen Sie sich merken und verstehen! Das Ziel ist immer das **Gleichgewicht von Yin und Yang** und die Harmonie. Wenn zu viel Wasser in Relation zu Feuer da ist, wird sich kein Gleichgewicht bilden: Das Wasser wird überwiegen und das Feuer löschen. Der *chinesische Zaubertrick* ist es nun, etwas von dem Wasser in Feuer umzuwandeln, damit Feuer und Wasser genau im Gleichgewicht sind. Dieses Gleichgewicht ist das Ziel. Wenn im Sommer die Sonne so richtig herunterbrennt, wird sie uns den Schatten rauben, und wir werden ohne Schatten rastlos und unruhig. Also stellen wir Sonnenschirme auf oder gehen ins Haus, um wieder ein Gleichgewicht zu schaffen zwischen Hell und Dunkel, Heiß und Kalt. Unser innerer Antrieb ist das Gleichgewicht, die Harmonie von Yin und Yang. Wenn zu viel Energie da ist in Relation zu Materie, kann diese in Materie umgewandelt werden, um ein stabiles Gleichgewicht zu ergeben.

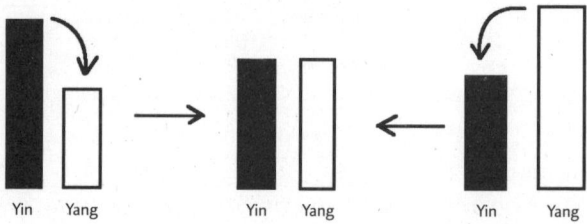

Und so definiert man in China Gesundheit: **Gesundheit ist das Gleichgewicht von Yin und Yang im Körper.** Alles im Körper kann als Yin und Yang betrachtet werden. Steht ein Mensch mit dem Rücken zur Sonne, so sind jene Körperteile, welche von der Sonne beschienen werden, Yang, und jene, welche im Schatten liegen, sind Yin.

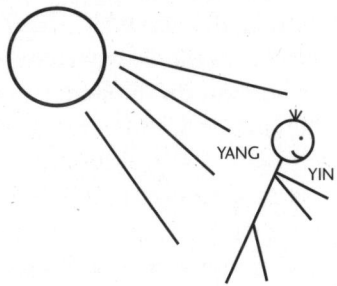

Oben entspricht dem Yang, unten dem Yin – oben ist die Sonne, unten die Erde.

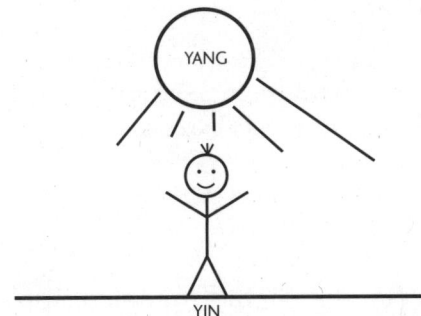

Außen entspricht dem Yang, innen dem Yin – dort, wo die Sonne, das große Yang, hinkommt, ist Yang, weiter innen ist Yin.

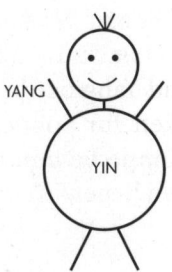

Organe, die voll sind, sind die Yin-Organe. Diese speichern die reine Materie, das reine Yin, die reine Essenz.

Organe, die hohl sind, sind die Yang-Organe. Sie speichern nicht, sondern sind die Stellen, an denen Nahrung und Flüssigkeit transportiert und verdaut wird. Sie machen aus dem Unreinen Reines. Das Reine darf Essenz werden, das Unreine wandert im Hohlsystem der Yang-Organe weiter. Am Ende wird das Unreine, nachdem es wieder und wieder von Reinem getrennt wurde, ausgeschieden (Stuhl und Harn).

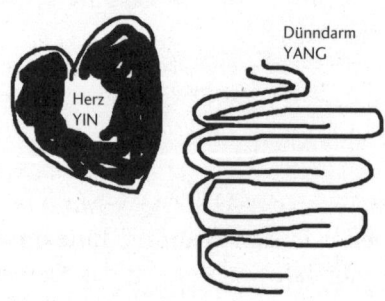

Die fünf Elemente – die fünf Wandlungsphasen

Nun schleicht sich schön langsam (so wie es auch in der Geschichte der chinesischen Medizin war) das Fünf-Elemente-Denken in unser Yin-Yang-System ein. Und so wie es im chinesischen Denken eben ist, werden die fünf Elemente ergänzend in das bestehende Yin-Yang-Denken integriert. Der Zyklus, der alles Leben und Existierende erfasst und vorher zwischen den zwei Polen Yin und Yang gependelt ist, wird nun in fünf Bereiche unterteilt.

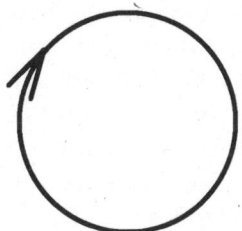
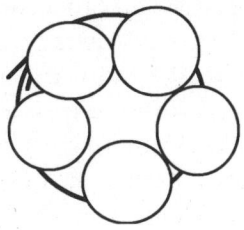

Die fünf Elemente stellen Beobachtungen aus der Natur dar: Es gibt fünf Jahreszeiten, Holz verwandelt sich durch Feuer, die Axt fällt den Baum, Wasser löscht das Feuer. **Alles ist ständig im Wandel.**

Eine Jahreszeit ist nur denkbar in der Verbindung mit jener davor und jener danach. Ebenso wie Yin und Yang brauchen sie einander und stehen in einem Gleichgewicht. Der Frühling wandelt sich in den Sommer, dieser in den Spätsommer, dieser in den Herbst, dieser in den Winter und dieser dann wieder in den Frühling. Eine andere Möglichkeit ist es, die vier Jahreszeiten *um das Element Erde herum* darzustellen, quasi dort, wo diese vier stattfinden.

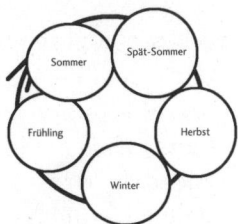
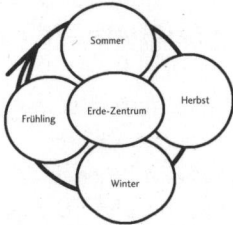

Die chinesischen fünf Elemente lauten:

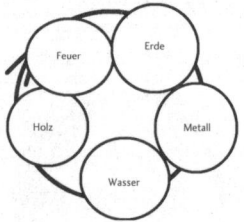

Diese entsprechen einerseits dem beschriebenen Wandel der Jahreszeiten im Jahreskreis, andererseits beschreiben sie die **fünf Bewegungen in der Natur**.
- **Holz** breitet sich aus – im *Frühling* wächst das Holz, und die Natur sprießt.
- **Feuer** steigt auf – im *Sommer* mit all der Hitze reift die Natur und wächst nach oben.
- **Erde** ist die Mitte und bleibt in der Mitte – im *Spätsommer* ist in der Natur die Zeit der Ernte.
- **Metall** zieht sich zusammen – im *Herbst* bereitet sich die Natur auf den nahenden Winter vor und speichert.
- **Wasser** fließt nach unten – im *Winter* ruht die Natur.

In den Jahreszeiten ist einmal mehr **Yang**, dann wieder mehr **Yin** vorhanden. Und schon haben wir die fünf Elemente mit Yin und Yang verbunden …

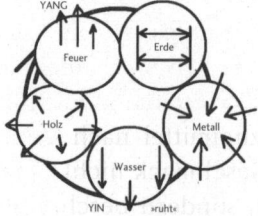
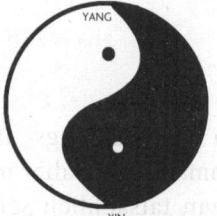

Man erkennt, dass bei Holz das Yang ansteigt, bei Feuer ist das Maximum-Yang erreicht. Erde konsolidiert (hält die

Mitte), bei Metall steigt das Yin an, bei Wasser ist das Maximum-Yin erreicht. Noch eindeutiger wäre die Darstellung der Erde in der Mitte, denn da sind Yin und Yang ausgeglichen.

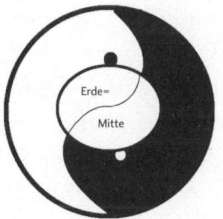

Die fünf Geschmäcker

Holz ist *grün* und *sauer*, **Feuer** ist *rot* und *bitter*, **Erde** ist *gelb* und *süß oder bland* (ohne Geschmack), **Metall** ist *weiß* und *scharf*, **Wasser** ist *schwarz* und *salzig*.

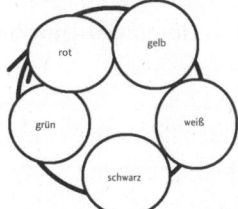 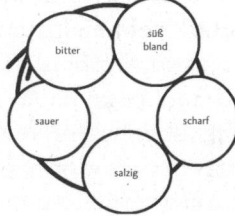

Jedes Nahrungsmittel und jedes chinesische Kraut hat einen bestimmten Geschmack, welcher jeweils einem der fünf Elemente entspricht. In der chinesischen Medizin klassifizieren wir Nahrungs- und Arzneimittel nach diesen fünf Geschmäckern. Dabei meint Geschmack nicht immer das, was man tatsächlich schmeckt, sondern beschreibt die in dem Nahrungs- oder Arzneimittel steckende Wirkung. **Die Wirkung eines Nahrungs- oder Arzneimittels definiert sich durch seinen Geschmack.**

Ich werde im »Teil III – Therapie« bei allen verwendeten Kräutern zunächst den Geschmack angeben. Hier gebe ich Ihnen schon einmal einen kleinen Überblick über die Wirkung:

- **Sauer** zieht zusammen (adstringiert) und erzeugt Flüssigkeiten und Yin. In diesem Sinne ist sauer **nährend**. Sauer zieht das Leber-Yin zusammen, »nährt« das Leber-Yin und entspannt den *Hun*.
- **Bitter** beruhigt (entspannt den Geist des Herzens, den *Shen*), trocknet, verhärtet und leitet aus. Bitter klärt *Feuchte-Hitze* und unterdrückt rebellierendes Qi.
- **Süß** (und **bland**) harmonisiert, *mildert ab* (was man zur Schmerzstillung benutzt) und bringt »in die Mitte«. Süß nährt, stärkt und befeuchtet.
- **Scharf** bewegt das Qi, löst Blockaden, verteilt das Qi, öffnet die Oberfläche und die Poren und provoziert Schwitzen. Aufgrund dieser Eigenschaft vertreibt man damit *pathogene Faktoren* (Angreifer von außen, die man durch das Schwitzen gleich wieder rauswirft). Bei Verkühlung sollte man daher scharf essen!
- **Salzig** bewegt nach unten, kühlt, so wie Salzwasser kühlt, weicht Verhärtungen auf, so wie Salz auf der Straße Schnee und Eis auflöst, erweicht Massen und wird verwendet, um Verstopfung (*Bittersalz*), Schwellungen und Verhärtungen aufzulösen.

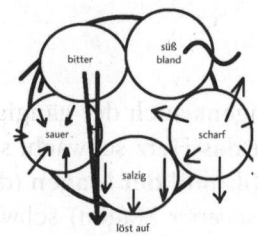

Die *fünf Bewegungen in der Natur* werden durch den Geschmack des jeweiligen Elements im Zaum gehalten. **Holz** breitet sich aus, sein Geschmack *sauer* zieht zusammen. **Feuer** steigt auf, sein Geschmack *bitter* leitet aus und nach unten. **Erde** hält in der Mitte, sein Geschmack *süß* tut es ihm gleich und nährt die Mitte. **Metall** zieht zusammen, sein Geschmack *scharf* verteilt. **Wasser** fließt nach unten und erstarrt im Winter zu Eis, sein Geschmack *salzig* bewegt auch nach unten und löst die Starre.

Die Dosis des Geschmacks entscheidet über den Zustand des Elements beziehungsweise des Organs, das diesem Element entspricht. Ist ein Organ gesund, wird es durch seinen Geschmack in Maßen gestärkt. Verwendet man zu viel des Geschmacks, dann schädigt es sein Organ. Ist ein Organ krank, sollte der Geschmack des ihn kontrollierenden Organs gemieden werden:

Ist die **Leber** schwach, sollte man *scharf* meiden, ist das **Herz** schwach, sollte man *salzig* meiden, ist die **Milz** schwach, sollte man *sauer* meiden, ist die **Lunge** schwach, sollte man *bitter* meiden, ist die **Niere** schwach, sollte man *süß* meiden.

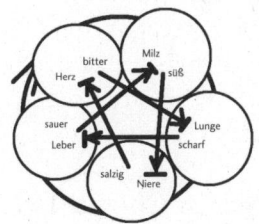

Das entspricht übrigens auch der gängigen schulmedizinischen Meinung: Ist das Herz schwach, sollte man *Salz* vermeiden. Sind die Milz und **der Magen** (der typische Stress-Magen ist ein *übersäuerter* Magen) schwach, sollte man zu viele saure Lebensmittel meiden (und solche, die Säure produzieren). Das kann man sich auch zunutze machen, wenn man seinen Heißhunger auf Süßes kontrollieren möchte: einfach Saures essen!

Umgekehrt nährt das kontrollierte Organ seinen Kontrolleur. So nährt Süßes die Leber, Scharfes das Herz, Salziges die Milz, Saures die Lunge, Bitteres die Niere.

Vollorgane und Hohlorgane

Richtig chinesisch mischen wir gleich fünf Elemente und Yin und Yang kunterbunt weiter! Lassen Sie uns von den **Zang-Fu-Organen** reden. **Zang** bedeutet »Vollorgan« und ist **Yin** zugeordnet, **Fu** bedeutet »Hohlorgan« und ist **Yang** zugeordnet.

Es gibt **fünf Vollorgane**, und jedes wird einem Element zugewiesen: Die **Leber** entspricht dem Element *Holz*, das **Herz** entspricht dem Element *Feuer*, die **Milz** entspricht dem Element *Erde*, die **Lunge** entspricht dem Element *Metall*, die **Niere** entspricht dem Element *Wasser*.

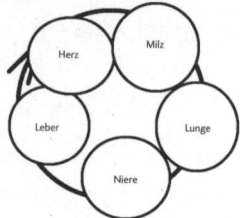 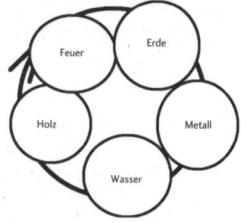

Diese fünf Organe haben sehr viel Yin. **Yin ist die Essenz, die Substanz des Körpers.** Doch jedes Yin braucht sein Yang. So bekommt jedes **Yin-Organ** sein **Yang-Organ** zugeordnet, ein **Fu-Organ**, ein **Hohlorgan**, mit dem es zusammenarbeitet und mit dem es **eine Einheit** bildet. Die *Leber* bekommt die **Gallenblase**, das *Herz* bekommt den **Dünndarm**, die *Milz* bekommt den **Magen**, die *Lunge* bekommt den **Dickdarm**, die *Niere* bekommt die **Blase**.

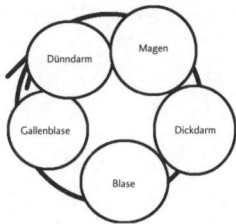

Dem Element **Feuer** werden noch zwei weitere Organe zugeordnet: das **Yin-Organ Perikard** (»Schützer des Herzens«) **und sein Yang-Organ Dreifacher Erwärmer.**

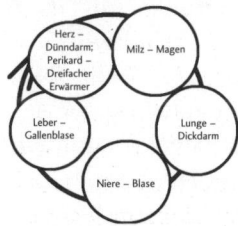

Auf die Funktion der einzelnen Organe gehe ich später noch genauer ein. Für uns ist es im Moment wichtig zu verstehen, wie die fünf Elemente, genauso wie die fünf Vollorgane, genauso wie die fünf Hohlorgane zusammenarbeiten und sich gegenseitig beeinflussen.

Mutter-Kind-Zyklus

Holz erzeugt (füttert) Feuer, Feuer (die Asche) erzeugt Erde, die Erde produziert Metall (in der Erde ist das Metall enthalten), Metall erzeugt Wasser (aus dem metallenen Fels rinnt das Wasser), Wasser nährt das Holz (so dass es wächst). Diesen Zyklus nennen wir **Mutter-Kind-Zyklus.**

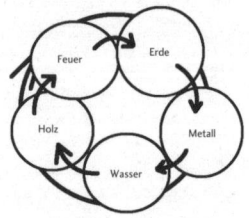

Genauso funktioniert es bei den Organen. *Die Leber ist die Mutter des Herzens:* Die Leber speichert das Blut und gibt es dem Herzen. *Das Herz ist die Mutter der Milz:* Das Qi des Herzens treibt das Blut an und unterstützt die Transportfunktion der Milz. *Die Milz ist die Mutter der Lunge:* Die Milz produziert Qi und gibt es der Lunge, damit sie groß und stark wird. *Die Lunge ist die Mutter der Niere:* Die Lunge schickt Qi und Flüssigkeiten zur Niere hinunter. *Die Niere ist die Mutter der Leber:* Das Nieren-Yin nährt das Yin und Blut der Leber.

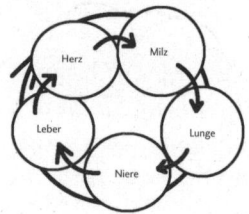

Kontroll-Zyklus

Das Beziehungsmuster der Elemente ist noch etwas komplizierter: Ein Element kann ein anderes überspringen, so dass *der Opa dem Enkel eine Kopfnuss verpasst.* Dieser **Kontroll-Zyklus** kommt zum Tragen, wenn ein Chaos oder ein Ungleichgewicht zwischen den Elementen herrscht (und die Mutter zu schwach ist, sich gegenüber ihrem Vater durchzusetzen): Das *Holz* schlägt einen Pfahl in die Erde, das *Feuer* schmilzt das Metall, die *Erde* bildet einen Damm und kontrolliert das Wasser, das *Metall* als Axt rodet das Holz, das *Wasser* löscht das Feuer.

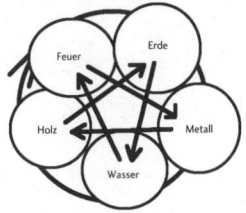

Ebenso ergeht es den Organen: Die *Leber* schlägt »attackiert« die Milz, das *Herz* brennt die Lunge, die *Milz* kontrolliert die Niere (mit ihren Gaben von Qi und Blut), die *Lunge* wehrt sich gegen die Leber (Atmung wie beim Yoga entspannt die gestresste Leber), die *Niere* kontrolliert mit ihrem Yin und Yang das Herz.

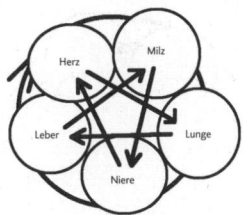

Verachtungs-Zyklus
Zur Vollendung des Beziehungschaos wehrt sich der Enkel gegen die Einmischung des Opas, was die Chinesen als *verachten* bezeichnen. So bekommen wir den **Verachtungs-Zyklus**: Der Enkel *Leber* verachtet seinen Opa Lunge und haut (zumindest verbal) wieder zurück. Ihm gleich tun es die Enkel *Herz* (gegen Opa Niere), *Milz* (gegen Opa Leber), *Lunge* (gegen Opa Herz) und *Niere* (gegen Opa Milz).

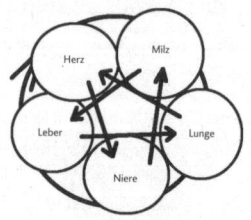

Yin und Yang in den Vollorganen

Jedes **Vollorgan** ist ein Yin-Organ. Aber auch dieses Yin-Organ hat Yin und Yang, hat Substanz und Energie. Mit **Yin** eines Vollorgans meint man seine Struktur, sein *Fleisch*, seine Substanz, mit **Yang** eines Vollorgans meint man seine Energie, seine *Funktion*.

Nehmen wir als Beispiel die Leber: Sie besteht aus Yin und Yang, aus Materie und Energie. **Die Materie, ihr Yin, ist kühl, die Energie, ihr Yang, ist warm.** Yin und Yang sollen im Gleichgewicht, in Harmonie sein, damit es dem Organ Leber gut geht. Die Leber hat nur so viel Yin, damit sie gut funktionieren, also genügend Energie, Yang, erzeugen kann. Denken Sie an ein Auto: Der Motor entspricht dem Yin, und die Leistung des Motors (die Geschwindigkeit des Autos) entspricht dem Yang. Ein Auto kann nur so schnell fahren, wie es sein Motor zulässt. Arbeitet die Leber zu intensiv, muss sich das Yin (der Motor) sehr anstrengen und überhitzen, was das Yin *schädigt*. Fährt das Auto zu schnell (zu viel Yang), wird der Motor überhitzen und kaputtgehen. Und dann hat die Leber von dem Yang nichts mehr und kann jetzt sogar nur noch deutlich weniger Arbeit leisten. Wenn der Motor beim Auto einmal kaputt ist, bringt das schönste Auto nichts, es wird nicht mehr schnell fahren können. Yin und Yang müssen aufeinander abgestimmt sein. In unserem Beispiel spricht man von **Leber-Yin und Leber-Yang**.

In einer gesunden Leber befinden sich Yin und Yang im Gleichgewicht.

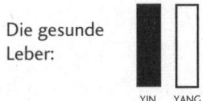

Die gesunde Leber:

Ist das Yin, der Motor der Leber, einfach zu schwach und der Stress des Lebens gibt Vollgas, wird die Substanz der Leber, seine Kühlflüssigkeit, verbraucht und geschädigt und das System überhitzt.

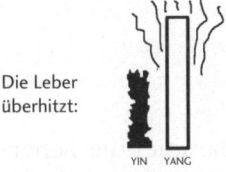

Die Leber überhitzt:

Umgekehrt kann es passieren, dass man den Motor *Leber-Yin* total untertourig fährt oder dass man den Motor viel zu voll getankt hat (und er in Benzin schwimmt). Auch dann läuft der Wagen nicht normal.

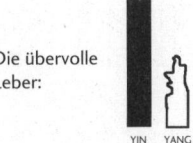

Die übervolle Leber:

Und genau so ergeht es allen Vollorganen und auch allen **Hohlorganen**. Jedes Hohlorgan ist ein Yang-Organ. Und auch diese Yang-Organe haben Yin und Yang, haben eine Struktur wie Darmwand und Schleimhaut (**Yin**) und eine Funktion (**Yang**).

Die Essenz Jing

Wir werden mit unserem *Jing* geboren, das ist die Essenz, die Summe an Yin und Yang (vereinfacht gesagt), welche wir von unseren Eltern *auf unseren Weg mitbekommen*. Wir entwickeln das Jing bis etwa zum 25. Lebensjahr weiter, danach baut es sich wieder ab. Mit 40 Jahren haben wir nur mehr die Hälfte unserer Substanz, unseres Yins. Yin und Yang bauen sich ständig ineinander um, so dass sie im Gleichgewicht sind (als »Gesundheit«). Der *Wechsel* bringt bei den Frauen noch einmal einen Sprung des Yins nach unten mit der Aufforderung des Körpers an sie: Das fruchtbare Leben könnt ihr jetzt an die nächste Generation abgeben. Konzentriert euch auf den *Shen*, den Geist des Herzens! Bei den Männern gibt es auch einen *Wechsel*, jedoch viel schleichender (wobei das Yang eher nach unten zieht). Die Botschaft des Körpers an unser Frontalhirn ist aber die gleiche: Konzentriere dich mehr auf den oberen und nicht mehr auf den unteren Erwärmer!

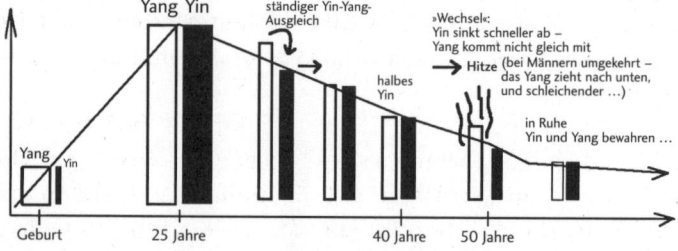

Auch die **Geschichte einer chronischen Erkrankung** kann man mit Yin und Yang darstellen. Durch irgendeinen Auslöser, nehmen wir als Beispiel *von außen eindringende Hitze*, muss sich der Körper sehr anstrengen, um in unserem Beispiel diese Hitze wieder loszuwerden. Schafft er es nicht bald, die Hitze wieder hinauszuwerfen (weil einerseits die

Hitze so stark oder andererseits der Körper so schwach ist), muss der Körper viel seiner Substanz verwenden, seines Yins (und seines Blutes), um die Hitze zu kühlen. Dabei wird er mit der Zeit, über Monate und Jahre, immer schwächer, sein Yin wird immer weniger. Und so schwelt ständig ein kleines Feuer im Körper, schwächt die Substanz und lässt keine Harmonie von Yin und Yang mehr zu.

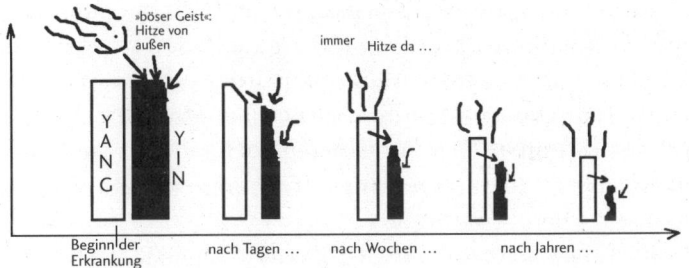

Das Qi

Gesundheit wird in der Chinesischen Medizin so definiert: Alles fließt gut. Und auch dieses *Alles* hat ein Yin und ein Yang.

Qi, ein zentraler Begriff in der chinesischen Philosophie, wird bei uns häufig als »Lebensenergie« übersetzt. Die Bedeutung von Qi ist aber viel tiefgreifender. Das chinesische Symbol für Qi besteht aus zwei Teilen: Ein Teil bedeutet »Luft, Dampf« (der immaterielle Teil von Qi), der andere Teil bedeutet »Reis« (der materielle Teil von Qi). Damit beschreibt die Vorstellung von Qi das, was wir aus der Quantenphysik in der Betrachtung von Licht kennen: Je nach Betrachter und betrachtender Situation erscheint uns Licht einmal als ein Teilchen, also materiell, und einmal als Strahlung, also energetisch und immateriell. Licht ist für uns im

Westen der Urstoff der Energie, und auch dieser hat einen Körper, beinhaltet Materie. **Qi beinhaltet Yin und Yang, Materie und Energie.**

Qi ist die Basis aller Erscheinungen des Universums. Es ist die Urform aller Energie und Materie. Alles, was ist und war, ist Qi. Dabei sagt man in der taoistischen Philosophie, dass vor der Geburt und nach dem Tod das Qi nicht getrennt ist in Yin und Yang, sondern *eins* ist, während es sich durch die Geburt in unsere Welt in Yin und Yang teilt.

Mit Qi meinen wir sowohl Geistiges als auch Körperliches. Qi kann im Körper Materie werden, diese nennen wir **Blut**. Der Einfachheit halber bezeichnet man dann Qi als *Energie, die im Körper fließt*, und Blut als *Materie, die im Körper fließt*. Wir erfüllen damit unser Yin-Yang-Denken, und die *Extrempole* sind Qi und Blut.

Qi hat im Körper viele Formen und Namen: Das *GU-QI*, das Nahrungs-Qi, verarbeitet die **Milz** zusammen mit der Atemluft mit Hilfe von Lunge und Niere (von ihr bekommt sie ein wenig Ursprungs-Qi, *YUAN-QI*) zu *wahrem Qi, ZHEN-QI*, und *weißem* Blut. Das *ZHEN-QI* fließt als *YING-QI* (*ernährendes Qi*) in den Kanälen (in der Akupunktur-Sprache *die Meridiane*) durch den Körper und als *WEI-QI* (*Abwehr-Qi*) zwischen Haut und Muskulatur, um den Körper vor äußeren Angreifern zu schützen. *ZHEN-QI* ist nicht zu verwechseln mit *ZHENG-QI*, dem *Sammelbegriff für alles abwehrende Qi des Körpers* (wird später noch genauer erklärt). Qi verändert seine Form je nach Funktion und Lokalisation. Trotzdem ist es eigentlich immer das Gleiche, es setzt nur verschiedene Hüte auf, daher auch seine verschiedenen Namen.

Qi bewegt sich im Körper in alle Richtungen. Dabei ist es wichtig, dass Yin und Yang, Kühle und Wärme, im Gleichgewicht sind, damit sich Qi in die richtige Richtung bewegen kann. Ist Qi in seinem Fluss blockiert, spricht man von **Qi-Stagnation**.

Blut, die materielle Form des Qi, hat die Aufgabe, den Körper zu nähren, zu kühlen, zu befeuchten und zu entspannen. Viel Blut ist wichtig, damit auch die Regelblutung gut funktioniert. Qi und Blut stehen in enger Beziehung. Qi entspricht dem Yang, Blut dem Yin. **Qi ist wie der Reiter des Pferdes Blut.** Der Reiter, Qi, kümmert sich um sein Pferd, füttert es (*nährt es*), bewegt es, hält es und kontrolliert es (im Körper hält das Qi das Blut in den Gefäßen). Das Pferd und der Reiter sind ein Team. Das Pferd sorgt im Gegenzug dafür, dass das Qi, der Reiter, nicht auf dumme Gedanken kommt (das Blut verhindert, dass das Qi im Körper *herumirrt*).

Qi und Blut stehen auch immer im Kontakt mit den großen Reserven des Körpers, mit dem *Jing*, das in der Niere gespeichert wird. Jing, die Essenz, hat viel vom Yin und auch vom Yang und wird als die Summe beider bezeichnet (das ist etwas vereinfacht, aber stimmig). Wenn ein Organ etwas braucht, geht es zur Niere und holt es sich (vorausgesetzt, die Niere hat genug!). Ebenso tun es Qi und Blut. Wenn die Milz nicht genug Qi und Blut produziert, muss Yang für das Qi und Yin für das Blut verwendet werden.

Jin-Ye, die (Körper-)Flüssigkeiten

Die Milz produziert zusammen mit dem Magen aber auch die **Flüssigkeiten** aus Nahrung und Luft, *Jin-Ye*. Dabei trennt sie klare von trüben Flüssigkeiten: Die klaren Jin-Ye steigen auf zur Lunge und werden als eine *flüssige Form des Yin* im Körper gebraucht, die trüben Jin-Ye steigen ab in den Dünndarm und werden noch ein paarmal weiter in Klares und Trübes getrennt.

Dabei sind die **Jin-Flüssigkeiten** die wässrigen, klaren und leichten, die mit dem *Wei-Qi* im gesamten Körper an der

Oberfläche verteilt werden, um den Körper zu befeuchten. Sie zeigen sich auch als Tränen, als Schleim an den Schleimhäuten, als Speichel und werden in Form von Schweiß ausgeschieden. Darüber hinaus sind sie wichtig, um das Blut dünn und flüssig zu halten und damit einer Blut-Stagnation entgegenzuwirken.

Die **Ye-Flüssigkeiten** sind nicht so flüssig, eher dichter und trüber und schwerer. Sie zirkulieren mit dem *Ying-Qi* (dem ernährenden Qi) relativ langsam im Inneren des Körpers. Zu den Ye-Flüssigkeiten zählen die Gallenflüssigkeit, die Hirnflüssigkeit sowie jene im Rückenmarkskanal (*Liquor cerebrospinalis*), die Gelenkschmiere, das Ohrenschmalz und ähnliche dicke Flüssigkeiten. Auch der Geist *Shen*, der Geist des Herzens, ist eine Form des Qi, so wie jede geistige Aktivität eine Form des Qi ist.

Yin und Yang

Yin und Yang sind also die zwei großen Gegenpole im Körper. Ihnen kann alles im Körper zugeteilt werden, je nachdem, ob etwas mehr *materiell* oder mehr *energetisch* ist. Dabei wird die Basis allen Yins und Yangs in der Niere gespeichert.

Zum Yin gehören: das »Yin als Speicherform in der Niere« und *als Materie aller Organe und Gewebe im Körper*, die Yin-Organe (die Zang-Organe bzw. Vollorgane) und als mobile bewegliche Form das Blut und die Körperflüssigkeiten. Yin ist kühl im Vergleich zum wärmenden Yang.

Zum Yang gehören: das »Yang als Speicherform in der Niere« und *als Funktion aller Organe und Gewebe im Körper*, die Yang-Organe (die Fu-Organe bzw. Hohlorgane) und als mobile bewegliche Form das Qi (mit all seinen verschiedenen Hüten und Namen); der *Shen* und jegliche Form der Wärme und Hitze im Körper (sei es von außen als »warmer Angreifer«, sei es von innen durch fehlende Kühlung oder als *Reibungshitze* bei verschiedenen Formen der Stagnationen, des Steckenbleibens von beweglichem Yin oder Yang). Yang ist warm/heiß/sehr heiß (»Feuer«) im Vergleich zum kühlenden Yin.

Der Körper wird immer versuchen, Yin und Yang im Gleichgewicht zu halten. Der Körper wird immer versuchen, alles im Körper *gleichmäßig fließen zu lassen*. **Das ist die Definition von Gesundheit.** Jede Abweichung davon wird man als Yin oder Yang bezeichnen können. Auf diese Grundunterscheidung von Yin und Yang gehen wir bei den acht Prinzipien ein. Dabei kann man jede Veränderung im Körper, die nicht der perfekten Harmonie von Yin und Yang entspricht, über alles, was wir bisher gehört haben, beschreiben: über Yin und Yang, über die Zang-Fu-Organe, über die verschiedenen Qi, Blut und Flüssigkeiten, über Blockaden.

Beispiel einer Diagnose: **Leber-Qi-Stagnation**: Ich weiß somit, dass das Qi in der Leber nicht gut fließt. Nieren-Yang-Mangel: In der Niere ist zu wenig wärmendes Yang. Lungen-Qi-Mangel: In der Lunge fehlt es an Qi. UND bezüglich Schleim und Feuchtigkeit betrachten wir die Milz und die anderen Organe noch genauer.

Im Folgenden beschreibe ich die Funktionsweise der chinesischen Organe und danach die wichtigsten Verhaltensweisen, mit denen Sie lieb sind zu Ihren Organen, allen voran der Milz. In aller Ausführlichkeit finden Sie diese Ausführungen in meinem Buch »Die Heilung der Mitte«. Mit Einwilligung des Ennsthaler Verlages, bei dem dieses Buch erschienen ist, fasse ich hier die wichtigsten Funktionen und Störungen der Organe in meiner Sprache zusammen.

Die Vollorgane (Zang-Organe)

Es gibt sechs Vollorgane: Milz, Lunge, Niere, Leber, Herz und Perikard. Diese sind die *Zang-Organe*. Sie werden auch als Yin-Organe bezeichnet.

Milz

Das wichtigste Organ ist die **Milz**, sie steht für den *gesamten Verdauungsapparat*. Alles, was mit Verdauung zu tun hat, nennen wir abstrakt Milz: die gesamte Verarbeitung des Gegessenen und dessen Aufspaltung in die Einzelteile und dann die Verteilung der Einzelteile im ganzen Körper. Ein moderner westlicher Begriff ist *Stoffwechsel*, worin sich ausdrückt, dass Stoffe, die wir dem Körper über Nahrung und Trinken und Atmung zuführen, und jene, die bereits im Körper vorhanden sind, je nach Bedarf des Körpers umgebaut, in den Körper eingebaut oder einfach zu Energie verbrannt werden. Die Milz ist das Voll-Organ, das Zang-Organ. Sein Hohlorgan ist der **Magen**. Milz und Magen nennen wir zusammen **unsere Mitte**.

Die Chinesen sagen, dass das Gehirn auch ein Teil des Verdauungsapparates ist (man muss Gedanken ja erst einmal verdauen) und dass der Verdauungsapparat einen Körper hat, nämlich die gesamte Muskulatur (wo das Eiweiß gespeichert wird) und eigentlich auch das Binde- und Fettgewebe. (Die Chinesen sagen: »Die Milz hält alle Organe am Platz«, und »Die Milz bildet die Körperform«.)

Die Milz schaut, dass es allen Organen im Körper gut geht. Wir essen und wir atmen. Die Milz macht aus beidem **Qi** und **Blut**. Qi ist die Energie, die im Körper fließt und den gesamten Körper, jede einzelne Zelle, *energetisch* versorgt, und Blut ist die Substanz, die im Körper fließt und den gesamten Körper, jede einzelne Zelle, *materiell* versorgt. Der Atem wird dabei chinesisch schön poetisch als *kosmisches Qi* bezeichnet.

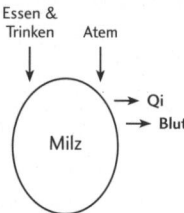

Chinesisch sagen wir, die Milz hält alle Organe am Platz und versorgt alle Organe mit Qi und Blut. Sie verwaltet die *nachgeburtliche Essenz*. Damit meint man jene Energie (Qi) und Substanz (Blut), welche nach der Geburt ständig produziert und neu gebildet wird. Die nachgeburtliche Essenz ist also jenes Qi und Blut, das die Milz täglich neu herstellt. Und diese verwaltet die Milz. Die Milz baut die Substanz im Körper auf (wie Muskulatur und Arme und Beine). Sie beherbergt das Denken (und damit im übertragenen Sinne das Gehirn).

Leber

Damit Qi und Blut gut fließen, weil das die Definition von Gesundheit und Leben ist, gibt es die **Leber**. Die Chinesen sagen: »Die Leber sorgt für den glatten Fluss aller Dinge«, und »Die Leber verwaltet und speichert das Blut.«

DIE VOLLORGANE (ZANG-ORGANE)

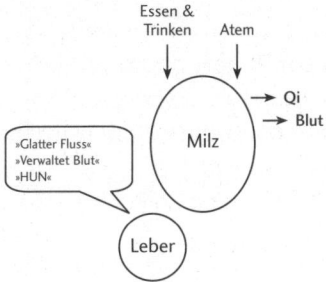

Das sind weitere *chinesische* Aussagen über die Leber:
- Die Leber kontrolliert die Sehnen. Da die Leber viel mit Blut zu tun hat und nicht gut funktioniert, wenn wenig Blut da ist, wird man bei Blut-Mangel Sehnenprobleme bekommen.
- Die Leber zeigt sich an den Zehen und Fingernägeln. Da die Leber viel mit Blut zu tun hat und nicht gut funktioniert, wenn wenig Blut da ist, wird man bei Blutmangel Sehnenprobleme bekommen, und da die Nägel das Ende der Sehnen sind, werden die Nägel brüchig oder fleckig oder gestreift sein.
- Die Leber öffnet sich in den Augen. Augenprobleme sind oft Leberprobleme.
- In der Leber lebt der Geist *Hun*.

Westlich gedacht hat die Leber zwei Funktionen: Ausscheidung, Verdauung (Herstellung von Gallensäuren und Verdauungsenzymen) und Entgiftung.

Chinesisch gedacht ist die Leber ebenfalls für die Entgiftung zuständig: Die Leber reinigt sozusagen alle Substanzen, die im Körper gut fließen sollen. So säubert die Leber auch die Nahrung von Giftstoffen, chemischen Zusätzen, Konservierungsmitteln und so weiter.

Lunge

Die Milz hat ein Kind, und das Kind heißt **Lunge**. Wie Sie bereits wissen, ist das ein Ausspruch aus der Fünf-Elemente- oder besser der Fünf-Wandlungsphasen-Theorie.

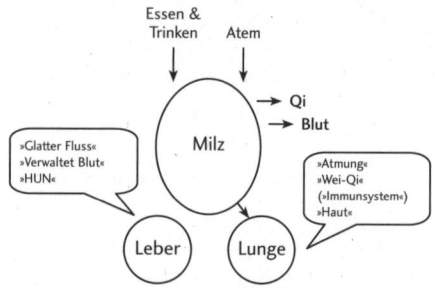

- Die wichtigste Funktion der Lunge ist die Atmung. Die Lunge führt die Atemluft (das *kosmische Qi*) nach unten in den Körper. Die Atemluft wird benötigt, um verdauen zu können. Auf zellulärer Ebene heißt das, dass wir den Sauerstoff für die »Zellatmung« brauchen, für die Energieproduktion in jeder einzelnen Zelle des Körpers. *Atmen heißt verdauen.* So hängt die Milz mit der Lunge zusammen.
- Eine weitere wichtige Funktion ist das Verteilen von *Abwehr-Qi (Wei-Qi)* und den Flüssigkeiten im Gewebe zwischen Muskulatur und Haut am ganzen Körper. Wenn die Verteilungsfunktion der Lunge gut funktioniert, ist das Wei-Qi unter der Körperoberfläche des gesamten Körpers gut und gleichmäßig verteilt, so dass der Körper gegen äußere schädliche Einflüsse (Bakterien, Viren etc. – chinesisch Wind, Hitze etc.) geschützt ist. Westlich gesprochen reguliert daher die Lunge *das Immunsystem*.
- Eine weitere Funktion ist das Absenken: Die Lunge ist

im Körper ganz oben und hilft daher unterschiedliche Substanzen, wie Flüssigkeiten und Qi, im Körper abzusenken.

- Die Lunge verwaltet Flüssigkeiten: »Flüssigkeiten gelangen in den Magen, der verarbeitete Teil wird zur Milz geschickt. Das Milz-Qi wiederum verteilt sie nach oben in die Lunge, welche sie, da sie die Wasserwege kontrolliert, hinunter zur Blase schickt.« (Aus: *Huang Di Nei Jing Su Wen, Buch des Gelben Kaisers zur Inneren Medizin – Einfache Fragen*, Kapitel 21)
- Die *Haut* ist aus chinesischer Sicht ein Teil der Lunge. »Die Lunge kontrolliert die Haut.« Ein Zeichen einer starken Lunge ist eine starke Körperbehaarung. Diese entspricht dem Fell eines Tieres, welches vor Kälte, Wind und Sonneneinstrahlung schützt. Wer ein gutes Fell hat, besitzt einen guten Schutzmantel gegen äußere Einflüsse.

Niere

Das nächste Organ ist die **Niere**. Sie ist eine Art Speicher und speichert Yin und Yang. Yin ist die *Substanz* in Speicherform, Yang ist die *Energie* in Speicherform. Beides zusammen bildet die *Essenz*, das *Jing*.

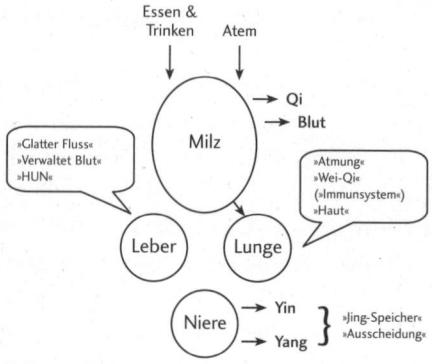

Die Niere (abstrakt gesprochen nenne ich beide Nieren zusammen »die Niere«) ist ein riesiger Speicher. Dieser Speicher ist von Geburt an gefüllt, genauer gesagt ist er schon mit der Zeugung, mit der Vereinigung der Samen- und der Eizelle, gefüllt. Wir erhalten durch die Zeugung die *Essenz* unserer Eltern, das Superkonzentrat, in dem alles drin ist, was unsere Eltern ausmacht und was sie uns weitergeben. In dieser Essenz unserer Eltern ist die Essenz von deren Eltern enthalten und von deren Eltern und deren Eltern und so weiter …

Insofern ist diese Essenz mit dem *genetischen Material unserer Eltern* gleichzusetzen. Durch die Vereinigung von Ei- und Samenzelle verbinden sich deren Kerne und werfen jeweils ihre *DNA* (*Desoxyribonucleinsäure*; darin sind alle genetischen Informationen eines Menschen enthalten) in einen Topf. Dann wird kräftig umgerührt, und es entsteht eine neue DNA, die auf ihre Tauglichkeit überprüft wird. Wenn sie gut ist, beginnt die gesamte Evolution von neuem: Aus dieser einen *neuen* Zelle entwickelt sich ein neues Lebewesen, ein neuer Mensch, indem sich eine Zelle teilt und dann wieder und dann wieder … In jeder einzelnen neuen

Zelle ist die Essenz der Eltern gespeichert. Diese Essenz, wie alles auf dieser Erde, in dieser unserer Welt, besteht aus Yin und Yang, genauer gesagt aus Yin-Qi und Yang-Qi, da Yin und Yang ja nur die zwei Aspekte des großen Einen sind, nämlich des Qi. Die Chinesen sagen, dass die Niere der Speicher dieser Essenz ist. Und sie nennen diese Essenz **Jing**. Die Essenz ist also die Vorgabe, die wir von unseren Vorfahren mitbekommen haben, zusammen mit dem Auftrag, sorgsam damit umzugehen.

Das Bild der Chinesen für das Jing ist *eine brennende Kerze*. Die Kerze entspricht dem Yin, die Flamme entspricht dem Yang. Bis ins 20. Jahrhundert herrschte die Vorstellung, dass der Zeitpunkt des Todes bevorsteht, wenn die Kerze abgebrannt ist. Doch auch die Chinesen haben im 20. Jahrhundert sehr viel geforscht, unter anderem haben sie Kombinationen von westlichen Medikamenten und chinesischen Kräutern erforscht und die Acetylsalicylsäure, eine Substanz aus der Weidenrinde, bei uns als Aspirin bekannt. Acetylsalicylsäure verhindert zum Beispiel eine Blut-Stagnation. Wenn das Blut stecken bleibt, wenn die Materie im Körper nicht gut fließt, dann stirbt man.

Dies ist das neue Bild: Man muss mit seinem Nieren-Jing sehr gut haushalten. Aber wenn wenig da ist, ist das nicht zwangsläufig ein Todesurteil. Wenn man darauf achtet, dass alles im Körper gut fließt und dass immer genug Qi und Blut da ist, dann kann man auch mit wenig *Jing*, mit wenig Speicher in den Nieren auskommen und lange leben!

Die Niere speichert also das Jing, die Essenz, die vorgeburtliche Energie, die aus Yin und Yang besteht. Dieses Nieren-Yin und Nieren-Yang ist die Basis für das gesamte Yin und Yang des Körpers. Das zeigt sich in der Geburt, in der Entwicklung als Kind, im Wachstum und später auch in der Zeugungsfähigkeit des Erwachsenen, da ein Erwachsener ein gutes Jing braucht, um sich fortpflanzen zu können.

Da hat die Natur einen Sicherheitsschalter eingebaut, denn es soll sich nur der fortpflanzen, der auch etwas zum Weitergeben hat, der den Fortbestand der Gattung Mensch durch gutes Jing sichern kann.

Das Jing zeigt sich auch an dem Yin und Yang jedes einzelnen Organs. Nur wenn Nieren-Yin und Nieren-Yang stark sind, werden auch alle anderen Organe stark sein. Wenn das Fundament eines Hauses, und damit könnte man das Jing vergleichen, schwach ist, dann ist das ganze Haus nicht stabil. Da kann die Milz noch so viel Blut und Qi produzieren – fehlt das Fundament, wird das Haus einstürzen.

Hier noch ein paar chinesische Aussagen zur Niere:

- Die Niere verwaltet die Wasserwege. Damit wird die Funktion angesprochen, die wir hier im Westen ebenfalls der Niere zuordnen: die Flüssigkeitsausscheidung in Form des Urins.
- Die Niere kontrolliert die Knochen, produziert das Knochenmark sowie das Rückenmark und »füllt das Gehirn auf«. In der chinesischen Medizin sind Knochen, Mark und Gehirn eins. Sie werden nicht getrennt betrachtet. In Bezug auf das Gehirn sehen die Chinesen Intelligenz und Geschicklichkeit als der Niere zugehörig, jene Anlagen des Gehirns, die wir oft auch als »erblich« und »ererbt« betrachten. Wenn das Jing stark ist, sind die Knochen stark.
- Die Niere kontrolliert den Empfang des Qi. Damit ist gemeint, dass Lunge und Niere bei der Atmung zusammenarbeiten. Die Lunge bringt die Luft hinunter bis in die Nieren, und dort soll die Niere die Luft »empfangen« und halten können. Wenn die Niere schwach ist, kommt es zu Atemlosigkeit und Asthma.
- Die Niere öffnet sich in die Ohren. Im Mittelohr befinden sich die drei Gehörknöchelchen Hammer, Amboss und Steigbügel, und da Knochen zur Niere gehören,

sind ihr auch diese Knochen und damit das Gehör zuzuordnen.
- Stellen Sie sich eine Pflanze vor, die in der Erde wurzelt. Die Wurzeln entsprechen dem Speicher, den Nieren. Wenn sich eine Pflanze auf ihre Wurzeln verlassen kann, dann steht sie fest im Wind, kein Windstoß kann ihr gefährlich werden. Die ganze Pflanze kann »sich entspannen« und auf ihre Basis, ihre Wurzeln, vertrauen. Wenn eine Pflanze hingegen sehr schwache, zarte Wurzeln hat, muss die Pflanze ständig in Angst leben, entwurzelt zu werden, muss befürchten, dass ein Windstoß kommt und sie aus der Erde reißt. Die Emotion der Niere ist die *Angst*, Angst, dass etwas an die Substanz geht, Angst, dass man den Halt verliert und daran zugrunde geht und stirbt, Angst vor dem Tod.

Herz

Das letzte Vollorgan ist das **Herz**. Es pumpt Blut durch den Körper und beherbergt den Geist *Shen*.

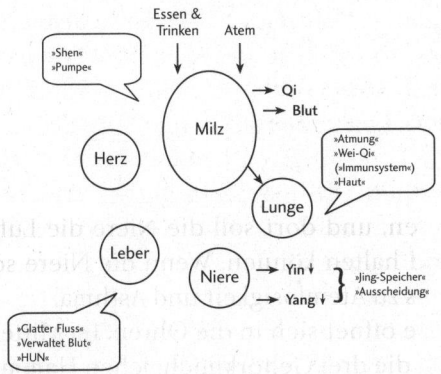

Die wichtigsten Aufgaben des Herzens:

- Das Blut wird durch das Herz rot eingefärbt, damit hat es auch eine Stoffwechselfunktion.
- Das Herz pumpt das Blut durch den Körper, genauso wie wir es uns auch in der westlichen Medizin vorstellen (wenn auch in der chinesischen Medizin noch andere Organe am Blutkreislauf beteiligt sind, wie Leber, Milz und Lunge).
- Das Herz kontrolliert die Blutgefäße. Wenn das Herz stark ist, dann geht es den Blutgefäßen gut, und der Puls ist voll und kräftig. Wenn das Herz schwach ist, dann geht es den Blutgefäßen nicht gut, und der Puls ist schwach, fein und vor allem irregulär.
- Das Herz zeigt sich in der äußeren Erscheinung, in der *Ausstrahlung*.
- Der Geist *Shen* lebt im Herzen. Der chinesischen Vorstellung nach ist das Herz Sitz von geistiger Aktivität und Bewusstsein. Geistige Aktivität inkludiert auch Emotionen. Je nachdem, wie es dem Herzen geht, werden folgende Funktionen des Körpers beeinflusst: geistige und emotionale Aktivität, das Bewusstsein, das Gedächtnis, das Denken, der Schlaf.
- Shen gelangt über das Blut in den gesamten Körper, so dass dieser zur Gänze von Shen »beseelt« wird, was man dann als »Ausstrahlung« erkennen kann. *Der Mensch leuchtet*, wenn er *Shen* hat!

Denken Sie an eine Fernsehwerbung für Hundefutter: Welchen Hund wird man da zeigen? Einen, der voller Energie, mit Spaß und Freude an der Bewegung herumspringt, mit vollem, glänzendem Haar, das im Wind fliegt. *Das ist Shen! Shen* könnte man mit »Ausstrahlung« übersetzen. Wenn es dem Körper so richtig gut geht, in jedem Aspekt, in jedem Organ, wenn alles so richtig gut fließt im Körper, wenn viel

Qi und Blut da ist, dann sieht man das. Sie kennen das sicher, dass Sie jemanden treffen und sich denken: Der schaut wirklich gut und gesund aus. Das ist Shen. Ein gesunder Shen führt dazu, dass wir kreativ sind, dass wir uns wohl fühlen, dass wir Perspektiven und Träume haben im Leben.

Mein Lehrer François Ramakers hat immer gesagt: Wenn du einen Patienten das erste Mal triffst, erzähl ihm einen Witz, und wenn er dann lacht (vorausgesetzt, der Witz ist gut), dann hat er Shen (zumindest gerade genug, dass es sinnvoll ist, ihn zu behandeln). Wenn er Shen hat, dann hat er eine Perspektive, und die Behandlung, die ich ihm zukommen lasse, hat Aussicht auf Erfolg. Sie kennen sicher Menschen, bei denen immer alles ganz schlimm und ganz furchtbar ist, egal, was sie erzählen. Die haben keinen Shen. Doch das ist das Allerwichtigste in der Prognose, in der Behandlung einer Erkrankung, im Leben überhaupt: *dass man Shen hat!*

Perikard

Der Vollständigkeit halber erwähne ich noch das **Perikard**. In frühen Akupunktur-Texten wurde *Pericardium* als der »Wächter des Herzens« oder als »Tor des Lebens« (*ming-men*) bezeichnet und hatte nichts zu tun mit der »Herzaußenhaut« (das ist die Übersetzung des Wortes Perikard). Perikard-Probleme sind Herzprobleme.

Die Verwirrung entstand 1949, als durch Mao versucht wurde, die Chinesische Medizin zu vereinheitlichen und zu vereinfachen, die Akupunktur-Theorien mit der Kräutermedizin zusammenzuführen. Damals wurde das Perikard einfach als die »reale Herzaußenhaut« bezeichnet, und damit wurde es ein *Organ*.

Das Perikard hat traditionellerweise große Bedeutung in

der Akupunktur-Therapie. Als eigenständiger Meridian hat es dem Herzen vergleichbare Funktionen bezüglich des Blutes und des Geistes *Shen*. Das Perikard schützt das Herz, vor allem gegen »Infektionen«, also »Hitze von außen«, und spielt als solches auch in der chinesischen Kräutermedizin eine Rolle.

Die Hohlorgane (Fu-Organe)

Jedes Yin-Organ hat ein Yang-Organ. So ist den Vollorganen jeweils ein Hohlorgan zugeordnet. Die Hohlorgane haben die Aufgabe, ihre Vollorgane bei der Arbeit zu unterstützen. Allen Hohlorganen gemeinsam ist, dass sie *Klares von Trübem trennen*.

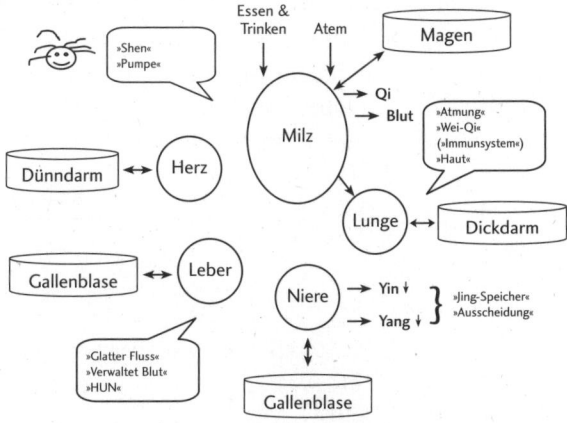

Mein Lehrer François Ramakers hat immer gesagt: Hier im Westen ist alles ein bisschen anders als im traditionellen China. Wenn im traditionellen China die Milz krank war, gab es Milz-Symptome, wenn die Lunge krank war, gab es Lungen-Symptome und so weiter. Im Westen ist alles komplizierter: **Das Vollorgan ist krank, und das Hohlorgan hat die Beschwerden! Das Vollorgan hat ein Problem, und das Hohlorgan zahlt die Rechnung!**

So ist eigentlich die Milz krank, und wir bekommen Magenbeschwerden. Eigentlich ist die Lunge krank, und der Dickdarm zahlt die Rechnung. Eigentlich ist die Niere krank, und eine Frau hat ständig Blasenentzündungen. Eigentlich ist die Leber krank, und der Manager bekommt Gallensteine. Eigentlich ist das Herz krank, und der Dünndarm bekommt eine Entzündung, und man hat zum Beispiel ständig Durchfälle.

Die Vollorgane, die Zang-Organe, sind mit ihren Hohlorganen, den Fu-Organen, verbunden, und sie arbeiten beständig zusammen. Das Zang-Organ übernimmt die *großen* Funktionen, das Fu-Organ unterstützt das Vollorgan, indem es Vorarbeit leistet und sich um Transport und Speicherung kümmert, vergleichbar der Organisation in einem Büro. Da gibt's den Chef, der die »großen Arbeiten« macht, und die Sekretärin, die alles »rundherum« erledigt, die schreibt, telefoniert, organisiert etc. Ohne die Sekretärin geht meistens gar nichts ...

Magen

Der **Magen** ist das Hohlorgan der **Milz** und damit das wichtigste Hohlorgan in unserem Körper. Milz und Magen arbeiten eng zusammen, so dass man sie als Einheit betrachten kann. Der Magen bereitet die Nahrung so auf, dass die Milz den Speisebrei dann leicht verdauen, weiterverarbeiten und aufnehmen kann. Der Magen ist auch die große chemische Pforte in den Körper. Er produziert Salzsäure, die mehrere wichtige Funktionen hat. Unter anderem verhindert sie, dass Mikroorganismen im Speisebrei, also Eindringlinge, weiterkommen. Im Magen werden sie chemisch zerstört, er hat damit eine große Schutzfunktion für den Körper. Der Magen entscheidet, was weiterdarf und was nicht.

Die Salzsäure spaltet die Nahrungsbestandteile einerseits weiter auf, andererseits aktiviert sie Verdauungsenzyme, die nur im sauren Milieu arbeiten können, wie beispielsweise die Enzyme zur Eiweißaufspaltung. Sie verhindert, dass bestimmte Verdauungsenzyme, die nur im basischen Milieu arbeiten können, hier schon aktiviert werden. Das heißt, dass der Magen alleine schon durch den pH-Wert die Verdauung in eine ganz bestimmte Richtung lenkt.

Die Chinesen sagen: »*Der Magen ist der Ursprung der Flüssigkeiten.*« Der Magen verwaltet alle Flüssigkeiten, die über unsere Nahrung in den Körper kommen. Der Teil, der für die Produktion von Qi und Blut nicht gebraucht wird, wird zu den Körperflüssigkeiten (chinesisch *Jin-Ye*) umgebaut. In diesem Zusammenhang arbeitet der Magen mit der Niere zusammen. Der Magen nimmt die Flüssigkeiten in den Körper auf und verwaltet deren Verteilung, die Niere hält das Gleichgewicht der Flüssigkeiten im Körper und scheidet den überschüssigen Teil aus. *Der Magen liebt es nass! Die Milz liebt es trocken!* Wenn zu wenig Flüssigkeiten über die Nahrung aufgenommen werden, geht es dem Magen schlecht, und er wird nicht mehr gut funktionieren. Langfristig schädigt das auch die Nieren, die sich ja weiter um die Flüssigkeiten kümmern sollen, und es wird zu wenig *Wasser* im Körper vorhanden sein. Wasser ist eine Substanz – also muss die Niere an ihre Yin-Reserven rangehen und Yin hergeben, um banales Wasser für die Körperflüssigkeiten *Jin-Ye* zu bilden.

Milz und Magen bilden eine Einheit. Zusammen sind sie unsere Mitte.

Dünndarm

Der **Dünndarm** ist das Hohlorgan des **Herzens**. Westlich gesehen ist es der Ort, an dem sich die Verdauung abspielt: Hierher gelangen die Verdauungssäfte von Leber über Gallenblase und Bauchspeicheldrüse. Die Chinesen sagen: »*Der Dünndarm trennt Klares vom Trüben.*« Das Klare nimmt die Milz und bringt es überall im Körper hin, um die Gewebe zu versorgen. Das Trübe als Nahrungsbrei gelangt weiter in den Dickdarm, die trüben Säfte gelangen zur Blase, welche diese dann als Urin ausscheidet. Der Dünndarm nimmt also Nahrungsbestandteile und klare Flüssigkeiten auf, der Rest geht weiter in den Dickdarm.

Dickdarm

Der **Dickdarm** ist das Hohlorgan der **Lunge**. Seine Hauptfunktion ist es, den Speisebrei vom Dünndarm zu empfangen, diesen und die im Darmlumen verbliebenen Flüssigkeiten noch einmal zu kontrollieren und Brauchbares zu behalten (rückzuresorbieren) und dann den Stuhl, das Unbrauchbare, auszuscheiden.

Gallenblase

Die **Gallenblase** ist das Hohlorgan der **Leber**. Ihre Hauptfunktion ist es, die Galle, den Verdauungssaft der Leber, zu speichern. Insofern ist die Gallenblase das einzige Hohlorgan, das nichts direkt mit Verwaltung, Transport oder Transformation von Nahrung oder Trinken zu tun hat. Sie übernimmt dafür eine Funktion der Leber: Sie kontrolliert die Sehnen, indem sie dafür sorgt, dass sie genug Qi erhalten (im Gegensatz zur Leber, welche dafür sorgt, dass die Sehnen genug Blut erhalten). Und die Gallenblase trifft Entscheidungen (dazu später mehr).

Blase

Die **Blase** ist das Hohlorgan der **Niere**. Entsprechend unserer Anschauung im Westen speichert die Blase Urin und scheidet ihn aus, das sind die trüben Säfte aus dem Dünndarm, die in die Blase gelangen. Die Chinesen sagen, dass die Ausscheidung von trüben Säften ein aktiver Vorgang ist, der Qi, Energie, und Wärme verbraucht. Beides bezieht die Blase von der Niere, genauer gesagt vom Nieren-Yang.

Dreifacher Erwärmer

Der **Dreifache Erwärmer** ist das Hohlorgan des **Perikards**. Er ist über Jahrhunderte kontrovers diskutiert worden, da er eigentlich keinen Körper hat, kein eigenständiges Organ ist. Der Dreifache Erwärmer hat einen Namen, aber keine Form. Seine Funktion ist es, allgemein formuliert, den Qi- und Flüssigkeitstransport im gesamten Körper zu unterstützen. *Ein* Konzept des Dreifachen Erwärmers ist es, den Körper in drei Teile zu unterteilen: in Oben, Mitte, Unten. Der *obere Erwärmer* ist alles über dem Zwerchfell (also Herz, Lunge, Perikard, beide Arme, Hals und Kopf), der *mittlere Erwärmer* ist alles zwischen Zwerchfell und Nabel (also Milz und Magen, anatomisch gesehen die Leber und die Gallenblase, beide werden jedoch traditionell dem unteren Erwärmer zugerechnet), der *untere Erwärmer* ist alles unterhalb des Nabels (also Niere und Blase und eben Leber und Gallenblase sowie die Lendenwirbelsäule und beide Beine).

Die fünf Geister

Im alten China sagte man, dass in jedem (Voll-)Organ ein Geist, eine Seele lebt. Zwei dieser Geister haben wir schon kennengelernt: *Shen* und *Hun*. Darüber hinaus gibt es noch *Po*, *Yi* und *Zhi*.

Shen, der Geist des Herzens

Shen ist der Geist des Herzens. Shen ist quasi der »Ober-Geist«, der Generalmanager. Er steht für »Bewusst-Sein, für bewusstes Mensch-Sein«. Shen erkennen wir als Ausstrahlung, als Lebensfreude in einem Menschen. *Die Emotion des Herzens ist daher die (Lebens-)Freude.* Den Shen sieht man im Gesicht eines Menschen.

Stellen Sie sich folgende Situation vor: Es geht Ihnen richtig schlecht. Ihr Freund, Ihre Freundin hat Sie verlassen, Sie haben gerade Ihren Job verloren, dann sind Sie auch noch krank, haben eine dicke Erkältung. Sie fühlen sich also so richtig dreckig. Und dann auf einmal, wie aus dem Nichts, kommt ein Mensch daher wie Mutter Theresa oder ein alter weiser Mönch wie der Dalai Lama, strahlt Sie aus tiefem Herzen an, so dass Sie, nur durch seine Nähe und sein Strahlen – sich vollkommen sicher und geborgen fühlen, beschützt und angenommen und verstanden. *Dieses Strahlen ist Shen.* Wenn es dem *Shen* gut geht, dann geht es dem Herzen gut, dann geht es dem Menschen gut, dann hat der Shen alle anderen Geister »gut unter Kontrolle«.

Hun, der Geist der Leber

Hun ist der Geist der Leber. Er betritt den Körper nach der Empfängnis durch den Punkt *Du Mai 20*, den höchsten Punkt des Kopfes (dort, wo Sie bei einer Marionette die Schnur anbringen, um die Puppe zu halten), und wird in diesem Moment von der Himmlischen Seele zur Körperseele. Dass er eine *Körperseele* ist, lässt er uns das ganze Leben lang spüren. Der Hun lebt in der Leber und macht all das Animalische in uns aus. *Die Emotion der Leber ist die Aggression.* Der Hun ist das Tier in uns, das Triebhafte, das Aggressive wie im Kampf um Leben und Tod, das Verteidigende, wenn es darum geht, unser Revier, unser Territorium, unsere Familie zu beschützen. Der Hun setzt alles daran, uns am Leben zu erhalten (Selbsterhaltungstrieb). Sie können ihn sich vorstellen wie einen Rocker mit langen Haaren und Bart und schwarzer Lederjacke mit Nieten auf seiner Harley Davidson. Oder wie ein Tier, zum Beispiel einen Wolf mit all seinen Urinstinkten, mit seinem Knurren und Zähnefletschen und den Haaren, die er im Nacken aufstellt, um andere einzuschüchtern.

Der Hun hat eine unglaubliche, unbändige Stärke, wie eine Mutter, die ihre Kinder verteidigt. Da sind auf einmal Kräfte, da wächst die Mutter über sich hinaus, da wird nicht lange überlegt, ob das für einen selbst gefährlich werden könnte. In einem modernen Kontext könnte man das als »Zivilcourage« bezeichnen: Es gibt Menschen, die diesen Mutterinstinkt nicht nur für die eigenen Kinder empfinden, sondern für alle Menschen. Der Hun ist bei diesen Menschen so ausgeprägt, dass sie einfach für andere eintreten, ohne an die eigenen Konsequenzen zu denken. Im Tod verlässt der Hun den Körper, wiederum über *Du Mai 20*, und vereinigt sich wieder mit der Himmlischen Seele. Um das zu erleichtern, hat man, wie man aus Knochenfunden weiß, in alten Kulturen oft nach dem Tod eines Menschen die Schädeldecke an der höchsten Stelle aufgeschlagen, damit der Hun leichter austreten kann ...

Po, der Geist der Lunge

Po ist der Geist der Lunge, die *Geist-Seele*. Der Po kommt bei der Geburt aus der Erde, betritt den Körper und lebt in den Knochen. Als typische Stelle, wo man ihn antrifft, wird *Ren Mai 14* angegeben. Das ist jene Stelle unterhalb des Brustbeins in der Mitte des Oberbauches, die wir als »Solarplexus« bezeichnen. Sie kennen sicher das Gefühl des Unbehagens oder auch der Aufregung, das Sie an dieser Stelle im Bauch spüren. In der westlichen Medizin entspricht das dem Plexus solaris, dem Sonnengeflecht, einem Nervengeflecht aus lauter vegetativen Nervenfasern. Vegetativ bezeichnet jenen Teil unseres Nervensystems, den man willentlich nicht steuern kann. Der *Po* entspricht genau diesem Vegetativum.

Sie können sich den Po als Hippie vorstellen, als »Make love not war«-Blumenkind. Oder als einen sensiblen, dünnhäutigen, schwachbrüstigen Künstler, der Ideale hat, aber immer droht, an der realen Welt zu zerbrechen. *Die Emotion der Lunge ist der Kummer, die Trauer, aber auch das Ängstliche, das Unsichere*. Der *Po* steht westlich gedacht für alles Psychosomatische. Chinesisch heißt das, dass die Psychosomatik in der Lunge steckt, dort, wo der Po lebt. Die Chinesen sagen auch, dass die Haut ein Teil der Lunge ist. Mein Lehrer François Ramakers hat immer gesagt: »Le *Po* est le *peau*!«; französisch für »Der *Po* ist die *Haut*!« Damit meinte er, dass psychosomatische Erkrankungen oder einfach nur »Sensibilität« sich an der Haut zeigen. Die chinesische Therapie ist daher: Schau, dass es dem Po, der Lunge, gut geht; baue das Lungen-Yin, die Substanz der Lunge, auf! Wenn die Knochen eines Verstorbenen in der Erde begraben werden, kann der Po wieder zurück zu seiner Mutter (die Erde ist die Mutter der Lunge …) und sich wieder im Sinne des *Tao* mit allem vereinigen.

Yi, der Geist der Milz

Yi (/i/ gesprochen) ist der Geist der Milz. *Wohin Yi geht, dorthin geht das Qi.* Stellen Sie sich den *Yi* vielleicht als Buchhalter vor oder als alleinerziehende Mutter von elf Kindern (oder zehn, je nachdem, ob man das Perikard als eigenständiges Organ mitzählt oder nicht). Yi sitzt in unserer Mitte (oder rennt herum wie die alleinerziehende Mutter) und kümmert sich um alles im Körper: Er beschafft *Qi*, verwaltet und verteilt *Qi*, schaut, dass es allen Organen und Geistern materiell gut geht, dass sie genug Blut haben und sich wohl fühlen. *Yi* muss also viel denken, um alles zu organisieren, aber auch viel handeln, um all die Stoffwechselaufgaben zu erfüllen. *Die Emotion der Milz ist das (zu viel) Denken, das Grüblerische.*

Nur wenn *Yi* gut arbeitet, kann *Shen* alle anstrahlen, kann *Po* seine künstlerische Sensibilität ausleben, kann *Hun* sich um sein Territorium kümmern und die Familie verteidigen. Wenn einer von ihnen Hunger hat, dann ist er zu nichts zu gebrauchen! Mit Hunger meine ich in diesem Fall, dass der Yi die anderen Organe und Geister nicht ausreichend mit Nahrung versorgt hat. Der Yi ist zuständig für all unsere Denkleistungen, für unser Denken, und damit ist er jener Geist, der die Menschheitsgeschichte möglich gemacht hat. Dadurch, dass Yi oder eben unsere Mitte, unsere Milz (mit ihrem Magen) so gut gearbeitet hat über die Jahrtausende und alle Geister so gut versorgt hat, konnte sich unser Körper so gut entwickeln. Die Milz konnte ein eigenes »Denk-

Organ« ausbauen, um all das Denken zu ermöglichen und immer besser zu machen, nämlich unser *Frontalhirn*, den *präfrontalen Cortex*, jenen Teil der obersten Schicht des Gehirns, der aus westlicher Sicht all das Denken übernimmt. Denken ist ja auch eine Art »Verdauungsleistung«. Wir sagen zum Beispiel »Das muss ich erst einmal verdauen« und meinen damit, dass wir Zeit brauchen, um etwas gedanklich zu verstehen, zu akzeptieren, sacken zu lassen, eben zu verdauen.

Zhi, der Geist der Niere

Zhi (/tsch/ gesprochen) ist der Geist der Niere. Zhi ist unsere Willenskraft. Zhi fragt nicht, Zhi macht es einfach. Zhi ist wie das Wasser, das Element der Niere: Es ist klar und kühl. Zhi hütet als Geist der Niere auch unser *Jing*, unsere Erbsubstanz, unsere Urenergie, die wir von Generation zu Generation erhalten und weitergeben. Damit sichert Zhi den Bestand unserer Art. Wenn es darum geht, die Art zu erhalten, entscheidet Zhi ganz kühl und überlegt, ohne Emotion. Er wägt ab, was das Beste für die Art ist, und entscheidet. Punkt.

Die Emotion der Niere ist die Angst. Wenn einem etwas »an die Substanz geht«, wenn es einem »kalt über den Rücken läuft«, bekommen wir Angst. Substanz entspricht dem Jing, das in der Niere gespeichert ist und von dem Yi versorgt wird. Daher schickt der Zhi uns diese Emotion, damit wir aus dieser Situation, die uns Angst macht, heraustreten. Und so schützen und erhalten wir unser Jing. Angst vor dem Tod hat den tiefen Sinn, die Art zu schützen, die Art zu erhalten. Wenn wir keine Angst vor dem Tod hätten, würden wir sonst in die Versuchung kommen, unser Leben wegen einer Kleinigkeit wegzuwerfen. (»Hm, der Kaffee schmeckt mir heute nicht; das macht keinen Spaß, ich bring mich jetzt um.«)

Wir sagen ja auch »Die Angst sitzt in den Knochen«. Die Knochen gehören zur Niere, und dort ist die Essenz, das *Jing*, gespeichert.

Modern gesprochen können Sie sich Zhi als »guten« Politiker oder Diplomaten vorstellen, der für alle entscheiden muss und am besten alle Emotionen heraushält, um eine klare Linie vorzugeben.

Wenn die Milz müde wird …

Die Milz steht in der Früh auf und sagt: »Ich bin noch sooo müde.« Doch auch wenn die Milz müde ist, aus welchem Grund auch immer, so kommt trotzdem die Nahrung, das Essen, in den Körper. Die Milz sagt: »Ich bin sooo müde, ich kann einfach nicht verdauen. Es ist mir viel zu anstrengend!« Dann nimmt sie das Essen und wirft es in die Mistkübel. Und mit der Zeit schaut es aus im Körper, überall stehen volle Mistkübel herum, da die Milz auch viel zu müde ist, um diese Mistkübel auszuleeren (was ebenfalls ihre Aufgabe wäre). Diese vollen Mistkübel nennen wir **Feuchtigkeit**. Kommt zu dieser Feuchtigkeit noch **Hitze** dazu, dann entsteht **Schleim**. Schleim ist also in diesem Fall eine durch Hitze eingedickte Feuchtigkeit.

Woher kommt die Hitze?

- Die Hitze kommt von *außen*: als Hitze oder Sommerhitze aus der Jahreszeit, durch heißes Klima, durch Sonneneinstrahlung, einen heißen Arbeitsplatz etc.
- Sie kommt aus der *Nahrung*: durch Zubereitungsarten, die sehr viel Hitze in das Essen hineinstecken, wie zum Beispiel Frittieren; durch heiße Lebensmittel und scharfe und heiße Gewürze; der Hauptverursacher von Hitze aus der Nahrung bei uns ist *zu viel tierisches Eiweiß*. Tierisches Eiweiß ist ein Superbrennstoff, der sehr gezielt eingesetzt werden sollte

- Sie kommt durchs *Rauchen:* wenn man »Feuer einatmet«, also den Rauch eines Feuers einatmet, atmet man Hitze ein.
- Sie kommt *von innen* durch schlechte Kühlung im Körper bei Blut- oder Yin-Mangel: Blut ist eine Art Kühlflüssigkeit im Körper, und das Yin ist die Basis von Blut.
- Sie kommt als eine Art *Reibungshitze*, wie sie bei Leber-Qi-Stagnation entsteht: wenn es also »im Körper nicht rund läuft«, wie ein Auto, das nicht rundläuft und daher schnell überhitzt.

Schleim, Schmerz und Blut-Stagnation

Die Chinesen sagen: »Hast du eines der drei Dinge, nämlich *Schmerz* und/oder *Schleim* und/oder *Blut-Stagnation* (oder *Blut-Stase*, also absoluter Stillstand), dann behandle das und vergiss den Rest! *Denn da brennt der Hut!*«

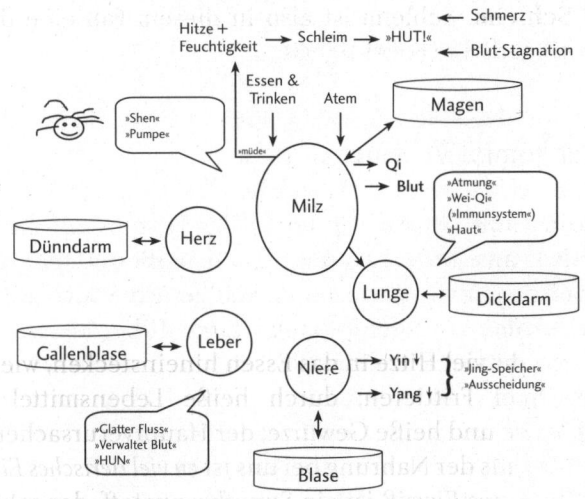

Schleim bedeutet, dass alles kleben bleibt, dass man sich langsam in ein *Gummibärchen* verwandelt. Da gibt es dann wohl *keinen glatten Fluss* mehr …!

Blut-Stagnation bedeutet, dass das Blut nicht mehr gut fließt, so dass es von daher auch *keinen glatten Fluss* mehr gibt! Im Westen entspricht die *Arteriosklerose*, die »Gefäßverkalkung« einer Blut-Stagnation. Durch Ablagerungen in den Gefäßen ist der Blutfluss gehemmt, was eine Minderdurchblutung in den nachgeschalteten Arealen zur Folge hat. Dies gehört zu den häufigsten Todesursachen, wie wir im Westen und im Osten heute wissen: Herzinfarkt, Schlaganfall, Gefäßerkrankungen.

Viele Krebserkrankungen sind aus chinesischer Sicht eine Mischung aus Schleim und Blut-Stagnation. Und auch im **Schmerz** findet kein *glatter Fluss* statt. Wie soll man »gesund sein«, wenn einem alles weh tut und man sich vor Schmerz windet?

Die Milz holt sich Jing bei der Niere

Also, die Milz ist *müde*, wirft das Essen in die Mistkübel und entwickelt dadurch Feuchtigkeit und Schleim. Da die Milz das Essen einfach wegwirft, verarbeitet sie dieses auch nicht, und es entsteht **weniger Qi und/oder Blut**. Damit der Körper leben kann, braucht er aber Qi und Blut, und beides soll gleichmäßig im Körper fließen. Also geht (bildlich gesprochen) die Milz zur Niere und sagt: »Liebe Niere, bitte gib mir etwas von deinen Reserven. Bitte gib mir ein wenig Yin, damit ich daraus Blut machen kann, und bitte gib mir ein wenig Yang, damit ich daraus Qi machen kann.« Die Niere antwortet: »Kein Problem, ich hab ja genug!« Und sie gibt gerne ihr Super-Yin und ihr Super-Yang her, damit die Milz daraus banales Qi und Blut machen kann. Mit »Super-«

meine ich, dass Yin und Yang etwas ganz Besonderes sind. Sie sind die Reserven, mit denen wir ein Leben lang auskommen müssen, sie sind zusammen das Jing, die Essenz, die wir von unseren Eltern bekommen haben. Wir müssen ein Leben lang sehr, sehr gut auf dieses Geschenk aufpassen, es muss ja lange »reichen«.

Qi- und Blutmangel

Lange Zeit wird die Niere »Kein Problem!« sagen. Aber irgendwann wird sie auf die Frage der Milz, ob sie ein bisschen von den wertvollen Reserven haben darf, antworten: »Tut mir leid, ich habe nichts mehr, das ich dir geben kann. Du musst dich ab sofort selbst um deine Probleme kümmern.« Und dann rückt das Problem eine Ebene tiefer! Bisher hatte nur die Milz ein Problem, jetzt auch noch die Niere. Zunächst musste der Körper mit den Problemen Feuchtigkeit und Hitze kämpfen, mit Schleim, Qi-Mangel, Blut-Mangel, und jetzt kommt noch **Yin- und/oder Yang-Mangel** dazu. Und vor allem: Jetzt gibt es auch noch verstärkt Beschwerden durch den Qi- und/oder Blut-Mangel, weil die Niere keine Reserven mehr hat, aus denen sie auffüllen kann.

Qi-Mangel bedeutet, dass im gesamten Körper weniger Energie zur Verfügung steht, dass nun sämtliche Organe des Körpers Symptome eines Energiemangels entwickeln können. Typische Symptome für den Qi-Mangel sind Müdigkeit, mangelnde Leistungsfähigkeit, außerdem psychisch gesehen alles, was wir im Westen unter Depression zusammenfassen. Man kann einfach nicht mehr, weder körperlich noch seelisch. Man kann sich zu nichts aufraffen, nichts macht Freude, nichts macht Spaß (damit ist natürlich auch wenig Shen vorhanden). Am liebsten würde man nur im Bett bleiben. Bei der kleinsten Anstrengung fängt man an zu schwitzen, man kann sich nicht mehr konzentrieren, in der Schule, in der Arbeit geht nichts weiter ...

Beim **Blutmangel** steht ebenfalls die Erschöpfung im Vordergrund, andererseits eine innere Fahrigkeit, Rastlosigkeit. Eigentlich kann man nicht mehr, ist vollkommen müde, aber man kommt einfach nicht zur Ruhe. Man *überhitzt* innerlich. Blut hat ja die Funktion zu kühlen. Die Basis von Blut ist Yin, und per definitionem sprechen wir von einem **Yin-Mangel**, sobald beim Blut-Mangel Hitze-Zeichen dazukommen. Ebenso gilt bei dem Qi-Mangel: Sobald Kälte-Zeichen dazukommen, sprechen wir von einem **Yang-Mangel**.

Blut nährt und befeuchtet. Zeichen von Blut-Mangel sind auch *Zeichen von Trockenheit*, eine trockene Haut, trockene Schleimhäute, trockene spröde Haare, trockene Augen. *Blut entspannt*. Blut führt dazu, dass sich jeder Geist, der in einem Organ wohnt, in seinem Organ wohl fühlt. Blut ernährt den ganzen Körper und gibt ihm Stabilität und Ruhe. Im Mangel wird der ganze Körper schlecht mit Materie versorgt, der Effekt ist, dass sich alle Geister im Körper nicht wohl fühlen. Der Geist, der sich am wenigsten wohl fühlt, wird psychische Beschwerden verursachen, und die Emotion des Organs, in dem der Geist wohnt, wird auf einmal im Vordergrund stehen. Alle Geister haben »Badewannen«, die mit Blut gefüllt sein sollten, damit sie sich darin entspannen können, und wenn die leer sind, sind die Geister entsprechend fahrig und rastlos.

Psychische Probleme sind sehr häufig Blut- und Yin-Mangel-Probleme oder Schleim-Feuchtigkeits-Probleme. Bei Schleim-Feuchtigkeits-Problemen kann zum Beispiel »das vernebelte Gefühl im Kopf« oder das »Nicht-Fließen in Körper und Geist« vorherrschend sein. Bei Blut- und Yin-Mangel-Problemen kommen verstärkt die Emotionen der mangelversorgten Organe zum Vorschein: Angst (Yin-Mangel der Niere), Wut und Aggression (Blut- und Yin-Mangel der Leber), Kummer, Trauer und Ängstlichkeit (Yin-Mangel der Lunge), übersteigerte Freude, Euphorie und Rastlosigkeit (Blut- und Yin-Mangel des Herzen) oder Grübeln, Ticks und Zwangshandlungen, dass man immer und immer wieder kontrollieren muss, ob man zum Beispiel die Türe wirklich abgesperrt hat (Qi- und Yin-Mangel der Milz).

Jede Blockade, jede Stagnation, die lange besteht, landet bei der Leber! Egal, welche Blockade im Körper herrscht, welche Emotion durch den Substanz-Mangel eines Organs verstärkt ist – wenn die Störung lange genug besteht, kann die Leber den glatten Fluss nicht aufrechterhalten. Zusätzlich wirft der *Hun* seine Emotionen wie Aggression und Wut auch noch in den (Symptome-)Topf!

Die Leber attackiert die Milz

Die Leber verwaltet und speichert das Blut. Aber wie fühlt sich die Leber, wenn sie nichts zum Verwalten und Speichern hat? Der Geist der Leber heißt *Hun*. Der Hun sitzt in einer Badewanne und ist stinksauer! (Einen »stinksauren Hun« nennen wir Leber-Qi-Stagnation.) Warum ist er stinksauer? Weil er in einer fast leeren Badewanne sitzt. Und Sie wissen, wie sich das anfühlt, wenn man nass in einer leeren Badewanne sitzt und jemand macht die Badezimmertür auf. »Tür zu, es zieht!«, werden Sie schreien. Das ist **Wind**. Die Chinesen sagen: »**Die Leber hasst Wind. Der Hun hasst Wind.**« Wind ist der reale Wind, so wie wir ihn alle kennen, aber die Chinesen meinen damit auch alles, was im Wind herumfliegt, wie zum Beispiel Pollen oder Staub. Wind ist aber auch, wenn sich das Wetter ändert, denn die Änderung des Luftdruckes entspricht einer Luftbewegung, also Wind. Wind ist auch, wenn jemand viel reist und ständig in einer anderen Klimazone ist, ständig an einem anderen Ort. Das ist sogar viel Wind. Wind ist aber auch das, was wir landläufig als *Stress* bezeichnen.

Wenn also der Hun in der Badewanne sitzt und es kommt irgendein Wind daher, dann wird er so richtig stinksauer. Vielleicht sitzt der Hun aber einfach nur in der Badewanne und denkt sich: »Warum sitze ich Trottel in einer leeren Badewanne?« Ob Wind oder kein Wind (der Wind ist dann oft »das Tüpfelchen auf dem i«), auf jeden Fall steigt der Hun aus der Badewanne und geht zur Milz und sagt: »Du blöde Milz produzierst zu wenig Blut, und deshalb sitze ich in einer leeren Badewanne und bin stinksauer.« Und die Milz sagt: »Na ja, ich bin halt sooo müde, und wenn du mich auch noch belästigst, dann kann ich überhaupt kein Blut mehr produzieren.«

Das nennen wir **Leber attackiert die Milz**. Dieser Teufelskreis ist eine sehr häufige Ursache für sehr viele Beschwerden hier bei uns im Westen. Der Effekt ist, dass die Milz noch weniger Qi und Blut produziert, dass noch mehr Schleim und Feuchtigkeit entstehen und die Milz noch mehr zur Niere schnorren geht.

Ungleichgewicht von Qi und Blut

Blut ist in der Leber eine Art Weichmacher, es kühlt und entspannt. Blut und Qi sollten, so wie Yin und Yang, immer im Gleichgewicht sein. Im Blut-Mangel überwiegt das Qi, die Energie. Qi bewirkt den Tonus (die Spannung) der Muskulatur, Blut macht den Muskel wieder weich. Im Blut-Mangel entsteht daher eine Anspannung, was man an Symptomen wie Muskelverspannungen (vor allem im oberen Rücken und Nacken), Kopfschmerzen und kalten Händen und Füßen erkennt. Auch Blutgefäße bestehen unter anderem aus Muskelzellen, und wenn das Qi überwiegt und zu wenig Blut da ist, dann spannen sich die Gefäße an, und Qi und Blut können nicht gut bis zu Händen und Füßen fließen, was die kalten Hände und Füße bewirkt. Die Anspannung der Blutgefäßmuskulatur verursacht einen erhöhten Blutdruck, vor allem des zweiten Wertes. Dieser entspricht dem Widerstand, gegen den das Herz pumpen muss. Und wenn die Gefäße im Körper angespannt sind, ist dieser Widerstand erhöht.

Nieren-Yin-Mangel: Hitze und Schlafstörungen

Wenn dann auch noch die Niere sagt, dass sie der Milz kein Yin mehr geben kann, um daraus Blut machen zu können, kommen noch Symptome des Nieren-Yin-Mangels dazu.

Dies bedeutet, dass man nicht mehr durchschlafen kann. Das Yin ist wie ein großer Ruhepol im Körper, und wenn es angegriffen wird, kommt der Körper in der Yin-Zeit, in der Nacht, auch nicht mehr zur Ruhe. Yin ist die gesamte Substanz im Körper (Blut ist die Substanz im Körper, *die fließt*). Ihre Reserven liegen in der Niere. Yin und die Flüssigkeiten (*Jin-Ye*) hängen eng miteinander zusammen. *Yin ist die Gelatine, die Wasser zum Stehen bringt*, es bindet die Flüssigkeiten. Bei Yin-Mangel verliert der Körper daher leicht Flüssigkeiten, typischerweise in der Yin-Zeit, also in der Nacht, und es kommt zu Nachtschweiß.

Wenn die Reserven der Substanz (Yin) im Körper schwinden, wird auch nicht genug da sein, um alle Organe, den gesamten Körper ausreichend mit Substanz zu versorgen, und es kann zu groben Substanzstörungen kommen. Wenn das Blut die Kühlflüssigkeit ist, dann ist Yin quasi das gesamte Kühlsystem!

So entsteht zum Beispiel in der Leber zunächst ein Leber-

Blut-Mangel, dann ein Leber-Yin-Mangel. Die Leber wird nicht mehr gekühlt, es kommt zu Hitze (das nennen wir hyperaktives Leber-Yang, weil das heiße Yang vorherrscht), und es entstehen Symptome wie Migräne, hoher Blutdruck, verschiedenste Hitze-Symptome in der Haut, in verschiedenen Organen.

Jetzt kommt es noch mehr zu **Leere-Hitze-Zeichen**, Hitze, die aus einer »Leere« entsteht, nämlich der »Leere« (dem Fehlen) von Yin und Blut. Der Körper kann die Hitze, die schon beim normalen Stoffwechsel entsteht (und da ist noch gar keine zusätzliche Aufregung oder Hitze von außen dabei), die Hitze, die ja unsere normale Körpertemperatur bildet, nicht ausreichend kühlen, so dass es zu Symptomen kommt: zu heißen Händen und Füßen (der Körper versucht, die Hitze, die im Körper entsteht, über die Enden der Kanäle, der Meridiane – und die sind eben auf Händen und Füßen – loszuwerden), zu leicht erhöhter Körpertemperatur.

Nieren-Yang-Mangel: Kälte und Verdauungsschwäche

Falls dann auch noch die Niere sagt, dass sie der Milz kein Yang mehr geben kann, um daraus Qi zu machen, kommen noch Symptome des Nieren-Yang-Mangels dazu. Das sind vor allem einmal *Kälte-Symptome*. Typischerweise sind nicht nur Hände und Füße kalt, sondern beide Unterschenkel oder die kompletten Beine oder der Po oder die Nierengegend, also der Lendenwirbelsäulenbereich. Aber auch Symptome eines Grad-II- und Grad-III-Nieren-Yang-Mangels können auftreten. Grad-II-Nieren-Yang-Mangel heißt, dass die Stabilität der Wirbelsäule herabgesetzt ist und dass die Knochen schwächer werden, Grad-III-Nieren-Yang-Mangel bedeutet, dass die Atemfunktion der Niere eingeschränkt ist. Die Niere kontrolliert die Einatmung. (Die

Lunge kontrolliert die Ausatmung.) Wenn die Einatmung blockiert ist, sprechen wir von *Nieren-Asthma*.

Wenn die Reserven der Energie (Yang) im Körper schwinden, wird auch nicht genug da sein, um alle Organe im Körper, den gesamten Körper, ausreichend mit Energie zu versorgen, und es kann zu groben Funktionsstörungen kommen. Vor allem die Milz braucht, um gut verdauen zu können, die Wärme des Nieren-Yangs. Wenn davon nichts mehr da ist, kann die Milz noch schlechter verdauen, und wir haben wieder einen Teufelskreis, da ja das schlechte Verdauen der Milz durch ihre Müdigkeit ausschlaggebend dafür war, dass die Milz sich immer wieder Yang von der Niere holen musste, und da keines mehr da ist, geht auch mit der Verdauung gar nichts mehr.

Die Milz kippt den Müll in die Lunge

Wenn die Milz ständig müde ist, gibt es noch ein weiteres Problem: Sie vergisst, dass sie ein Kind hat! Sie vergisst, sich um ihr Kind »Lunge« zu kümmern, daher wird diese immer schwächer und schwächer. Und noch ein Problem gibt es: Mit der Zeit weiß die Milz nicht mehr, wohin mit all dem Müll, den Mistkübeln, der Feuchtigkeit und dem Schleim.

Nun denkt sie sich: »Für mein Kind, die Lunge, habe ich sowieso keine Zeit und keine Energie mehr, die ist ohnehin schon so verkümmert, da kann ich auch den Mist in die Lunge hauen.« Also bekommt der Körper Schleim und Feuchtigkeits-Symptome in der Lunge. Aus chinesischer Sicht ist die Lunge nicht nur das Organ, so wie wir es kennen, sondern »Die Lunge beginnt in den Bronchien und endet an der Nasenspitze«. Alles dazwischen, wie Luftröhre, Kehlkopf, Hals, auch Nebenhöhlen und Nase, gehört zur Lunge. Und weil sich die Milz nicht um ihr Kind kümmert und dann auch noch all den Dreck in sie hineinwirft, gibt es in der Folge Beschwerden wie häufige Infekte mit Schleim (»Dreck«) und Hitze (»Entzündung«) von den Bronchien bis zur Nasenspitze. Wir nennen das Lungen-Qi-Mangel mit Feuchtigkeit und/oder Schleim. Es entstehen dann Erkrankungen wie Asthma, Bronchitis, Kehlkopfentzündung, Angina tonsillaris (Halsentzündung), Entzündungen im Mund, eine ständig volle und rinnende Nase, Nasennebenhöhlenentzündung und Mittelohrentzündung. Die Symptome sind Schmerzen (es ist der Fluss einer Substanz gestört), Husten (die Lunge wehrt sich gegen die Vernachlässigung und macht auf sich aufmerksam, wir nennen das *rebellierendes Lungen-Qi*) und dergleichen mehr.

Da das Yin in der Niere schwach ist, wird auch das Lungen-Yin schwach werden, und die Substanz der Lunge kann sich abbauen (es kommt zum Beispiel zu einem Lungenemphysem). Der Geist *Po* wird sich in der Lunge nicht mehr wohl fühlen und Probleme verursachen, die den gesamten Bereich der *Psychosomatik* umfassen.

… und das alles nur, weil die Milz müde ist

Die Milz ist zumeist deshalb müde, weil wir nicht lieb zu ihr sind, weil wir nicht achtsam und wertschätzend mit ihr umgehen.

Die allerallerhäufigste Ursache dafür – bei uns im Westen – ist, dass wir uns **zu üppig und falsch ernähren!** Genau hier können wir alle, Sie und ich, ansetzen!

Wir müssen lernen, ganz, ganz, ganz, ganz lieb zur Milz zu sein und achtsam und wertschätzend mit ihr umzugehen, damit sie sich wieder erholen kann und wieder zu Kräften kommt, damit sie nicht mehr müde ist!

WENN DIE MILZ MÜDE WIRD ...

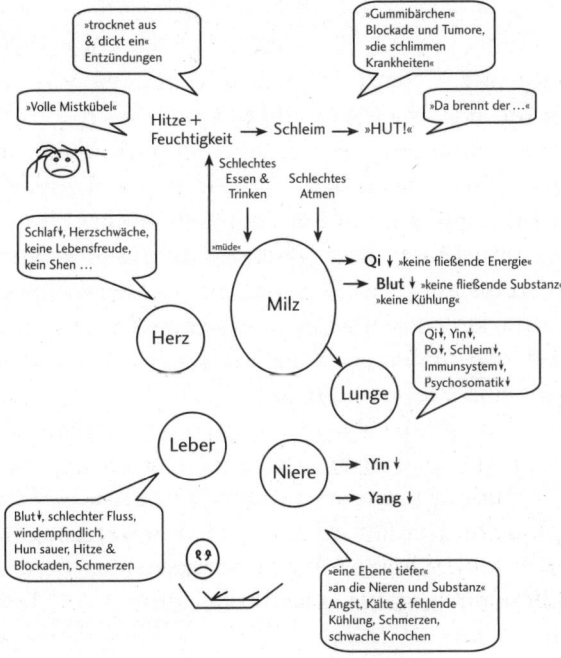

»Seien Sie lieb zu Ihrer Milz«

In meinem Buch »Die Heilung der Mitte« habe ich in aller Ausführlichkeit beschrieben, wie Sie lieb zu Ihrer Milz sein können. Dabei steht die Ernährung im Mittelpunkt. Hier fasse ich die zehn Punkte für Sie zusammen.

Denken Sie daran: Ihr *Shen* soll strahlen! Wenn Sie im Moment einen oder mehrere der zehn Punkte nicht erfüllen können oder wollen, dann eben nicht! Viele Wege führen nach Rom! Diese zehn Punkte sind nach meiner persönlichen Erfahrung mit meinem Körper und meinen Patienten, nach meinen Studien der Chinesischen und westlichen Medizin, nach dem Lesen verschiedenster Bücher und wissenschaftlicher Berichte, nach Beobachtung von Tier und Mensch und unserer Natur jene Punkte, die zu einer gesunden Milz führen, die Sie wieder zurück in Ihre Mitte bringen.

Mein Anliegen: Bitte geben Sie sich Zeit! Richten Sie sich jetzt oder zu einem späteren Zeitpunkt *einen Monat lang* nach diesen zehn Punkten der Ernährung. Dann entscheiden Sie selbst, ob Sie sich weiterhin so ernähren, nur an einigen Punkten orientieren oder in eine ganz andere Richtung weitergehen wollen. Sie können es erst beurteilen, wenn Sie sich mindestens einen Monat an die zehn Punkte gehalten haben. Wenn Sie eine Veränderung spüren, dann weiter so! Wenn nicht: Es gibt ja noch andere Möglichkeiten, lieb zu sein zu Ihrer Milz, diese habe ich weiter unten als »indirekt lieb sein zur Milz« zusammengefasst. Vielleicht konzentrieren Sie sich zunächst darauf! Der wichtigste Punkt dabei: Lebenssinn!

PUNKT 1: Das Essen soll Ihnen Freude bereiten! Das Essen soll Ihnen schmecken!

Geben Sie nicht gleich auf, wenn Ihnen das gewohnte Essen nicht mehr schmeckt, sondern suchen Sie weiter, bis Sie eine Variante gefunden haben – sei es aus der asiatischen oder afrikanischen oder indischen oder europäischen Küche –, die Ihnen Ihren Alltag erhellt und Freude bereitet! Jede Umstellung, jede Veränderung ist anfangs schwer, weil man umdenken auch erst lernen muss.

PUNKT 2: Alles, was im Magen ankommt, sollte eine körperwarme Suppe sein!

Zünden Sie sich zum Essen eine Kerze an, machen Sie es sich gemütlich und lassen Sie sich so richtig Zeit beim Essen!

Auch wenn Sie einmal richtig Lust auf »Abfall-Essen«, also *Junkfood* haben, kauen Sie so lange, dass auch der »Abfall« als körperwarme Suppe in Ihrem Magen ankommt.

Denn wenn Sie das Essen gründlich kauen, wird es zerkleinert und gut eingespeichelt, und damit kann die Verdauung schon im Mund beginnen. Landet der Speisebrei dann im Magen, hat dieser weniger Arbeit, ihn weiterzuverwerten. Das spart Energie, die Ihr Körper für etwas anderes verwenden kann.

Ein Merksatz: *Je weniger Zeit Sie zum Essen haben oder je später am Abend Sie essen, desto mehr sollte Ihr Essen einer Suppe gleichen.*

Wenn Sie in aller Ruhe, langsam, ohne Stress Ihr Essen kauen, kommt der Speisebrei ganz dosiert und langsam in den Magen-Darm-Trakt und wird dann ganz dosiert und langsam ins Blut aufgenommen. Denn Kohlenhydrate (Zucker) lassen den Zuckerspiegel im Blut schnell ansteigen, und es wird viel Insulin ausgeschüttet, das den Zucker auf die Zellen verteilt. Der Zuckerspiegel sinkt schnell, doch der Insulinspiegel im Blut bleibt noch eine Weile hoch. Der Körper braucht Nachschub an Zucker und reagiert mit Heißhunger.

Also verursachen viele leere Kohlenhydrate und Zucker Heißhungerattacken. Damit wird auch Zucker langsamer aufgenommen, als wenn Sie schnell essen, und das Insulin im Blut wird langsamer und nicht so stark ansteigen. In der Folge hat der Körper weniger Stress (was Sie selbst daran merken, dass Sie zum Beispiel keine Heißhungerattacken mehr bekommen). Und das sieht man an Ihrem Shen, in Ihrem Gesicht: **Slow is beautiful!**

PUNKT 3: Bitte essen Sie regelmäßig ein warmes, gekochtes Frühstück!

Ein Getreidebrei mit Obst, Getreide mit Gemüse, eine Suppe, ein Grießbrei mit Sojamilch, was auch immer: Beginnen Sie den Tag gut und warm! Die Milz braucht es! So wie der Morgen ist, ist ihr ganzer Tag! Geben Sie der Milz in der Früh viel Energie, ohne dass sie dafür arbeiten muss. Dann können Sie die Kapazität der Milz zum Denken nutzen. Zwingen Sie die Milz gerade in der Früh nicht dazu »schlechtes Essen« zu verarbeiten. Es bleibt dann keine Energie mehr übrig, und die Milz kann all ihre anderen Aufgaben (das Denken, für alle anderen Organe sorgen und vor allem *all den Dreck, Schleim und Feuchtigkeit wegräumen!*) nicht erledigen.

Und lassen Sie das Frühstück bitte nicht aus! Dann bekommt die Milz keine neue Energie und muss Ihre kostbaren Reserven aus der Niere nutzen, um banales Qi und Blut für das Alltagsgeschäft herzustellen.

PUNKT 4: Bitte essen und trinken Sie generell regelmäßig warm!

Das heißt: Essen Sie **täglich drei Mahlzeiten**, nicht mehr und nicht weniger, immer etwa um die gleiche Zeit, trinken Sie viel, wenn es draußen kalt ist, am besten warm. Wenn es heiß ist, auch am besten warm (dann zum Beispiel einen Pfefferminztee, der zwar warm getrunken wird, aber seiner thermischen Energetik nach kühlend wirkt).

Achten Sie darauf, dass die Basis des Essens warm und gekocht ist und dass Sie Lebensmittel der Saison verwenden. Zu Mittag nehmen Sie ruhig einen Salat, aber gleichen Sie seine kalte thermische Natur bitte durch etwas Warmes aus, wie eine Suppe oder gekochtes Getreide, gekochte Hülsenfrüchte oder auch Gemüse, eventuell ein bisschen Fleisch oder Fisch (wenn möglich nicht zu oft in der Woche). Oder arbeiten Sie mit wärmenden und heißen Gewürzen, wie Ingwer und Pfeffer. Abends passen Sie auf, dass Sie nichts Rohes oder schwer Verdauliches essen. Je später Sie essen, desto mehr sollte sich die Mahlzeit einer scharfen Suppe annähern.

PUNKT 5: Bitte essen Sie täglich einen Apfel!
Damit Sie keine Angst »wegen der Vitamine« haben müssen. Ideal ist es, den Apfel zu oder nach dem Frühstück oder dem Mittagessen zu essen und auch in aller Ruhe zu kauen.

PUNKT 6: Bitte essen Sie gute Kohlenhydrate! Essen Sie so wenig wie möglich Zucker und raffinierte Kohlenhydrate.
Gute Kohlenhydrate sind die verschiedensten Getreidearten, die Sie als Flocken oder gemahlen in Breis, als Suppe oder als Beilage selbst verarbeiten, also zum Beispiel Hafer, Dinkel, Gerste, Hirse, Reis (am besten Wildreis), jede Müslimischung, auch einmal Kartoffeln mit Schale gekocht oder Frühkartoffeln. Obst und Gemüse enthalten ebenfalls gute Kohlenhydrate. Verarbeiten Sie alles gut, das heißt kochen, dünsten, abbraten (nicht zu lange), backen, grillen, aber nicht frittieren.

Verbannen Sie Zucker in Rohform, vor allem den zu Tode verarbeiteten *raffinierten* Zucker (Kristallzucker, Puderzucker), so weit wie möglich aus Ihrer täglichen Nahrung. Dies gilt auch für alles, was *zuckerartig* ist und im Körper so wirkt, also raffinierte Kohlenhydrate (das sind stark verarbeitete Kohlenhydrate, welche im Körper fast wie Zucker wirken) wie Weißmehl und die daraus hergestellten Produkte sowie Süßigkeiten, egal ob mit oder ohne Zucker (also auch keine Süßstoffe).

PUNKT 7: Bitte essen Sie gutes pflanzliches Eiweiß!
Essen Sie wenig tierisches Eiweiß, vor allem möglichst wenig Milchprodukte.

Eiweiß ist überall enthalten, in Pflanzen und in Tieren. Das gute Eiweiß befindet sich in den Pflanzen. Besonders viel gutes Eiweiß enthalten: Hülsenfrüchte (Linsen, Bohnen, Stangenbohnen, Sojabohnen, Erdnüsse etc.), Pilze (vor allem Shiitake und Austernpilze), Nüsse (Walnüsse, Haselnüsse, Cashews etc.), aber auch jedes Getreide und Gemüse.

Das schlechte Eiweiß findet sich in tierischen Produkten. Es ist »schlecht«, wenn zu viel davon konsumiert wird, was bei uns sehr häufig der Fall ist: Milch und Milchprodukte, Fleisch, Wurst, Fisch, Eier. Denken Sie sich diese tierischen Lebensmittel als *Luxusartikel*, so wie sie es in alter Zeit waren. Den Luxus gönnt man sich am Wochenende, am Sonntag ...

Als Faustregel gilt: **Pflanze gut, Tier schlecht. Und wenn Tier, dann fett.** (Denn dann ist »kein Platz für tierisches Eiweiß«.)

Tierisches Eiweiß ist das Wertvollste, was wir an Lebensmitteln haben. Es hat die meiste Energie und ist ein Wundermittel, wenn man es braucht (in der Stillzeit, bei schweren Erkrankungen). Wenn man allerdings regelmäßig tierisches Eiweiß konsumiert, macht es uns krank, wie wir heute wissen. Es ist der Hauptverursacher all unserer westlichen Erkrankungen wie Gefäßerkrankungen, Diabetes mellitus,

Krebserkrankungen, chronisch-entzündliche und Autoimmunerkrankungen.

PUNKT 8: Haben Sie keine Angst vor Fett – es gibt nur gute und bessere Fette! Essen Sie vermehrt bessere Fette mit reichlich Omega-3-Fettsäuren!

Fett macht den Geschmack eines Essens aus! Es schmeckt einfach besser und ist auch noch viel leichter verdaulich, wenn man Fett dazugibt. Mit den tierischen Fetten sollten Sie nicht zu großzügig sein, bevorzugen Sie die pflanzlichen Fette, ideal die mit vielen Omega-3-Fettsäuren (Leinöl und Mischungen mit Leinöl). Zum Braten ideal sind Kokosöl und Sesamöl. Die besseren Fette, die viele Omega-3-Fettsäuren enthalten, sollten Sie nicht erhitzen, sondern maßvoll auf das fertige Essen geben. Ideal ein bis zwei Teelöffel besseres Fett (zum Beispiel Leinöl) am Tag.

PUNKT 9: Bitte essen Sie so wenig industriell verarbeitete Lebensmittel wie möglich!

Alle Konservierungsmittel müssen im Körper dekonserviert werden. Alle Lebensmittel, deren Zusammensetzung nicht einem natürlichen Lebensmittel gleicht, machen dem Körper Stress. Kälte, die in Lebensmittel hineingesteckt wurde, ist auch nach dem Aufwärmen noch darin (Tiefkühlkost). Alles an Chemikalien – wie Farbstoffe, Konservierungsmittel, Geschmacksverstärker, Zusatzstoffe – muss von der Leber entgiftet und von den Nieren ausgeschieden werden, und das kann beide Organe belasten! Oder die Chemikalien werden irgendwo in einer Fettzelle abgelegt.

PUNKT 10: Bitte essen Sie nicht zu viel, man kann sich am gesündesten Essen überessen.

Frühstücken wie ein Kaiser, zu Mittag essen wie ein König, zu Abend essen wie ein Bettler! Am meisten kann man morgens essen, am wenigsten abends. So sollte sich mit der Zeit Ihr Stoffwechsel einstellen, und das erreichen Sie vor allem, indem Sie **gut warm frühstücken**, womit sich der Kreis schließt ...

Sie können ALLES essen (und das relativiert die vorherigen Punkte), wenn Sie WENIG davon essen und wenn es als körperwarme Suppe im Magen ankommt!

... und Ihre Mitte ist plötzlich nicht mehr müde und lächelt ...

Lieb sein zur Mitte

Wenn wir von Mitte sprechen, meinen wir die Einheit von Milz und Magen (die ja eng zusammenarbeiten). ***Direkt* lieb sein zur Mitte** heißt, sich gut zu ernähren, gut zu atmen, aber auch zu meditieren, um seine Mitte zu spüren und im Schnittpunkt des Lebens, *im Moment*, anzukommen. Und vielleicht irgendwann eins zu werden mit dem großen TAO.

***Indirekt* lieb sein zur Mitte** heißt, lieb sein zu den anderen Organen.
- **Lieb sein zur Lunge:** Trainieren Sie die Lunge, *atmen Sie regelmäßig gut* (zum Beispiel Yoga machen, sich regelmäßig gut bewegen, nicht rauchen, Saunabesuche etc.) UND seien Sie lieb zur Milz (da sie ja die *Mutter der Lunge* ist).
- **Lieb sein zur Niere:** Sorgen Sie für guten Schlaf, schauen Sie, dass Sie *regelmäßig viel Schlaf bekommen* (durch Schlafhygiene, milzfreundlich essen am Abend, Wärme in der Nierengegend, alles, was der Niere guttut), schauen Sie, dass Sie keine Angst haben, bei Ängsten können Sie sich beispielsweise in einer Psychotherapie der Angst stellen. Trinken Sie gut (die Farbe des

Harns sollte fast wie Wasser so klar sein), vermeiden Sie Dinge, die Ihnen *an die Nieren gehen* (das kann ein Horrorfilm, eine Achterbahnfahrt im Prater, eine belastende Beziehung oder das Mobbing in der Arbeit sein). UND seien Sie lieb zur Mitte (da die Reserven der Niere dann nicht für das Alltagsgeschäft missbraucht werden).

- **Lieb sein zur Leber:** Bewegen Sie sich regelmäßig *entspannt, ohne Stress*, dadurch nehmen Sie der Leber einen Teil ihrer Arbeit ab. Schauen Sie regelmäßig, dass nicht so viel *Wind ist im Leben* (Stress abbauen, regelmäßig hinlegen, Pausen machen, aber auch »austoben«). Stress ist im Endeffekt *viel Luft um nichts* ... UND seien Sie lieb zur Mitte (so dass sich diese viel besser gegen den Hun wehren kann).
- **Lieb sein zum Herzen:** Bewegen Sie sich regelmäßig (stärkt die Pumpfunktion des Herzens) und achten Sie vor allem darauf, dass Sie *viel Shen haben* (Lebensfreude, gute Partnerschaft, Spaß am Leben, Lebenssinn) UND lieb sind zur Mitte (so dass richtig viel Blut für die »Badewanne des Shen« da ist)!

Teil II
DIAGNOSTIK

Warum wird man eigentlich krank?

Die Chinesische Medizin stammt ursprünglich aus dem Schamanismus. In alten Zeiten hat man geglaubt, dass ein »böser Geist« von außen in den Körper eindringt und den Menschen krank macht. Dabei gibt es mehrere Ursachen, warum dieser »böse Geist« überhaupt eindringen *kann*: 1. Der böse Geist ist so stark, dass der Körper es nicht schafft, sich zu wehren. 2. Der Körper ist so geschwächt, dass sogar ein kleines unbedeutendes böses Geistchen keine Mühe hat, in den Körper einzudringen. Aus dieser Überlegung ergeben sich drei grundsätzliche Möglichkeiten, um Krankheit zu behandeln.

1. Man vermeidet, überhaupt mit dem bösen Geist in Berührung zu kommen. Dann erspart man sich die Überlegung, ob der Geist so stark oder doch der Körper so schwach ist. Denken Sie in unserer heutigen Zeit an eine Grippe-Epidemie: Geschwächten Personen wird geraten, nicht viel unter Menschen zu gehen, die U-Bahn oder den Bus zu vermeiden, um sich nicht anzustecken. Eine HIV-Infektion vermeidet man durch geschützten (oder gar keinen) Sexualverkehr.
2. Wenn der böse Geist so stark ist und es schafft, in den Körper einzudringen, dann muss ich ihn einfach wieder hinauswerfen. Das sind dann die »*schamanistischen Therapieansätze*«: Man provoziert Erbrechen, um den bösen Geist über den Mund auszuleiten, man provoziert Durchfälle, um den bösen Geist über den Darm auszuleiten, man provoziert Fieber und Schwitzen, um

böse Geister über die Haut ausleiten zu können, oder man hungert den bösen Geist aus. Bis heute sind diese *schamanischen Methoden* in der chinesischen Kräutertherapie gebräuchlich, werden aber nur dann angewandt, wenn der Körper des Patienten das auch aushalten kann.

3. Der Körper ist so geschwächt, dass ein böser Geist leichtes Spiel hat, in den Körper einzudringen und dort seinen Schaden anzurichten. In diesem Fall bringt es nicht viel, den Geist rauszuwerfen, weil der sich einfach umdrehen würde und gleich wieder im Körper drin wäre bzw. noch ein paar Kumpane mitbringen würde. Die Therapie zielt also darauf ab, den Körper so zu kräftigen, dass von außen keiner mehr reinkann!

In dieser Betrachtungsweise liegt auch der große Unterschied zur westlichen Medizin: Nehmen wir als Beispiel die Grippe. Westlich gesprochen ist die »echte Grippe« eine virale Erkrankung. Die Ursache der Erkrankung ist ein Virus. Die Folgen der Infektion durch das Virus sind verschiedene Symptome wie hohes Fieber, Gliederschmerzen, Abgeschlagenheit, Schnupfen etc. Die Behandlung: Das Virus töten (was wir mit *Oseltamivir*, bekannt als Tamiflu, versuchen), Fieber senken, Schmerzen lindern, viel Ruhe.

Chinesisch denken wir anders. Wir nennen die Grippe »Invasion (Eindringen) von Wind-Hitze«. Dabei geht es in der Betrachtung nicht um diese Invasion, sondern darum, wie eine bestimmte Person *auf die Invasion von Wind-Hitze reagiert*. Für »uns Chinesen« gibt es daher nicht »die eine Grippe«, sondern verschiedenste sehr persönliche Reaktionen auf *das Grippe-Virus*, also chinesisch gesprochen auf Wind-Hitze. Die Therapie richtet sich daher auf die Person, nicht auf das Virus! Somit gibt es kein einheitliches Behandlungskonzept für »die Grippe«, sondern verschiedenste

Herangehensweisen für die verschiedenen Muster im Körper als Reaktion auf den Angriff von außen (was es deutlich erschwert, dieses Buch zu schreiben und Ihnen chinesische Waffen zum Beispiel für die Grippe an die Hand zu geben ... aber wir schaffen das!).

»Kräftiger Körper« und »böser Geist«

Im Westen nennen wir jenen Teil des Körpers, der für die Abwehr von Eindringlingen (von außen und von innen) zuständig ist, *Immunsystem*. Dies ist ein Sammelbegriff für ein unendlich komplexes System, das sowohl an der Körperoberfläche als auch an den Schleimhäuten (quasi die *inneren* Körperoberflächen), im Blut, in der Lymphe, in allen Geweben und Organen arbeitet. Dem Begriff *Immunsystem* stellen wir in der Chinesischen Medizin den Begriff **Zheng-Qi** gegenüber. Zheng-Qi ist der Sammelbegriff für alles Qi, das Krankmachendes abwehrt. Ein kräftiger Körper hat (westlich gesprochen) ein kräftiges Immunsystem und damit (östlich gesprochen) ein kräftiges *Zheng-Qi*.

Das *Xie-Qi* ist hingegen das *krank machende Qi* und der moderne Ausdruck für die »bösen Geister« im Schamanismus. Xie-Qi würden wir heute vornehmlich als Erreger von verschiedenen Infektionskrankheiten bezeichnen. In der chinesischen Tradition meint man damit die **sechs klimatischen Faktoren** Wind, Kälte, Sommerhitze, Feuchtigkeit, Trockenheit und Feuer, welche auch als die »sechs Übel« oder als **äußere pathogene Faktoren** bezeichnet werden.

Bestimmte klimatische Faktoren treten zu bestimmten Jahreszeiten gehäuft auf (darum ist die Frage, in welcher Jahreszeit eine bestimmte Erkrankung *das erste Mal* aufgetreten ist, so wichtig!): Wind im Frühling, Kälte im Winter, Sommerhitze im Sommer, Feuchtigkeit im Spätsommer, Trockenheit im Herbst, Feuer im Sommer. Mit Ausnahme der Sommerhitze können jedoch alle pathogenen Faktoren zu jeder Jahreszeit auftreten. Auch bestimmen die Lebensbedingungen, ob bestimmte äußere Faktoren auf den Körper einwirken, wie zum Beispiel Feuchtigkeit, wenn man in einem feuchten Haus wohnt, oder Trockenheit, wenn man den ganzen Tag in einem Büro im 16. Stock eines modernen Bürogebäudes (ohne Luftbefeuchtung) arbeitet, oder Wind, wenn man den ganzen Tag einer Klimaanlage ausgesetzt ist.

Jeder klimatische Faktor schädigt dann auch bevorzugt das dafür sensible Organ: Die **Leber** hasst Wind (und wird sich bei Wind entsprechend anspannen), die **Niere** hasst den Winter und die Kälte (und wird dadurch auch leicht geschädigt ...), das **Herz** überhitzt eh schon sehr leicht und kann durch Sommerhitze völlig aus der Bahn geworfen werden, die **Milz** mags gern trocken – wenn sie müde ist, produziert sie ja als Abfall »Feuchtigkeit«. Wenn dann noch Feuchtigkeit von außen kommt, geht gar nichts mehr ... Eine gesunde **Lunge** »atmet Wolken«. Wenn Trockenheit sie befällt, *rebelliert* sie (und Sie werden zum Beispiel husten; Husten nennen wir chinesisch »rebellierendes Lungen-Qi«). Und kommt dann so richtig große Hitze, *Feuer*, daher, »verdampft« das Herz-Blut, und der Shen verabschiedet sich mal kurz (was man an geistiger Verwirrung und Zuckungen bis hin zur Ohnmacht merken bzw. dann nicht mehr merken kann).

Krankheitserreger von außen

Die erste große Ursache einer Erkrankung ist, dass *etwas* (böser Geist, äußerer pathogener Faktor, die sechs klimatischen Faktoren, die sechs Übel, krank machendes Qi) von außen in den Körper eindringt und uns *krank macht*. Was bedeutet das aber – *krank machen*? Mit den Worten der TCM beantwortet: **Krankheit ist ein Ungleichgewicht, eine Disharmonie von Yin und Yang.** Wenn also von außen etwas eindringt, ist etwas zu viel im Körper, das verursacht ein Ungleichgewicht und damit eine Disharmonie, eine Krankheit. Der Körper wird wieder gesund sein, wenn dieses Ungleichgewicht beseitigt, wenn also das »Zuviel« hinausgeworfen oder im Körper abgebaut wurde.

Ich möchte an dieser Stelle den Begriff der *Fülle* einführen, den wir noch häufiger verwenden werden. *Fülle* ist ein Zuviel. Die Therapie daher: eliminieren oder abbauen. Alles, was von außen in den Körper eindringt, macht ein Zuviel, macht *Fülle*.

Krankheit bedeutet ein Ungleichgewicht von Yin und Yang und allen davon abgeleiteten Substanzen und Organen: Ungleichgewicht von Qi und Blut, Ungleichgewicht vom Vollorgan zum Hohlorgan, Ungleichgewicht der Organe untereinander. Die Chinesische Medizin betont die Ausgeglichenheit zur Erhaltung der **Gesundheit**: Gleichgewicht zwischen Aktivität und Ruhe, ausgeglichene Emotionen (nicht zu viele davon), ausgeglichene Ernährung, ausgeglichener Tagesablauf, ausgeglichene sexuelle Aktivität, ausgeglichenes Klima. Jedes Ungleichgewicht, das länger besteht, kann Krankheitsursache sein. Ein Zuviel oder Zuwenig an Emotionen, an körperlicher Tätigkeit, Sexualität, Ernährung, Ruhe und Schlaf oder extreme Klimabedingungen – all dies kann zu Erkrankungen führen. Dabei gibt es keine festen Regeln, was für wen zu viel oder zu wenig ist. Entscheidend ist die Betrachtung der täglichen Belastungen für jeden Einzelnen, abhängig von seiner Arbeit, seinen Wohnverhältnissen, seiner Ernährung, seinen seelischen und emotionalen Belastungen. Wenn jemand zum Beispiel den ganzen Tag am Computer sitzt, sich wenig bewegt, viel zu viel isst, wird er möglicherweise mit der Zeit eine »Fülle«

bzw. ein »Fülle-Pathogen«, nämlich Schleim und Feuchtigkeit entwickeln (Fülle-Pathogen bedeutet, dass ein *schädlicher Faktor* entsteht, der *zu viel* ist).

Krankheitserreger von innen

Die zweite große Ursache, warum man krank wird, kommt nicht von außen, sondern *von innen*. Mein Lehrer hat das den *Beginn der Traditionellen Chinesischen Medizin* genannt, nämlich der Zeitpunkt, an dem man erkannte, dass nicht alle Krankheiten von außen kommen, sondern dass der Körper sich von innen her auch *selbst* krank machen kann. Das ist eine Revolution im Denken, die sich vor mehr als zweitausend Jahren in China vollzogen hat: **Emotionen, Gefühle machen krank.** Bei uns hier im Westen weiß man das erst seit rund hundert Jahren!

Innere Krankmacher, die Emotionen, die Gefühle machen dann krank, wenn sie *zu viel* werden und *lange bestehen*. Emotionen sind etwas ganz Normales. Traditionell chinesisch werden die verschiedenen Emotionen verschiedenen Organen zugeordnet. Sie leben also in den Organen und befinden sich im Gleichgewicht mit den anderen Emotionen in den anderen Organen. Wenn zum Beispiel ein Organ sehr belastet ist, durch viel Stress und viel Arbeit, wird die Emotion des Organs ein Übergewicht bekommen, und wenn dies lange besteht, wird daraus ein Ungleichgewicht der Emotionen im gesamten Körper. Dieses Ungleichgewicht ist dann die Erkrankung.

Denken wir zum Beispiel an die Leber: Wenn jemand sehr viel Stress (und Sie wissen: *viel Wind um nichts*) hat, wird sich die Leber anspannen, und die Emotion der Leber, Zorn, wird vorherrschen. Diese Dominanz des Zorns wird die anderen Emotionen »unterdrücken« und zum Beispiel (Lebens-)Freude oder Angst in ein Ungleichgewicht versetzen. Dabei kann die Emotion »Zorn« auch direkt das Organ schädigen, in dem sie lebt, und zum Beispiel eine Leber-Qi-Stagnation verursachen, oder sie führt zu Beschwerden wie Kopfschmerzen oder Augenentzündungen. Traurigkeit zum Beispiel verletzt das Lungen-Qi und führt zu einer Lungen-Qi-Schwäche mit Symptomen wie Infektanfälligkeit oder Asthma.

Emotionen werden auf zweierlei Weise zu Krankheitsverursachern: zum einen, wenn es dem Organ, in dem die Emotion lebt, nicht gut geht. Bei einer Leberentzündung (Hepatitis) geht es zum Beispiel der Emotion, welche in der Leber lebt, auch nicht gut – und der *Zorn* wird durch die schwache Leber nicht kontrollierbar sein und die Psyche beeinflussen. Zum anderen, wenn ein plötzliches Übermaß einer Emotion da ist (zum Beispiel Angst). Dies kann zur Schädigung eines Organs führen (Angst schädigt die Niere).

Die Emotionen sind: Zorn, Freude, Sorge, Grübeln, Traurigkeit, Angst, Schock. Jede Emotion, die zu lange und zu intensiv besteht, schädigt das entsprechende Organ UND spannt die Leber an, da diese sich ja über den »fehlenden glatten Fluss aller Dinge, in diesem Fall der Emotionen, ärgert«. Die Leber bekommt also *Stress*.

Zu viel Freude schädigt auf Dauer das **Herz** und führt zur Leber-Qi-Stagnation, zu viel Denken und Grübeln schädigt auf Dauer die **Milz** und führt zu Leber-Qi-Stagnation und so weiter ... zu viel Sorge, Trauer und Ängstlichkeit (Emotionen der **Lunge**), zu viel Angst und Schrecken (Emotionen der **Niere**), zu viel Aggression mit Zorn, Wut und Ärger (Emotionen der **Leber**) ...

Weitere Krankheitsursachen

Konstitution

Jeder Mensch wird mit einer bestimmten **Konstitution** geboren. Diese hängt vom Gesundheitszustand der Eltern, dem Verlauf der Schwangerschaft und dem genetischen Material beider Eltern-Familien ab. Die westlichen Genetiker sagen, dass diese Information in *unseren Genen*, also in unserer DNA, in jeder einzelnen Zelle gespeichert ist. Die Chinesen sagen, sie ist in unseren *Nieren* abgelegt, im *Jing*, unserer Erbsubstanz. Diese Essenz ist die Vorgabe, die wir von unseren Vorfahren mitbekommen haben, und wir haben den Auftrag, sorgsam damit umzugehen, wie ein Kind, das seine Eltern für eine lange Wanderschaft verlässt und von den Eltern einen Rucksack geschnürt bekommt. Die Mutter wird etwas zum Essen und zum Trinken einpacken, warme Socken und einen Pullover, und der Vater wird einen Kompass dazutun und noch ein bisschen Geld. Beim Abschied werden die Eltern mahnen, sehr achtsam mit dem Mitgegebenen umzugehen, sparsam zu leben und rechtschaffen zu sein ... Und so lebt man jahrein, jahraus, und mit den Jahren wird sich zeigen, wie gut man gehaushaltet hat mit seinen Reserven. Mit der Zeit wird es immer wichtiger sein, was man noch im Rucksack hat und was man schon alles davon verbraucht hat. Es hängt also sehr vom individuellen Lebensstil ab, wie sehr die Konstitution den Gesundheitszustand beeinflusst.

Genetik kann eine Ausrede sein: »Ich bin halt so!« Es ist aber auch eine Chance! Wenn ich meine Konstitution erkenne, wenn ich weiß, wo meine Schwachstellen liegen, kann ich gegensteuern. Ich kann mein Leben so gestalten, dass ich mein *schwaches JING* mehre und ausgleiche.

Stellen Sie sich vor, Sie wollen eines Tages krank werden. Was tun Sie? Sie gehen in einen Supermarkt für Krankheiten. Dort gibt es alles, was das (kranke) Herz begehrt! Aber Sie dürfen sich nicht von überall etwas nehmen. Sie müssen sich Ihre Krankheit in einer ganz bestimmten Abteilung aussuchen und dort nur von einem einzigen Regal, und sogar in diesem einen Regal gibt es nur einen ganz kleinen Bereich, aus dem Sie sich Ihre Krankheit wählen dürfen ... Jeder hat eine Schwachstelle, entsprechend seiner Konstitution, so wie die Kette in unserem obigen physikalischen Beispiel. Jede Kette wird an einer bestimmten Stelle reißen, wenn man stark an ihr zieht, und es wird immer die gleiche Stelle sein. Und wenn der Körper, wenn die *Leber* eine Krankheit *braucht*, um Sie endlich aus dem Wind zu bekommen, um Sie endlich aufzuwecken aus Ihrem »Mir passiert eh nichts«-Dornröschenschlaf, dann wäre der Körper, wäre die Leber, der *Hun*, ja blöd, wenn er gegen ein starkes Organ antreten würde. Es ist ja viel einfacher, auf ein Organ hinzutreten, wenn es schon am Boden liegt. Krank werden ist ja auch anstrengend und kostet auch Energie. Wenn schon krank werden, dann ökonomisch ... **Die angeborene Konstitution ist ein Hauptfaktor für Gesundheit und Krankheitsanfälligkeit eines Menschen.** ABER (!) (großes ABER!) durch Erkennen der Schwachstelle und der eigenen Konstitution, wenn wir ständig »lieb sind zu uns und seiner Schwachstelle«, unserer Niere, unserer Leber, unserer Lunge, unserem Herzen und sowieso immer zu unserer Milz (!), wird es vielleicht nie dazu kommen, dass jemand an der Kette zieht, um auszuprobieren, wo denn die Kette reißt.

Das ist der Grund, warum ich Sie immer wieder darauf trainieren werde, die Schwachstelle in einem Körper zu erkennen. Diese finden Sie in der natürlichen Anlage entsprechend der genetischen Vorgabe der Ursprungsfamilie. Hinweise auf die Konstitution finden Sie im Gesicht, im Körperbau, im Verhalten, in der Lebensgeschichte, beim Sprechen, in Puls und Zunge.

Lebensführung

Weitere Krankheitsursachen ergeben sich aus der **Lebensführung** und dem, was im Leben alles passieren kann. Faktoren wie Überarbeitung, übermäßige körperliche Anstrengung oder übermäßige sexuelle Aktivität können zu viel Qi und Blut verbrauchen, so dass die Milz mit der Produktion nicht nachkommt und sich ständig Nachschub von den Nieren holen muss. Dies geht einem schließlich »an die Nieren« und verbraucht zu viel Jing, so dass ein Ungleichgewicht im Körper entsteht, was den Boden für eine Krankheit bereitet.

Andererseits kann Unterforderung, zu wenig körperliche oder geistige Tätigkeit und zu wenig oder gar keine sexuelle Aktivität dazu führen, dass das Qi und das Blut sich zu wenig bewegen und die Tendenz entwickeln, stecken zu bleiben (Qi- und Blut-Stagnation). Die mangelnde Bewegung des Qi wird sich auch auf die anderen Substanzen im Körper auswirken, denn Qi bewegt Blut, Flüssigkeiten, Essen, Schleim, Hitze, so dass es zu Stagnationen von Flüssigkeiten, Essen, Schleim und Hitze kommen kann.

Ernährung

Die **Ernährung** spielt eine ganz wesentliche Rolle als Krankheitsursache, wie Sie natürlich schon wissen. Sie erinnern sich: *Lieb sein zur Milz!* Viele Milchprodukte, rohe Sachen wie Gemüse und Salate und Obst essen macht *Kälte*. Viel tierisches Eiweiß, viel Gebratenes oder Frittiertes, viel Alkohol (aber auch viel Rauchen) macht *Hitze*. Sehr unregelmäßig oder zu viel oder zu wenig essen macht oft einfach müde.

Unfälle und Katastrophen

Unfälle und Katastrophen zählen zu jenen Krankheitsursachen, die wir nicht im Griff haben, mit denen wir lernen müssen zu leben. Sie kennen sicher den (sehr männlichen) Ausspruch: »Was uns nicht umbringt, macht uns stärker!« Wenn man physische Traumata und Katastrophen so sieht, dass diese unsere Urinstinkte wecken und uns daran erinnern, worum es im Leben *wirklich* geht, können sie tatsächlich eine große Chance im Leben sein.

Schlimme Dinge passieren, und wir alle müssen lernen, nicht zu hadern, nicht ständig zu fragen »warum ich?«, sondern anzunehmen und darauf zu vertrauen, dass es vielleicht einen großen Plan gibt, dass alles seine Berechtigung hat. Das erinnert mich an den chinesischen Ausspruch: »Kümmere dich nicht um die Ernte, sondern nur um das sorgfältige Bestellen der Felder.« Viele Faktoren, wie Wetter oder einfach *Schicksal*, haben wir nicht im Griff. Aber wir können Vertrauen lernen und üben. Andererseits kann auch ein Trauma, das in der Kindheit passiert ist, das man schon längst vergessen hat, wie zum Beispiel ein Sturz auf den Kopf, noch nach Jahren den aktuellen Gesundheitszustand beeinflussen. Solche »tiefen Blockaden« aus der Kindheit oder von der Geburt kann zum Beispiel ein Osteopath erkennen und mit seinen Händen auflösen.

Bei einer *Wunde* stirbt etwas, Gewebe, Zellen. Aber neues Gewebe ersetzt das alte, das gestorbene. Es liegt an uns, die Narbe zu pflegen, sie kräftig werden zu lassen. Es liegt an uns, diese Narbe als Teil unseres eigenen Lebens zu sehen und anzunehmen. Es liegt an uns, die Narbe zu schützen, da sie oft nicht so stark ist wie das Gewebe, das sie ersetzt hat. Es liegt an uns, die Narbe als Erinnerung an unsere Stärke zu erkennen, zu bewahren und anzunehmen.

Parasiten

Parasiten waren in der Chinesischen Medizin eine häufige Krankheitsursache. Bei uns ist der Wurmbefall des Darms bei Kindern noch recht häufig, die Ursache liegt zumeist in einer falschen Ernährung der Kinder (durch zu viele süße und fette Lebensmittel viel zu viele Nährstoffe im Darm, welche die Würmer lieben). Wenn man den Begriff des Parasiten etwas weiter definiert (»ein Lebewesen, das schnorrt und auf unsere Kosten lebt«), gehört auch der Candida-Pilz zu den Parasiten. Und dieser wird heute bei uns im Westen für viele Darmerkrankungen (wie Reizdarm und Durchfallerkrankungen), aber auch für Müdigkeits- und Erschöpfungssyndrome verantwortlich gemacht. Hier liegt die Ursache meist bei einer *müden Milz*, welche immer mehr Feuchtigkeit und Schleim produziert und damit guten Nährboden für Feuchtigkeits- und Schleimfresser (wie z. B. den Candida-Pilz) bietet.

Falsche Behandlung, zu viele oder falsche Medikamente

Hier kommt Ihre Eigenverantwortung und auch die Verantwortung des Arztes, den Sie um Hilfe bitten, ins Spiel. *Falls* Sie sich selbst behandeln, ob das jetzt mit Schmerzmitteln ist, mit Säurepuffern für einen übersäuerten Magen, mit Homöopathika oder mit chinesischen Kräutern, haben *Sie* die Verantwortung für Nutzen und Schaden für Ihren Körper! Die große Maxime ist: Seien Sie sich bewusst und wissen Sie, was welche Therapie macht und auch machen kann, im positiven und negativen Sinn. Alles, was wirkt, kann in beide Richtungen wirken! Das gilt zum Beispiel auch für Körperübungen wie Yoga: Weil es eben eine so effektive Methode ist, den Körper zu beeinflussen (mit dem Grundgedanken, ihn *positiv* zu beeinflussen, zu stärken, zu entspannen), kann der Schuss auch nach hinten losgehen, wie man aus verschiedensten Medienberichten der letzten Monate weiß. (So hat der Artikel »How Yoga Can Wreck Your Body« von William J. Broad in der *New York Times* vom 6. Januar 2012 in Amerika eine breite Diskussion über die »Gefährlichkeit von Yoga« ausgelöst, ebenso in England der Artikel des *Guardian* »Yoga can damage your body«, der von Verletzungen wie Rippenbrüchen, Knieproblemen und Nervenschäden durch das übermäßige Üben von Yoga berichtete.) Das heißt nicht, dass Yoga als Methode schlecht ist, sondern nur, dass man sehr sorgfältig mit diesem mächtigen Werkzeug umgeht, als Lehrer, als Schüler, als Praktizierender.

Weiterhin müssen wir Ärzte uns immer wieder bewusst machen, was wir da eigentlich tun mit unseren Behandlungen, unseren Medikamenten, und dass es oft vielleicht sogar wirksamer ist, *weniger aktiv* zu tun und mehr zu reden und aufzuklären. In der Chinesischen Medizin sagen wir: »Die besten Kräuter sind die, die schwach wirksam sind.« Warum? Weil sie nicht aus dem Gleichgewicht bringen. Weil sie den Körper zu nichts zwingen, sondern ihn sanft führen und stärken. In diesem Bewusstsein müssen Sie als Patienten auch kritisch sein dürfen, wenn es um eine ärztliche Behandlung geht. Hinterfragen Sie, was *wirklich* das Beste für Sie ist! SIE kennen Ihren Körper am besten! SIE entscheiden über ihn! Wir Ärzte dürfen Sie dabei unterstützen, aber sicher nicht in etwas hineinzwingen. Unsere Aufgabe ist es, Ihnen alle Möglichkeiten der Behandlung mit allen Wirkungen und Nebenwirkungen aufzuzeigen, um Ihnen die Möglichkeit zu geben, in vollem Wissen zu entscheiden, was für Sie am besten ist.

Mein Rat, wenn Sie gewisse Beschwerden selbst in die Hand nehmen: Machen Sie nie zu viel auf einmal! Ich verstehe sehr gut, dass man viel versucht, weil man ja will, dass die Erkrankung so schnell wie möglich wieder weg ist. Aber gleichzeitig Homöopathie, chinesische Kräuter, vielleicht noch Akupunktur und Bachblüten, dann gehen Sie noch zu einem »Wunderheiler« und bekommen nebenbei Tipps von der Nachbarin. Dann mischt sich Ihr Hausarzt ein, vielleicht noch ein Facharzt, Sie schauen ständig ins Internet und lesen in Foren die Berichte verschiedenster Betroffener. *Und das machen Sie alles auf einmal.* Sie schlucken Medikamente, westliche und östliche Kräuter, verschiedenste Nahrungsergänzungsmittel, probieren gleichzeitig wundersame Entgiftungs- und Ableitungsmethoden aus, ernähren sich einmal 100 Prozent nach dem und dann gleich wieder nach einem anderen Prinzip ... Wer kennt sich da noch aus? Sie? Ihr Körper? Also ich nicht! Eins nach dem anderen!

Sie dürfen nicht den Überblick darüber verlieren, was Ihnen hilft, und vor allem, *was Ihnen nicht hilft oder sogar schadet*. Und das können Sie nur, wenn Sie *eins nach dem anderen* machen, nicht hudeln, sich viel Zeit lassen. Lassen Sie sich beraten von wem Sie wollen, dann gehen Sie alles in Ruhe und achtsam und sorgfältig an. Und vergessen Sie nicht, auch die Ernährung ist ein Medikament.

Was muss ich alles für meine Diagnose wissen?

Biao und Ben

Sie wissen bereits, dass Krankheit, chinesisch gesprochen, ein Ungleichgewicht ist, sehr chinesisch gesprochen *ein Ungleichgewicht (eine Disharmonie) zwischen Yin und Yang*. Und Sie wissen, dass bestimmte Anlagen, Konstitutionen, bestimmte Disharmonien begünstigen. Ich muss also zunächst einmal herausfinden, welches Ungleichgewicht *jetzt gerade* besteht, und dann, warum dieses Ungleichgewicht überhaupt *entstehen konnte*.

Betrachten wir zum Beispiel einen Baum in meinem Garten, der die Blätter verliert. Weil ich nicht verstehe, dass dieser Baum, der immer so gut gewachsen ist und so viel *Shen* ausgestrahlt hat, nun auf einmal bereits im Sommer Blätter verliert, gehe ich hin und schau mir einmal die Blätter genauer an. Und da fällt mir auf, dass lauter kleine schwarze Punkte auf den Blättern kleben. Wenn ich noch besser sehen wollte, könnte ich ein Mikroskop bemühen. In diesem Fall ist das nicht notwendig, da ich dieses Bild der schwarzen Punkte schon kenne (meine Erfahrung!): Da sind Läuse am Werk, die meinen Baum befallen haben und ihm seine Blätter wegfressen und seine Nährstoffe abzapfen. Chinesisch sind die abfallenden bepunkteten Blätter **BIAO**, die Manifestation, das äußere Zeichen dafür, dass es dem Baum nicht gut geht. Aber warum befallen die Läuse gerade diesen Sommer meinen Baum? All die Jahre hat er sich wacker gehalten und die Angriffe dieser parasitären Kleinstlebewesen abgewehrt. Ich schaue mir die **Wurzel des Übels** – in diesem Fall auch des Baumes – an, chinesisch **BEN**. In unserem Beispiel komme ich darauf, dass dieser Sommer so heiß war (Hitze!), dass der Baum einfach nicht genug Wasser bekommen hat (Hitze trocknet!). Mit der Trockenheit des Bodens waren auch zu wenig Nährstoffe verfügbar und für die Wurzeln erreichbar. Wenn wir chinesisch denken, heißt das für den Baum, dass die viele Hitze »seinen Magen« geschädigt hat, so dass er die Nahrung, die Nähstoffe des Bodens, nicht mehr gut aufnehmen konnte. Und wir wissen, dass der Magen viel Flüssigkeit braucht, um gut zu funktionieren, er gilt ja auch als *der Meister der Flüssigkeiten*. Der Baum war also so geschwächt, dass er die Eindringlinge nicht abwehren konnte. Und dumm ist die Reaktion des Baumes auch nicht: Er wirft die Blätter ab, auf denen die Schmarotzer sitzen, um sie loszuwerden, und zieht sich mit all seiner Energie in seinen Erdbunker, also in die Wurzeln, zurück. Und so harrt er aus und hofft, dass der nächste Frühling kommt und damit wieder viel Energie und Substanz aus Boden und Luft und Sonne und er diesmal genug Wasser hat, um wieder gesund zu wachsen.

Ich möchte ihm natürlich helfen, auch mit einem gewissen Eigennutz, da ich mich ja an seiner Laubpracht gerne erfreue und seinen Schatten nutze. Also werde ich mich zunächst um das **Biao** kümmern und mit einem selbst angesetzten Brennnessel-Sud, der in der Sonne gegoren und sich viel Energie für den Kampf gegen die Parasiten geholt hat, Blätter, Äste und am besten den ganzen Baum besprühen. Eventuell werde ich noch etwas chirurgisch vorgehen und die abgestorbenen Äste wegschneiden. Und nun, frei von Läusen, aber auch sehr kahl und bemitleidenswert, werde ich den Baum aufpäppeln, den Boden um ihn herum auflockern und gut gießen und düngen, um seine Wurzeln, **Ben**, zu stärken.

Dieses einfache Beispiel zeigt schon sehr klar das **generelle Behandlungskonzept in der Chinesischen Medizin:** Erkenne die Ursache, behandle die äußeren Zeichen (**Biao**, entspricht den **Symptomen**), vor allem, wenn sie **akut** und **(lebens-)bedrohlich** sind, und *dann* erkenne und behandle die der Erkrankung zugrundeliegende Wurzel (**Ben**, entspricht am ehesten einer »Erkrankung mit einem Namen« oder »einem Erreger«).

Beispiele für Biao und Ben
- Durchfall und geschwollene Beine (**Biao**) bei einer Milz-Qi-Schwäche (**Ben**). Die Therapie wird zum Beispiel sein, dass ich mit Hilfe von chinesischen Kräutern den Durchfall und die geschwollenen Beine behandle (**Biao-Therapie**). Dann ist der Patient zufrieden. Und ich bin zufrieden, wenn der Patient seine Hausaufgabe macht, indem er *lieb ist zu seiner Milz* und sich fortan entsprechend ernährt (**Ben-Therapie als Hausaufgabe**).
- Ein Patient kommt zu mir mit einem starken grippalen Infekt mit akuter Bronchitis und viel Husten und Schleim aus allen oberen Öffnungen (**Biao**). Dem liegt ein seit Jahren bestehendes Asthma bronchiale zugrunde, in seinem Fall eine deutlich geschwächte Lunge mit deutlich geschwächtem Wei-Qi (Abwehr-Qi, das den Körper vor Angriffen von pathogenen Faktoren durch die Haut, wie Wind-Kälte, schützt), das ist die Wurzel **Ben**. Die Therapie wird sein, den akuten Infekt mit all dem Schleim und dem Husten zu behandeln (**Biao-Therapie**), und wenn der Patient wieder gesund ist, mit Kräutern seine Lunge und sein Immunsystem aufzubauen (**Ben-Therapie**). Gleichzeitig wird er die Hausaufgabe bekommen, seine Lunge zu trainieren

(zum Beispiel mit sanftem Ausdauersport oder gezieltem Atemtraining oder Yoga; mit Saunabesuchen, um sein Wei-Qi zu trainieren) und eventuell sogar mit Hilfe einer Psychotherapie seine jahrelang bestehende Traurigkeit endlich loszuwerden und natürlich *lieb zu sein zur Milz*, da diese ja die Mutter der Lunge ist (**Ben-Therapie als Hausaufgabe**).

- Wenn bei gesundem Zheng-Qi, also guter Immunlage des Körpers, ein ganz starker pathogener Faktor von außen eindringt, dann ist dieser die Wurzel (**Ben**) all der daraus resultierenden Symptome wie Kälteabneigung, oberflächlicher Puls, Fieber (**Biao**). Die Wurzel liegt dann nicht im Inneren, sondern im Äußeren. Die Therapie wird dann sein (da der Körper kräftig ist), den pathogenen Faktor wieder hinauszuwerfen durch zum Beispiel Brustwickel oder sehr scharfes Essen oder Akupunktur und Kräuter (**Ben-Therapie**). Eine Therapie für das **Biao** ist meist nicht notwendig, da die Symptome weg sind, sobald der Verursacher den Körper wieder verlassen hat.

- Ein 60-jähriger Mann kommt zu mir wegen hohem Blutdruck. Als chinesische Entsprechung finde ich ein aufsteigendes Leber-Yang (**Biao**) und als Wurzel dahinter (**Ben**) einen starken Leber- und Nieren-Yin-Mangel. Die **Biao-Therapie** wird eine Akupunktur sein, die die Leber entspannt, chinesische Kräuter, die das Leber-Yang absenken, und gleichzeitig Kräuter, die das Yin aufbauen (**Ben-Therapie gleichzeitig**). Als Hausaufgabe lernt der Patient, »Wind zu vermeiden« (vor allem jegliche Form von unnötigem Stress), sich regelmäßig zu bewegen (um die Leber zu entspannen, damit wir Zeit gewinnen, bis die aufbauenden Maßnahmen greifen), Dinge zu vermeiden, die ihm »an die Nieren gehen« (wie Beziehungsstress oder Schockerlebnisse durch sehr aufregende Freizeitbeschäftigungen) und »Schlafhygiene« (am Abend kein Fernsehen, stattdessen lieber spazieren gehen, am Abend nicht schwer essen, vor Mitternacht ins Bett gehen), um sein Nieren-Yin zu regenerieren und nicht unnötig seine Reserven zu verbrauchen. Und natürlich soll er *lieb sein zur Milz*, damit diese viel Qi und Blut produzieren und diese dann als Yin und Yang in den Speicher der Niere ablegen kann (**Ben-Therapie als Hausaufgabe**).

Ein Muster erkennen

Die Besonderheit der Chinesischen Medizin gegenüber der westlichen Medizin ist es, mehr die Zusammenhänge von verschiedenen Erscheinungen, Symptomen, zu sehen als die Ursache dafür. Diese werden zu einem Syndrom (schulmedizinisch gedacht) oder besser zu einem **Muster** zusammengefasst. Dabei sehen wir uns für die Schulmedizin uninteressante Dinge wie auch den Stuhl, den Harn, den Schlaf, den Schweiß, die Nägel, die Haare, die Faltenbildung im Gesicht, die Sprache und den Redefluss, ein Kältegefühl, die Abwesenheit von Durst und Nachtschweiß an, um ein Gesamtbild von einem Menschen zu erhalten, mit seiner Konstitution, mit seinem Krankheitsmuster. Wenn wir ein genaues Bild davon bekommen, wie jemand funktioniert und damit auch die Erkrankung, ist es vollkommen sekundär, *wie man das Tier (die Erkrankung) dann nennt* (das überlassen wir gerne der westlichen Medizin, die unglaublich begabt darin ist, Tiere, Krankheiten, mit wunderschönen Namen zu versehen).

Für unsere Diagnose muss ich also wissen:
1. Was ist jetzt akut das Problem? (**Biao**)
2. Was liegt dem zugrunde? (**Ben**)
3. Und wie hängt alles zusammen? (**Muster**)

Denkmodelle in der Chinesischen Medizin

Das Spannende in der Chinesischen Medizin ist, dass sich über die Jahrtausende mehrere Denkmodelle entwickelt haben, die sich teilweise widersprechen und trotzdem friedlich nebeneinander koexistieren. Jedes der Modelle hat seine Stärken und seine Schwächen. Und je nachdem, welche Form der Therapie ich anwenden möchte, Akupunktur oder Ernährung oder Kräutertherapie oder Qigong oder Tai-Chi, eignet sich ein bestimmtes Modell bei einem bestimmten Menschen besser oder schlechter. Das gibt uns Westlern natürlich viel Anlass, verwirrt zu sein. Das macht aber nichts, weil wir uns dann noch mehr um Verständnis eines Menschen oder eines Krankheitsmusters bemühen.

Die großen Denkmodelle, mit denen Muster erklärt werden, sind:
- Die acht Prinzipien
- Die fünf Elemente
- Qi, Blut und Flüssigkeiten
- Die äußeren und inneren pathogenen Faktoren
- Die inneren Organe (Zang-Fu)
- Die zwölf Meridiane
- Die acht außerordentlichen Gefäße
- Die sechs Schichten
- Die vier Schichten
- Die drei Erwärmer

Die ersten zwei Modelle werde ich jetzt vorstellen, da kommen gleich auch die sechs und die vier Schichten vor. Andere wurden schon beschrieben, wie beispielsweise die Zang-Fu-Organe und das Qi. Alle weiteren werde ich dann benennen, wenn wir sie zum weiteren Verständnis eines Erkrankungsmusters brauchen.

Die acht Prinzipien

Die acht Prinzipien lauten:
- außen – innen
- Hitze – Kälte
- Fülle – Mangel
- Yin – Yang

Die acht Prinzipien sind das universellste Denkmodell in der Erfassung von Mustern. Sie beinhalten das uralte binäre Denkprinzip des Yin und Yang und fassen alle anderen Modelle zusammen. Die acht Prinzipien sind immer anwendbar. Dabei sollten sie nicht als starres »Entweder – Oder« gesehen werden, da mehrere Aspekte (wie Kälte und Hitze oder Fülle und Mangel) auch gleichzeitig auftreten können. Sie helfen uns, für den Moment das Vorrangige zu sehen und danach zu handeln und zu therapieren. Und wenn einmal die acht Prinzipien gar nicht passen, nehme ich eben ein anderes Diagnose-System.

Kommt der Auslöser von außen oder von innen?

Die erste Frage lautet: Kommt der Auslöser von außen oder von innen? Zunächst ist »außen« zu definieren: **Außen** beschreibt die Körperoberfläche, die Haut mit den Meridianen bis zu der Schicht zwischen Haut und Muskulatur. Genau dort fließen das Wei-Qi, das Abwehr-Qi der Lunge, und der Schweiß. Genau dort greifen die äußeren pathogenen Faktoren zuerst an. Genau dort sind *ganz am Anfang* die Beschwerden. Im späteren Verlauf der Erkrankung können auch nur noch Beschwerden der inneren Organe vorhanden sein. Daher ist es wichtig zu klären: Wo hat es angefangen? Außen oder innen? Und wo sind die Beschwerden *jetzt*?

Innen beschreibt die inneren Organe. Beginnt ein inneres Muster mit dem Eindringen eines äußeren pathogenen Faktors, so markiert der Übergang von außen nach innen, dass die anfängliche Kälteabneigung (mit Kältegefühl) in eine Hitzeabneigung übergeht. **Kälteabneigung** ist ein Instinkt, der einen dazu bringt, sich ganz viel Hitze in jeder Form zuzuführen, um den äußeren Faktor gleich wieder hinauszuwerfen. Im Anfangsstadium eines Infektes wird also Fieber auftreten, welches dazu führt, dass innere Hitze nach außen abgegeben wird und dabei gleich den äußeren pathogenen Faktor mitnimmt und hinauswirft. Gleichzeitig wird man ein heißes Bad nehmen, heiße Wickel machen, heiß und scharf essen und trinken, um einen wirklich mitreißenden thermischen Vektor von innen nach außen zu errichten. Sind diese Maßnahmen erfolgreich, wird man gesund. Wenn nicht, dringt der pathogene Faktor weiter in den Körper ein, und aus der Kälteabneigung wird eine **Hitzeabneigung**. Dabei ist es vollkommen egal, welcher Klimafaktor von außen eindringen möchte, Wind-Kälte oder Wind-Hitze. – Wind hilft da immer sehr gerne mit, die Chinesen sagen: »Wind ist die Mutter aller Erkrankungen.«

Kommen wir zurück zu unserer Frage: Kommt der Auslöser von außen oder innen?

> **Auslöser von außen:** die sechs klimatischen Faktoren: Wind, Kälte, Sommerhitze, Feuchtigkeit, Trockenheit, Feuer
>
> **Auslöser von innen:** die sieben Emotionen: Zorn, Freude, Sorge, Grübeln, Traurigkeit, Angst, Schock (siehe ab Seite 170)

Der Auslöser kommt von außen

Lautet die Antwort »von außen«, dann heißt das, dass etwas von draußen in den Körper reinwill, und zwar sind die Angreifer klimatische Faktoren. Alles, was von außen kommt, macht primär eine *Fülle*, da etwas *zu viel* ist: Wenn Wind versucht einzudringen, ist ein Zuviel an Wind an der Oberfläche des Körpers. Wenn Kälte versucht einzudringen, ist ein Zuviel an Kälte an der Oberfläche des Körpers. Wenn Sommerhitze versucht einzudringen, ist ein Zuviel an Hitze an der Oberfläche des Körpers und so weiter.

Dabei ist es das Ziel der Angreifer, in den Körper einzudringen und dort ihr Unwesen zu treiben. Und das Ziel des Körpers ist es, diese Eindringlinge gar nicht erst hereinzulassen, sie also oberflächlich abzufangen und gleich wieder hinauszuwerfen. Wie Sie schon wissen, hängt es dann einerseits von der Stärke des Eindringlings und andererseits von der Stärke des Körpers (westlich des Immunsystems, chinesisch des Zheng-Qi bzw. an der Körperoberfläche des Wei-Qi) ab, wie weit und ob der Angriff gelingt.

Wir haben also festgestellt, dass der Angriff von außen kommt. Gehen wir weiter nach den acht Prinzipien vor und stellen die zweite Frage: Hitze oder Kälte?

Hitze oder Kälte?

Gibt es einen Angriff von äußerer Hitze (oder Wind-Hitze) oder äußerer Kälte (oder Wind-Kälte) an der Oberfläche?

- Lautet die Antwort **Kälte**, versucht also von außen Kälte in den Körper einzudringen, dann werden wir die weitere Einteilung der Muster nach dem *Shang han lun* und deren sechs Schichten vornehmen:

    Außen → Kälte → *Shang han lun* (»Abhandlung über kälteverursachte Schäden«, »sechs Schichten«)

- Lautet die Antwort **Hitze**, werden wir die weitere Einteilung der Muster nach dem *Wen bing lun* und dessen vier Schichten vornehmen:

    Außen → Hitze → *Wen bing lun* (»Abhandlung über Wärme-Erkrankungen«, »vier Schichten«)

Die Bezeichnung »Schichten« kann auch durch die Bezeichnung »Stadien« ersetzt werden, je nachdem, ob ich eher den Aspekt des Eindringens von außen nach innen sehe (Schichten) oder die zeitliche Abfolge (Stadien).

Shang han lun – kälteverursachte Schäden

Shang han lun ist das Werk von **Zhang Zhongjing** (150–219 n. Chr.), der oft als »chinesischer Hippokrates« bezeichnet wird. Sein Denken war primär vom alten chinesischen Denken des Yin und Yang geprägt. Er beschreibt den Weg, den ein Eindringling von außen nach innen beschreiten möchte bzw. beschreitet, wenn ihn der Körper und das Zheng-Qi nicht davon abhalten. Der Außenbereich des Körpers ist das Yang, der Innenbereich des Körpers das Yin. Dabei unterteilt Zhang Zhongjing sowohl Yang als auch Yin jeweils in drei weitere Schichten. Dazwischen befindet sich die (gedachte) Grenze zwischen außen und innen.

Sechs Schichten des *Shang han lun*

Yang-Schichten
Taiyang (Große-Yang-Schicht) – Blase/Dünndarm-Meridian; außen (vom Yang)
Shaoyang (Kleine-Yang-Schicht) – Gallenblase/Dreifacher-Erwärmer-Meridian; halb außen/halb innen (vom Yang)
Yangming (Helle-Yang-Schicht) – Magen/Dickdarm-Meridian; innen (vom Yang)

Yin-Schichten
Taiyin (Große-Yin-Schicht) – Lunge/Milz-Meridian; außen (vom Yin)
Shaoyin (Kleine-Yin-Schicht) – Niere/Herz-Meridian; halb außen/halb innen (vom Yin)
Jueyin (Umkehr-Yin-Schicht) – Leber/Perikard; innen (vom Yin)

Nun reitet der belanzte Angreifer KÄLTE auf seinem Pferd WIND gegen die Festung unseres Körpers. Zum Glück ist unsere Festung so konstruiert, dass ganz außen ein tiefer breiter Burggraben ist. Danach kommt ein kräftiges Fallgitter, das, wenn gut poliert, in der Sonne glänzt (daher »helles« Yang …), und danach noch die massive Eichenholztür. Der Reiter nimmt einen langen Anlauf (über die Länge entscheidet der Reiter) und springt (über die Stärke entscheidet das Pferd). – Und jetzt liegt es an uns, wie gut wir unsere Schutzvorrichtung gewartet haben, ob der Burggraben mit Büschen und Bäumen bewachsen und daher schon viel schmäler und weniger tief geworden ist, ob das Gitter schon verrostet und daher brüchig ist, ob das Holztor morsch ist oder vielleicht sogar schon zerbröselt.

Schafft es der Reiter, in unsere Festung zu gelangen, das heißt, alle drei Schichten zu durchbrechen, dann ist er im Inneren des Körpers angekommen. Dabei dringt er immer tiefer vor. Die Abwehr hat sich entweder beim Kampf gegen den Eindringling vollkommen verausgabt oder war schon von vornherein erschöpft. Auf jeden Fall hat er nun leichtes Spiel und schreitet voran in einem erschöpften Körper.

Die *Shang han lun*-Vorstellung ist nun, dass den drei Yang-Schichten die drei großen Yang-Meridiane *mit ihrer Verbindung zu dem jeweiligen Organ* (Blasen-Meridian zu Blase, Dünndarm-Meridian zu Dünndarm etc.) zugeordnet sind, und auch dort die Symptome entstehen. Die drei Yin-Schichten entsprechen den drei großen Yin-Meridianen *mit ihrer Verbindung zu dem jeweiligen Organ* (Milz-Meridian mit der Milz, Lungen-Meridian mit der Lunge etc.), dort sind dann die Beschwerden. Dabei wandelt sich die anfängliche Kälte schon in der zweiten Schicht in Hitze mit hohem Fieber und fehlender Kälteaversion um, und die anfängliche Fülle von außen wandelt sich durch die Erschöpfung des Zheng-Qi zunehmend in Leere um. Wenn der Angreifer tatsächlich im Yin, im Inneren ankommt, findet er nur noch Leere vor, zunächst Yang-Mangel der Milz (mit Kälte-Symptomen im Verdauungsapparat wie Durchfall und Völlegefühl) in der Taiin-Schicht, dann in der Shaoyin-Schicht eine Mischung aus Yang- und/oder Yin-Mangel, und im Innersten, der Jueyin-Schicht, fallen Yin und Yang schließlich auseinander. Das Yang steigt auf und macht oben im

Körper Hitze, und das Yin fällt hinunter und macht unten im Körper Kälte.

Zhang Zhongjing hat jede der sechs Schichten genauestens definiert, mit allen Symptomen, wie der Puls sich anfühlt, wie die Zunge aussieht, um eine gezielte Therapie durchführen zu können. Die Essenz des *Shang han lun* ist, dass auch Erschöpfung, Leere, Yin- und Yang-Mangel der verschiedenen inneren Organe durch das Eindringen von Kälte bzw. Wind-Kälte verursacht sind. Das Therapie-Prinzip ist es, den Eindringling so hinauszuwerfen, wie er hereingekommen ist. Das geht ganz leicht, wenn der Angreifer noch in der obersten Schicht (Taiyang) feststeckt. Ab der zweiten Schicht wird es immer schwieriger, und ich muss entsprechend starke Kräuter verwenden, um den pathogenen Faktor hinauszuwerfen. Ist er einmal bis in die drei Yin-Schichten vorgedrungen, muss ich den Körper zunächst einmal stärken. Wenn er dann kräftiger ist, schafft er es selbst, den Eindringling wieder in eine der drei Yang-Schichten hinauszudrängen, und dort kann ich dann wieder das Hinaustreiben mit Kräutern unterstützen (wir nennen das »die Oberfläche befreien«).

Ich werde in »Teil III – *Therapie*« näher auf die genauen Symptome der verschiedenen Schichten eingehen, damit wir vor allem Erkältungskrankheiten und Infektionskrankheiten, die nach chinesischer Sicht primär über die Haut in den Körper eingedrungen sind, zielsicher behandeln können. Aber auch Erkrankungen, die nach Jahren auftreten und im Rückblick mit einer anfänglichen Erkältungskrankheit in Verbindung gebracht werden können (wir stellen uns das dann so vor, dass der Infekt quasi nie den Körper verlassen hat, also noch immer da ist und eben Symptome wie Müdigkeit und Erschöpfung oder immer wiederkehrendes Fieber im Inneren anstellt), können nach diesem Modell der Kälte-Erkrankungen erfolgreich behandelt werden.

Wen bing – Wärme-Erkrankungen

Bis ins 17. Jahrhundert hat die Behandlung von Infektionskrankheiten mit der Theorie des *Shang han lun* gut funktioniert. Dann dürften Erkrankungen aufgetreten sein, bei denen die alten Rezepturen einfach nicht mehr gewirkt haben. Zeitlich fällt es zusammen mit dem Einfall der Hunnen (»der Barbaren«) in China. Diese »Wilden« schliefen in Zelten bei ihren Pferden und hatten somit Kontakt zu anderen Krankheitserregern, als die Chinesen gewohnt waren. Die Pest ist eine dieser Erkrankungen, die wahrscheinlich von den Hunnen nach China eingeschleppt worden ist. Wir wissen, dass die Pest von Flöhen, die im Fell von Ratten leben, auf den Menschen übertragen wird. Das Markante an der neuen Krankheit: Sie entwickelte sich rasend schnell und verursachte gleich zu Beginn hohes Fieber. Für die Ärzte der sich nun neu entwickelnden »Schule der Wärme-Erkrankungen« war es nicht denkbar, dass Wind-Kälte der Auslöser dafür sein konnte. Nach dem *Shang han lun* wurde ja Wind-Kälte beim Übergang ins Innere in Hitze umgewandelt. Doch das brauchte Zeit, und bisher hatten sich auch alle Krankheiten daran gehalten, innerhalb von Tagen Hitze-Symptome zu entwickeln. Nicht so bei der Pest: Da entwickelte sich das Fieber sofort oder innerhalb von wenigen Stunden, zu schnell, um den klassischen Umwandlungsprozess zu durchschreiten. Also musste etwas anderes als Kälte der Verursacher, der Eindringling sein: *Hitze* und *Feuer*.

Ye Tianshi (1677–1746) war maßgeblich daran beteiligt, die Gedanken dieser neuen Erkrankungskategorie zu formulieren. Sein Werk: *Wen bing lun*, »Abhandlung über Wärme-Erkrankungen«. **Wu Ju Tong** (auch Wu Tang genannt, 1758–1836) leistete mit seinem Werk *Wenbing tiaobian*, »Systemische Differenzierung von Wärme-Erkrankungen« seinen Beitrag zur klaren Systematik von Wärme-Erkrankungen. Die Erkenntnisse über Wärme-Erkrankungen sind also für chinesische Verhältnisse vergleichsweise jung. Sie sind so jung und »neu«, dass sie bis heute von manchen Schulen in China sehr kritisch betrachtet werden.

Alle Wärme-Erkrankungen sind definiert durch den Angriff von Wind-Hitze von außen. Sie verlaufen **sehr schnell** (innerhalb von Stunden) und zeigen sich **immer mit Fieber**. Patienten wissen fast immer sehr genau, ab wann sie sich krank gefühlt haben. Hingegen zieht sich der Beginn einer äußeren Krankheit durch Wind-Kälte oft längere Zeit dahin. Der Beginn einer Erkrankung aufgrund einer inneren Störung ist meist nicht zu erheben. Das Neue und Revolutionäre der *Wen bing*-Erkrankungen ist, dass man erkannte, dass der pathogene Faktor **durch Mund und Nase** in den Körper eindringt (was wir im Westen mehr als 300 Jahre später wissen sollten …). Bislang ging man davon aus, dass die klimatischen Faktoren alleine durch die Haut eindringen. Zudem erkannte man, dass Wen-bing-Krankheiten zumeist **ansteckend** sind und *jahreszeitlich gehäuft* (so ist zum Beispiel der Wind im Frühling vorherrschend) und *in einer bestimmten Region gehäuft* auftreten (was wir heute als *Endemie* bezeichnen) bzw. sich schnell auf eine *sehr große Region* verbreiten (*Epidemie*). Eine wichtige Konsequenz aller Wärme-Erkrankungen ist, dass die starke Hitze des eindringenden pathogenen Faktors **Flüssigkeiten und Yin im Körper sehr leicht verletzen** kann (die Erkrankung geht einem sozusagen sehr schnell *an die Substanz*, an unser Yin).

Bis heute wird in China in der Tradition des *Wen bing lun* an den Universitäten weitergeforscht und unterrichtet. So hat zum Beispiel **Lu-Bing** (1905–1985) Wärme-Erkrankungen in zwei große Kategorien unterteilt: *Hitze* und *Feuchte-Hitze*. Damit hat er uns viele Behandlungsstrategien auch für unsere modernen westlichen Erkrankungen eröffnet (viele der chronischen Krankheiten im Westen sowie Autoimmunerkrankungen und chronische Infektionen sind

Feuchte-Hitze-Erkrankungen). Aber auch fast westliche Ansätze findet man in dieser Tradition. So vertritt **Jiang Chun-Hua** (1908–1992) die Ansicht, man solle alle Hitze-Erkrankungen, egal in welchem Stadium, mit bitteren und kalten Arzneien behandeln, um die bestehende Hitze zu klären (»kühlen«) und auszuleiten. Dieser Ansatz berücksichtigt nicht mehr die Konstitution des Erkrankten, sondern *fährt einmal drüber*, danach kann man ja wieder aufbauen (was bei sehr akutem Verlauf einer Erkrankung sicher gerechtfertigt ist). Dies entspricht einer Antibiotika-Gabe, da Antibiotka im chinesischen Sinn *kalte bittere* Arzneien sind (kosten Sie einmal).

Entsprechend den *Jahreszeiten* und nach den *fünf Elementen* werden die pathogenen Faktoren der Wärme, die von außen angreifen, weiter unterteilt: *Wind-Wärme* (oder *Wind-Hitze*) im Frühjahr, *Sommerhitze* im Sommer, *feuchte Wärme* im Spätsommer, *Herbst-Trockenheit* im Herbst. (Denken Sie bei der Trockenheit als Auslöser einer Hitze-Erkrankung an einen Waldbrand, der dadurch entsteht, dass alles vollkommen vertrocknet ist, und dann kommt noch Wind dazu, der alles verstärkt, und dann fehlt nur noch ein Funke, um ein Feuer auszulösen.) Wen-bing-Erkrankungen im Winter treten dadurch auf, dass *Hitze* (vor allem *Sommerhitze*) schon zu einem früheren Zeitpunkt, in einer vorhergehenden Jahreszeit, in den Körper eingedrungen ist und durch die Schwächung des Körpers und damit des *Zheng-Qi* der eingedrungene pathogene Faktor im Winter nicht mehr im Zaum gehalten werden kann und »ausbricht« (aus der »Umzäunung des Immunsystems«, wie ein Pferd aus einer Koppel ausbricht). Andererseits kann im Winter auch ein Wind-Wärme-Einbruch (bei uns zum Beispiel Föhn-Wetterlage) zum Eindringen von Wärme in den Körper führen.

Den *sechs Schichten des Shang han lun* stellt das *Wen bing lun vier Schichten* gegenüber. Vergleichbar den sechs Schichten sind die vier Schichten räumlich und zeitlich gemeint, das heißt, dass der Angreifer von außen durch alle (in Ausnahmen kann er auch einzelne überspringen) Schichten durchmuss, um nach innen zu gelangen. Denken Sie an den Burggraben, das Eisentor und die Eichentür.

In diesem Modell haben wir zwei Schichten für *außen* (Yang, die *energetischen* Schichten, die mehr Aspekte des Qi zeigen) und zwei Schichten für *innen* (Yin, die *materiellen* Schichten, die mehr Aspekte der Substanz/des Blutes zeigen).

Vier Schichten des *Wen bing lun*

Außen – Yang
Wei Fen (Abwehr-Qi-Schicht)
Qi Fen (Qi-Schicht)

Innen – Yin
Ying Fen (Nähr-Qi-Schicht)
Xue Fen (Blut-Schicht)

Der normale Verlauf einer Wen-bing-Erkrankung ist das Eindringen von außen nach innen. Ganz außen befindet sich das *Wei-Qi*, das Abwehr-Qi, das die Lunge bildet und zwischen Haut und Muskelschicht im gesamten Körper zirkuliert. Schafft es der Angreifer da durch, gelangt er in die Qi-Schicht. Qi zirkuliert im ganzen Körper. (Sie erinnern sich: Die Milz bildet das Qi aus der »Fusion« der Nahrung mit dem *kosmischen Qi*, der Atemluft.) Wenn es durch einen pathogenen Faktor blockiert wird, zirkuliert es nicht mehr frei und »reibt«, was wiederum Hitze verursacht, und beeinflusst auch die Funktion seiner »Erzeuger«, Lunge und Milz. Schreitet die Wärme-Erkrankung weiter fort, gelangt Hitze in die Nähr-Qi-Schicht Ying (das ist die von der Milz aus Nahrung und Luft gebildete Vorstufe des Blutes, hat also schon mehr Yin-Charakter, ist materieller als reines Qi). Der Erreger ist nun im Inneren angekommen und stört das »Nähren« der Organe, vor allem des Herzens, welches ständig viel Nahrung braucht. Normalerweise kämpft sich der Hitze-Angreifer von außen nach innen durch. Ist er sehr mächtig und stark, kann er auch direkt in die Nährschicht eindringen (ein Beispiel für eine durch Ärzte verursachte Umgehung der äußeren Schichten als Abwehrschichten und direktes Einbringen eines Angreifers in die Nähr- oder auch Blutschicht sind *Impfungen* mit Lebendimpfstoffen. Hier zwingt man den Körper, direkt den Kampf in den tiefen Schichten zu führen. Aber zum Glück hat man dem Angreifer die Waffen weggenommen). Die Zeichen des Kampfes in der Nährschicht sind Zeichen der »Yin-Zeit«, der Nacht (Fieber, das nachts ansteigt), und Zeichen des Herz-Befalls und des Shen, da die Nährschicht eine Verbindung zum Herzen hat (Schlaflosigkeit, Ruhelosigkeit, Bewusstseinstrübung). Die letzte Schicht, die der Angreifer erreichen kann, ist auch das letzte und schwerste Stadium einer Wärme-Erkrankung. Der Eindringling »Hitze« hat das Blut blockiert, macht eine *Fülle-Hitze. Das Blut tritt* aus den Gefäßen aus und verursacht Blutungen mit Erbrechen von Blut, Nasenbluten, Blut in Urin und Stuhl. Weitere Symptome sind fleckig-erhabene Ausschläge am gesamten Körper und ein tiefrot gefärbter Zungenkörper. Bei einigen von Ihnen wird es jetzt schon klingeln: **Scharlach** ist eine jener Kinderkrankheiten«, die beim gutartigen Verlauf ein »gesundes« Training des Abwehrsystems für die Xue-Blut-Schicht darstellt, mit seiner »Himbeerzunge« und dem typischen Ausschlag beim klassischen Verlauf leicht erkennbar. Da wir aber im Westen große Angst vor diesem Hitze-Angreifer haben (hier bezeichnet als »Streptococcus«), schauen wir uns gar nicht die Schlacht im Körper an, sondern dämpfen die Hitze gleich mit einer sehr kalten und bitteren Arznei, nämlich einem Antibiotikum.

Infektionskrankheiten, vor allem jene der Wen-bing-Gruppe, gehören also in die Hände erfahrener Ärzte, je tiefer sie in den Körper eindringen. Sie sind keine Spielwiese, um selbst »herumzudoktern«. Im Therapie-Teil gehe ich daher vornehmlich auf die oberflächlichen Schichten ein. Es ist zu vermeiden, dass Erkrankungen in die Yin-Schichten (sowohl der Kälte- als auch der Wärmeschule) vordringen.

Herrscht Fülle oder Mangel?

Zurück zu unseren acht Prinzipien! Wir haben uns jetzt schon sehr genau Kälte sowie Hitze, die von außen kommen, angesehen. Die nächste Frage lautet: Herrscht Fülle oder Mangel?

Fülle meint, dass etwas *zu viel* da ist. Beginnt die Erkrankung im Außen, besteht anfangs immer Fülle, da ja etwas in den Körper eingedrungen ist, und dieser Eindringling sitzt nun da und gehört da einfach nicht hin! Er ist *zu viel*! Wenn der Körper aber von vornherein ganz schwach und *leer* ist, also eine schlechte Abwehrlage hat (ein geschwächtes *Zheng-Qi*) und auch die Organe, zum Beispiel die Milz, von schlechter Ernährung über lange Zeit erschöpft sind, fällt dieses *Zuviel* eines Eindringlings kaum auf.

Denken Sie an ein Schwimmbad im Freien, in dem nur ganz wenig Wasser drin ist, und es beginnt zu regnen. »Fülle«, der Regen, *dringt* zwar in das Schwimmbad ein, aber es wird Ihnen kaum auffallen, ob jetzt ein bisschen mehr Wasser im

Becken drin ist oder nicht, da ja schon von vornherein kaum Wasser drin war. Je nach Stärke des Körpers und Stärke des Angreifers erkennt man also Fülle im Körper besser oder schlechter. Meine Erfahrung mit unseren westlichen Körpern (in Form meiner Patienten, die wegen Infektionskrankheiten zu mir kommen): Sie sind oft so schwach, dass man selbst am Beginn zum Beispiel einer Erkältung nur Mangel-Leere-Zeichen findet. Fülle-Zeichen sind oft nur wenige Stunden zu erkennen.

Bei einer Wärme-Erkrankung, zum Beispiel einer echten Grippe, lautet der Verlauf typischerweise: außen → Hitze → Fülle (ein kräftiger Kampf zwischen Angreifer und *Zheng-Qi* mit diesen Symptomen: hohes Fieber, rotes Gesicht, laute, kräftige Stimme, Unruhe, starkes Schwitzen tags und nachts, heftige Gliederschmerzen, die sich durch Druck verschlechtern, ein voller Puls und ein voller, dicker Zungenbelag) – alles zusammen klingt nach viel mobilisierter Energie, also Yang.

Yin oder Yang?

Dies führt uns zu der nächsten Frage: Yin oder Yang? Und damit sind wir bei dem, was unterm Strich rauskommt: Plus oder Minus, Yang oder Yin. Überwiegen bei einem Zustand die Hitze-Zeichen, die Fülle, die Kraft, die Energie, fasst man ihn als **Yang** zusammen. Überwiegen bei einem Zustand die Kälte-Zeichen, die fehlende Energie des Yangs mit fehlender Kraft und Energie, fasst man ihn als **Yin** zusammen.

Bei unserem Beispiel der *echten Grippe* werden wir nach den acht Prinzipien aufschreiben: außen –> Hitze –> Fülle –> Yang. Dauert die Grippe ein paar Tage an, wird der Kampf des Eindringlings gegen das körpereigene *Zheng-Qi* den ganzen Körper erschöpfen und müde machen. Die Gesichtsfarbe wird dann nur noch blass bis rötlich sein, das Fieber niedrig, das ganze Verhalten müde und träge, die Stimme schwach, die noch bestehenen Gliederschmerzen dumpf, nicht mehr akut und besser bei Druck und Wärme, Schwitzen nur noch nachts oder bei leichter Anstrengung, ein leerer Puls und ein verminderter Zungenbelag. Nach den acht Prinzipien schreiben wir also: außen –> Hitze –> Mangel –> Yang. Diesmal das Yang aber nicht wegen *viel Yang*, sondern wegen *wenig Yin*. Zu chinesisch? Keine Sorge, das wird schon ... darum sag ich es immer und immer wieder!

Nehmen wir an, es kommt ein Patient zu mir, der sehr müde ist, erschöpft, der keinen Antrieb hat und auch psychisch niedergeschlagen ist. Er war beim Hausarzt, der hat ihn zum Psychiater weiterüberwiesen, der hat dann die Diagnose »Depression« gestellt und ihm Medikamente »dagegen« verordnet. Diesen Patienten schaue ich mir an, höre ihm zu, schau mir seinen Puls und seine Zunge an und finde dann zum Beispiel eine »müde Milz« mit Kälte-Zeichen (ihm ist ständig kalt, wenn es kalt ist, muss er ständig aufs Klo), also einen »Milz-Yang-Mangel«. Nach den acht Prinzipien schreibe ich auf: innen –> Kälte –> Mangel –> Yin. Ich werde ihm die »Geschichte von der müden Milz« erzählen und werde ihm raten, »ganz lieb zur Milz« zu sein, regelmäßig warm zu essen und sich viel Wärme zuzufügen (um seine Kälte zu vertreiben). *Dann frage ich nochmals genauer nach: »Wann hat denn das alles eigentlich begonnen?«* Und er erinnert sich, dass er vor drei Jahren eine schwere Grippe gehabt hat. Im Trubel des Alltags ist es dann untergegangen, aber eigentlich ist er seit diesem Zeitpunkt so müde und niedergeschlagen. Dann weiß ich: Anfangs war das eine Wen-bing-Erkrankung: außen –> Hitze –> Fülle –> Yang. Und diese Erkrankung hat die Milz so erschöpft, dass sie sich bis zum heutigen Tag nicht erholt hat. Er hat einen Alltag wie vorher weitergelebt, den Alltag, der das Zheng-Qi so geschwächt hat, dass das erste Grippevirus die Chance bekommen hat, einzudringen und sich im Körper auszutoben. Mit diesem Wissen werde ich *im Moment* nichts anderes empfehlen als viel Wärme von außen und innen und einen entspannteren Alltag. *ABER* ich werde ihn vorwarnen, dass möglicherweise dann, wenn der Körper wieder zu Kräften gekommen ist, wenn die Milz wieder all ihre Aufgaben bewältigt, wieder ein Infekt auftreten kann, der auch durchaus heftig sein kann. Und dann soll er die Kräuter nehmen, die ich ihm mitgebe, um *diesmal den Eindringling endgültig rauszuwerfen.*

Aus chinesischer Sicht hat der Eindringling bei ihm den Körper nie verlassen! Und weil der Angriff drei Jahre her ist, merke ich nicht einmal mehr etwas in Puls und Zunge davon. Die Chinesen sagen: »Alles, was länger besteht, verschwindet aus Puls und Zunge.« Der Körper hat sich daran gewöhnt, sich damit quasi arrangiert, und zeigt die Störung gar nicht mehr auf, akzeptiert sie als Teil von sich selbst.

Noch einmal zurück zu der echten Grippe: Ist der Körper sehr stark, hat die Milz viel Qi produziert und die Lunge das Wei-Qi voll aufgefüllt, wird die Grippe genauso verlaufen wie oben beschrieben mit außen –> Hitze –> Fülle –> Yang, aber nach wenigen Tagen ist der Spuk vorbei und der Angreifer erfolgreich abgewehrt. Es wird dann zu keiner Mangel-Leere kommen. Ein Zeichen für »Stärke des Wei-Qi« ist das hohe Anfiebern zu Beginn eines Angriffs, egal, ob Hitze oder Kälte reinwill, so wie wir es bei Kindern kennen. Viele Patienten beschreiben mir, dass sie nie Fieber bekommen, wenn sie verkühlt sind, und dass sich die Verkühlung ewig hinzieht. Und dann lernen sie ihre Lektion über die »müde Milz« und wie man »lieb ist zur Milz« und kommen zum Beispiel nach zwei Jahren wieder in meine Praxis und berichten, dass sie auf einmal wieder Fieber bekommen, oft sogar bis 39 Grad Celsius. Sie bleiben dann auch brav zu Hause und im Bett, und nach zwei bis drei Tagen sind sie wieder gesund.

Eins nach dem anderen behandeln

Zum Abschluss der Außen-Syndrome muss ich noch erwähnen, dass es dann doch oft nicht so klar ist mit den acht Prinzipien, dass es oft einen richtigen Mischmasch gibt von gleichzeitig Fülle und Mangel, von gleichzeitig Hitze und Kälte, von gleichzeitig Yin und Yang, meist bei verschiedenen chronischen Zuständen. Und wenn ich mich dann gar nicht mehr auskenne, dann weiß ich, dass es der Körper auch nicht mehr tut. Ich werde mich dann auf das im Moment Vordergründige konzentrieren und schön langsam eines nach dem anderen behandeln, schön langsam den Knoten entwirren. Aber aus Erfahrung weiß ich, dass ich dem Körper und vor allem der Milz vertrauen kann. Wenn ich mich (und auch der Patient mit seinen Hausaufgaben) dann aufs Stärken der Mitte, der Milz konzentriere, wird der Körper kräftiger. Damit wird seine Sprache deutlicher, damit werden die Zeichen in Körper und Puls und Zunge besser lesbar und damit besser behandelbar.

Weitere klimatische Faktoren

Nun werden Sie sagen: »Aber was ist mit den anderen klimatischen Faktoren? Bisher sind ja nur Kälte und Hitze vorgekommen?« Gute Frage! Also, die sechs klimatischen Faktoren, die sechs möglichen Angreifer von außen, sind: *Wind, Kälte, Sommerhitze, Feuchtigkeit, Trockenheit, Feuer.* **Nach den acht Prinzipien wandeln sich alle in Hitze oder Kälte um!**

Daher die Aufteilung in äußere Hitze-Erkrankungen und äußere Kälte-Erkrankungen.

Wind als Mutter aller Krankheiten verstärkt alles! Stellen Sie sich vor, Sie stehen im Winter draußen im Schnee, es hat minus 10 Grad Celsius, aber es ist vollkommen windstill. Wenn man gut angezogen ist, ist das gut erträglich, und wenn die Sonne scheint, das ideale Wetter für einen Winterspaziergang. Nun stellen Sie sich vor, es kommt ein heftiger Wind auf. Die minus 10 Grad werden Ihnen wie minus 20 Grad Celsius vorkommen, außerdem bläst der Wind in alle Ritzen Ihrer »Wei-Qi-Prothese« (Ihrer Kleidung) und presst die Kälte so richtig fest auf Ihre Haut, was es der Kälte fast unmöglich macht, nicht einzudringen.

Nun stellen Sie sich vor, es ist Sommer, und Sie sitzen bei 45 Grad Celsius (im Schatten) in der Badehose oder im Bikini im Garten: Es ist wirklich heiß, kommt dann noch ein heißer Wind dazu, wird es unerträglich. Wenn Sie dann auch noch zu lange in der Sonne brüten, können Sie gleich den klimatischen Faktor *Feuer* kennenlernen: Die Haut brennt! Sonnenbrand! Es fühlt sich an, wie wenn man hohes Fieber hat, und man bekommt eine Hitzekrankheit im Außen, der Haut. Das Krankheitsgefühl erklärt sich daraus, dass der Körper alle möglichen Kühlsysteme mobilisiert, um diese an die Oberfläche zu schicken, um zu verhindern, dass die Hitze weiter nach innen dringt.

Oder stellen Sie sich vor, Sie sitzen in der Sauna bei, sagen wir, 90 Grad Celsius, und wenn Ihnen dann schon sowieso so richtig heiß ist, macht jemand einen Aufguss (quasi eine *Feuchte-Hitze*). Und weil das noch nicht reicht, beginnt er zu wedeln, also mit dem Handtuch Wind zu erzeugen. Und auf einmal fühlt sich dieses Mikroklima der Sauna wie 120 Grad Celsius an.

Oder erinnern Sie sich an das Beispiel mit dem Waldbrand durch das trockene Holz. Oder denken Sie an Ihre *pri-*

vate Wind-Hitze-Maschine, den Föhn, welcher im Nu Ihre Haare trockenbläst. Wenn aber die Heizspirale des Föhns kaputt ist und Sie gezwungen sind, sich *kalt* (also eigentlich mit Raumtemperatur) zu föhnen, werden zwar Ihre Haare trocknen (der Trockeneffekt des Windes), aber der Windstrom wird das Kältegefühl durch die Nässe der Haare verstärken, und Sie könnten sich *verkühlen* (Kühle, also Kälte, dringt in Ihren Körper ein). Dies passiert vor allem dann, wenn Sie lange Haare haben und diese *Nässe-Kälte* durch den Wind auf den Nacken gedrückt wird, die bevorzugte Eintrittsstelle der Kälte.

Wunderbare Wind-Erfahrungen kann man als Motorradfahrer machen: Der Oktober war in Wien noch nie so kalt, mein Nacken noch nie so oft steif. Wenn *Kälte im Nackenbereich* eindringt, versucht der Körper sie dort zu halten, um das Fortschreiten Richtung Inneres zu unterbinden, andererseits entsteht dann durch die vorhandene Kälte in der Muskelschicht eine Blockade und damit eine Hemmung des normalen Qi-Flusses mit dem Resultat eines »steifen, schmerzenden Nackens«. Wind verstärkt also alle Pathogene!

Yang-Pathogene

Wind hat einen stark trocknenden Effekt (darum hängen Sie die Wäsche gerne im Garten auf!), Trockenheit hat einen Hitze und Feuer verstärkenden Effekt (denken Sie an *trockenes* Brennholz), so dass **Wind, Trockenheit, Sommerhitze und Feuer im Körper Hitze machen. Sie zählen zu den Yang-Pathogenen.**

Sie erinnern sich: Eine Erkrankung ist ein Ungleichgewicht (eine Disharmonie) zwischen Yin und Yang. Tritt Hitze verursachendes Yang in den Körper ein, wird dieses Zuviel an Yang im Akutstadium eine Fülle sein. Es wird vom Körper gekühlt werden müssen, und dies übernimmt das Yin (als die Basis aller Kühlung im Körper), so dass das Yin *verbraucht* wird, weniger wird, und es entsteht ein *Mangel*, eine *Leere*.

Darüber hinaus haben diese angreifenden Pathogene **bevorzugte Organe**, die besonders sensibel auf sie reagieren.

Wind

Die Leber hasst Wind, und kommt dann tatsächlich **Wind** von außen in den Körper hinein, wird bevorzugt das Yin der *Leber* geschädigt (aber auch der *Lunge*, da Wind stark trocknet, und *die Lunge hasst Trockenheit*). Wir bekommen *Symptome von innerem Wind* und einer *Leberschädigung* (je nachdem, wie weit sich die Leber nur über den Wind ärgert und Symptome einer Leber-Qi-Stagnation verursacht oder ihr der Wind an die Substanz, ans Yin geht und wir Symptome eines Leber-Blut-Yin-Mangels bekommen) sowie einer *Lungen-Belastung*. Wenn Sie an Wind-Symptome denken, denken Sie an den Wind draußen im Feld: Er bläst hin und her, er fängt plötzlich an und ist dann auch plötzlich wieder weg, er lässt Blätter und Äste *zucken* und *wirbelt viel Dreck auf*. So ist der Wind, und er ändert sich von seiner Natur auch nicht, wenn er einmal im Körper drin ist: Einmal tut es da weh, dann wieder dort, nie an der gleichen Stelle, einmal zuckt das Auge, dann ein Muskel, dann krampft ein Bein, dann »weht der Wind im Kopf« und man wird schwindelig, dann juckt das Auge, dann wieder irgendeine Hautstelle. Und wenn der Wind die Leber wirklich arg beleidigt hat, arbeitet sie einfach nicht mehr ordentlich, versorgt die Sehnen nicht mehr gut, macht diese steif und damit auch steife Hände, steife Arme, Beine (zum Beispiel bei Morbus Parkinson die fortschreitende Steife des gesamten Körpers) bzw. der Wind »schüttelt die Sehnen« und verursacht ein Zittern (Tremor, verschiedene Tics oder einen »essentiellen Tremor«, der ein harmloses Wackeln der Hand macht) und Krämpfe (Konvulsionen, wie auch bei Morbus Parkinson oder Epilepsie). Da die Lunge durch Wind mitgeschädigt wird, findet man bei Windbefall häufig Lungen-Symptome: Ganz typisch sind die vielen Hauterkrankungen (die Haut ist ja chinesisch Teil der Lunge ...) mit Hitze (Wind als Yang-Pathogen) und Juckreiz (ein ganz typisches Symptom des Windbefalls), aber auch zum Beispiel ein akuter Asthmaanfall durch Wind.

Was ist Wind physikalisch gesehen? Wind ist nichts anderes als ein schneller Wechsel des Luftdrucks, welcher zum Beispiel bei Wetterwechsel auftritt, aber auch, wenn man schnell (mit dem Flugzeug) die Klimazone verändert oder wenn man täglich pendelt und zum Beispiel zweimal täglich 65 Kilometer mit dem Auto oder der Bahn fährt (diese Strecke pendle ich täglich zwischen Forchtenstein und Wien). Und er ist natürlich auch das, was wir als Wind auf der Haut spüren: eine schnelle Luftbewegung.

Sommerhitze

Sommerhitze ist Hitze, die im Sommer auftritt und damit klar einer Jahreszeit zugeordnet ist. Sie greift im Sommer den Körper an und kann dann gleich eine Hitze-Erkrankung verursachen, am liebsten zusammen mit Wind. Andererseits kann sie auch im Körper schlummern und dann als Hitze-Erkrankung ausbrechen, wenn der Körper und sein *Zheng-Qi*, das aufrechte Qi, durch zusätzliche Faktoren geschwächt wird. Eine typische Schwächung des *Zheng-Qi* tritt im Herbst und im Winter auf, wenn durch viel Wind und Trockenheit bzw. durch Kälte das Immunsystem stark gefordert ist. Die im Sommer in den Körper eingetretene Hitze bricht nun aus und sieht ihre Chance für ein bisschen Chaos im Körper. Wir haben sie oben bereits bei den Wen-bing-Erkrankungen besprochen. *Das Herz hasst zu viel Hitze.* Zu viel Hitze macht Herzbeschwerden, was wir einerseits als Kreislaufbeschwerden bei Hitze kennen, andererseits wird Hitze den Shen unruhig und rastlos bis hin zu manisch machen oder ihn sogar kurzfristig vertreiben, so dass man apathisch oder bewusstlos wird.

Trockenheit
Trockenheit tritt vermehrt im Herbst in Erscheinung, bei uns durch Klimaanlagen und sehr trockene Wohn- und Arbeitsverhältnisse auch zu anderen Jahreszeiten. Man trocknet sich aber auch selbst aus, wenn man den ganzen Tag »Rauch inhaliert«, also Zigaretten raucht, so wie ein Speck in der Räucherkammer austrocknet. *Die Lunge hasst Trockenheit* und trocknet vermehrt durch sie aus, was ihre ganze Funktion beeinträchtigen kann. Wie die anderen Yang-Pathogene macht Trockenheit Hitze, und damit schädigt sie das Yin und dessen mobile Versorgungsform, das Blut. Schön langsam wird alles trocken: die Lippen, die Haut, der Stuhl, auch der Urin wird spärlich. Schließlich trocknet auch das Innere aus, wie die Nasenschleimhäute, die Zunge, der Hals, der Magen, die Lunge, die Nieren, das Blut. (Patienten erschrecken sich manchmal, wenn ich beim Pulstasten vor mich hinrede: »Uji, der Puls ist aber trocken«, womit ich den Yin-Mangel und die Blut-Trockenheit meine.)

Feuer
Feuer ist quasi die Steigerung von *Hitze* und bedeutet »sehr viel Hitze«. Der Begriff tritt seit dem *Wen bing lun* vermehrt für einen starken heißen äußeren pathogenen Faktor auf, bezeichnet aber auch vor allem »sehr viel Hitze« im Inneren des Körpers durch die Umwandlung aus anderen äußeren

pathogenen Faktoren. Feuer entsteht auch innerlich durch den Genuss von viel Alkohol, energetisch heißen Speisen und Rauchen. Wenn durch eine Störung der Leberfunktion oder -substanz diese total überhitzt, sprechen wir von Leber-Feuer.

Yin-Pathogene

Kälte und Feuchtigkeit sind Yin-Pathogene. Denken Sie an die feuchten Haare und den Föhn mit der kaputten Heizspirale: »Wind« (der Föhn) wird Sie die Feuchtigkeit *kalt* empfinden lassen. Oder denken Sie an ein altes Haus, dessen Mauern feucht sind: Die Kälte in dem Haus könnte man ja noch aushalten, aber mit der Feuchtigkeit der Mauern »kriecht einem die Kälte in die Knochen«! Und wenn es dann vielleicht auch noch zieht, weil die Fenster undicht sind (*Wind*), können Sie sich in Ihrer Firma gleich dauerhaft krankmelden …! Die Yin-Pathogene kühlen das Yang – die Wärme – des Körpers und schädigen es. Die weitere Einteilung erfolgt nach dem *Shang han lun*, der »Abhandlung über die Kälte-Erkrankungen« (siehe Seite 139).

Kälte
Kälte tritt bevorzugt im Winter auf und schädigt die Niere. Wie am obigen Beispiel verdeutlicht, kann die Kälte auch dadurch den Körper belasten, dass man in einem kalten (und feuchten) Haus lebt und der Körper ständig gefordert ist, mehr Yang, mehr Wärme, bereitzustellen, um das Abkühlen von außen auszugleichen. »Kriecht einem die Kälte in die Knochen«, verdeutlicht das sehr schön, dass die Kälte die Nieren belastet und schädigt, da die Knochen, chinesisch gedacht, ein Teil der Nieren sind (der Ort, an dem die

Niere unsere Reserven speichert). Daher versucht der Körper, die von außen eindringende Kälte in Hitze umzuwandeln (wir bekommen Fieber bei einer »Erkältung«) und an der Stelle ihres Eindringens (und Sie wissen schon, dass Kälte generell über die Haut, bevorzugt im Nackenbereich, den Körper betreten möchte) wieder hinauszuwerfen. Gelingt das nicht, weil die Kälte so penetrant ist und sich Unterstützung vom Wind (und vielleicht auch von der Feuchtigkeit) holt, oder ist unsere dreiteilige Schutzvorrichtung mit Burggraben, Fallgitter und Holztor (die drei Yang-Schichten des *Shang han lun*) so schlecht gewartet, dann steht sie da, die Kälte, als **innere** Kälte, mitten in unserem Körper, in unserer Substanz, unserem *Yin* (und da unterteilen wir die Tiefe des Yins in die drei Yin-Schichten des *Shang han lun*). Aus der anfänglichen Fülle (beim Angriff ein »Zuviel«) ist eine Leere geworden: Der Körper ist erschöpft (und all die, die versucht hatten, die Kälte aufzuhalten, aber gescheitert sind).

Kälte schädigt das Yang. Für den normalen Alltag des Körpers brauchen vor allem Milz und Niere genügend Yang, genügend Energie, um ihre Aufgaben zu erledigen. Die Milz braucht quasi ein Feuerchen (ich sage bewusst nicht Feuer, damit Sie dies nicht mit dem »Feuer« von oben verwechseln), auf das sie den Topf mit der Nahrungssuppe (den Magen) stellen und die Nahrung und das Trinken kochen und damit verarbeiten (»verdauen«) kann. Kälte wird also zu einer *Milz-Schwäche* führen (zu einer *müden Milz*), und eigentlich ist es der Milz vollkommen egal, ob die Kälte ursprünglich von außen eingedrungen ist, ob sie immer schon da war (also ein **konstitutioneller Yang-Mangel**) oder ob Sie ständig *Kälte gegessen* haben. Der Effekt ist immer gleich. Die Milz mags nun einmal gerne warm, *Kälte schädigt die Milz*. Und jetzt geht sie los, die Kaskade von Feuchtigkeit und Schleim!

Und nun zur Niere, die ja von Haus aus schon gesagt hat, dass sie mit Kälte ein Problem hat (Sie wissen: *Die Niere hasst Kälte*), was ja auch verständlich ist, da es vom chinesischen her die Hauptaufgabe der Niere ist, das Yin UND Yang des gesamten Körpers zu speichern, stabil zu halten und zu verwalten. Und wenn dann etwas daherkommt, das Yang verbraucht und schädigt, kippt das Gleichgewicht. Das Yin überwiegt, und es kostet die Niere viel Anstrengung, das Gleichgewicht wiederherzustellen, und auf einmal ist nicht mehr genug Energie – Yang – für ihre anderen Funktionen da: zum Beispiel die Abfallstoffe aus Flüssigkeiten zu filtern und über den Harn auszuscheiden und die gereinigten Flüssigkeiten wieder in den Kreislauf zurückzuführen, was wir hier im Westen als »die Funktion der Niere« bezeichnen. *Kälte schädigt die Niere*. Sie kennen das vielleicht: Sie gehen aus dem Haus. Es ist unerwartet kalt, und Sie sind zu dünn angezogen (*schlechte Wei-Qi-Prothese*, der Burggraben ist plötzlich nur noch einen Meter breit), also beginnen Sie zu frösteln, Sie *zittern* (der Körper versucht, Wärme an der Oberfläche zu erzeugen, indem er ganz schnelle Muskelkontraktionen macht) und bekommen eine *Gänsehaut* (der Körper versucht, sämtliche Haare aufzustellen, weil er sich erinnert, das da doch einmal ein Fell war, vor ein paar hunderttausend Jahren, und dieses Fell war so kuschelig warm ... aber leider schaffen es die paar Haare nicht, nicht einmal aufgestellt, die Kleidung, quasi den Fellersatz, die Sie *nicht* angezogen haben, zu ersetzen). Außerdem müssen Sie ständig auf die Toilette und fragen sich, ob Sie heute wirklich *so* viel getrunken haben, dass so viel Harn, der auffallend hell und klar aussieht, fast wie Wasser, aus Ihnen herausfließt. Das ist ein Zeichen dafür, dass die Niere nicht gut arbeitet. Sie kann die Flüssigkeiten nicht mehr ausreichend inspizieren und reinigen und rückführen, so dass der Körper seine Flüssigkeiten, die ja Teil seiner Substanz sind, seines Yins, verliert. Gott sei Dank gehen Sie schnell wieder hinein, duschen heiß, trinken heiß, führen also dem Körper von außen und von innen viel Wärme, viel Yang, und auch viel Flüssigkeit, Yin, zu, so dass der hohe Wärmeverbrauch durch die Abwehr der Kälte und der Substanzverlust durch das kurzfristige Blackout der Niere ausgeglichen wird.

Bei manchen Menschen, vor allem bei Frauen, reicht schon dieser kurze Kontakt des Körpers mit Kälte aus, um eine Blasenentzündung auszulösen. Bei ihnen ist zumeist schon einiges an Kälte im Körper, und das bisschen Kälte von außen bringt dann nur noch das Yin-Yang-Gleichgewicht vollends zum Kippen (Sie erinnern sich: Erkrankung ist ein Ungleichgewicht zwischen), so dass die *Shang han lun*-Kaskade abläuft: Kälte wird in Hitze umgewandelt, welche der Entzündung entspricht, und das Ganze in der *Taiyang-Schicht*, welche laut dem *Shang han lun* der äußersten der drei Yang-Schichten entspricht. Diese Schicht ist der große Blasen- und Dünndarm-Meridian, so dass es nicht wundert, wenn die Blase »brennt«. **Kälte macht starke Blockaden!**

Ich wollte zum Beispiel einmal im Winter mit dem Fahrrad von der Arbeit nach Hause fahren. Ich nehme also mein Rad aus dem warmen Eingangsbereich, schiebe es nach draußen und fahre los. Es lag kein Schnee, aber es hatte ein paar Minusgrade. Bei der zweiten Kreuzung musste ich bremsen, und die Bremsen funktionierten auch wunderbar. Doch als ich wieder losfahren wollte, ging das nicht: Das Hinterrad war vollkommen blockiert. Der Bremsgriff war noch immer »gezogen«, das heißt, die Bremse war noch angezogen. Nicht die Bremsklötze waren plötzlich angefroren (hätte mich auch gewundert), sondern in der Leitung vom Bremsgriff zur hinteren Bremse war eine *Kälteblockade*. Und egal, was ich probierte, ich schaffte es nicht, die Bremsbacken vom Hinterreifen zu lösen, es war wirklich eine *starke* Blockade. Dieses Ereignis ist mir deshalb so gut in Erinnerung, weil ich danach zu Fuß nach Hause gehen musste, das Fahrrad schiebend, das Hinterrad die ganze Zeit in die Höhe haltend.

Dazu fällt mir noch ein alter Batman-Film mit Arnold Schwarzenegger ein, bei dem er *Mr Freeze* spielt. Um seine Gegner auszuschalten, friert er sie einfach ein. Da bewegt sich dann gar nichts und niemand mehr. Chinesich sagen wir, dass Kälte das Blut gefriert, dass Kälte den Blutfluss verlangsamt (was einer **Blut-Stagnation** entspricht) oder zum Stillstand bringt (was einer **Blut-Stase** entspricht). Denken Sie an Ihre blauen Finger, wenn Sie im Winter rausgehen und die Handschuhe vergessen haben. *Blau* ist ein Zeichen für Kälte, aber auch für Blut-Stagnation. Sie werden dann sicher nicht warten, bis die Finger schwarz werden und »absterben«, was dann einer Blut-Stase entsprechen würde, was man immer wieder bei Bergsteigern in extremen Höhen an Nase und verschiedenen der Kälte ausgesetzten Körperstellen sieht ... Sie wissen, wie weh das tun kann, wenn die Durchblutung wieder langsam in Gang kommt.

Kälte ist der stärkste Schmerzauslöser im Körper. Schmerz bedeutet, dass Qi und/oder Blut (und die Unterscheidung treffen wir dadurch, wie sich der Schmerz anfühlt) nicht gut fließen. Kälte als Schmerzverursacher ist eine sehr häufige Ursache für Regelschmerzen. Und Sie beginnen ja schön langsam, *chinesisch* zu denken, also können Sie sich vorstellen, woher denn die Kälte ursprünglich gekommen ist, die dann rein innerlich Beschwerden macht. Ein Sonderfall des Eintritts von Kälte in den Körper ist durch uns Ärzte verursacht: Durch eine gynäkologische Untersuchung oder einen gynäkologischen Eingriff kann Kälte direkt über die Scheide in die Gebärmutter gelangen und dort Schmerzen verursachen. Während der Menstruation ist eine Frau besonders anfällig für Kälte, da der Aus- und Eingang von Gebärmutter und Scheide weit geöffnet sind, um eben das Blut nach außen abfließen zu lassen. Wenn Sie zum Beispiel während Ihrer Menstruation schwimmen gehen, kann Kälte direkt in den Unterleib eintreten und Blockaden verursachen, die sich vielleicht erst viel später bemerkbar machen (was uns dann fordert, mit den Fragen sehr lästig und hartnäckig zu sein).

Generell kann man sagen, dass wir eine Abneigung gegen alles haben, wovon wir innerlich schon viel haben! Wenn Sie also sagen: »Ich hasse Kälte!«, dann lässt sich vermuten, dass Sie eh schon genug Kälte in sich haben. Wenn Sie sagen: »Ich hasse Hitze«, weiß ich, Sie haben schon genug Hitze in sich. Wenn Sie sagen: »Ich hasse Wind«, dann haben Sie sicher schon genug Wind abbekommen, und der sitzt noch immer in Ihrem Körper fest. So können Sie auch noch Feuchtigkeit und feuchtes Wetter hassen oder Trockenheit und trockenes Raumklima. Sie geben damit Informationen über das, was in Ihnen drin ist, und auch über Ihre Konstitution, und damit über Ihre Schwachstelle.

Feuchtigkeit

Feuchtigkeit schädigt die Milz und tritt bevorzugt im Spätsommer auf. Denken Sie an den Nebel, der kommt, wenn der Sommer geht, wenn die Nächte kühler werden und die Erde noch warm ist, aber durch das Abkühlen in der Nacht die Feuchtigkeit aufsteigt. Feuchtigkeit als Yin-Pathogen schädigt das Yang, kühlt ab. **Äußere Feuchtigkeit** kann unseren Körper belasten, nicht nur im Spätsommer, sondern auch wenn wir (wie im obigen Beispiel) in einem feuchten Haus wohnen, wenn wir feuchte Kleidung tragen, wenn wir auf dem feuchten Boden sitzen oder wenn wir in einer Waschküche oder anderen feuchten Orten arbeiten. Darum denken Sie an das Raumklima! Ideal ist eine Luftfeuchtigkeit von 50 bis 60 Prozent. Darunter trocknen Sie die Lunge aus, darüber überfeuchten Sie die Milz. Dafür freuen sich verschiedenste Kleinstlebewesen wie Pilze und Schimmel über das sympathische Feuchtbiotop.

Feuchtigkeit ist schwer und sinkt ab. Ist Feuchtigkeit einmal in den Körper eingedrungen, verursacht sie bevorzugt Beschwerden im unteren Teil des Körpers, einfach deshalb, weil sie schwer ist und die Schwerkraft wirkt. Typische Beschwerden sind schwere Beine, geschwollene Beine, auch eine geschwollene Prostata oder bei der Frau »Schwellungen« im Unterleib, aber auch Schwere im gesamten Körper, ein Schweregefühl im Brustkorb, im Bauch, eine Schwere im Kopf, im Gemüt, welche mit einem Nebel in Kopf und Gemüt einhergehen kann. Schwere kann also auch weiter oben auftreten, je nachdem, wie effektiv der Körper es schafft, die Abwärtsbewegung und Kälte der Feuchtigkeit auszugleichen.

Die Milz hasst Feuchtigkeit, egal, ob sie von innen oder von außen kommt. Wenn die Milz müde wird, produziert sie selbst ja genug davon. Feuchtigkeit von der Milz ist quasi Abfall, Schmutz, der liegen bleibt, weil die Milz überfordert oder erschöpft, *müde*, ist. Feuchtigkeit hat also etwas Schmuddeliges, etwas Schmutziges an sich. Der Körper versucht immer wieder, diesen Schmutz loszuwerden, zum Beispiel als »schmutzigen« trüben Ausfluss aus der Scheide, als »schmutzigen« trüben Harn oder über die Haut als trüben, nässenden Ausschlag. **Feuchtigkeit ist bei uns im Westen ein großes Thema, weniger wegen der äußeren, sondern mehr wegen der inneren Feuchtigkeit!** Und das hat vor allem mit unserer Ernährung und der Überlastung unserer Mitte, der Milz, zu tun! Und daher sage ich wieder einmal: *Bitte lieb sein zur Milz!*

Feuchte-Hitze

Eine Sonderform der Feuchtigkeit ist **Feuchte-Hitze**. Das Eindringen der Feuchte-Hitze von außen wird als Wärme-Erkrankung im *Wen bing lun* abgehandelt. Dabei überwiegt der Hitze-Aspekt. Innerliche Feuchte-Hitze treffe ich sehr oft bei meinen Patienten an. Einerseits kann es sein, dass sie gleich als Feuchte-Hitze tief in den Körper eingedrungen ist (bei entsprechend schlechter Abwehr), was ich aber als eher selten einstufe, oder es ist von außen Hitze als Fülle-Symptom (abgehandelt als Wärme-Erkrankung der *Wen bing*-Schule) eingedrungen und hat dadurch den Körper so erschöpft, dass seine Mitte, die Milz, ganz schwach geworden ist, nicht mehr gut funktioniert und daher Abfall, also Feuchtigkeit produziert. Das Ergebnis: Feuchte-Hitze. Andererseits, und das halte ich persönlich für die häufigste Ursache für ihr Auftreten, kann durch falsche Ernährung (kalt und feucht und unregelmäßig) die Milz so geschwächt worden sein, dass sie viel Feuchtigkeit produziert und diese durch ihre Klebrigkeit den *glatten Fluss aller Dinge* (Qi und Blut, Flüssigkeiten und Nahrung) blockiert hat, was zu einer Art *Reibungshitze* geführt hat mit dem Ergebnis: Feuchte-Hitze. Darüber hinaus kann es auch direkt bei der Leber begonnen haben: Durch sehr viel Stress spannt sich die Leber stark an, der Hun ist so richtig geladen, schlägt mit viel Yang, viel Hitze, um sich und lässt dadurch die Milz nicht mehr gut arbeiten, wodurch diese ihre Arbeit einstellt und das Essen als Feuchtigkeit »mistkübelt« – voilà: Feuchte-Hitze!

Wie auch immer sie entsteht, wenn die Feuchte-Hitze einmal da ist, macht sie Probleme. Und die sind aus der Natur der zwei Pathogene gut verständlich: Feuchtigkeit ist ein Yin-Pathogen, es ist kalt und schädigt das Yang. Hitze ist ein Yang-Pathogen, es ist heiß und schädigt das Yin. Stellen Sie sich vor, im Garten brennt ein Feuer, und Sie legen eine feuchte Decke darüber. Das Feuer wird sich gegen die Decke wehren, wird versuchen sie zu trocknen und zu verbrennen, was aber aufgrund der Feuchtigkeit *nicht ganz* gelingt. Und die feuchte Decke wird versuchen, das Feuer zu löschen und zu kühlen, was aber aufgrund der Hitze des Feuers *nicht ganz* gelingt. Und voilà: Wir haben soeben die **chronisch entzündlichen Erkrankungen des Westens** erfunden! Ständig finde ich Artikel in medizinischen Zeitschriften, die beschreiben, dass verschiedenste chronische Erkrankungen immer häufiger, immer früher auftreten, auch schon Kinder und Jugendliche betreffen. Sei es die Gruppe der entzündlichen Darmerkrankungen und der entzündlichen Magenerkrankungen, sei es die große Gruppe der Autoimmunerkrankungen, die sehr große Gruppe der sogenannten stressbedingten Erkrankungen, wie hoher Blutdruck, Kopfschmerzen, psychische Erkrankungen, sei es die Gruppe der Zivilisationserkrankungen, wie die Zuckerkrankheit (Diabetes mellitus), Störungen des Fettstoffwechsels mit all seinen Konsequenzen, Übergewicht (bei dem es zunehmend um Entzündungen als Folgeerscheinung geht), sei es die Gruppe bestimmter Tumorerkrankungen.

Wir als Gesellschaft werden einfach immer ungesünder, was wir aber mit unserer westlichen Medizin zum großen Teil *symptomatisch* recht gut im Griff haben ... Chronisch bedeutet, dass wir *nicht wirklich gesund* sein wollen, aber auch *nicht wirklich krank*. Beides hat ja so seine Vorteile, und mit dem Entscheiden tun wir uns hier im Westen wirklich schwer (jaja, die müde Milz!). Die Evolution ist brutal. Entweder man ist gesund, oder man ist krank. Wenn man krank ist, wird man entweder wieder gesund, oder man stirbt. Punkt. So funktioniert die Evolution. Wir haben mit unserer Art zu leben und zu denken das »chronisch Kranksein« entwickelt. Mit unseren Medikamenten halten wir Zustände in einem stabilen Zustand, die mit Gesundsein oft nicht viel zu tun haben. Aber es geht irgendwie, man lebt. Doch es fühlt sich nicht gesund an. Irgendwie lassen sich die Emotionen, die ja in den Organen leben, nicht täuschen, sie lassen sich höchstens *symptomatisch* (mit westlichen Medikamenten) kontrollieren. Eigentlich hat man nur die körperlichen Krisensituationen im Griff, unterm Strich läuft es aber bestimmt nicht *im glatten Fluss*, was wieder die Leber ins Spiel bringt und den Hun, der so angespannt ist, und die Milz, die wieder einmal am Arbeiten gehindert wird. Und das bringt mich auf ein anderes Thema, über das wir noch reden müssen: die sekundären pathogenen Faktoren.

Die sekundären pathogenen Faktoren

Unter den sekundären pathogenen Faktoren fasst man jene »Krankmacher« (Pathogene) zusammen, die durch das Zusammenspiel verschiedener anderer Krankmacher und Angreifer entstehen. Sie sind also nicht *primär*, von vornherein, vorhanden.

Feuchte-Hitze ist ein solches sekundäres Pathogen, sie entsteht wie beschrieben durch das Zusammenspiel verschiedenster widriger Umstände.

Schleim ist ebenfalls ein solcher Faktor. Er entspricht einer unter Hitzeeinwirkung eingedickten Feuchtigkeit und verursacht Blockaden. Schleim, sehr verbreitet bei uns im Westen, kann Ursache sein für die »bösen Krankheiten« (und da reden wir über die ganzen Herz-Gefäß-Krankheiten, Tumore und Krebserkrankungen).

Blut-Stagnation ist ein weiteres sekundäres Pathogen. Sie bedeutet, dass das Blut verlangsamt fließt, und ist zu unterscheiden von der **Blut-Stase**, bei der das Blut gar nicht mehr fließt, das Gewebe stirbt ab (ohne Blutversorgung geht das von dem jeweiligen Gefäß mit Nährstoffen versorgte Gebiet zugrunde). Blut-Stagnation und Blut-Stase sind zumeist das Resultat anderer Störungen wie Qi-Stagnation, Hitze, Kälte, Qi-Mangel, Blut-Mangel oder Schleim und kann selbst wieder verschiedene Zustände wie Hitze, Blutungen, Blut-Mangel und Trockenheit auslösen. Wenn Blut stecken bleibt, dann geht es wieder um die »bösen Krankheiten« und um Schmerzen. Die sekundären pathogenen Faktoren werden uns bei der Therapie noch viel beschäftigen.

Vor äußeren Einflüssen schützen
Kehren wir zurück zu den acht Prinzipien und der ersten Frage: **Kommt der Auslöser von außen oder von innen?**

»Von außen« haben wir jetzt ausführlich besprochen, und Sie sind sich der Tragweite der Umwelteinflüsse bewusst. Alles um uns herum hat einen Effekt auf uns. Es ist jedoch nicht alles so feindlich, wie es nach der Aufzählung der äußeren klimatischen Faktoren scheinen mag. Zusammenfassend könnte man sagen, dass wir – unsere Körper – lernen müssen, uns gegen äußere Faktoren zu schützen. Das betrifft einerseits das Immunsystem, chinesisch das *Zheng-Qi*, andererseits unser Verhalten, dass wir uns bei entsprechenden klimatischen Bedingungen entsprechend anziehen (»Wei-Qi-Prothese«, »künstliches Fell«) und nicht ständig im Wind stehen, was durchaus zweideutig zu verstehen ist. UND es gehört dazu, dass wir unsere **Konstitution**, unsere natürliche Anlage, erkennen und verstehen lernen, um unsere Schwachstelle zu schützen, speziell in der Jahreszeit des Organs, das uns am meisten entspricht:

- Der Leber-Frühling-Typ muss auf Wind aufpassen.
- Der Herz-Sommer-Typ muss auf Hitze aufpassen.
- Der Milz-Erde-Typ muss auf Feuchtigkeit aufpassen.
- Der Lungen-Herbst-Typ muss auf Trockenheit aufpassen.
- Der Nieren-Winter-Typ muss auf Kälte aufpassen.

Ich gehe noch einen Schritt weiter: Wir müssen auch lernen, uns gegen äußere Einflüsse zu schützen, die nichts mit dem Wetter und der Jahreszeit zu tun haben. Denken wir noch kurz *schamanistisch*, bevor wir lernen, *traditionell chinesisch* zu denken (sprich: dass die Krankmacher *auch von innen kommen können*). Besonders feinfühlige Menschen werden jetzt aufhorchen. Wir spüren ja oft, dass uns gewisse Menschen, mit denen wir zu tun haben, gewisse Emotionen, die uns von außen entgegengebracht werden, nicht guttun. Und da gibt es schon viele Theorien darüber, wie das Spiegelgesetz oder psychotherapeutische Ansätze. Chinesisch ist es ganz einfach: Wenn ich zum Beispiel ein Milz-Erde-Typ bin, neige ich von meiner Anlage her zum Grübeln, dazu »an Gedanken kleben zu bleiben«, zu *Schwere* durch Feuchtigkeit und Schleim, nicht nur körperlich, sondern auch seelisch. Wenn ich nun gerade in einer Lebensphase stecke, in der meine Milz einfach nicht mehr alles verdauen kann (seelisch und körperlich), und genau dann treten Menschen in mein Leben, die ihre Sorgen auch noch auf mir abladen wollen, wo doch meine Milz eh schon »stopp« schreit, dann muss ich ganz strikt und konsequent lernen, mich von diesen Sorgen der anderen fernzuhalten, zu distanzieren. Es bringt gar nichts, mit einem Patienten darüber zu weinen, dass er so arm ist. Es bringt ihm nichts und mir nur eine noch größere Milz-Schwäche. *Sie sollen mitfühlen, nicht mitleiden.* Mitgefühl ja, Mitleid nein. Mitfühlen bedeutet, den anderen zu sehen, ihn zu verstehen und ihm auch aus einer emotionalen Distanz zu helfen. Wenn ich auf sein Leid einsteige, ihm also seine Last erleichtern möchte, indem ich sie mittrage, werden wir beide unter ihrem Gewicht zusammenbrechen.

Lernen Sie Ihre äußeren Grenzen kennen (seelisch und körperlich), damit Sie wissen, wie weit Sie jemanden tatsächlich hineinlassen sollten. Lernen Sie zu erkennen, auf welche Gefühle von anderen Sie besonders intensiv einsteigen. Es ist sehr gut möglich, dass dies Ihre eigene Schwachstelle widerspiegelt (und damit haben Sie wieder etwas über Ihre Anlage, Ihren Typ, gelernt)!

Emotionen als innere pathogene Faktoren

Über die Auslöser von außen haben wir viel geredet, kommen wir nun zu den Auslösern von innen. In diesem Fall wird **nach den sieben Emotionen differenziert: Zorn, Freude, Sorge, Grübeln, Traurigkeit, Angst, Schock.** Darauf folgen wiederum die Fragen nach **Fülle oder Mangel (Leere) → Hitze oder Kälte → Yin oder Yang.**

Bei der Differenzierung nach den sieben Emotionen muss ich sehr detektivisch vorgehen, um eine Aussage darüber treffen zu können, ob die Erkrankung *wirklich* als innere Erkrankung entstanden ist (also durch die Emotionen) oder ob es *sekundär* nach vorhergehender Einwirkung eines oder mehrerer äußerer klimatischer Faktoren zu einer Schwächung oder Schädigung eines inneren Organs gekommen ist, welches sich dann beleidigt zeigt und sich mit seinen ihm eigenen Emotionen äußert **(sekundäre innere Erkrankung).** Dann nämlich muss ich sie vorrangig als innere Erkrankung behandeln, bis das Organ so gestärkt ist, dass es den oft noch versteckt vorhandenen äußeren pathogenen Faktor hinauswerfen kann.

Bei den Krankheitsursachen hatten wir ja auch **Ernährung** und **Katastrophen** und **Unfälle** genannt, welche primär von außen wirken und daher eher den äußeren pathogenen Faktoren zuzurechnen sind. Aber insbesondere bei der Ernährung ist das wirklich eine rein akademische Diskussion.

Und weil wir gerade dabei sind: Unsere Gesellschaft ist ja die vollkommene Ausnahme, was Ernährung betrifft. Wir bekommen bei uns, in unseren *Super-* und auch den *Weniger-super-Märkten* Lebensmittel aus allen vier Jahreszeiten. Irgendwo auf der Welt ist immer Frühling oder Sommer oder Herbst, und von dort bringen uns Flugzeuge die Lebensmittel. Wir können also zu jeder Jahreszeit Früchte und Gemüse und Getreide aller Jahreszeiten kaufen und essen. Eigentlich unglaublich, oder? Traditionell, das heißt vor der industriellen Revolution und dem »Weltmarkt«, waren nur die Ernteprodukte zu bekommen, die in meiner Gegend und damit in meiner Jahreszeit gewachsen sind. Die Ernährung war also im Einklang mit der Jahreszeit. Soziale Faktoren (dass man sich nur gewisse Lebensmittel leisten kann) konnten und können einen dazu zwingen, nur gewisse Lebensmittel zu konsumieren, wobei in der Vergangenheit die »billigen« Lebensmittel die gesunden (wie Getreide, Reis, manches Gemüse und Obst) waren und die »teuren« Lebensmittel (wie Fleisch, Fisch, Milchprodukte, Süßigkeiten) die ungesunden, was wir heute wissen. Heute hat sich das leider umgekehrt. Heute sind die gesunden Lebensmittel (wie biologisches angebautes Gemüse, Obst und Getreide, Fleisch aus artgerechter Haltung) die teuren, und die ungesunden Lebensmittel (wie Milchprodukte, billiges Fleisch und Fisch, Süßigkeiten) werden einem fast nachgeworfen. Schöne neue Welt.

So können wir den Markt und soziale Umstände als äußeren pathogenen Faktor sehen, dagegen die Gier, die Sucht und den Missbrauch von Lebensmitteln als »seelische Streicheleinheit« als inneren pathogenen Faktor, als Emotion ...

Zu **Unfällen** fällt mir noch ein Freund ein, der mir kürzlich erzählt hat, dass er vor zwei Jahren eine Phase hatte, in der er ständig traurig und niedergeschlagen war. Er hatte keine Ahnung, was die Ursache dafür sein könnte, weil er das bei sich überhaupt nicht kannte. Durch Zufall (und wie das mit den Zufällen so ist, wissen wir doch) hat er sich plötzlich an ein Erlebnis in der Kindheit erinnert, bei dem er auf das Gesicht gestürzt war und sich die Nase schwer verletzt hatte. Eigentlich hatte er seither nie mehr an diesen Vorfall gedacht. Und jetzt plötzlich war dieses Erlebnis wieder so präsent, als wäre es gestern gewesen. Er musste heftig weinen und hat zum ersten Mal dieses Erlebnis verdaut. Von dem Zeitpunkt an war er wieder der Alte und keine Spur mehr von Schwere oder Traurigkeit.

Emotionen in der westlichen und in der Chinesischen Medizin

Den Gefühlen wird in der Chinesischen Medizin eine ganz andere, viel gewichtigere Bedeutung in der Entstehung von Krankheiten zugesprochen als in der westlichen Medizin. Wie oben erwähnt, werden Gefühle dann den Körper und die inneren Organe schädigen, wenn sie *zu lange* bestehen und wenn *zu viel* von dem Gefühl vorhanden ist. In der chinesischen Vorstellung leben bestimmte Gefühle in bestimmten Organen. So leben der Zorn, die Aggression und die Wut in der Leber (denken Sie an den Geist der Leber, den *Hun*), die Freude lebt im Herzen (denken Sie an den Geist des Herzens, den *Shen*), die Sorge und das Grübeln leben in der Milz (denken Sie an den Geist der Milz, den *Yi*), die Traurigkeit und die Trauer leben in der Lunge (denken Sie an den Geist der Lunge, den *Po*), die Angst und die Ängstlichkeit leben in der Niere (denken Sie an den Geist der Niere, den *Zhi*). Ein Schock kann gleichzeitig Niere und Herz schädigen, lebt aber am ehesten in der Niere.

Zu viel von einer Emotion wird das entsprechende Organ schädigen. Unsere Konstitution gibt vor, zu welcher emotionalen Schwäche wir neigen. Umgekehrt kann eine Organschwäche, wie zum Beispiel ein Nierenversagen im westlichen Sinne (dass also die Niere ihre Funktion nicht mehr erfüllen kann und die Schadstoffe nicht mehr aus dem Blut gefiltert werden), dazu führen, dass der Geist *Zhi* sein Zuhause verliert und durch den Körper spukt und *Angst macht*.

In der westlichen Medizin ist die Anschauung über den Einfluss der Emotionen auf organische Erkrankungen eine ganz andere. Durch westliche Forschung und Beobachtung haben wir festgestellt, dass das **Gehirn** die Heimat der Emotionen ist, speziell das **limbische System**. Es ist Teil des Großhirns und sitzt unterhalb der Großhirnrinde. Die Großhirnrinde, welche das gesamte Äußere des Großhirns bildet, weist im vorderen Bereich den Stirnlappen auf, welcher dafür zuständig ist, dass wir unsere Bewegungen bewusst ausführen können. Eine spezielle Region des Stirnlappens befindet sich ganz vorne: das Frontalhirn, der präfrontale Cortex. Mit ihm denken wir. Hier sitzt unser Intellekt. Mit ihm *kontrollieren wir unsere Gefühle*. Der präfrontale Cortex ist beim Menschen besonders gut entwickelt, wir besitzen sozusagen ein »Hirn-Organ«. Albert Einstein sagte einst: »Wir sollten uns davor hüten, den Intellekt zu unserem Gott zu machen. Gewiss, er hat starke Muskeln, jedoch keine Persönlichkeit. Er darf nicht herrschen, nur dienen.« Dienen sollte er dem limbischen System. Dort leben westlich gesprochen unsere *Erinnerungen* und *unsere Gefühle*, und die meisten haben auch noch einen ganz bestimmten Platz. So lebt zum Beispiel die Angst im untersten Bereich des limbischen Systems, dem Mandelkern (*Amygdala*). Treten hier Verletzungen auf, wirkt der betroffene Mensch antriebslos und emotionskalt und scheint seine sexuellen Triebe nicht im Griff zu haben. Dass Gedächtnis und Gefühle im gleichen Bereich des Gehirns beheimatet sind, kann kein Zufall sein. So bestätigt die Hirnforschung, wie wichtig die positive gefühlsbetonte Motivation beim Lernen ist.

Das limbische System sitzt direkt unter der Großhirnrinde und hat auch viele Verbindungen mit dem Frontalhirn. Tritt eine Emotion (im limbischen System) auf, hat diese die Möglichkeit, über Nervenimpulse, die über den Hypothalamus führen, Organe zu beeinflussen, wobei die Nervenimpulse das autonome Nervensystem erreichen (das autonome Nervensystem ist jener Bereich des Nervensystems, den wir *nicht willentlich beeinflussen können*; er besteht aus Sympathikus und Parasympathikus – *Erreger* und *Beruhiger/Verdauer*). Andererseits können Nervenimpulse über Thalamus und Hypothalamus die Hirnanhangdrüse (die *Hypophyse*) zu einer Ausschüttung von Hormonen bewegen, welche über das Blut zu verschiedenen Drüsen im Körper schwimmen und diese wiederum dazu bewegen, ihre Hormone auszuschütten (zum Beispiel die Schilddrüse, die Nebennierenrinde oder die Eierstöcke, wodurch Gefühle den Zyklus und die Fruchtbarkeit beeinflussen).

Das westliche Modell zeigt also ein hierarchisches System auf. »Von oben herab« werden Organe durch Gefühle beeinflusst. Und es kommt so langsam zu einem Umdenken. Hat man noch vor ein paar Jahren, wenn man keine Ursache für eine Störung eines Organs gefunden hat, das Organ als gesund erklärt mit dem Verweis, die Beschwerden seien »psychosomatisch« (was damals bedeutet hat »es ist eh nichts«), erkennt man zunehmend, dass die Behandlung der Gefühle ein integraler Bestandteil des Heilungsprozesses ist. Zumindest verfügen schon sehr viele westliche Krankenhausabteilungen über Psychologen.

Chinesisch betrachten wir ein Organ nur dann als gesund, wenn auch die entsprechende Emotion gesund ist. Körper und Psyche sind für uns eine Einheit. Der Zusammenhang von Körper und Geist zeigt sich sehr schön im Modell der *drei Schätze*: *Jing – Qi – Shen*. Nur wenn ausreichend Jing, Essenz, also die Kombination von Yin und Yang, da ist, nur wenn ausreichend Qi, welches von der Mitte gebildet wird, da ist, *dann gibt es Shen!*

Zorn

Zorn steht für einen ganzen Komplex emotionaler Zustände wie **unterdrückter Ärger, Wut, Aggression, Hass, Reizbarkeit, Frustration, Verbitterung, Feindseligkeit.** All diese Emotionen lassen es »in einem aufsteigen«. Man spürt, was diese Gefühle mit dem Qi machen: *Das Qi steigt auf.* **Die Emotionen des Zorns leben in der Leber**, und je nachdem, wie lange und wie intensiv sie vorherrschen, verursachen sie unterschiedliche Ausprägungen von Leber-Störungen: ein Steckenbleiben, eine *Stagnation* von Leber-Qi, eine Stagnation von Leber-Blut, aufsteigendes Leber-Yang und, wenn es so richtig heiß hergeht, emporflammendes Leber-Feuer. Durch die aufsteigende Wirkung von Wärme und Hitze treten die Symptome bevorzugt im oberen Bereich des Körpers auf und in den Augen, den Öffnern der Leber: rote Augen, rotes Gesicht, Kopfschmerzen, Schwindelgefühl, Ohrgeräusch (meist ist innerlich ein hoher Ton zu hören), Verspannungen (vor allem im Nackenbereich), hoher Blutdruck, Verdauungsprobleme durch *Leber attackiert die Milz.* Der Hun schlägt um sich und kann dadurch auch andere Organe direkt verletzen, wie Herz (Rhythmusstörungen), Magen (Gastritis), Lunge (Asthma oder Husten). Er schlägt hinauf, und dort sitzt das Gehirn: Zorn trübt das Denken. Wenn der Zorn *unterdrückt* wird, wird dies eine Blockade (Leber-Qi-Stagnation) verursachen, lässt man ihn *frei heraus*, wird er nach oben schlagen und sich nach außen kanalisieren: aufsteigendes Leber-Yang oder emporflammendes Leber-Feuer.

Frisst man den Ärger jahrelang in sich hinein, kann jemand so gar nicht *Hun-artig* erscheinen, sondern eher erschöpft mit leiser Stimme, verbittert oder auch traurig. Der Puls zeigt dann sehr genau an, dass es *unter der Oberfläche brodelt.* Dieses »Hineinfressen« einer Emotion führt zu sehr viel Spannung und Reibung im Körper, so wie bei Bremsklötzen, wenn man ständig mit angezogener Handbremse Auto fährt. Diese Reibung verbraucht die Bremsklötze, das *Yin der Leber*, und verursacht Hitze im Körper, die oft entzündlichen inneren Erkrankungen (wie die große Gruppe der Autoimmunerkrankungen) entspricht. Wenn die Emotion sehr stark ist und lange besteht, wird sie an die Substanz der Leber gehen und mit der Zeit einen Leber-Blut-Yin-Mangel machen (vor allem auch deshalb, weil die Leber das viele Yang, die viele Hitze, mit dem Yin versucht zu kühlen, was dann aber auch verbraucht wird).

Gehen wir weiter nach den acht Prinzipien vor, so lautet die nächste Frage: **Fülle oder Mangel.**

Innen → Zorn → **Fülle oder Mangel**

Ich glaube, das können Sie jetzt schon alleine beantworten, oder …? **Fülle**, wenn sich Hitze und Feuer und Yang durch Zorn und Wut nach außen entladen: Denken Sie an ein Tier, einen Wolf, der Sie anknurrt und bereit ist, jeden Moment auf Sie loszugehen! Fülle! Im Körper drängt das Yang nach oben und außen, die Augen kommen einem quasi schon entgegen. Mit der Zeit, wenn der Wolf einen Monat lang so dagestanden hat, wird das viele aufsteigende Yang das Yin erschöpfen, und der Wolf wird frustriert vor sich hinsurren. Dem entspricht die Leere, der **Mangel**, die Erschöpfung durch das ständige Knurren bzw. dadurch, dass die Aggression nicht ausgelebt werden kann (der Wolf sitzt ja noch immer da, hat noch immer nicht angegriffen). Emotional entspricht dem die Frustration, und körperlich spürt man zwar noch die Anspannung, aber gleichzeitig die Erschöpfung (sobald wir den Puls besprechen, werden Sie das sehr leicht unterscheiden können). Daher kommen wir gleich zur nächsten Frage: Hitze oder Kälte.

Innen → Zorn → Fülle → **Hitze oder Kälte**
Innen → Zorn → Mangel → **Hitze oder Kälte**

Zumeist wird bei Leber-Problemen die **Hitze** überwiegen. Es kann aber sein, dass nach jahrelanger Leber-Spannung das Yin wie auch das Yang der Leber aufgebraucht ist (Sie erinnern sich: Yin kann in Yang umgewandelt werden, und Yang kann in Yin umgewandelt werden, um in ein Gleichgewicht zu kommen; wie Feuer-Yang, das Holz-Yin verbrennt, und am Ende bleibt ein kalter Aschehaufen), und übrig bleibt ein kombinierter Yin-und-Yang-Mangel, eine Erschöpfung des *Jings* (welches in der Niere gespeichert ist und der Leber ständig Nachschub liefern musste). Damit bleibt noch die letzte Frage zu beantworten: **Yin oder Yang**.

1. Innen → Zorn → Fülle → Hitze → **Yang**
2. Innen → Zorn → Mangel → Hitze → **Yang**
3. Innen → Zorn → Fülle → Kälte → **Yin**
4. Innen → Zorn → Mangel → Kälte → **Yin**

Die ersten zwei Situationen beschreiben das, was wir sehr gut als Leber-Probleme kennen (siehe all die Symptome oben). Drittens und viertens zeigt uns *den Endzustand*, das *Ausgebranntsein* (dies wird uns im Therapie-Teil als **Burnout** begegnen). Selbst da noch kann Fülle entstehen. Denken Sie an eine Wasserleitung, die an einer Stelle so sehr verkalkt, dass sich *davor* das Wasser aufstaut und *dahinter* kaum noch Wasserdruck vorhanden ist. *Vor* der Blockade wird eine *Fülle* sein, ein hoher Druck, und der kann *Kraft und Stärke vortäuschen*. In unserem Fall bedeutet das, dass durch die ständige Spannung im Körper, durch das ständige Überhitzen und Ärgern aller Organe **sekundäre Pathogene** entstehen. Durch das ständige Attackieren der Milz wird **Schleim** entstehen (die Milz will nicht mehr), durch das ständige Verbrauchen von Yin und Blut und (Kühl-)Flüssigkeiten zum Kühlen des überhitzten Yangs wird sich das Blut eindicken (wie wenn es eingekocht wird) und immer langsamer fließen und letztlich eine **Blut-Stagnation** bis hin zur **Blut-Stase** verursachen. Und aus dem ersten Teil des Buches wissen Sie: **Da brennt der Hut!**

Damit ist die weitere Therapie klar: **Zunächst einmal die Blockade beseitigen,** also Schleim auflösen und die Blut-Stagnation aufbrechen! Auf keinen Fall versuchen, die Leere hinter der Blockade aufzufüllen, indem man den Wasserdruck in der Wasserleitung erhöht ... das könnte ins Auge (Leber!) gehen: Die Leitung könnte platzen.

Eine typische Leere, die wie eine Fülle aussieht, ist der **hohe Blutdruck.** Personen mit hohem Blutdruck *durch eine Leber-Problematik* wirken kräftig, haben einen roten Kopf, »intensive« Augen, reden oft viel. Wenn man sich dann aber den Puls ansieht (bald), findet man »Leere« (einen ganz feinen Puls) oder eine oberflächliche Fülle, hinter der eine Leere steckt (wie ein mit Gas gefüllter Luftballon, der mit seiner daran hängenden Schnur an der Decke klebt, weil ihn niemand festgehalten hat). Bei Frauen überwiegt auch bei chronischer Leber-Qi-Stagnation der niedrige Blutdruck. Sie wirken voller Energie und Tatkraft, sind jedoch innerlich oft fahrig und können nicht gut abschalten. Mit der Zeit erkennt man sie fast schon mit geschlossenen Augen und offenen Ohren, da sie ständig reden und auch im Herzen nicht zur Ruhe kommen. Meine Frau würde ich ansehen und sagen: »**Leere-Hitze**«. Ein Überhitzen aufgrund fehlender Kühlung durch Blut und Yin bei Blut- und Yin-Mangel.

Oft kann man nach Jahren nicht mehr feststellen, ob es mit der Emotion begonnen hat (ein frustrierendes Leben) oder ob es doch ursprünglich *einfach zu viel Wind* war, weil jemand in der Bretagne am Meer gelebt oder in einer Firma gearbeitet hat, welche mit ständigem Leistungs- und Erfolgsdruck viel Stress, viel Wind gemacht hat. Unterm Strich ist es egal. **Die acht Prinzipien lehren uns, das zu behandeln, was wir jetzt im Moment feststellen.** Wenn wir *jetzt* Mangel feststellen, behandeln wir den Mangel *jetzt*. Wenn wir *jetzt* Fülle-Hitze feststellen, behandeln wir diese *jetzt* (mit der Einschränkung: Sehe ich Zeichen von Schleim und Blut-Stagnation, dann behandle ich zuallererst das *und vergesse den Rest*). Im Laufe der weiteren Therapie wird man eh sehen, wie weit der Körper den vor Jahren falsch eingeschlagenen Weg zurückgehen möchte, um vielleicht den ursprünglichen Auslöser, der möglicherweise ein äußerer klimatischer Faktor war, endgültig zu vertreiben. Unsere Aufgabe als TCM-Therapeuten ist: den Patienten auf seinem Weg und bei seinen Entscheidungen zu begleiten und zu *coachen*.

Freude

Freude ist die Emotion des Herzens. Sie hat für uns prinzipiell einen sehr positiven Aspekt. Denken Sie an den Geist des Herzens, den Shen. Wenn es dem Herzen so richtig gut geht, *strahlt der Shen*, und Sie spüren die Freude in jeder Pore Ihres Körpers. **Prinzipiell sind alle Gefühle gut.** Alle Gefühle, die wir hier aufzählen, haben ihre Berechtigung und ihren festen Platz in unserem Körper, westlich gesprochen in unserem limbischen System, chinesisch gesprochen in den verschiedenen Organen. Nur wenn zu viel von einem Gefühl besteht, wenn sie zu intensiv und zu lange bestehen, werden sie das Gleichgewicht (unsere Gesundheit) im Körper stören, werden das Yin-Yang-Verhältnis im Körper durcheinanderbringen und damit indirekt auch alle Organe beeinflussen.

Die Freude, der Shen, ist dafür ein gutes Beispiel. Nur wenn alles passt im Körper, bekommen wir als Zugabe die Krone des Shen, der Freude aufgesetzt. Wenn Zorn vorherrscht oder Grübeln oder Traurigkeit oder Angst, gibt es auch keinen Shen. Aber Freude kann auch zu viel da sein, vor allem dann, wenn der Shen nicht gut im Herzen verankert ist, wenn also die Badewanne des Herzens nicht gut mit Herz-Blut befüllt ist. Was macht zu viel Freude mit dem Qi? Stellen Sie sich einen physiologischen Freude-Überschuss vor: Sie verlieben sich! Können Sie da ruhig schlafen? Oft nicht. Haben Sie Appetit und können normal essen? Oft nicht. Können Sie sich in der Arbeit konzentrieren? Oft nicht. Ist das gesund auf Dauer? Eher nicht! Daher hat die Natur den Zustand des *Verliebtseins* auch nur als Übergangsphase im Leben geschaffen. Dieser Zustand wurde erfunden, damit Sie sich in dieser Phase hundertprozentig auf die Person, in die Sie sich verliebt haben, konzentrieren und alles andere ausblenden können, um möglichst bald (innerhalb von Tagen, Wochen oder wenigen Monaten) in die nächste Phase einzutreten.

Manche erwachen aus diesem rauschartigen Zustand ganz plötzlich mit einem »Kater«, den sie dann auskurieren, um danach wieder zu ihrem normalen Leben zurückzukehren. Bei anderen folgt auf die intensive Beschäftigung mit dem »Geliebten« der nahtlose Übergang zur »Liebe«. Diese stellt einen alltagstauglicheren, stabileren Zustand dar mit dem Effekt, dass man die Freude ständig in einer Dosis erlebt, die es einem ermöglicht, wieder gut zu schlafen und auch wieder normal zu essen. Wenn dann nach Monaten oder Jahren die Freude in ihrer Präsenz anderen Gefühlen unterliegt und das Überlebensprogramm für den Alltag wichtiger wird, als sich über die Zweisamkeit zu freuen, sind unser Intellekt, unser Frontalhirn, und unser Erinnerungsvermögen im limbischen System gefordert, aktiv zu werden und uns an die gute Zeit der Partnerschaft zu erinnern und den Zustand der Liebe wieder herbeizuführen. »Intellekt« bedeutet in diesem Falle, sich aktiv um die Beziehung zu bemühen, sich Problemen des Zusammenlebens zu stellen und auch Hilfe zu holen, also alles zu versuchen, um den ursprünglichen Zustand des Glücklichseins mit diesem Partner wiederherzustellen.

Leider wirkt sich eine Tendenz in unserer Gesellschaft auch auf unseren Umgang mit Beziehungen aus: **wegwerfen statt reparieren!** So wie wir verschiedenste Gegenstände des Alltags gleich wegwerfen und uns lieber ein neues Gerät kaufen, so werfen wir vermehrt auch unsere Beziehungen gleich weg und besorgen uns lieber eine neue. Aber auch in dieser neuen Beziehung laufen die Gesetze der Natur phasenhaft ab: Auf den Ausnahmezustand des Verliebtseins folgt nach geraumer Zeit die Entscheidung »Alles (Liebe) oder nichts (Trennung)«, danach tritt die Beziehung in eine stabile Phase ein, in der dann auch unsere eigene Natur wieder zum Tragen kommt. Und damit sind *merkwürdigerweise* auch alle in der vorhergehenden Beziehung aufgetretenen Probleme wieder da. Reparieren heißt vor allem: nicht weglaufen, sich selbst und dem anderen stellen. Falls Sie das alleine und mit Ihrem Partner nicht hinkriegen, ist das ganz sicher keine Schande, aber dann holen Sie sich bitte Hilfe (die in unserer westlichen Welt an jeder Ecke wartet ... keine Ausreden)! Sie sehen, die Chinesische Medizin hat ihre Finger sogar in Ihrer Partnerschaft. Sie erinnern sich an meinen Satz: Chinesische Medizin ist zu 80 Prozent Lebensführung – und da gehört die Partnerschaft sicherlich dazu –, zu 10 Prozent Kräutermedizin, zu 10 Prozent Akupunktur.

Zurück zur Freude: Was macht sie also mit dem Qi? Traditionell sagt man, dass Freude *das Qi verlangsamt*, indem sie Herz und Gefäße weitet und öffnet (vergleichbar einem

Bach, der plötzlich ein viel breiteres Bett bekommt, wodurch er viel langsamer fließt). Der Puls verlangsamt sich, alle Spannungen im Körper lösen sich, und man kommt in eine *innere Ruhe*. Mit **plötzlicher Freude** verhält es sich ein bisschen anders: Denken Sie an kleine Kinder zu Weihnachten kurz vor der Bescherung. Da ist nicht viel von innerer Ruhe zu erkennen, oder? Die Freude ist dann viel mehr eine starke Aufregung, eine Übererregung, was im Körper eher wie ein *Schock* abläuft: **Das Qi zerstreut sich.** Die Kinder können nicht ruhig sitzen bleiben. Egal, was man als Eltern sagt, sie werden uns nicht hören und unseren Anweisungen nicht folgen können. Zum Glück kommt dann die Bescherung, die Kinder bekommen ihre Geschenke, und schön langsam kehrt Ruhe ins Haus und in die Körper und den Puls der Kinder ein.

Hält dieser **Übererregtheitszustand** länger an, sind die typischen Beschwerden Herzklopfen (*Palpitationen*, ein schneller kräftiger Herzschlag, der subjektiv stark empfunden wird), Schlaflosigkeit, Unruhe und der Drang, ständig und viel zu reden. Hält dieser Zustand sehr lange an (ab welcher Länge die Zeitspanne schädigend ist, hängt von der jeweiligen Konstitution eines Menschen ab), schädigt die Freude das Herz und vor allem das Herz-Blut, mit dem das Herz versucht, die viele Hitze der Aufregung zu kühlen. In stärkster Ausprägung bei beschädigtem Herz-Blut und Yin kippt die ständige Freude in eine **Manie**, den schwer zu kontrollierenden Dauerzustand der übersteigerten Freude. In diesem Zustand bringen einen selbst die schlimmsten Nachrichten und Vorkommnisse nicht von dem eigenen euphorischen Zustand weg, das ist vergleichbar mit einem Drogenrausch und getrübter Wahrnehmung. In unserem Acht-Prinzipien-Modell schaut das Ganze dann so aus:

Innen → Freude → Fülle → Hitze → **Yang**
Innen → Freude → Mangel → Hitze → **Yang**

Akut ist Fülle da, auf Dauer (*chronisch*) wird Blut und dann auch Yin weniger, und wir bekommen die Zeichen von *Leere-Hitze*.

Sorge und Grübeln
Sorge und Grübeln sind die Emotionen der Milz, übermäßige Sorge und übermäßiges Grübeln ist sehr beliebt bei Milz-Schwächlingen. Und Milz-Schwächling zu sein ist sehr modern in unserer Gesellschaft. Eigentlich sollten uns all die Errungenschaften und Erfindungen und Produkte, die unsere westliche Gesellschaft hervorbringt, das Leben deutlich erleichtern, oder? Aber nachdem wir einmal angefangen haben mit dem ganzen mehr und mehr, schneller und schneller, besser und besser, größer und größer, werden wir *die Geister, die wir riefen*, nicht mehr los. Dabei müsste es uns doch eigentlich *sooooooo gut gehen*! Was wir heute alles haben, wäre vor 100 Jahren, sogar vor 50 Jahren undenkbar gewesen! All das viele Essen, Fleisch und Milchprodukte und Mehlspeisen für alle, jeder kann lesen und sich Bücher kaufen oder ausborgen, jeder hat sein eigenes Theater, seinen eigenen Konzertsaal zu Hause in Form eines Fernsehers, einer Stereoanlage. Wenn man krank wird, gibt es für jeden von uns einen Arzt, gibt es für jeden von uns Medikamente, und wir sterben in der Regel nicht an Verletzungen oder Infektionen. Selbst, wenn wir einmal keine Arbeit haben, bekommen wir Geld, damit wir nicht nur überleben, sondern sogar *leben* können. Über den Computer können wir billigst Kontakt mit fast allen Menschen auf der Welt aufnehmen, wenn wir das wollen. Selbst das Gehen wird uns abgenommen: Wir haben unsere eigenen Transportmittel (Autos) oder werden mit einem öffentlichen Beförderungsmittel dorthin gebracht, wohin wir wollen (U-Bahn, Bus, Bahn), was früher den ganz Reichen oder dem König vorbe-

halten war. Jeder von uns hat Schuhe und Kleidung, und wenn etwas davon kaputt geht, müssen wir es nicht selbst reparieren, sondern können uns einfach etwas Neues kaufen. Fast alle von uns wohnen in beheizten Häusern, haben tagtäglich frisches Wasser zur Verfügung, welches uns frei Haus direkt in die Wohnung gebracht wird. Wir können uns täglich waschen, sogar mit heißem Wasser, mit duftenden Seifen und Cremes pflegen. Wir müssen unsere Fäkalien nicht entsorgen, das geht mit unseren modernen Toiletten ganz automatisch. Und fast alle von uns haben ein Bett mit weichen Polstern und Decken, wir müssen also nicht auf dem harten Boden schlafen. Und wir können feiern, so viel wir wollen, können Genussmittel wie Alkohol und Zigaretten so viel und so oft wir wollen genießen. Und wir können unsere Meinung sagen. Niemand schreibt uns vor, was wir zu denken haben, wie wir zu leben haben. Wir sind so frei, wie es ein Mensch in der gesamten Menschheitsgeschichte noch nie war. Wir können uns frei bewegen, ohne Angst, getötet zu werden. Wir können reisen, fremde Länder ansehen. Wenn wir sparen, kann sich das fast jeder von uns leisten. Ist das nicht eine unglaublich wunderbare Welt, in der wir leben? Wir haben uns diese Gesellschaft geschaffen. Wir sind die Gesellschaft. Die Träume der Nachkriegsgeneration haben wir doch alle erfüllt, oder? **Warum sind wir dann so unglücklich wie nie zuvor?** Warum sind so viele Menschen bei uns so niedergeschlagen, depressiv? Warum machen wir uns ständig Sorgen um ganz banale Dinge? Warum haben so viele von uns so starke Ängste? Warum können wir dieses unendliche Glück, in dem wir hier im Westen leben, nicht annehmen?!

Wir haben uns selbst ein Bein gestellt. Das Tempo unseres Lebens wird immer schneller. *Leistung* ist ein Leitbegriff unserer Wirtschaft. Wer sie nicht erbringt, wird ausgetauscht. Und weil sie ständig gefordert wird, weil *wir* sie ständig fordern, definieren wir uns mittlerweile über sie. Sind wir *leistungsfähig*, dürfen wir glücklich sein. Erbringen wir unsere Leistung nicht, müssen wir unglücklich sein. Nur wer leistet, ist ein wertvolles Mitleid unserer Gesellschaft. Da gibt es die, die es gut schaffen, die das Spiel mitentwickelt haben, die sich nach einer gewissen Zeit mit stressbedingten Erkrankungen herumschlagen müssen (da es dem Körper vollkommen egal ist, ob man den Stress, den vielen Wind, gerne hat oder nicht! Viel Wind richtet Schaden an, ob man will oder nicht). Dann gibt es die, die »gerne dabei wären«, es aber nicht so richtig schaffen, aus körperlichen und seelischen (und damit chinesisch wieder körperlichen) Gründen, und sich dann mit all den Sorgen, dem Grübeln, den Ängsten und auch wieder den stressbedingten Erkrankungen herumschlagen müssen. Und es gibt die Verweigerer, die das Gesellschaftsspiel nicht mitspielen wollen und entweder wirklich abhauen, verschwinden oder sich mit Hilfe verschiedenster Suchtmittel und Süchte in eine *andere Welt flüchten*, und das kann neben den klassischen Drogen wie Heroin, Kokain, Haschisch, Alkohol, Nikotin und neuen synthetischen Substanzen auch fast alles in unserem Alltag sein, wie Essen, Spielen, Fernsehen, Sex, Einkaufen und vieles mehr. Diese Menschen haben die Auswahl aus einem großen Sortiment an stressbedingten und anderen Erkrankungen (immer abgestimmt auf ihre Konstitution), weil diese Flucht sie ja *nicht wirklich flüchten lässt*, nicht wirklich entspannt, sondern im Gegenteil die Anspannung im Körper noch verstärkt. Die Momente des Landens, des Zurückkommens, sind so belastend, dass man noch mehr Drogen, noch mehr Flucht braucht.

Denken Sie an unsere Kinder, mit wie viel Freude sie an das Leben herangehen und das Leben und ihre Umgebung nach und nach entdecken. Doch mit der Zeit haben sie *alles*, alle Spielzeuge, all die Berieselung durch unsere vielfältigen elektronischen Möglichkeiten, alles an Essen, was sie wollen, und damit leider keine Möglichkeit mehr, sich auf Neues, auf Zukünftiges zu freuen. Und dann übertragen wir unser Leistungsdenken auf sie, und ohne dass wir es eigentlich wollen, beurteilen wir sie nach dem, was unsere Gesellschaft als die höchste Tugend erachtet: *Leistung*.

Was ist der Ausweg aus diesem Dilemma? Ich weiß es nicht! Jedoch ist der Beginn gemacht, wenn wir die richtigen Fragen stellen. Und das ist mein persönlicher Weg: Ich schreibe darüber und stelle hoffentlich die richtigen Fragen. Vielleicht wissen *SIE* die richtigen Antworten, vielleicht kennen *SIE* die Lösung? Jeder von uns ist für seinen kleinen Bereich verantwortlich, und all diese kleinen Bereiche sind unsere Gesellschaft! Vielleicht schaffen wir es gemeinsam, Ihre Mitte, Ihre Milz, so zu stärken, dass *Sie* aus dem Grübeln und den ewigen Sorgen herauskommen, dass *Sie* sich nicht mehr ohnmächtig fühlen, sondern wieder *Sie selbst*, mit all Ihren Emotionen, Träumen, Wünschen und Vorstellungen werden. Und das ist der *chinesische Ansatz: Sie* als Körper so zu stärken, dass *Sie* wieder Herr Ihrer eigenen Emotionen sind und nicht von diesen kontrolliert werden. Und daher sage ich, wenn es um Sorgen und Grübeln geht, was ich schon oft gesagt habe: *Sei lieb zu deiner Mitte, deiner Milz!*

Sorge verknotet das Qi. Sie kennen sicher das Gefühl, dass man einen *Knoten im Bauch, im Magen* hat, wenn man sich sorgt. Mit so einem Knoten kann man nicht klar denken. **Denken**, das Verdauen unserer Gedanken, macht auch unsere Milz. Und wenn der Knoten im Bauch länger bestehen bleibt, produziert die Milz mehr und mehr *Feuchtigkeit*, was unsere Gedanken vernebelt, so dass wir uns nicht mehr konzentrieren und uns nichts mehr merken können. Sie produziert mehr und mehr *Schleim*, und Sie werden zunehmend an den Gedanken *kleben* bleiben, beginnen mehr und mehr zu **grübeln**. Diesen Knoten im Bauch, diese Blockade in der Mitte spüren wir auch körperlich: Der Appetit fehlt, es ist einem ständig übel, der Bauch ist aufgebläht und *blockiert*. Oft spürt man die Sorge auch als »Blockade in der Lunge« (da die Lunge ja das *Kind der Milz* ist, und wenn es der Mutter nicht gut geht, geht es auch dem Kind nicht gut), als eine Enge im Brustkorb oder eine Anspannung im Bereich des Schultergürtels, als leichte Atemlosigkeit und schwache Stimme, bis hin zum immer wiederkehrenden Reizhusten (*rebellierendes Lungen-Qi*).

Sorge ist eine Emotion, die alle anderen Emotionen durcheinanderbringen kann. Denken Sie an die Milz als »Mutter, die sich um alle anderen Organe kümmert«, indem sie Qi und Blut für alle bereitstellt, indem sie schaut, dass alle Organe am rechten Platz bleiben. Wenn nun der Blick der Milz durch Feuchtigkeit und Schleim der Sorge mehr und mehr vernebelt wird, der ganze Körper sich mehr und mehr in ein Gummibärchen verwandelt, der freie Fluss von Qi und Blut durch die vielen Mistkübel, die dann überall herumstehen, blockiert ist, wird sich die Leber, der Hun, ärgern, und wir bekommen zusätzlich den Zorn der Leber zu spüren. Und mit einem Knoten im Bauch kann der Shen auch nicht strahlen, und es werden Shen- und Herzstörungen als Symptome dazukommen (kein Strahlen mehr, keine Lebensfreude, Herzklopfen und Herzstolpern etc.).

Traurigkeit und Trauer

Die Emotion der Lunge ist die Traurigkeit. Diese kann durch **Trauer** ausgelöst werden, das ist die natürliche Variante. Jemand stirbt, der Partner trauert über seinen Verlust. Er weint. Dabei helfen ihm die Tränen und das tiefe Ausatmen beim Weinen, den Schmerz aus dem Körper hinauszubekommen. Wer weint, verarbeitet. Und dann braucht es Zeit, viel Zeit. Dazu hat die Natur die Trauer erfunden. Sie löst in uns einen Rückzug aus, wir ziehen uns von anderen Menschen, von der Welt zurück, um das Geschehene in aller Ruhe zu verarbeiten, um ohne Ablenkung die guten und die schlechten Erinnerungen an den Verstorbenen zu sortieren und ihm einen guten Platz in unserer Erinnerung und damit auch in unserem Körper einzuräumen. Wenn die rechte Zeit gekommen ist, wird man reden, ausreden, wieder mit anderen in Kontakt kommen, der Rückzug ist nicht dauerhaft. Dann wird die Trauer verschwinden, nach einer Übergangszeit der Traurigkeit. Und auch diese wird verschwinden. Es wird etwas in uns bleiben, dem wir in der Erinnerung mit einem Lächeln werden begegnen können. Die Trauer heilt.

Ich erinnere mich an eine Patientin. Sie wurde von ihrem Großvater aufgezogen, und nachdem er gestorben war, bekam sie Asthma. Die Trauer war so stark, dass sie das Lungen-Qi geschädigt hat. Meine Aufgabe als Arzt war es, ihr Lungen-Qi wieder aufzubauen. Falls das Lungen-Qi lange geschädigt bleibt, falls die Trauer nicht verarbeitet wird, schädigt sie auch noch die Substanz der Lunge, das Lungen-Yin, und die Krankheit schreitet fort. Im Puls auffallend ist dann nicht nur ein schwacher Lungen-Puls, sondern auch ein schwacher Herz-Puls. Wie soll man Freude empfinden können (*Shen* besitzen), wenn einen die Trauer übermannt?

Traurigkeit kann auch ohne Trauer vorhanden sein. Es ist niemand gestorben. Es gibt keinen konkreten Anlass für diese *komische Traurigkeit in einem*. Die Kehle ist wie zugeschnürt: **Das Qi fließt nicht frei aus der Lunge** (die Lunge atmet nicht mehr gut aus) und **verteilt sich nicht mehr gut im Körper**. Sie kennen den Begriff der **Psychosomatik**. In der westlichen Medizin bezeichnen wir damit körperliche Störungen, die durch die Psyche, durch Emotionen ausgelöst wurden. Chinesisch denken wir umgekehrt, wir denken *somato-psychisch*: Zuerst ist der Körper schwach, das Organ, *und dann kommt die Emotion.* Die Lunge ist schwach, und dann kommt die Traurigkeit.

Und was macht unser Geist, unser Denken? Er sucht sich einen Anlass. »Na ja klar, dass es mir so schlecht geht, weil ich doch damals …«, »Hätte ich damals anders entschieden, würde ich heute …«, »Wenn er noch …, dann wäre ich heute glücklich.« Diese **Melancholie**, diese Grundstimmung der Traurigkeit, *alten Geschichten* nachzuhängen, ist etwas ganz Typisches für Lungenschwächlinge, Menschen, die vom chinesischen Denken her eine schwache Lunge haben.

Bei dem Begriff »Psychosomatik« denken wir *chinesisch* immer an die Lunge. Und da mischt sich noch das alte Denken der Chinesen mit ein: In der Lunge lebt der Geist *Po*. Der Po ist ein äußerst sensibler Geist. Er erinnert an einen weltfremden Künstler, einen Träumer. Stundenlang verliert er sich in Gedanken, sinniert über dies und das und vergisst gerne die Welt um sich. Und *patsch,* schlägt ihm die Realität ins Gesicht. »Man kann doch nicht …«, »So geht das aber nicht …«, und der Po beginnt zu weinen. Er wird traurig. Er zieht sich in sich zurück, was auf körperlicher Ebene bedeutet, dass er seine Kommunikation mit der Umwelt reduziert. Seine Kommunikation ist die Atmung, unsere Atemluft, und die wird immer weniger und weniger. Unsere Lunge wird krank. Und *patsch,* gibt es etwas Körperliches, das unsere westliche Medizin erkennen und behandeln kann. »Sie haben Asthma, da können wir etwas machen.« Chinesisch bildet die Lunge auch das Immunsystem. Und wenn der Po traurig ist, funktioniert es auf einmal nicht mehr gut. »Sie haben einen Infekt, da können wir etwas machen.« Oder Sie bekommen eine Hautkrankheit, die Sie »ganz hässlich« macht, um die Menschen um Sie herum zu vertreiben und auf Abstand zu halten. »Sie haben ein Ekzem, eine Psoriasis, eine Akne, da können wir etwas machen.« Eigentlich ist das Körperliche ein Hilfeschrei des Po, dass es ihm nicht gut geht. Und so wie ein kleines Kind, das »Geh weg!« schreit, eigentlich nur festgehalten werden möchte, träumt der Po auch davon gehalten und getröstet zu werden. Eigentlich ist es so einfach.

Psychosomatische Erkrankungen sind gerade sehr moderne und beliebte Erkrankungen bei uns. Chinesisch bedeutet das, dass es der Lunge sehr oft nicht gut geht, dass es dem Po sehr oft nicht gut geht. Und warum? *Chinesisch* ist das ganz einfach: *Erstens*, weil wir uns einfach nicht um sie kümmern! Denken Sie an ein kleines Kind, das mit seinem Vater spielen möchte. Immer und immer wieder kommt das Kind und fragt, ob sie jetzt endlich miteinander spielen. Das »Ja gleich« des Vaters verliert immer mehr an Bedeutung, da keine Handlung des Vaters folgt. Das Kind fühlt sich nicht gehört, es resigniert und wird *traurig*. *Patsch*, Lungenschwäche! Sich um die Lunge zu kümmern heißt »gut atmen«! Man atmet gut, wenn man sich täglich bewegt, wenn man nicht den ganzen Tag eine nach vorne gekrümmte Haltung einnimmt, wie viele von uns an unseren Schreibtischen. Also täglich bewegen, täglich die unnatürliche Starrheit unseres Brustkorbes durchbrechen und Dehnen und Strecken und Yoga oder Qigong oder Tai-Chi oder was immer. Raus und bewegen, die Lunge spüren lassen, dass sie noch gebraucht wird, dass der Po in seiner Sensibilität gehört und gehalten wird. Seien Sie ein guter Vater für Ihren verspielten Po!

Zweitens geht es der Lunge, dem Po, sehr oft nicht gut, weil wir uns nicht um die Mutter der Lunge kümmern, unsere chinesische *Milz*, weil wir nicht lieb sind zur Milz! Und wenn es der Mutter nicht gut geht, dann kann es dem Kind auch nicht gut gehen. Da kann der Vater noch so viel mit dem kleinen Po spielen, der wird sich einfach nicht erholen. Wenn das Kind nicht regelmäßig Zuwendung bekommt und zu essen und zu trinken, wenn es nicht regelmäßig gewaschen und gestreichelt wird und frische Wäsche bekommt, wenn nicht regelmäßig der Dreck zusammengeräumt und die Mistkübel ausgeleert werden, wird es im Dreck *ersticken*. Die Lunge wird im Dreck *ersticken*, der Po wird sich immer mehr zurückziehen und jegliche Kommunikation wie auch das Atmen oder den Kontakt zur Umwelt einschränken.

Angst
Angst ist die Emotion der Niere. Sie kann plötzlich auftreten und unsere Gedanken beherrschen oder ganz langsam entstehen und als Ängstlichkeit immer im Hintergrund präsent sein. Angst ist eine ganz wichtige Emotion der Niere, um unsere Reserven, die in der Niere gespeichert sind, unser *Jing*, zu beschützen (damit wir nicht leichtfertig damit umgehen). Verselbstständigt sie sich jedoch, indem sie immer da ist, blockiert sie Funktionen der Niere, wie zum Beispiel das **Einatmen**. Vom chinesischen Denken her unterstützt die Niere das Einatmen, und die Lunge unterstützt das Ausatmen. Ist das Einatmen gestört, wird der Brustkorb-Bereich (der *obere Erwärmer*) blockiert, und alles im Körper *zieht nach unten*. **Angst lässt das Qi absteigen.**

Sie kennen die typischen Symptome, wenn man Angst hat: »Man macht sich in die Hose vor lauter Angst (alles zieht nach unten)«, »Man ist starr vor Angst (man atmet gleich gar nicht mehr)«. Bei anhaltender Angst sind daher typische Beschwerden: bei Kindern das Bettnässen, bei Erwachsenen Inkontinenz (ungewollter Harnverlust) und Durchfall und durch die »Starre« Herzbeschwerden wie Herzklopfen, Unruhe im Herzen und Schlaflosigkeit. Länger bestehende Angst hinterlässt Spuren in der Substanz, dem Yin der Niere. Es kommt zu einem **Nieren-Yin-Mangel** mit den typischen Beschwerden, weil das Yin als Basis aller Kühlung im Körper diesen nicht mehr gut kühlt: »Hitze durch Leere«, also *Leere-*

Hitze, leichte Hitzeerscheinungen (Hitze an Händen und Füßen, im Gesicht, im Brustbereich) sowie Schwitzen in der Nacht (in der Yin-Zeit).

Schock
Schock lässt uns erstarren. Schock, das plötzliche Auftreten eines unerwarteten schlimmen Ereignisses, überfordert uns geistig und körperlich so, dass erst einmal gar nichts geht. Wir können nicht denken, uns auch nicht bewegen. Wir verstehen gar nicht, was um uns passiert, verstehen Worte nicht, die gesagt werden. Schock ist wie ein Totstellreflex eines Tieres, das bedroht wird. »Nicht bewegen, vielleicht sieht er mich dann gar nicht.« **Das Qi** weiß auch nicht, was es machen soll. Es bringt keine zielgerichtete Bewegung im Körper zustande, **zerstreut sich.** *Rien ne va plus*, nichts geht mehr. Die Jockeys (unser Qi) hängen oben auf ihren Pferden (dem Blut), schauen gerade, dass sie nicht hinunterfallen, aber ansonsten gibt es keine zielgerichteten Anweisungen, und die Pferde streunen ziellos in der Gegend herum. Das Herz, das das Blut, die *Pferde*, dirigieren sollte, weiß auch nicht weiter und fährt erst einmal seine Leistung herunter. Und wieder haben wir Herz-Symptome (Herzklopfen, an Schlaf ist nicht zu denken). Bleibt die Starre bestehen, bleibt eine Blockade im Körper, und alle anderen Emotionen können sich vermehrt melden.

Emotionen sind das Salz in der Suppe
Zusammenfassend können wir sagen, dass alle Emotionen gut sind. Sie sind das Salz in der Suppe. Sie helfen uns, uns selbst, unseren Körper *zu spüren*, auf ihn zu achten. Sie leiten uns, das Richtige im Leben zu tun, *wenn wir im Gleichgewicht sind*. Sie beschützen uns vor Leichtsinn und »Dummheit«.

Sie sichern unser Überleben *in der Wildnis unserer Welt*. Wenn sie jedoch *zu intensiv* für unseren Körper, für unsere einzelnen Organe werden oder wenn sie einfach nicht mehr weggehen, *zu lange* bestehen, werden sie das Organ, in dem sie leben, schädigen. Erinnern Sie sich: Die Chinesen sagen, dass die Emotionen die *Hauptursache* innerer Erkrankungen sind! Nach den acht Prinzipien ist es für uns wichtig, ob Emotionen *Fülle oder Mangel* machen und *Hitze oder Kälte*. Generell gilt: **Umso akuter ein emotionaler Zustand, desto mehr Fülle und Hitze.** Der Körper mobilisiert alles, was er hat! Wir werden Fülle-Zeichen (zum Beispiel im Puls) finden, ähnlich wie bei einem akuten Infekt. **Je länger der Zustand besteht, desto erschöpfter wird der Körper werden**, und aus **Fülle** wird **Mangel**. Oder die sekundären Pathogene (Schleim und Blut-Stagnation) und die zunehmend auftretenden Blockaden verursachen **Fülle-Zeichen** (denken Sie an den Wasserdruck *vor* der Blockade in einer verkalkten Wasserleitung) in einem erschöpften (leeren) Körper (denken Sie an den Wasserdruck *hinter* der Blockade): **parallel Fülle- und Leere-Zeichen**. Und je nachdem, was mehr geschädigt wird, das Yin oder das Yang, bekommen wir Hitze- oder Kälte-Zeichen.

Diagnose konkret

Nun gehen wir es einfach einmal konkret an. Ich beschreibe Ihnen, wie es in meiner Praxis abläuft. Sie wissen schon, dass die Chinesen sagen: »So viel Diagnostik, wie ich für meine Therapie brauche.« Ich bemühe mich also, so viel wie möglich über einen Patienten zu erfahren, wenn er zu mir in die Praxis kommt, um ihm an diesem Tag, an dem er zu mir kommt und mich um Unterstützung bittet, eine gute Therapie und Hilfestellung anbieten zu können. Das fängt damit an, dass ich mir anschaue, wie sie – sagen wir, es ist eine Frau – in meinem Warteraum sitzt. (In drei Viertel der Fälle sind es Frauen, die sich an mich wenden. Aus Erfahrung kümmern sich Frauen früher und gewissenhafter um ihre Beschwerden. Wir Männer haben leider oft noch das Bild im Kopf: Was mich nicht umbringt, macht mich stärker! Das führt dazu, dass Männer seltener und meist mit deutlich mehr Beschwerden zum Arzt kommen)

Ich habe einen Hund, Findus. Wenn Findus einen anderen Hund trifft, beschnuppern sich die beiden erst einmal gegenseitig. Innerhalb von Sekunden weiß Findus, woran er ist. Da wird noch gar nicht »geredet«, sondern das Gegenüber wird einmal mit den Instinkten und den Sinnen »durchgescannt«, und schon hat Findus genügend Informationen, um zu entscheiden, wie er reagieren muss: Muss er sich fürchten, weil der andere stärker ist, und sollte er lieber davonlaufen, oder genügt eine kleine Drohgebärde, um den anderen einzuschüchtern? Oder ist der andere so deutlich unterlegen, dass man ihn gar nicht ernst zu nehmen hat?

Oder ist er/sie auf irgendeine Weise interessant, strahlt also Stärke, »Sexappeal«, Spielfreude aus? Erkennt Findus den Shen des anderen Hundes? Was auch immer Findus in diesen paar Sekunden erfasst, daraus ergibt sich sein Verhalten dem anderen gegenüber. Er weiß gleich: Hat er Kraft, Stärke? Hat er *Shen*? Ist er aggressiv, ist er abgelenkt, unkonzentriert, introvertiert (und vielleicht mit sich selbst beschäftigt)? Ist er interessiert an seiner Umgebung? Findus geht dann zum Beispiel einfach weiter und ignoriert den anderen Hund, oder er fordert ihn zum Spielen auf, oder er »stellt« ihn, das heißt, er fühlt sich von ihm bedroht und zeigt seine eigene Kraft und Kampfbereitschaft. Sein Verhalten ist das Spiegelbild dessen, was er von seinem Gegenüber in diesen paar Sekunden gelernt hat. Findus hat dieses Programm in seinen Instinkten. Diese Instinkte besitzen wir ebenfalls, wir wollen oder können sie aber nicht mehr hören. Speziell in unserer Gesellschaft haben wir gelernt, unsere Instinkte und Sinneseindrücke durch die Funktionen unseres Frontalhirns, durch unser bewusstes Denken, zu ersetzen. Was können wir tun? Fürs Erste: die Instinkte nicht verdrängen, sondern wahrnehmen und dann mit dem Frontalhirn etwas daraus machen, also quasi sich von beiden Systemen, Instinkt und bewusstem Denken, das Beste nehmen (als Menschen haben wir ja die Möglichkeit zu entscheiden).

Zurück zu der Frau in meinem Warteraum: Bei uns in der Praxis heizen wir immer gut ein, da mir leicht kalt wird, und da sehe ich gleich einmal, wie viel und was sie anhat. Damit bekomme ich schon einen ersten Eindruck davon, wie wichtig ihr das Äußere ist (und damit, wie wichtig es ihr ist, wie und was andere von ihr denken, was mir wieder ein bisschen darüber sagt, wie viel Wichtigkeit sie sich selbst gibt und wie sie sich in unserer Gesellschaft einordnet) und ob ihr leicht kalt ist oder nicht. Wenn jemandem leicht kalt ist, weiß ich schon »grob«, dass er oder sie ein Kälteproblem haben könnte. Manchmal muss ich noch ein bisschen am Computer im Vorraum tippen, und da kann ich diese Frau ein bisschen beobachten, während sie wartet. Die große Frage, die ich mir zu Beginn einer Begegnung mit einem anderen Menschen immer stelle, ist: Hat er, hat sie *Shen*? Strahlt sie? Hat sie Interesse an ihrer Umgebung oder ist sie ganz eingenommen von ihren Problemen, sei es körperlich, sei es seelisch? Wenn diese Frau einfach vor sich auf den Boden starrt, kann es sein, dass sie ihre Beschwerden, ihre Probleme sehr belasten und ihr die Möglichkeit nehmen, frei und offen für andere, für anderes zu sein. Sie hat ihr persönliches Leuchten, ihren Shen ausgeschaltet (oder er wurde ihr ausgeschaltet), damit man sie nicht sieht, damit man sie in Ruhe lässt. Oder die Frau steht interessiert im Warteraum und liest alles, was an unseren Anschlagbrettern aufgehängt ist. Dann weiß ich auch schon wieder etwas mehr. Vielleicht lacht sie auch bei jenem Anschlagbrett, an dem lauter lustige Karten aufgehängt sind. Dann muss ich ihren Shen später nicht mehr lang suchen. Oder sie steht bei dem Flyer-Ständer und steckt sich fleißig Flyer über verschiedenste Angebote und Veranstaltungen ein. Dann kann ich vermuten, dass sie wirklich etwas *tun* möchte, damit es ihr besser geht, oder dass sie sich einfach für viele Dinge interessiert. Oder aber sie ist schon ganz nervös, weil sie nach fünf Minuten warten noch immer nicht dran ist, blickt ständig auf die Uhr, und schön langsam verteilt sie ihre innere Spannung auf die Atmosphäre unseres Warteraumes, so dass man richtig spüren kann, dass sie unter Stress und Zeitdruck leidet.

Damit versuche ich Ihnen zu vermitteln, wie viele Informationen man schon alleine dadurch bekommt, dass man sein Gegenüber bewusst wahrnimmt – wie das Gegenüber strahlt und sich in banalsten Situationen verhält. Findus muss sich das nicht bewusst machen. Findus schnuppert ein bisschen und kennt sich aus. Ich schnuppere in meiner Praxis auch ein bisschen, mache das aber nicht (nur) mit meiner Nase, sondern mit meinen Augen, meinem Fühlen und meinem Denken. Das ist das, was man bei älteren Kollegen dann als Erfahrung erkennt. Wenn der Kollege einfach durch das jahrelange Erfassen von Menschen und Beschwerden *fast schon aus einem Instinkt heraus* weiß, was der Patient hat. Natürlich wird er sich durch weitere Untersuchungen und Befragung absichern. Natürlich wird er als achtsamer Arzt sein »Gefühl« hinterfragen. Aber zumeist wird er richtigliegen mit seiner Vermutung und kann dann recht früh im Verlauf einer Behandlung auf den richtigen Punkt zusteuern. Damit erspart er dem Patienten viele unnötige Untersuchungen und dem Krankenkassensystem viel Geld. Es geht also darum, Instinkt und Gefühl und Erfahrung und Denken in Einklang zu bringen.

Zurück in den Warteraum: Ich bin am Computer fertig und empfange nun die Frau. Wir geben uns die Hand, sagen uns gegenseitig unseren Namen, schauen uns zumeist in die Augen, lächeln, und ich führe sie in meinen Behandlungsraum. Denken Sie an Findus: In diesen paar Sekunden haben die Frau und ich schon viel von dem anderen erfahren (nicht nur, wie der andere heißt). Ich weiß ein bisschen mehr über ihre Kraft (wie sie auf mich zugeht und meine Hand drückt, wie kräftig und laut sie ihren Namen sagt), ich weiß ein bisschen mehr über Kälte/ Wärme (die Hände!), ich weiß ein bisschen mehr über den Shen (das Lächeln, die Mimik, die Augen, der allgemeine Enthusiasmus, den sie mir entgegenbringt). Ich »spüre und empfinde« ein bisschen diese Frau (*meine* Instinkte), und ich weiß ein bisschen mehr, wie sie im Leben steht und geht (indem ich ihren Stand und ihren Gang anschaue). Zumeist lasse ich meine Patienten in mein Zimmer vorgehen, so kann ich wieder ein bisschen beobachten und über mein Gegenüber lernen, indem ich mir ihren Gang ansehe und auch schon einen ersten Eindruck von ihrem Körperbau bekomme. Das heißt, bis wir uns dann *endlich* an meinem Schreibtisch gegenübersitzen, weiß ich eigentlich schon sehr viel (oder vermute es zumindest). Wir sitzen uns also gegenüber, schauen uns gegenseitig (ich schaue auf jeden Fall hin) ins Gesicht und einer von uns beiden beginnt zu reden ... Stopp! Bevor wir uns damit beschäftigen, was man denn da zu reden hat, wenn es um Beschwerden geht und chinesische Lösungen, analysieren wir noch die bisherigen nonverbalen Informationen.

Die Körperform

Wir werden alle mit einer bestimmten Konstitution geboren, in unseren Genen steckt der Bauplan für unseren Körper. Wenn wir unter perfekten Bedingungen aufwachsen und leben, wenn wir also genau die richtige Nahrung bekommen, die speziell unser Körper braucht, wenn unsere Entwicklung genau in dem Maße gefördert wird, wie speziell unser Gehirn und unsere Psyche es brauchen, wenn keine Katastrophen im Leben passieren, wie schwere Unfälle, Kriege oder Naturkatastrophen oder auch Tod, Krankheit oder Trennung von geliebten Menschen, dann wird sich unsere Konstitution, unsere körperliche und geistige Veranlagung, voll entfalten können. Dann werden wir so ausschauen und so leben, wie der genetische Bauplan es für uns vorgesehen hat.

Man kann also sehr dünn sein, weil man nichts zu essen hat oder weil man eine psychische Störung hat und einfach nicht essen will oder kann. Oder man isst normal und ist einfach dünn, weil es die Konstitution so vorsieht. Und das kann man mit der traditionell chinesischen Diagnostik wunderbar unterscheiden. Wenn man dünn ist, weil man nichts zu essen hat, werde ich in Gesicht, Puls und Zunge Zeichen von Kraftlosigkeit und Erschöpfung finden. Wenn man dünn ist, weil man aufgrund von psychischen Problemen nichts essen kann, werde ich in Gesicht, Puls und Zunge zumeist Zeichen großer Anspannung und Belastung finden. Wenn man dünn ist, weil es der genetische Bauplan so vorsieht, werden mir vor allem Puls und Zunge sagen, dass das so passt! Es kommen immer wieder Menschen zu mir, die zunehmen wollen, weil sie so dünn sind. Da muss ich unterscheiden können, ob das die normale Konstitution dieses Menschen ist (dann wird ein erzwungenes Zunehmen ihn krank und ungesund machen) oder ob tatsächlich eine äußere (falsches Essen und Trinken, viel *Wind*) oder innere (die lieben Gefühle) Störung vorliegt. In den letzteren Fällen kann man etwas machen, und es kommt meine Funktion als »Übersetzer« ins Spiel: Ich übersetze demjenigen dann, warum sein Körper in einer Notsituation ist und entweder der Körper oder die Seele quasi *am eigenen Leben verhungert*.

Wir schauen uns jetzt einmal die in die Wiege gelegten körperlichen Anlagen an. Typisch chinesisch gibt es die Einteilung in fünf Konstitutionen, entsprechend den fünf Elementen:

- **Der HOLZ-TYP (LEBER):** Der klassische Holztyp ist groß gewachsen, hat einen geraden Rücken, lange und sehnige Arme und Beine, eher zierliche Hände und Füße, breite Schultern, einen länglichen, eher kleinen Kopf und ein längliches, oft markantes Gesicht. Traditionell sagt man, dass die Hautfarbe eher grünlich ist (falls Sie damit etwas anfangen können). Er ist drahtig, aber nicht sehr stark. Der Holz-Typ ist der klassische »Beißer«, der sich gut »durchbeißen« kann. Als Sportler ist er der klassische Marathonläufer.

- **Der FEUER-TYP (HERZ):** Klassischerweise hat er einen kräftigen Oberkörper, kräftige Brustmuskeln (darunter sitzt ja auch das Herz) und breite, kräftige Schultern. Ein kleiner spitzer Kopf mit spitzem Kinn sitzt auf einem kräftigen Nacken. Die Stirn ist groß und lang, bei Männern typischerweise noch verstärkt durch schütteres Haar und Glatze oder Geheimratsecken. Die Gesichtsfarbe ist rötlich oder richtig rot. Er strahlt oft etwas Positives, Enthusiastisches aus. Denken Sie zum Beispiel an Gaius Julius Caesar, den römischen Imperator.
- **Der ERDE-TYP (MILZ):** Typisch für ihn ist ein großer, rundlicher Kopf mit breitem Kiefer und ein rundliches Gesicht. Der Schulter- und Rückenbereich ist kräftig und breit, der Bauch ist in Relation zum Brustkorb groß und ebenfalls rundlich. Er hat kräftige Arme mit eher kleinen Händen und muskulöse Beine. Generell ist die gesamte Muskulatur kräftig ausgebildet. Die Gesichtsfarbe ist gelblich. Der Erde-Typ ist »gut geerdet«, körperlich und seelisch, und steht mit beiden Beinen fest auf dem Boden. Stellen Sie sich einen Sumoringer vor oder einen Kugelstoßer.
- **Der METALL-TYP (LUNGE):** Der klassische Metall-Typ hat einen kleinen quadratischen Kopf, kleine Schultern und einen länglichen Brustkorb. Der Bauch ist flach und unauffällig. Typisch ist auch eine kräftige Körperbehaarung (Zeichen eines kräftigen Lungen-Qi) und eine kraftvolle sonore Stimme. Vom Teint her neigt er zu Blässe. Er wirkt höflich, strukturiert und hat nicht selten »etwas Schweres, Trauriges« an sich.
- **Der WASSER-TYP (NIERE):** Er hat, entsprechend dem Wasser-Element, eine dunkle Gesichtsfarbe, ein rundes, oft faltiges Gesicht, ein dominantes Kinn, einen birnenförmigen Körper (schmale Schultern, schmaler

Brustkorb, ausladender Bauch) und eine lange Wirbelsäule. Er ist seelisch und körperlich stabil, entschlossen, »klar« wie Wasser und zielstrebig. Sein Motto: »I can do it!« (Ich kann es!)

Die Typen-Einteilung können Sie sich so vorstellen, dass es fünf Grundkonstitutionen gibt, entsprechend den fünf Elementen, entsprechend den fünf Vollorganen, und bei jedem Menschen ist ein Element, ein Organ besonders ausgeprägt. Und dieses starke Organ übernimmt dann die Führung der anderen vier Organe. Es stellt sich gerne in die erste Reihe und sagt den anderen: »Entspannt euch, ich übernehme das!« Sei es jetzt in Bezug auf den Körperbau, das Gesicht, die Emotionen, sei es in Bezug auf die Schwachstellen. Und mit der Zeit sieht man ebendiesen dominanten Typ auch an der Oberfläche, weil er sich quasi durch jede Pore der Haut nach außen, nach vorne drängt.

Diese Einteilung hilft uns zu erkennen, ob eine bestimmte Eigenschaft eines Menschen zu seinem Typus passt und somit normal ist oder ob sie eben nicht zu seinem Typus passt und daher Zeichen einer Störung sein kann. So ist zum Beispiel der Feuer-Typ vom Temperament her oft »feurig«. Zeigt ein Feuer-Typ ein kühles Temperament (wie der Wasser-Typ), kann das ein Hinweis auf eine Störung sein (eine Blockade oder ein Mangel), und man wird als achtsamer Therapeut genauer hinschauen.

Natürlich gibt es viele Mischtypen – oder besser, es scheint, als gäbe es viele Mischtypen. Diese entstehen zumeist »durch das Leben«. Wenn ein dünner drahtiger Holz-Typ sich ständig überisst, weil er zum Beispiel mit seiner Lebenssituation nicht zurechtkommt, wird sich sein Körper entsprechend verändern, der Bauch wird wachsen, die Körperform wird entsprechend »kräftiger« aussehen, die Drahtigkeit des Geistes weicht einer zunehmenden Verschleimung und Trübung, so dass wir irgendwann von einem Holz-Erde-Mischtyp reden. Oder wenn einem Nieren-Typ, der als Anlage einen sehr kräftigen Kopfhaarwuchs hat, plötzlich viele Haare ausfallen, kann das Hinweis sein auf zu viel Hitze im Körper, die (durch das Yin der Niere) nicht gekühlt wird, aufsteigt und den Kopf langsam in eine verdörrende Wüste verwandelt.

Darum meine anfängliche Bemerkung »… unter perfekten Bedingungen aufwachsen und leben …«. Wenn bestimmte Lebensumstände über lange Zeit bestehen, wirkt sich das auf die Körperform aus. Wenn zum Beispiel über lange Zeit sehr viel Stress die normale Magenfunktion blockiert und zu einer ständigen Nahrungs-Stagnation führt, so dass die Nahrung nicht natürlicherweise nach unten weitertransportiert wird, sondern sich nach oben hin zurückstaut, wird diese ständige Blockade den Bereich um den Magen, den Oberbauch und den Brustkorb, ausweiten und den Betroffenen langsam wie ein Fass erscheinen lassen. Wenn die Milz über lange Zeit nicht gut arbeitet, wird viel Feuchtigkeit und Schleim im Körper liegen bleiben, und da Feuchtigkeit schwer ist, wird diese absteigen und sich im unteren Bereich des Körpers ansammeln, der Bauch, vor allem der untere Bereich des Bauches, Becken und Beine werden immer »voller« und voluminöser werden. Wenn lange Zeit ein Mangel an Blut und Yin besteht, wird sich die generelle Substanz des Körpers abbauen, und der entsprechende Mensch wird immer dürrer werden.

Ich werde auf die Typen-Einteilung in verschiedensten Zusammenhängen immer wieder eingehen, und so werden Sie am Ende des Buches sehr viele verschiedene Informationen gesammelt haben, um zielsicher und schnell jemanden oder sich selbst als einen dieser fünf Typen zu klassifizieren. Am Ende des Buches werde ich dann noch auf die konstitutionelle Therapie eingehen, die dazu dient, die natürliche

Konstitution zu stärken, unabhängig von irgendwelchen Beschwerden. Damit soll vermieden werden, dass die ursprünglich als Stärke gemeinte Seite ins Gegenteil umschlägt und Platz macht für eine Schwachstelle.

Körperhaltung und Körperbewegung

Findus, mein Schäferhund-Mischling, erinnert mich immer wieder an die Ausdruckskraft des Körpers, seiner Haltung, seiner Bewegungen. Wenn Findus sich unterlegen fühlt, zieht er den Kopf zwischen seine Schultern und duckt sich, macht sich ganz klein. Er zieht den Schwanz ein, rundet damit seinen ganzen Rücken. Die Schritte werden klein und vorsichtig, er nähert sich seinem Gegenüber wie in Zeitlupe. Macht Findus sich für einen Angriff, eine Aggression, bereit, spannt er das ganze Gesicht an, soweit ihm das möglich ist, er knurrt, spannt den ganzen Körper an, stellt die Nackenhaare auf, womit er sich größer machen will, stellt zum Sprung bereit die Vorderbeine weiter, der Schwanz ist in der allgemeinen Spannung des Körpers nach hinten gestreckt. Jeder wird diese Drohgebärde erkennen und verstehen. Wenn Findus Angst hat, wirft er sich meist auf den Boden, schaut, dass man ihn möglichst nicht sieht, und stellt sich in einer allgemeinen Starre tot, dabei lässt er sein Gegenüber nie aus den Augen. Wenn Findus sich freut, wedelt sein Schwanz und mit ihm sein gesamter Körper hin und her. Man sieht förmlich, wie die Freude durch den ganzen Körper geht. Dazu nimmt er mit seinem »*Shen*-Organ«, der Zunge (die ja direkt mit dem Herzen verbunden ist) noch Kontakt auf und schleckt einen ab. Wenn Findus seine sich selbst auferlegte Aufgabe erfüllt – uns und sein Revier (unseren Garten) zu beschützen –, sitzt oder liegt er aufmerksam, mit erhobenem Kopf im Garten und blickt sich in aller

Ruhe um. Wenn Findus »viel Feuer« hat, nicht ruhig sitzen bleiben kann, springt er ständig herum, ärgert unseren zweiten Hund Enda, die Münsterländer Dame, die mit ihren 14 Jahren am liebsten die Ruhe unseres Landlebens genießt, zwickt sie in die Beine, zieht an ihren langen Ohren und bellt sie an, um sie zum Laufen aufzufordern.

Unsere Körper zeigen ähnlich wie bei Findus genau unsere Emotionen an, nur dass wir glauben, sie ständig kontrollieren zu können und zu müssen. So sind die Regeln unserer Gesellschaft, so sind wir sozialisiert, so haben wir es gelernt. Doch wenn man genau hinsieht, erkennt man die aufgestellten Nackenhaare, sieht man den wedelnden Schwanz und die Freude im ganzen Körper, sieht man das Knurren vielleicht hinter einem erzwungenen Lächeln, spürt und sieht man die unterwürfige Haltung, die Starre der Angst, sieht man das Feuer und die Hitze der Emotion an vielleicht kleinsten Gesten und Bewegungen.

Wie jemand steht oder sitzt, wie er sich bewegt, hängt einerseits von seiner körperlichen Konstitution ab, andererseits davon, was das Leben aus ihm gemacht hat, und schließlich auch davon, wie sehr er sich »dem Leben stellt«. Der Erde-Typ zum Beispiel steht von seiner Anlage her fest auf dem Boden, er ist gut geerdet. Wenn er sich bewegt, wird das sicher und mit festem Schritt sein. Falls er in seinem Leben aber vielen Belastungen ausgesetzt war, sei es durch Stress oder Emotionen, kann der Erde-Typ recht schnell dicklich werden. Seine Bewegungen werden träge und langsam, der Kopf wird schwer mit der Tendenz, nach unten zu fallen. Depression kommt von dem lateinischen Wort »deprimere« und bedeutet »hinunterdrücken«. Die körperliche Schwere, die dadurch entsteht, dass man nicht mehr gut verdaut, dass also die Milz Nahrung und Gedanken und Emotionen nicht mehr verdauen kann, entsteht durch die Ansammlung der Feuchtigkeit, des »Unverdauten«, und das zieht nach unten. Steht jemand vor uns, sehen und spüren wir oft gleich, *ob etwas in ihm nach unten oder nach oben zieht*. Der Shen hebt und zieht nach oben, Feuchtigkeit und Schleim ziehen nach unten. Hat jemand Shen, heißt das, dass er gut verdauen kann, dass die Milz genügend Blut produziert, um auch das Herz zu versorgen, so dass sich der Shen in seiner »Herzblutbadewanne« so richtig wohl fühlt. Das sieht man, wenn jemand vor einem steht. Hat jemand viel Feuchtigkeit, zieht alles in ihm nach unten. Selbst das Lächeln wird schwer, und man erkennt die Anstrengung des Gegenübers, gegen die Schwerkraft anzugehen. Und man spürt und sieht, ob jemand sich der Schwerkraft stellt. Die Anlage unseres Erde-Typs ist verlockend. Er kann dem einfach nachgeben, dicker werden, schwerer werden, träger werden, sich der Melancholie der Schwere ergeben. Oder er kann sich stellen und die Schwere als Erdung nutzen, um stabil und zielsicher die Ernährung umzustellen, bis die Dicklichkeit wieder eine Kraft wird, die er nutzen kann, um auch wieder Klarheit in seine Gedanken- und Gefühlswelt zu bekommen. Und er kann sich regelmäßig bewegen, um die Trägheit zu überwinden, um seine Verdauungsleistung körperlich und emotional anzukurbeln, um wieder Kraft zu erlangen, den Kopf nach oben auszurichten und die »Depression« zu überwinden. Sie kennen den Ausspruch, dass die Dicklichen zumeist die Gemütlichen und die Lustigen sind. Wenn man seine Anlage, seinen Typus, annimmt, wird daraus eine unglaubliche Stärke. Der Erde-Typ nutzt dann seine Stabilität und Kraft, um sich den Herausforderungen des Lebens zu stellen und mit Ernährungsumstellung und Bewegung dagegen anzugehen, wenn einmal die Feuchtigkeits- und Schleimproduktion überhandnimmt.

Bei der Körperhaltung ist auch noch sehr wichtig, die Atmung zu beurteilen. Kann jemand mit der Körperhaltung, die er eingenommen hat, gut atmen oder nicht? Wer einen

Rundrücken hat, sich von seiner ganzen Position her klein macht, die Schultern hoch und eher nach vorne zieht, dabei den Kopf senkt – wie soll er frei atmen können? Und eine freie Atmung ist Voraussetzung für eine gute Mitte, für eine gute Verdauung, für eine gute Bewegung und Beweglichkeit im ganzen Körper *und* für den Shen *und* für die Hinwendung und Öffnung zu anderen Personen. Wenn mir jemand aufrecht, in einer offenen körperlichen Position gegenübersitzt, gut und kräftig über den gesamten Körper atmend, weiß ich, dass er mir gegenüber offen ist und bereit, sich auf mich einzulassen. Nicht umsonst ist das Atem- und Körpertraining, sei es als Qigong, Tai-Chi oder Yoga, so wichtig in der asiatischen Medizin und Gesundheitserhaltung!

Wenn sich jemand sehr schnell bewegt, schnell aufsteht, fast verschwenderisch seine Körperbewegungen benutzt, spricht das für viel Energie, viel Yang, oder für Hitze, oder aber auch für wenig Kühlung, also einen Yin-Mangel. Der Feuer-Typ hat dafür die Anlage, bei ihm kann das auch nur ein Zeichen für sehr viel Shen sein. Wenn dann noch mehr Hitze-Zeichen dazukommen (Hautrötungen, vermehrtes Schwitzen etc.), wird man schon eher an Hitze, Feuer, schwache Kühlung denken und entsprechend das Blut und Yin aufbauen. Springt ein Wasser-Typ in unserem Wartezimmer förmlich vom Sessel, wenn ich ihn aufrufe, denke ich dann schon mehr an eine Yin-Schädigung und werde bei meinen weiteren Beobachtungen und Befragungen in dieser Richtung sehr aufmerksam sein.

Wenn sich jemand sehr langsam bewegt und dick angezogen in unserem gut gewärmten Wartezimmer sitzt, werde ich an Yang-Mangel denken, an ein Schwäche-Kälte-Muster, was dann Kälte von außen sein kann oder von innen durch eine schwache Milz oder Niere.

Setzt sich jemand an meinen Schreibtisch und zappelt die ganze Zeit herum, kann die Füße nicht ruhig halten oder tippt ständig mit den Fingern auf der Tischplatte herum, vielleicht zuckt ein Augenlid, oder ich sehe irgendeine Form eines Tics, sei es in der Mimik, sei es, dass er ständig seine Haare richtet, dann werde ich an Leber und Leber-Wind denken. Sehe ich noch Hitze-Zeichen, wird das oft ein Fülle-Wind sein. Ganz kleine Tics und Zuckungen weisen eher auf Leere-Wind hin.

Sie sehen schon, ich bediene mich da gleich aus dem gesamten Repertoire der Diagnosestellung. Falls Sie sich jetzt etwas überfordert fühlen, kein Problem! Gut so! Dann lassen Sie sich gut darauf ein! Ich möchte Ihnen damit zeigen, dass es bei der Diagnosestellung das Wichtigste ist, hinzuschauen und Zeichen zu deuten. Wir wollen ja so viele Informationen wie möglich sammeln, um uns nicht auf eine Methode der Diagnostik, wie zum Beispiel den Puls oder aber auch ein Blutbild, verlassen zu müssen. Alle Zeichen, die wir bei einem Menschen sehen, *können* Hinweise für etwas sein, müssen aber nicht! Wir verlassen uns nie auf *ein* Zeichen, *einen* Hinweis. Und wir müssen üben, üben, üben! Hinschauen und denken!

Ich erinnere mich noch gut daran, wie ich meine TCM-Ausbildung begonnen habe. Während und nach einer Ausbildungseinheit haben viele Kollegen und auch ich uns immer wieder ungläubig angesehen und gefragt, ob wir das je verstehen werden, ob wir damit je werden arbeiten können. Die chinesische ist doch eine ganz andere Denkweise als unsere! Doch genau dieses Hinterfragen hat den Ehrgeiz in uns geschürt und tatsächlich, irgendwann hat es in unseren Gehirnen »klick« gemacht, und wir waren in dem Denken drin. Und seither »läuft's«. In unserem Alltag ist diese Denkweise schon integriert. Meine Frau sagt zum Beispiel: »Wann stellt sie sich endlich ihrem Blut-Mangel?« Oder wir suchen nach dem Shen unseres Gegenübers, oder wir erkennen Feuchtigkeitszeichen und geben im Gespräch automatisch Tipps ab, wie man diese wieder loswerden kann. Also, gehen Sie weiter. Hinschauen, deuten, drüber nachdenken!

Aber zurück zu meiner Patientin. Wir setzen uns also beide hin und blicken uns gegenseitig (zumindest ich schaue hin) in die Augen, ins Gesicht. Und das Gesicht ist ja eine Welt für sich. Da sieht man so viel, *wenn man gut hinschaut*.

Das Äußere spiegelt das Innere wider

Ein Grundprinzip in der Chinesischen Medizin ist es, dass **das Äußere das Innere widerspiegelt.** Das ist das Dogma von **BIAO und LI.** Biao entspricht »dem Äußeren«, Li entspricht »dem Inneren«. Wie sonst könnte ich von außen Deutungen über das Innen abgeben? An der Haut und dem Bereich »darüber«, dem Shen, kann ich viele Zeichen erkennen, die mir sagen, wie es »darunter«, im Inneren, aussieht. Und ein weiteres Grundprinzip ist, dass **ein kleiner Teil des Körpers den ganzen Körper widerspiegelt.** So zeigt sich der ganze Körper im Gesicht oder im Ohr oder auf der Zunge oder im Puls oder auf der Handfläche oder auf der Fußsohle oder im Auge. Denken Sie daran, dass wir alle aus einer Zelle entstanden sind, ein Resultat aus der Vereinigung von Eizelle und Samenzelle. Und diese eine Zelle hat sich geteilt und geteilt und geteilt. In der Gebärmutter der schwangeren Frau formt sich zunächst eine Zellkugel, diese bekommt dann Ausstülpungen nach innen, und aus denen entstehen die Organe, »das Innere«. Das Innere entsteht also aus dem Äußeren.

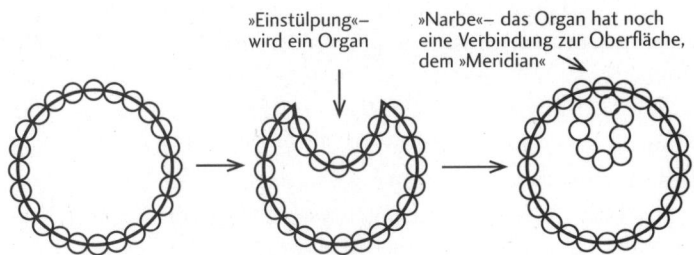

Dabei ist das Innere aber so gescheit, nicht die Verbindung zum Äußeren abzubrechen, und so entwickeln sich Inneres und Äußeres in Absprache miteinander weiter. Das Äußere zeigt dann quasi den Bauplan des Inneren an verschiedenen Bereichen der Haut an. In der östlichen Medizin sind das zum Beispiel die Meridiane, in der westlichen Medizin kennt man dieses Prinzip zum Beispiel in Form der Head'schen Zonen.

Diese sagen aus, dass die Nerven bestimmter Hautareale im Rückenmark an den gleichen Stellen zusammenkommen wie die Nerven bestimmter Organe. So spürt man zum Beispiel den Schmerz eines inneren Organs an einer bestimmten Stelle an der Oberfläche, also in der Haut und den direkt darunterliegenden Schichten (zum Beispiel Schmerz im linken Arm bei einem Herzinfarkt).

Mit dem Wissen der Verbindung von außen und innen kann ich dann auch von außen auf das Innere einwirken, mit Wärme-Kälte-Packungen, mit Massagen, mit Nadeln (Akupunktur und Neuraltherapie), mit Handgriffen (Osteopathie und Kraniosakraltherapie) etc. *Alles, was man im Biao macht, hat einen Effekt auf das Li.*

So zeigt also auch das Gesicht den ganzen Körper. *Alles, was im Li passiert, sieht man im Biao.* Der Mikrokosmos »Gesicht« zeigt den Makrokosmos »Körper«. Wir können jetzt dieses Denken fortspinnen, in chinesischer Denkweise: Der Mikrokosmos »Mensch« zeigt den Makrokosmos »Welt«. Der Mensch als Teil unserer Welt spiegelt unsere gesamte Welt wider. Wenn wir unsere Welt verändern, verändern wir den Menschen. Wenn wir unsere Welt verschmutzen, verschmutzen wir den Menschen. Und auch umgekehrt. Das Mikrosystem »Gesicht« kann das Makrosystem »Körper« beeinflussen und verändern. Wenn jemand darauf bedacht ist, mehr zu lächeln, wird schön langsam auch der ganze Körper lächeln. Wenn jemand darauf bedacht ist, seine Augen zu weiten, genauer hinzusehen und sorgfältiger seine Umgebung wahrzunehmen, wird schön langsam auch der gesamte Körper aufmerksamer, in seinen Funktionen sorgfältiger werden. Das Mikrosystem »Mensch« kann das Makrosystem »Welt«, unsere Erde beeinflussen und verändern. Wenn ein einzelner Mensch darauf bedacht ist, mit seiner Umwelt sorgfältiger und achtsamer umzugehen, wird schön langsam unsere Welt als Ganzes achtsamer werden, wird schön langsam unsere Erde die Chance haben, sauberer, klarer, friedlicher zu werden. Stellen Sie sich die natürliche Konstitution unserer Erde vor. Die natürliche Anlage unserer Erde, der Prototyp des Erde-Typus, in ihrer Reinheit, Sauberkeit, Wildheit, ist durch das Leben verändert worden. Die Konstitution unserer Erde ist heute ein Mischtyp. Schön langsam häufen sich Feuchtigkeit und Schleim auf unserer Erde, also all der Dreck und die Verschmutzung, die wir unserer Erde zumuten und die sie mehr und mehr nicht mehr verdauen kann. Die Erde als Mikrosystem ist Teil des Makrosystems »Kosmos« mit allem Drum und Dran. Der Makrokosmos mit seinen Einflüssen durch Sonne, Mond und Lauf der Planeten bestimmt den Mikrokosmos Erde. Der Makrokosmos Erde zeigt sich im Mikrokosmos Mensch. Der Mikrokosmos Mensch beeinflusst den Makrokosmos Erde.

Aber vorerst zurück zum Gesicht.

Gesichtsdiagnose

Die Gesichtsdiagnose hat in China eine jahrtausendalte Tradition. Es galt für einen Arzt als unsittlich, eine Frau zu berühren, also trachtete er danach, durch Anschauen, Beobachten und Befragen zu seiner Diagnose zu gelangen. Mit der Zeit war es dann doch akzeptiert, die Frau zumindest am Handgelenk zu berühren, und so konnte der Arzt den Puls als weiteren Informationslieferanten heranziehen. Aber speziell die Gesichtsdiagnose diente nicht nur dazu, Krankheiten zu identifizieren, sondern mit ihr konnte man auch den Charakter und die Veranlagungen eines Menschen beurteilen und diese Informationen zum Beispiel bei der Vergabe eines Postens in der Regierung heranziehen.

Das Gesicht zeigt einerseits Veranlagungen im Sinne des Konstitutionstyps, andererseits zeigt es »das ganze Leben«. Das Gesicht spiegelt das Leben eines Menschen. Es zeigt, was passiert ist, und es zeigt, wer jemand ist. Das Gesicht ist der Spiegel der Seele. Alle Emotionen sind im Gesicht zu erkennen, seelische Traumata hinterlassen dort Spuren. Und das Gesicht als Mikrosystem spiegelt den gesamten Körper wider. Im Kapitel 32 von *Einfache Fragen* steht geschrieben: »Bei einer Hitze-Erkrankung der Leber wird die linke Wange rot; bei einer Hitze-Erkrankung des Herzens wird die Stirn rot; bei einer Hitze-Erkrankung der Milz wird die Nase rot; bei einer Hitze-Erkrankung der Lunge wird die rechte Wange rot; bei einer Hitze-Erkrankung der Niere wird das Kinn rot.« (*Huang Di Nei Jing Su Wen, Buch des Gelben Kaisers zur Inneren Medizin*)

Die Betrachtung des Gesichts gibt uns einerseits Informationen über den Konstitutionstyp, andererseits Hinweis auf die Lokalisation einer Störung im Körper. Und weiterhin zeigt uns das Gesicht, ob ein Mensch Shen hat oder nicht.

Also sitze ich an meinem Schreibtisch, mir gegenüber die Patientin, und ich schaue und spüre einfach einmal, ob ich in ihrem Gesicht Shen sehe und wahrnehme oder nicht. Shen ist die Voraussetzung für eine gute Behandlung. Shen, der Geist des Herzens, zeigt sich in unserem Äußeren durch Ausstrahlung, durch Glanz, durch die Farbe des Gesichts, durch die Kraft und den Glanz der Augen und des Blickes. Wenn Shen da ist, besteht Hoffnung, hat alles einen Sinn. Ich beginne mit einem unverbindlichen Gespräch, rede über den Ort, aus dem die betreffende Person stammt, ob sie gleich einen Parkplatz gefunden hat (was sehr unwahrscheinlich ist, und daher kann man alleine bei dem Thema »Parkplatz« schon viel über den Hun des Gegenübers erfahren) oder mit öffentlichen Verkehrsmitteln gekommen ist, plaudere über ihren Arbeitsplatz und ob es eine schöne Arbeit ist. Und die ganze Zeit beobachte ich, höre zu, beobachte, schaue mir an, wie lebhaft die Mimik ist (*Shen!*), wann und wie sehr die Augen strahlen (*Shen!*), wie weit ich jemanden mit diesen einfachen Fragen schon aus der Reserve locke, und ich schaue mir in aller Ruhe das Gesicht an.

- **Gesichtsform:** Länglich und eher klein mit sehr markanten Zügen beim Holz-Typ, klein und spitz mit spitzem Kinn und großer Stirn beim Feuer-Typ, groß und rundlich mit breitem Kiefer beim Erde-Typ, klein und quadratisch oder dreieckig beim Metall-Typ, rund mit deutlich dominantem Kinn beim Wasser-Typ.
- **Haut:** Glänzend mit Shen, matt und fahl ohne Shen und Blut, teigig und farblos bei Feuchtigkeit, trocken bei Wasser-Mangel, trocken und schuppig bei Blut-Mangel, ölig-fettig bei Schleim-Feuchtigkeit oder schlechter Leberfunktion, gerötet bei Hitze, unrein mit Mitessern bei toxischer Hitze, blass bei Blut- und Qi-Mangel (beides, da »Qi ja Blut bewegt«), »grünlich« beim Holz-Typ, rötlich beim Feuer-Typ, gelblich beim

Erde-Typ, blass beim Metall-Typ, dunkel beim Wasser-Typ.
- **Kleine bläuliche Äderchen** im Gesicht geben Hinweis auf eine Blut-Stagnation, die Lokalisation deutet auf das zugrundeliegende Organ hin.
- **Augen:** Die Chinesische Medizin sagt: »Die Leber öffnet sich über die Augen« und »Den Shen sieht man in den Augen« (strahlende Augen).
- Die **Farbe der Hornhaut (Sklera)** gibt Hinweis auf die Funktion der Leber: *weiß* bedeutet normale Leberfunktion; *gelb* bedeutet Ikterus (»Gelbsucht«); *rötlich* bedeutet aufsteigendes Leber-Yang, Leber-Hitze; *blassgrau* und *grünlich* bedeutet Überlastung der Leber mit Vergiftungszeichen.
- **Weiße Irisränder:** Leber attackiert das Herz, Herz-Hitze; in der westlichen Medizin Hinweis auf mögliche Nebenniereninsuffizienz.
- **Mund** und **Lippen**: Die Chinesische Medizin sagt: »Die Milz öffnet sich in den Mund und manifestiert sich in den Lippen!« Der Erde-Typ, der generell »Rundungen« im Gesicht zeigt, hat zumeist auch runde, volle Lippen. Blasse Lippen weisen auf einen Blut-Mangel hin, bläuliche Lippen auf eine Blut-Stagnation, dunkelrote trockene Lippen auf Hitze, hellrote Lippen auf Yin-Mangel mit Hitze, wunde Lippen auf Hitze in Milz und Magen, aufeinandergepresste Lippen deuten auf eine Leber-Qi-Stagnation mit Fülle, ein spannungsloser geöffneter Mund deutet auf einen Leere-Zustand.
- **Nase:** Die Chinesische Medizin sagt: »Die Lunge öffnet sich über die Nase.« Die Lunge beginnt in den Bronchien und endet in der Nasenspitze. Je größer und kräftiger die Nase, desto stärker die Lunge. Der Metall-Typ hat also eine kräftige Nase in einem fein geformten Gesicht. Das Hautareal an und über der Nasenspitze

entspricht der Milz, der Mutter der Lunge. Bei Milz-Schwäche mit Feuchtigkeit und Schleim macht die Milz eine rinnende oder verstopfte Nase.

- **Ohren**: Die Chinesische Medizin sagt: »Die Nieren öffnen sich über die Ohren.« Das Jing, die Kraft unserer ererbten Konstitution, kann man an der Ausprägung des Ohrknorpels ablesen. (Ich würde beim Menschen jedoch nicht so weit gehen wie beim Pferdekauf: Da schaut man sich die Zähne an, um zu beurteilen, wie stark das Jing ist, und je größer die Ohren, desto besser das Jing, destor höher die Intelligenz und Lernbereitschaft.) Die Ohrmuschel ist nochmals ein Mikrosystem für den gesamten Körper. Sie ähnelt einem umgedrehten Fötus, wobei jeweils ein Punkt im Ohr einer Stelle im Körper entspricht.

- **Kinn**: Es gehört zur Nieren-Region und zeigt vor allem den Geist der Niere, den Zhi, die Willenskraft. Je kräftiger das Kinn, desto stärker der Wille! Ein nach oben gewölbtes Kinn gilt als Zeichen für Sturheit. Ein fliehendes Kinn (klein ausgebildeter Unterkieferknochen) spricht für eine schwache emotionale Niere. Das Doppelkinn weist bei gleichzeitig bestehendem fliehenden Kinn auf Feuchtigkeit und Nieren-Yang-Mangel hin oder auf Milzschwäche mit Feuchtigkeit oder schwacher Milz-Haltefunktion.

- **Augenbrauen**: Dicht und dominant kräftig (manchmal über der Nase zusammengewachsen) beim Holz-Typ, zart und die Öffnung der Augen betonend beim Feuer-Typ, gerade Brauen stehen für »Geradlinigkeit« in Tun und Denken, gebogene Brauen für Entschlusskraft.

- **Oberlider**: Sie gehören zum Gesichtsbereich der Milz, und wenn sie geschwollen sind, deutet dies auf Feuchtigkeit und Milzschwäche. (Die Milz muss ja alle Organe, »alles«, an Ort und Stelle halten. Bei fehlender Halte-

funktion, wenn die Milz also sehr müde ist, hängt im Körper alles herunter, ob Bindegewebe, Hämorrhoiden, Gebärmutter, Bauch oder eben auch Oberlider oder Wangen).
- **Unterlider/dunkle Augenringe:** Da immer wieder Patienten zu mir kommen, um ihre dunklen Augenringe loszuwerden, behandle ich das Thema etwas ausführlicher. Schwarz ist die Farbe des Wasser-Elements, und dunkle Augenringe deuten in der Chinesischen Medizin auf eine Nierenschwäche hin. Dabei meinen wir mit »Nieren« einerseits das Organ, das den Wasserhaushalt mitreguliert, und andererseits das Organ, das unsere Reserven speichert: die Essenz Jing, die aus Yin und Yang besteht. Ursachen für dunkle Augenringe sind somit einerseits Störungen im Wasserhaushalt, im einfachsten Fall, dass man zu wenig trinkt, andererseits Erkrankungen und Lebensweisen, die viel von unserer Essenz, unseren Reserven verbrauchen.

In der Chinesischen Medizin sagen wir, dass die Niere (in der Einzahl als »das Organ Niere« gemeint) sich im Schlaf regeneriert. Das entspricht auch dem westlichen Wissen, dass in der Nacht bei gutem Schlaf zu bestimmten Zeiten Hormone, wie Wachstumshormone und Cortisol, das körpereigene Cortison, ausgeschüttet werden, um den Körper in der Ruhephase zu regenerieren. Bei Kindern führen die Wachstumshormone vor allem zu körperlichem Wachstum, bei Erwachsenen zu Zellregeneration (Reparatur und Erneuerung müder und altgedienter Zellen). Vielleicht kennen Sie das Gefühl, wenn man eine Nacht durchgemacht hat: einerseits ist einem leicht kalt, andererseits ist man schwitzig und leicht überdreht. Das Kältegefühl deutet auf das gestresste Yang hin, das Hitzige auf das gestresste Yin. Nach einer schlaflosen Nacht spricht man sicher noch nicht von Nieren-Yin- oder -Yang-Mangel. Beide geben quasi nur die Information: »Hey pass besser auf mich auf und übertreib es nicht mit dem Schlafmangel!« Herrlich, dass die Niere, wie auch die anderen Organe, die Möglichkeit hat, uns an einer gut sichtbaren Stelle der Körperoberfläche gleich ein Zeichen zu geben, dass sie belastet ist, und wir daher sofort gegensteuern können!

Westlich gedacht befindet sich im Bereich der unteren Augenhöhle nur eine sehr dünne Fettschicht unter der Haut, so dass Blut- und Lymphgefäße und ihre Färbung oberflächlich durchschimmern. Wenn also der Blutfluss dort verlangsamt ist (chinesisch Zeichen von Blut-Stagnation) oder Kälte (chinesisch bei Yang-Mangel) die Gefäße verengt und daher der Blutfluss langsamer ist, wird der Bereich unter den Augen sich dunkel verfärben. Auch eine schlechte Sauerstoffsättigung des Blutes verleiht dem Gewebe die dunkle Farbe. Wenn viel Sauerstoff im Blut ist, wie bei arteriellem Blut, das vom Herzen kommt, ist das Blut hellrot, doch je weniger Sauerstoff im Blut transportiert wird, desto dunkler wird das Blut. (Venöses Blut ist normalerweise dunkler, denn nachdem das Gewebe mit Sauerstoff versorgt wurde, transportieren die Venen das Blut zurück zum Herzen, damit es über die Lunge wieder mit Sauerstoff »befüllt« und vom Herzen erneut in den Körper hinausgeschickt wird.)

Typischerweise treten dunkle Augenringe nach Schlafmangel und bei Erschöpfungszuständen auf. Kinder haben häufig bereits nach einer Nacht mit wenig Schlaf oder bei Erkältungen dunkle Verfärbungen unter den Augen, sind aber meist genauso schnell wieder weg, wie sie gekommen sind. Bestehen Augenringe über längere Zeit, spricht das dafür, dass die Nierenenergie chronisch überlastet wird. Dabei kann die untere Augenhöhlenregion auch eingefallen sein, chinesisch ein »Mangel-Zustand«, da sich dort durch die schlechte Versorgung das Gewebe abbaut. Andererseits können das Unterlid und der untere Bereich der Augenhöhle geschwollen sein, was westlich gedacht auf eine Verlangsamung des Lymphabflusses hindeutet (eine mögliche Folge der Verlangsamung des Venenblutes, da die Lymphflüssigkeit in das Venensystem abfließt), chinesisch gedacht ein Zeichen von Feuchtigkeitsansammlung ist, die durch eine »müde Milz« oder reduzierte Wärme (Yang) von den Nieren (die ja die Milz braucht, um gut kochen zu können) verursacht ist. Auffallend dunkle Augenringe haben Drogenabhängige (vor allem, wenn sie harte Drogen wie Heroin nehmen), da die Droge die normale Regulation des Körpers, seine Reserven für Notzeiten aufzusparen und dort ständig etwas abzulegen, außer Kraft setzt und die Nierenreserven, das Jing, verbraucht. Auch Erkrankungen wie Krebsleiden oder schwere Stoffwechselerkrankungen, die massiv an die Substanz gehen, machen oft tiefe dunkle Augenringe.

Manche Menschen haben aber auch anlagebedingt dunkle Augenringe, vor allem Wasser-Typen. Chinesisch wird man in diesen Fällen versuchen, die Schwachstelle durch eine konstitutionelle Therapie auszugleichen.

Veränderungen im Bereich des Unterlids können aber auch auf eine Magenschwäche hindeuten. Wie unten beschrieben geht der Magen-Meridian vom Unterlid weg und verbindet sich im Körper mit dem Magen. Rötung, Mitesser, Schwellung, bläuliche Verfärbung, schwärzliche Verfärbung, eingefallen deuten daher auf Hitze, toxische Hitze (siehe später), Fülle,

Kälte, Blut-Stagnation, Mangel im Magen. Geht die Veränderung mehr in Richtung innerer Augenwinkel – dort beginnt der Blasen-Meridian –, muss man auch an Blase und Niere denken.

Vorweg kurz zur Therapie: Ausreichend schlafen, gut und warm trinken, gut, gesund und regelmäßig essen (lieb sein zur Milz und zum Magen). Alles vermeiden, was an die Nieren geht. No drugs. Mit chinesischen Kräutern die Schwachstelle Niere oder Magen ausgleichen.

- **Haare:** Glänzend mit Shen, glanzlos ohne Shen; kräftig und dicht bei gutem Blut und Jing (der Essenz) und beim Nieren-Typ; spröde, dünn und zerbrechlich bei Blut-Mangel, schütter bei Blut-Mangel (und eventuell Jing-Mangel); »männlich schütter« mit Glatzenbildung und Geheimratsecken beim Feuer-Typ (Kahlheit ist in der Chinesischen Medizin etwas Positives und Zeichen von Eifer, Intellekt und Herz).
- **Haarfarbe:** Natürlich oder gut gefärbt – bei der Entscheidung helfen oft nur gezielte Fragen. Kräftiger Farbton und Glanz mit Shen, früh ergraut bei Blut-Mangel oder Yin-Mangel – anlagebedingt (da hilft oft die Frage, ob das generell in der Familie so ist) oder durch Traumata (ein Schockereignis kann schlagartig zu Ergrauen oder Erweißen führen; wenn jemandem etwas schwer an die Nieren gegangen ist).
- **Falten:** Falten-Neigung beim Nieren-Typ, viele kleine »Mimik«-Fältchen um Augen und Mund beim Feuer-Typ, wenige Falten und straffe Haut beim Erde-Typ, aber auch bei Feuchtigkeit und Schleim.

Zur Faltenbildung ist noch einiges zu sagen: Prinzipiell gelten Falten traditionell als etwas Gutes, etwas Schönes. Sie zeigen, dass ein Mensch gelebt hat, sich dem Leben gestellt hat. Bei lebhafter Mimik, bei viel Shen, bilden sich viele vor allem feine kleine Fältchen um Augen und Mund aus. In diesem Fall sind sie Zeichen des Shen. Beim Wasser-Typ ist die Faltenbildung Teil der Veranlagung, er hat zumeist eine trockene, wenig mit Fett unterpolsterte Haut. Hat ein anderer Typ, zum Beispiel ein Lungen-Typ, viele Falten, weiß ich, dass er besser auf sein Yin aufpassen muss, und ich werde dann dieses stärken. Menschen mit dickerer, gut mit Fett gepolsterter Haut neigen viel weniger zu Faltenbildung, so sieht jemand, der etwas dicklicher ist, oft sehr jung aus, weil seine Falten mit Fett unterlagert sind. Viel Sonnenexposition im Leben »gerbt« die Haut, trocknet sie aus und die Haut im Gesicht wird generell, unabhängig von der Mimik, viel faltiger.

Auch Emotionen hinterlassen ihre Spuren in Form von Falten im Gesicht. Oft wirkt ein Gesicht, als wäre eine Emotion eingefroren. Eine lustige Übung, die ich mit den Kindern oft gemacht habe: sich gegenseitig ein »Gesicht schneiden« und erraten, welche Emotion dahintersteckt. Oder sehen Sie sich Ihr Gesicht im Spiegel an und stellen Sie sich vor, es würde in einer bestimmten Emotion erstarren. Wo entstehen dann welche Falten? Ein sorgenvolles Gesicht, ein trauriges Gesicht, ein ängstliches Gesicht, ein fröhliches Gesicht, ein emotionsloses apathisches Gesicht, ein grüblerisches Gesicht. Und wenn Sie eine Emotion ständig praktizieren, werden Sie nach langer Zeit an den zusammengekniffenen Hautpartien Falten bekommen.

Als Kind haben wir das Gesicht, das wir geerbt haben. Hier sieht man gut die Gemeinsamkeiten mit den Eltern, Großeltern, Geschwistern. Mit den Jahren malt das Leben darauf, wie auf einer Leinwand. Mit 50 Jahren hat man das Gesicht, »das man verdient«. Und denken Sie daran, das Gesicht ist ein Mikrosystem des Makrosystems »Körper«. So wie das Leben das Gesicht zeichnet, so zeichnet es den gesamten Körper. So wie das Gesicht aussieht, sieht es dann wohl im gesamten Körper aus. Auch die Organe bekommen »Falten«, zeigen Spuren des Lebens. Und wenn ich durch die Gesichtsdiagnose Hinweise auf eine Schwäche eines inneren Organs bekomme, habe ich die Chance, dieses Organ zu stärken, und dann wird sich mit der Zeit auch das Gesicht verändern.

Die Meridiane
Gehen wir noch etwas genauer auf die verschiedenen Stellen im Gesicht ein. Grob hat uns das Zitat aus den *Einfachen Fragen* (siehe Seite 211) das Gesicht schon unterteilt. Die **Akupunktur** und deren **Meridiane** helfen uns da deutlich weiter. Die Akupunkturpunkte sind nichts anderes als die jahrtausendalte Erfahrung, dass bestimmte Stellen, bestimmte Punkte an der Körperoberfläche mit tiefen Stellen im Körper verbunden sind, wie auch bestimmte Stellen im Gesicht mit Bereichen tief im Körper verbunden sind (Sie erinnern sich an das Prinzip von Biao und Li). Das System wurde über die Jahrhunderte so perfektioniert, dass man millimetergenau Punkte an der Oberfläche, auf der Haut, mit Organen, Organfunktionen und Geweben, aber auch mit Emotionen (die ja nach dem chinesischen Denken in den Organen sitzen) und Traumata in Verbindung bringen kann. So ist es möglich, über die Haut das Innere zu therapieren, sei es mit Nadeln, mit Massagen oder mit Handgriffen.

Ich kann dieses System aber auch für meine Diagnose nutzen. Ich kann mir »die Meridiane ansehen und sie tasten«, begutachten, ob es Veränderungen im Verlauf der Meridiane gibt, Blockaden, Rötungen, Hautveränderungen, Narben. In der chinesischen Medizin ist zum Beispiel eine Hautrötung nicht einfach eine Rötung der Haut (wie in der westlichen Medizin), sondern eine Rötung der Haut an einer ganz bestimmten Stelle. Eine Rötung im Bereich des Lungen-Meridians weist zum Beispiel auf »Hitze in der Lunge« hin, ein Juckreiz in der Achsel weist zum Beispiel auf »Wind im Herzen« hin, da die Achsel dem Akupunkturpunkt »Herz 1« entspricht. Dabei sind die Meridiane nur eine gedachte Verbindung von verschiedensten Punkten, die jeweils mit einem bestimmten Organ im Inneren des Körpers verbunden sind. Wenn ich also Meridiane »taste«, taste ich eine gedachte Linie an der Körperoberfläche, die aus der Erfahrung der Chinesen heraus mit einem gedachten Organ in der Tiefe (wir schneiden den Körper ja nicht auf und überprüfen, wie dieses Organ *wirklich* aussieht) verbunden ist.

Meridiane sind keine anatomische Realität, aber trotzdem eine physiologische Wirklichkeit. Auch wenn ich sie durch Öffnen des Körpers nicht nachweisen kann, existieren sie als Funktionseinheit. Sie wirken, und das ist über all die Jahrtausende millionenfach bewiesen und auch belegt. In unserer westlichen Medizin existiert etwas nur dann, wenn es messbar ist. (Wenn wir zum Beispiel eine Beschwerde nicht messen können, nennen wir sie gerne *psychisch* oder *psychosomatisch*. Aber das ist eine andere Geschichte)

Sie wissen schon, dass die Lunge der Chinesen nicht das Gleiche ist wie die Lunge hier im Westen, dass die Milz der Chinesen die Vorstellung des gesamten Verdauungsapparates ist und nicht das Organ Milz, das sich in unserer westlichen Realität im linken Mittelbauch befindet. Die Erfahrung lehrt diese Verbindung von Oberfläche und Tiefe. Die seit Jahrtausenden funktionierende Therapie lehrt die Richtigkeit dieser Aussage. Wir nennen das »empirische Medizin«: ausprobieren und schauen, was passiert, dann sich den Effekt merken und sich ein Bild davon machen, damit man die Erfahrung auch bei anderen Menschen anwenden, anderen davon erzählen und es ihnen beibringen kann.

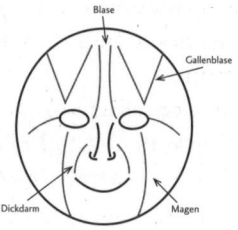

Der Dickdarm-Meridian und die Lunge
Der Dickdarm ist das Hohlorgan (Fu) der Lunge. Der Meridian beginnt an der Spitze des Zeigefingers, verläuft seitlich außen am Unterarm, steigt außen zur Schulter auf und betritt über dem Schlüsselbein die Lunge (ist also mit der Lunge verbunden). Er steigt dann am Hals seitlich zur Wange auf, gelangt zum Zahnfleisch des Unterkiefers, führt seitlich neben dem Mund vorbei und verläuft zwischen Mund und Nase auf die Gegenseite zum Rand der Nase (wo er mit dem Magen-Meridian kreuzt).

Für die Gesichtsdiagnose wichtig ist der Punkt *Dickdarm 20 (Di20, yingxiang – »Düfte empfangen«)*, gleich neben dem Nasenflügel. Eine tiefe Falte zwischen Nase und Mund kann auf eine Schwäche (Mangel) im Dickdarm-Meridian und durch seine Verbindungen auf eine Schwäche (Mangel) in Dickdarm und Lunge hinweisen. Häufig findet man auch Rötungen oder kleine Mitesser seitlich der Nase oder am Mundwinkel, die Hitze oder toxische Hitze im Dickdarm-Meridian aufzeigen. Sie erinnern sich an den Ausspruch meines Lehrers François Ramakers: »Das Vollorgan hat das Problem, das Hohlorgan zahlt die Rechnung.« Damit das Vollorgan weiter arbeiten kann, schiebt es das Problem einfach in das Hohlorgan ab, das ja nicht so lebenswichtig ist wie das Vollorgan. In diesem Fall kann der Dickdarm-Meridian *das Problem ausleben*, Hitze oder toxische Hitze, und weist vielleicht auf das viel größere Problem, nämlich Hitze oder toxische Hitze in der Lunge, hin (was uns ein kleiner Pickel alles sagen kann!).

In den Meridianen, den Leitbahnen, fließen das Qi und das Blut. Ein frühes Ergrauen des Schnurrbartes beim Mann (mit dem Bartanteil, der seitlich des Mundes zum Kinn verläuft) weist darauf hin, dass weniger Blut im Dickdarm-Meridian fließt. Dem liegt eine Substanz-Schwäche (Lu-Yin-Mangel) der Lunge zugrunde, und dem kann eine Substanz-Schwäche der Niere (Ni-Yin-Mangel) zugrunde liegen, da die Niere ja alle Organe im Körper mit Substanz (Yin) und Energie (Yang) versorgt.

Laut *Einfache Fragen* gibt uns der rechte obere Wangenbereich zusätzlich Auskunft über die Lunge. Wenn hier zum Beispiel ein Mitesser sitzt, denken wir wieder an »Hitze in der Lunge«. Auch die Wangenknochen und die Haut darüber sind Merkmale des Metall-Typs. Wenn dieser Bereich kräftig ausgebildet ist, ist das ein Zeichen für eine gesunde Lunge (kräftige Wangenknochen, sagt man, sind Zeichen von Stolz und Führungskraft, flache Wangenknochen sind Zeichen von fehlendem Selbstwertgefühl).

Der äußere Mundwinkel wird quasi umspült vom Dickdarm-Meridian. Die Emotion der Lunge ist die Trauer. Bei Traurigkeit ziehen Menschen die Mundwinkel herunter, und wenn sie dauerhaft nach unten zeigen, erkennen wir den Menschen als traurig, aber auch als negativ, pessimistisch, kraftlos, da die Kraft nicht einmal ausreicht, die Mundwinkel nach oben zu ziehen und dort zu halten.

Der Magen-Meridian und die Milz

Der Magen-Meridian beginnt »innerlich« dort, wo der Dickdarm-Meridian endet: seitlich des Nasenflügels. Dann steigt er zur Nasenwurzel auf, trifft im inneren Augenwinkel (bei Blase 1, *Bl1*) den Blasen-Meridian und tritt unterhalb des Auges an die Oberfläche. Dann geht er zum oberen Zahnfleisch, verläuft in einem Bogen um die Lippen herum zum Kinn, danach seitlich am Unterkiefer entlang und steigt vor dem Ohr auf, um die Stirn zu erreichen. Ein Ast steigt vom Unterkiefer ab zum Hals und stellt eine Verbindung mit Magen und Milz her. Ein weiterer Ast verläuft von der seitlichen Halsgrube (diesen Verlauf beschreibe ich nur grob) über Brustkorb, Bauch, Ober- und Unterschenkel bis zur äußeren zweiten Zehe.

Entsprechend den *Einfachen Fragen* hat das Hautareal der Nasenspitze eine Verbindung zur Milz.

Interessant für uns an dem Verlauf des Magen-Meridians sind das Hautareal unterhalb des Auges, der innere Augenwinkel (zusammen mit dem Blasen-Meridian), der Bereich um den Mund (zusammen mit dem Dickdarm-Meridian), das Kinn (zusammen mit dem Areal der Niere), der Unterkiefer-Bereich und der seitliche Kopf entlang des Haaransatzes bis zur Stirn. Aus meiner Praxis wichtig und häufig sind Hautveränderungen unterhalb des Auges und auch Augenringe (dies könnte man auch so deuten, dass einem die Magenprobleme »an die Nieren gehen«).

In der Akupunktur verwenden wir zwei Magen-Punkte, die sich auf den Füßen befinden, um Gesichtsprobleme zu behandeln, da der Magen-Meridian im Gesicht weitläufig verläuft. Magen 44 (Ma44, *neiting* – »*innerer Hof*«) behandelt Fülle im Unterkiefer und unteren Wangenbereich, Magen 45 (Ma45, *lidui* – »*kranker Mund*«) behandelt Gesichtsschwellungen, volle Nase, rissige Lippen, tränende Augen.

Der Blasen-Meridian und die Niere
Der Blasen-Meridian beginnt im inneren Augenwinkel, steigt an der Stirn auf und gelangt zum Scheitelpunkt des Kopfes (Du Mai 20, *baihui*). Hier zweigt ein Ast zur Schläfe ab, der Hauptast verläuft vom Scheitel in das Gehirn, tritt am Nacken wieder an die Oberfläche und (wieder nur grob) läuft in zwei Zweigen hinten hinunter bis zur Kniekehle, dann weiter als ein Zweig über die Wade zur Seite der fünften Zehe.

Der Meridian hat eine Verbindung zu Blase und Niere. Eine typische Indikation, um den Blasen-Meridian für das Gesicht mit Akupunktur zu behandeln, sind Punkte am äußeren Fußrand und an der äußeren kleinen Zehe bei Nacken-Hinterkopf-Schmerzen, die oft bis in den inneren Augenwinkel strahlen (Meridianverlauf!), und Augenbeschwerden mit vor allem Hitze (Entzündungen). Das Nierenareal im Gesicht ist das Kinn. Es ist auch wichtig, die Kopfhaare und die Falten im Gesicht anzusehen, um die Nierenenergie zu beurteilen!

Der Gallenblasen-Meridian und die Leber
Der Gallenblasen-Meridian beginnt am äußeren Augenwinkel, steigt zur Stirn auf, macht dann einen Bogen nach unten hinter das Ohr und steigt von hier ab bis zur seitlichen Halsregion. Im Weiteren verläuft er als einziger Meridian des Körpers *seitlich* an Brustkorb, Bauch und Beinen und endet schließlich an der Außenseite der vierten Zehe. Der Meridian hat eine äußerlich-innere Verbindung zu Gallenblase und Leber. Das wichtige Areal der Gallenblase im Gesicht ist die Schläfe. Volle kräftige Schläfen zeugen von einem Leben im Hier und Jetzt, eingefallene Schläfen stehen für eine kreative und spirituelle Veranlagung. Im krankhaften Sinne kann eine kräftige Schläfe auch durch ständiges festes

Zusammenbeißen der Zähne entstehen, was einem »angefressenen Hun« entspricht. Volle Schläfen sprechen für Fülle in Gallenblase und Leber, eingefallene Schläfen für Leere in Leber und Gallenblase. Das Areal der Leber im Gesicht ist die linke Wange. Die Leber selbst erkennt man an Augen und Augenbrauen und dem allgemeinen Spannungszustand der Gesichtsmuskulatur (denken Sie an den Hun oder einen *knurrenden Hund*).

Befragung – die acht Prinzipien

Jetzt erinnern Sie sich bitte wieder daran, dass ich an meinem Schreibtisch sitze mit einer netten Frau mir gegenüber. Wir sehen uns gegenseitig an. Mittlerweile lächeln wir beide. Bisher haben wir nur über Banales geplaudert. Es ist noch kein einziges Wort über Krankheit und Beschwerden gefallen. *Trotzdem* habe ich durch das Betrachten von Körperhaltung, Körperbewegung, Kleidung, Gesicht und Mimik bereits viele, viele Hinweise gesammelt. Nun beginne ich die gezielte Befragung, oder es ergibt sich beim Plaudern über Anreise, Wohnort, Geburtsdatum und wie sie auf mich aufmerksam geworden ist, das eine aus dem anderen, und wir sind bald mitten im Gespräch über ihre Beschwerden und darüber, was die Frau zu mir führt. Wenn das so ist, stoppe ich sie nicht, sondern sammle im Kopf nur die Informationen, die ich brauche, und beobachte, *wie sie was sagt*. Und erst danach beginne ich gezielt nachzufragen, was mir eben an Informationen noch fehlt.

Meist ist das Erste, was man sagt, ja auch das wichtigste Anliegen. In der Chinesischen Medizin brauchen wir aber dann oft diese kleinen Nebenbemerkungen, die uns wirklich weiterbringen, wie »Ich hasse Wind« oder »Ich habe ständig kalte Füße«. Ich habe einen lieben Kollegen, einen

Landarzt, der sagt seinen Patienten immer: »Nur drei Beschwerden pro Sitzung.« Er stoppt den Redeschwall seiner Patienten oft, weil er sonst den Überblick verliert, den Wald vor lauter Bäumen nicht mehr sieht. Er ist ja auch nur ein Mensch. Und wenn man ganz viele verschiedene Symptome hat, ist das ja auch schon eine Diagnose.

Also, erinnern Sie sich an alles, was Sie jetzt schon wissen! Einfach und klar zu denken, das ist die Stärke unseres chinesischen Systems. Wir versuchen alles auf den Punkt zu bringen. Wir wollen Informationen, die in die *acht Prinzipien* passen: außen – innen, Hitze – Kälte, Fülle – Mangel, Yin – Yang. Wir wollen wissen, welcher Konstitutionstyp jemand ist, und da helfen uns die *fünf Elemente*. Und wenn wir darüber genug wissen, indem wir *mit unseren Augen* hinschauen und *mit unseren Ohren* hinhören, kommt der Teil unseres Körpers ins Spiel, der *hinter unseren Augen* und *zwischen unseren Ohren* liegt: Wir denken und ziehen Schlüsse mit unserem Verstand, mit dem Gehirn ... hinschauen, hinhören, dann denken!

Wenn jemand sehr schnell und viel redet, können wir vermuten, dass *Hitze* im Spiel ist. Ich muss dann nur noch wissen: Fülle-Hitze (das sind die oft akuteren Zustände oder die sehr lang bestehenden, bei denen zusätzlich Blockaden durch sekundäre Pathogene wie Schleim und Blut-Stagnation entstehen) oder Leere-Hitze (die bei uns sehr beliebte Hitze-Form; bei länger anhaltenden Zuständen, die uns an unsere Substanz, an unser Yin gehen). Wenn jemand sich alles aus der Nase ziehen lässt, wie Rotz, *Schleim*, bei einer akuten Verkühlung, steckt vielleicht auch Schleim dahinter oder eine andere Form einer Blockade. Spricht jemand sehr lebhaft, mit lebhafter Mimik und Gestik, steckt vielleicht die *Hitze im Herzen*. Spricht jemand monoton, ohne scheinbare Emotionen, starr im Gesicht mit wenig, *eingefrorener* Mimik, was westlich gedacht ein Zeichen einer *Depression* sein kann, werde ich an *Starre* denken, an *Kälte*, an Blockaden (vor allem durch Schleim und Feuchtigkeit), an Erschöpfung.

Und ich achte auch immer darauf, *welche Emotion jemand in mir auslöst*. Wir sind Resonanzkörper für Schwingungen, die von außen auf uns eintreffen. Wenn ich mich selbst gut kenne und mich viel mit mir und meinen eigenen Gefühlen beschäftigt habe, kann ich unterscheiden, ob ein Gefühl von *außen* (von meinem Gegenüber) oder von *innen* (von mir selbst) kommt. Wichtig ist, dass Sie Ihre eigenen Grenzen gut kennen und schützen! Wenn jemand mit einer Verkühlung vor Ihnen sitzt, schützt Sie Ihr *Immunsystem*. Wenn jemand mit Zorn vor Ihnen sitzt, erkennen Sie diesen Zorn *als nicht Ihren eigenen* und schützen sich durch Ihr *emotionales Immunsystem*! Wenn Sie eine Emotion in Ihrem Gegenüber erkannt haben, kann das ein *Hinweis auf seine Konstitution oder die Krankheitsursache* sein (laut acht Prinzipien, zum Beispiel: innen/Zorn –> Fülle –> Hitze –> Yin)! Jetzt habe ich mich vor Ihnen geoutet, nun wissen Sie, was ich *wirklich* denke, während Sie mir als Patient gegenübersitzen.

Gehen wir weiter: Die Frau uns gegenüber (Sie sitzen neben mir) erzählt uns von ihrer Erkrankung, sagen wir, es handelt sich um eine ständige Müdigkeit. Wir lassen sie reden und beobachten und sammeln Informationen zu den acht Prinzipien und fünf Elementen.

Wann und wie hat alles begonnen?
Falls sie es uns nicht von selbst erzählt, stellen wir die Frage: **Wann und wie hat alles begonnen?** Diese Information ist für uns ganz wichtig, um unterscheiden zu können, ob es *außen* oder *innen* begonnen hat. Oft erinnert man sich einfach nicht, und man muss in der Vergangenheit ein wenig nachbohren. Für uns westlich geschulte Menschen mit unserem westlichen Verstand ist es auch schwer vorstellbar,

dass ein einfacher Infekt die Ursache für eine Müdigkeit nach Jahren ist. Oft hilft es schon, wenn man weiß, **in welcher Jahreszeit** alles angefangen hat, da in dieser Jahreszeit bevorzugt ein bestimmter pathogener Faktor auftritt (Sie erinnern sich sicher: im Frühling Wind, im Sommer Sommerhitze, im Spätsommer Feuchtigkeit, im Herbst Trockenheit, im Winter Kälte). Egal, um welche Beschwerden es gerade geht, wir wollen wissen, wie sie begonnen haben. Hatte die Patientin am Beginn der Beschwerde zum Beispiel einen grippalen Infekt (Wind-Kälte) oder eine echte Grippe (Wind-Hitze) oder einen Sonnenbrand (Feuer) oder war im Urlaub in der Bretagne mit sehr viel Wind (Wind) oder ist in ein altes feuchtes Haus umgezogen (Feuchtigkeit)? Dann hat alles im Außen begonnen (nach den acht Prinzipien: **außen** – innen), und vielleicht ist der ursprüngliche Auslöser, der klimatische Faktor **noch immer im Körper vorhanden**.

In welcher Jahreszeit treten die Beschwerden (vermehrt) auf?

Hier hilft die nächste Frage weiter: **In welcher Jahreszeit treten die Beschwerden (vermehrt) auf?** Hat, wie in unserem Beispiel, die Müdigkeit nach einem Infekt im Winter begonnen und wird auch immer besonders schlimm im Winter, wissen wir, dass das Zheng-Qi damals so geschwächt war, dass ein (davor) eingedrungener äußerer Faktor eine Verkühlung verursacht hat und der Körper seither vielleicht jeden Winter diese Verkühlung nochmals durchmacht, sie sich aber nur mit den Symptomen der Müdigkeit äußert. Die Therapie ist dann ganz leicht: das Zheng-Qi und damit die Milz (die ja alles Qi im Körper herstellt) aufbauen. Vielleicht ist der Körper dann einmal so gestärkt, dass er den ursprünglichen Eindringling endgültig rauswerfen kann!

Für uns Westler noch schwerer verständlich ist es, wenn es zum Beispiel nicht um eine Müdigkeit geht als Folge einer Verkühlung, sondern um eine **Depression**. Diese entspricht dann einer *psychischen Müdigkeit*, einer geistigen und auch körperlichen Erschöpfung, und ich werde sie chinesisch genauso behandeln: die Milz stärken, den Auslöser (später) rauswerfen.

Wenn die Frau, die uns gegenübersitzt, berichtet, dass am Anfang ihrer Müdigkeit kein Infekt, sondern ein Jobwechsel mit viel Stress oder eine Trennung von ihrem Partner oder der Tod eines Elternteils oder die Erkrankung des Bruders gestanden hat, dann geht es um **innere Ursachen**, um die **Emotionen**. Auch hier kann uns die Information, in welcher Jahreszeit die Müdigkeit schlimmer wird, weiterhelfen, zumal viele sich an ein frühes sehr belastendes emotionales Trauma nicht bewusst erinnern können. Die Verdrängung funktioniert dabei oft als wichtiger Schutz, um nicht ständig in dem alten Verletzungszustand zu verweilen. Es ist dann die Aufgabe der Psychotherapie, schlimmen Ereignissen der Vergangenheit wieder ins Auge zu blicken und sie vielleicht jetzt endlich zu betrauern, zu beweinen und dadurch zu verdauen und damit abzuschließen (wie wenn man endlich den pathogenen Faktor hinauswirft!). Wird die Müdigkeit im Herbst schlimmer, heißt das also nicht automatisch, dass es um Trockenheit (und damit einen äußeren Angreifer) geht, sondern vielleicht geht es ja um die Emotion des Herbstes, und das ist die Traurigkeit, die Trauer. Was wir dann therapeutisch als Chinesen-Ärzte machen, ist quasi *körperliche Psychotherapie*: Wir stärken die Lunge, das Organ des Herbstes, der Trockenheit und der Traurigkeit so, dass der Geist der Lunge, der *Po*, endlich wieder Ruhe in seiner vollen Badewanne aus Lungen-Yin findet.

Sie erinnern sich: Jedes Symptom hat einen Sinn. Und die Lunge kann uns nur mit den ihr zur Verfügung stehenden

Mitteln darauf aufmerksam machen, dass es ihr nicht gut geht, und diese Mittel sind einmal ihre Emotion, die Traurigkeit, und ihr klimatischer Faktor, die Trockenheit.

Müdigkeit ist als Symptom sehr unspezifisch, quasi die Endstrecke von vielen anderen Störungen. Zwei haben wir jetzt schon genannt: Infekt, Trauer. Aber in dem Stadium der Befragung ist uns das noch egal. Alleine indem wir wissen, dass sie im Herbst schlechter wird, haben wir schon eine Therapie! So einfach ist Chinesische Medizin (Puls und Zunge reden auch noch mit, aber dazu später mehr)! Und Sie werden sehen: Wenn wir bei dem Therapie-Teil des Buches angelangt sind, muss ich Ihnen gar nicht mehr viel erklären, und Sie werden schon an eine einfache Lösung des Problems denken. Und wenn Sie zwischenzeitlich immer wieder verwirrt sind, macht das gar nichts, das bin ich auch oft! Dann stärken wir zwischenzeitlich unsere Milz mit zum Beispiel einer guten warmen Mahlzeit oder tun etwas für unseren Shen, spielen zum Beispiel ein lustiges Spiel mit den Kindern, und schon klärt sich der Nebel in unserem Kopf!

Werden die Beschwerden auf Druck und Wärme besser?
Gehen wir weiter mit den acht Prinzipien. Klagt unsere Frau dann auch noch über immer wiederkehrende Bauchschmerzen, will ich noch wissen: **Werden die Beschwerden auf Druck und Wärme besser?** Wenn sich unsere Frau fest auf den Bauch drückt, während sie die Beschwerden hat, oder eine Wärmflasche auflegt, dann wissen wir: Es geht um **Leere, Mangel**, da es besser wird, wenn man von außen etwas *dazugibt* (nämlich Druck oder Wärme).

Wenn man zum Beispiel Kopfschmerzen hat und es hilft, sich einen kalten Waschlappen aufzulegen, dann wissen wir, dass das Zugeben von **Druck und Kälte** hilft. Also liegt den

Kopfschmerzen *Leere und Hitze* zugrunde. Und Sie wissen auch schon, dass Hitze aufsteigt, und oben ist der Kopf, und wenn zu viel Hitze im Körper ist, wird er diese *Beschwerden oben* machen (die Kälte-Symptome haben wir eher *unten* im Körper, da Kälte absteigt).

Klagt unsere Frau jedoch über häufige Magenschmerzen und diese werden auf Druck schlechter, wissen wir, es geht um **Fülle** (da schon »ein Zuviel« da ist, wird es durch noch mehr »Viel«, wie Druck von außen, schlechter). Den Magenschmerzen liegt dann meist eine Nahrungs-Stagnation zugrunde. Das heißt, das Essen bleibt quasi im Magen stecken, wie die verstopfte Wasserleitung *vor* der verstopften Stelle. Meine Therapie wird dann sein, die Stagnation zu beseitigen, das heißt, die Verstopfung durchzuputzen, *die Fülle abzuleiten*. **Fülle wird abgeleitet, Mangel wird aufgefüllt.**

Wird es durch Kälte oder Wärme besser?

Jetzt wollen wir noch genauere Informationen zu **Hitze oder Kälte**. Zu aktuellen Beschwerden kann man einfach fragen: **Wird es durch Kälte oder Wärme besser?** Die Antwort hängt oft mit Fülle oder Mangel, wie in den obigen Beispielen beschrieben, zusammen. Erinnern Sie sich bitte an das Prinzip **Biao – Ben:** Biao ist das jetzige Problem, das Symptom, Ben ist die Wurzel, die Ursache dafür, dass es *überhaupt so weit gekommen ist*. **Ben findet man in der Konstitution.** (Das ist nicht zu verwechseln mit **Biao – Li**, außen – innen, dem Prinzip, dass sich Inneres im Äußeren zeigt und dass ich über das Äußere, die Haut, das Innere, die Organe, behandeln kann.)

Eine wichtige Frage, die vor allem über Ben, die Wurzel, etwas aussagt: **Ist Ihnen generell eher kalt oder eher warm oder ist Ihr Temperaturempfinden ganz ausgeglichen?** *Wenn jemandem ständig kalt ist, hasst er Kälte (und den Winter).*

Wenn jemandem ständig heiß ist, hasst er Hitze (und den Sommer). Er hat ja schon genug davon in sich. Warum sollte er es sich dann zuführen? Ich bekomme eine Information über **Yin und Yang** (und damit wieder etwas für unsere acht Prinzipien): Jemand, der viel Yin hat, welches kühl (und im Körper die Basis aller Kühlung) ist, braucht kein zusätzliches Yin von außen. Jemand, der viel Yang hat, welches warm (und im Körper die Summe aller Energie, aller Wärme) ist, braucht kein zusätzliches Yang von außen. Es kann auch ein temperaturmäßiger Mischmasch auftreten: Wenn jemand zum Beispiel eine ganz frische Verkühlung hat, chinesisch gedacht ist also gerade Kälte eingedrungen, dann mag er keine Kälte (Kälteaversion), obwohl er normalerweise keine Hitze mag (weil er schon genug davon hat). **Mit den acht Prinzipien kümmere ich mich immer um das, was jetzt in diesem Moment gerade da ist!** Es wird also *außen –> Kälte –> Fülle –> Yin* sein. Wenn ich das erfolgreich behandelt habe, kann ich mich immer noch um die Konstitution kümmern, die dann auch ganz konträr sein kann, wie *innen –> Hitze –> Mangel –> Yang*. Biao – Ben! Es ist zwar selten, aber kurzfristig kann das Symptom ganz anders aussehen als die Konstitution.

Haben Sie kalte Hände, kalte Füße oder beides?

Für kalte Hände und Füße gibt es aus chinesischer Sicht zwei große Ursachen: Einerseits kann wirklich zu wenig Wärme im Körper vorhanden sein, wie bei einem *Nieren-Yang-Mangel*. Da kommen dann noch andere Kälte-Symptome dazu wie Kälte im ganzen unteren Körperbereich inklusive dem unteren Rücken, dem Gesäß, den Beinen, ein weicher breiiger Stuhl oder Durchfälle, weil die Milz nicht genug Wärme von der Niere zum Verdauen bekommt und daher nur unvollständig verdaut. Viel häufiger bei uns sind jedoch kalte Hände und kalte Füße, weil die Energie, das Qi, wegen einer *starken Leberspannung* nicht bis zu den Händen und Füßen fließen kann. Energie wäre ja genug da, nur fließt sie nicht! Wir finden dann außerdem all die Symptome einer Leberspannung (emotional und körperlich).

Befragung – die fünf Elemente

Kehren wir zurück in den Behandlungsraum: Die Frau hat uns jetzt schon einiges erzählt, und wir haben von ihren Beschwerden ein gutes Bild bekommen. Wir haben bereits nachgefragt und wissen schon gut Bescheid bezüglich der acht Prinzipien. Um ein noch umfassenderes Bild von unserer Frau zu erhalten, stellen wir zum Schluss ein paar **allgemeine Fragen**. Und da orientieren wir uns an den **fünf Elementen**. So erfahren wir ein bisschen zu jedem der fünf Zang-Organe (Vollorgane). Sie können auch das Kapitel über die Vollorgane hernehmen, alles über die einzelnen Organe lesen, ihre Funktionen oder welches Gebiet sie versorgen, und dazu Fragen stellen. Ich beschränke mich im Folgenden auf die wichtigsten Fragen, auf jene, die uns zu erkennen helfen, welches Organ mitbehandelt gehört. *So viel Diagnostik, wie ich für meine Therapie brauche …*

Holz (Leber und das Verwalten von Blut und der freie Fluss aller Dinge)

Gibt es irgendwelche Schmerzen und wenn ja, wo?
Die Frage nach den Schmerzen führe ich unter dem Element Holz an, da Schmerz immer bedeutet, dass etwas nicht gut fließt, dass es eine Blockade im Körper gibt. **Jede Blockade, jede Stagnation, die lange besteht, landet bei der Leber!**

Vielleicht hat die Blockade irgendwo begonnen, doch sie endet immer auch mit Leber-Beschwerden und einer Anspannung der Leber, einem *gestauten Hun*. Sie erinnern sich an den Ausspruch: **Hast du eines der drei, Schmerz, Schleim oder Blut-Stagnation, behandle das und vergiss den Rest, denn dann brennt der Hut!**

Zur Erinnerung: Es gibt sechs Substanzen im Körper, die fließen. Qi als die »erste Substanz« bewegt die anderen fünf Substanzen: Blut, Flüssigkeiten, Nahrung, Schleim und Hitze. Alle sechs Substanzen sollen glatt fließen, und dafür sorgt die Leber. **Schmerz ist immer ein Zeichen, dass etwas im Körper – eine der sechs Substanzen – nicht gut fließt!** Dabei gibt die *Schmerzqualität* (wie sich ein Schmerz anfühlt) einen Hinweis darauf, welche Substanz nicht glatt fließt. Alle sechs Substanzen können schlecht fließen, und das heißt, sie stagnieren.

Wichtig: Qi bewegt die anderen fünf Substanzen. Wenn eine der fünf Substanzen nicht gut fließt, gibt es daher fast immer gleichzeitig auch Beschwerden von Seiten der Qi-Stagnation. Stellen Sie sich vor, das Qi sitzt auf dem Blut wie ein Reiter auf einem Pferd. Es gibt drei Gründe, warum das Pferd nicht gut vorankommt. Erstens: Das Pferd ist schwach, sehr schlecht genährt und daher müde und mag sich einfach nicht schnell bewegen; wenn es ganz schwach ist, bewegt es sich gar nicht mehr. Zweitens: Das Pferd ist stark, aber der Reiter ist müde und faul und treibt das Pferd einfach nicht gut an. Drittens die »rien ne va plus«-Variante (»Nichts geht mehr«): Reiter und Pferd haben beide länger schon überhaupt keine Nahrung mehr bekommen, und der Reiter hält sich nur noch irgendwie am Pferd fest, um nicht herunterzufallen. Von Fortbewegung keine Rede! Chinesisch heißt das im ersten Fall Blut-Mangel und Blut-Stagnation, wenn sich das Pferd gar nicht mehr bewegen lässt, Blut-Stase. Im zweiten Fall ist es Qi-Mangel und sekundärer

Blut-Mangel mit Blut-Stagnation. Im dritten Fall handelt es sich um Blut-Stase (vom Qi rede ich da gar nicht mehr, denn »ich vergesse den Rest, weil ja der Hut brennt«).

So gibt es
1. eine *Qi-Stagnation,*
2. eine *Blut-Stagnation* und eine *Blut-Stase,*
3. eine *Flüssigkeits-Stagnation,*
4. eine *Nahrungs-Stagnation,*
5. eine *Schleim-Stagnation* und
6. eine *Hitze-Stagnation.*

Der Körper hat für jeden dieser »schlechten Flüsse« bestimmte Beschwerden.

Eine *lokale Qi-Stagnation* verursacht Schmerzen, die ziehen und spannen. Die Schmerzen kommen und gehen und haben keine fixe Lokalisation. Ein häufiges Beispiel sind Bauchschmerzen mit dem Gefühl der »Blockade im Bauch«.

Zu den Begriffen *lokale Blut-Stagnation* und *Blut-Stase* ist noch etwas zu sagen: Mein Lehrer François Ramakers verwendete den Ausdruck *Stagnation* für einen schlechten Fluss, bei dem noch etwas fließt, und den Ausdruck der *Stase,* wenn gar nichts mehr fließt. Ein weiterer meiner Lehrer, Gunther Neeb, verwendet den Ausdruck *Stagnation* für den gestörten Fluss der fünf Substanzen – Qi, Flüssigkeiten, Nahrung, Schleim, Hitze – und den Ausdruck *Stase* für den gestörten Fluss von Blut, egal ob es noch ein wenig fließt oder nicht mehr fließt. Ich bevorzuge die erste Variante, einfach weil ich es zuerst so gelernt habe, auch wenn die Nomenklatur von Gunther Neeb traditionell chinesisch korrekter scheint. Unsere zwei »Hauptsubstanzen«, die im Körper fließen, sind Qi und Blut. Qi steht für die Energie, die im Körper fließt, und Blut für Substanz, die im Körper fließt. Wenn eine Blockade nur das Qi betrifft, dann ist sie »nur« energetisch, und das heißt, dass sie in den meisten

Fällen reversibel ist. Wenn die Blockade eine Ebene tiefer geht, also nicht nur die Energie angreift, sondern auch die Substanz, dann ist sie auch materiell, und da wird es schön langsam irreversibel. Gänzlich irreversibel ist die Blockade dann, wenn gar nichts mehr fließt, also im Fall der Blut-Stase. Blut-Stase bedeutet *totes Gewebe. Wenn an einer Stelle kein Blut mehr fließt, dann ist diese Stelle gestorben.* Diese Stelle, dieses Organ oder diese Körperregion wird dann nicht mehr mit Blut versorgt, so dass an diese Stelle kein notwendiges Qi und Blut mehr hingelangen kann (das Qi reitet ja auf dem Blut, und ohne sein Pferd kommt es nur ganz schlecht voran) und die Region abstirbt. Blut-Stagnation und Blut-Stase sind also extrem gefährlich für den Körper! Totes Gewebe selbst macht keine Schmerzen mehr, da ja die Nerven und Nervenenden mit dem übrigen Gewebe abgestorben sind (»Nerven« und »Nervenenden« gibt es traditionell chinesisch nicht; da sind die Nerven »Gefäße« und »Bahnen«, also »Meridiane«). Aber rundherum, um die Blut-Stase herum, herrscht Blut-Stagnation, fließt das Blut schlecht und dort entstehen Schmerzen, tiefe, dumpfe oder bohrende Schmerzen mit fixer Lokalisation. Wenn noch brennende oder helle Schmerzkomponenten dazukommen, dann haben wir eine begleitende Hitze-Stagnation (Entzündung) oder Qi-Stagnation (der Reiter!). Ein typischer Schmerz einer Blut-Stagnation sind Regelschmerzen.

Eine *lokale Flüssigkeits-Stagnation* macht Flüssigkeitsansammlungen, Ödeme und Schwellungen, die schmerzlos oder schmerzhaft sein können (das ist dann zum Beispiel ein Hautdehnungsschmerz oder ein Druckschmerz durch das Drücken der Schwellung auf anderes Gewebe). Ein Beispiel dafür: Blasenbildung bei Sonnenbrand oder bei Hauterkrankungen.

Eine *Nahrungs-Stagnation* macht ein ungutes Völlegefühl in der Magengegend oder im Bauch und kann kombiniert sein mit dem »Gefühl, nicht verdauen zu können« (»Mir liegt das Essen im Magen«), aber auch mit verschiedensten Schmerzqualitäten. Das kann ein ziehender Schmerz in der Magengegend sein (wobei die Nahrungs-Stagnation zu einem Nicht-Fließen von Qi führt und so diese ziehende Qualität hervorruft) oder auch ein tiefer, dumpfer oder krampfartiger Schmerz im Bauchraum (wobei durch die Nahrungs-Stagnation mehr oder weniger materielle Stagnation, Blut-Stagnation, dazukommen kann). Einer Gastritis (die westliche Diagnose) kann als chinesische Ursache eine Nahrungs-Stagnation zugrunde liegen.

Eine Schleim-Stagnation kann alles machen! Schleim ist das Chamäleon der Chinesischen Medizin. Es gibt »guten« und »bösen« Schleim: Der gute Schleim ist zum Beispiel der, der das Bronchialsystem reinigt und befeuchtet. Der böse Schleim ist das *Abfallprodukt aus einer unvollständigen Verdauung*, wenn Feuchtigkeit unter Einwirkung von Hitze zu »eingedickter Feuchtigkeit« und damit zu einer »materiellen Blockade« wird. Wenn ich hier von Schleim spreche, meine ich generell den *bösen Schleim*.

Schleim entspricht Ablagerungen von klebrigem Dreck, und dieser Dreck kann überall hinkommen: in jedes Gefäß, in jedes Organ, in jeden Winkel des Körpers. Und wenn dort einmal Dreck liegt, dann kommt nach dem Prinzip von »Gleiches gesellt sich gerne zu Gleichem!« noch mehr Dreck hin. Auf dem klebrigen Schleim bleiben dann alle möglichen anderen Sachen kleben, wie zum Beispiel Nahrung im Verdauungstrakt, Feuchtigkeit, Hitze, aber auch andere »Krankmacher« von außen oder innen (Wind, Kälte, Feuchtigkeit, Trockenheit, Hitze) und Blut. Daher kann Schleim über den ganzen anderen Mist die ganzen anderen Stagnationen, alle möglichen und unmöglichen Beschwerden, auslösen.

Das Klebenbleiben von Blut auf dem Schleim ist die grauslichste und gefährlichste Variante! Zum Schleim gesellt sich hier noch eine Blut-Stagnation, aus der dann Blut-Stase, also »totes Gewebe«, werden kann, und diese Kombination schießt den Vogel ab. Diese Kombination ist die Basis für die meisten Tumor- und Krebserkrankungen im Körper, für fixierte Ablagerungen in allen Gefäßen des Körpers und in allen Organen, mit allen möglichen Konsequenzen, wie Herz- und Hirn- und Organinfarkten und Organschädigungen. Wenn arterielle Gefäße nicht mehr durchgängig sind, kommt in dem Gebiet, das sie mit Qi und Blut zu versorgen haben, nichts mehr an. Es wird absterben, und so können Organe sterben, Körperteile, Teile des Gehirns und mit ihnen ihre Funktionen.

Bei *Hitze-Stagnation* muss Hitze, also zu viel an Wärme, aus einem Körperteil oder aus dem Körper herauskommen. Das macht Symptome wie zum Beispiel Entzündungen und Infektionen, und diese können brennende Schmerzen (es brennt wie Feuer) verursachen. Typisches Beispiel ist eine entzündliche Darmerkrankung (zum Beispiel Morbus Crohn) mit Durchfällen und Schmerzen.

Kälte ist ein weiterer ganz mächtiger Schmerzauslöser, der starke Blockaden verursacht und auch sekundär andere Blockaden wie Blut-Stagnation, Blut-Stase und Schleim nach sich ziehen kann! Da Kälte nicht zu den physiologisch im Körper fließenden Substanzen gehört, nimmt sie eine Sonderstellung ein. Sie kann von außen als äußerer pathogener Faktor eindringen, sie kann innerlich durch kalte Nahrung und kalte Getränke entstehen (wobei das dann auch wieder äußerlich begonnen hat), und sie kann innerlich durch einen Yang-Mangel, vor allem der Niere, verursacht werden. Typische Beispiele für Kälte-Schmerzen sind: Kopfschmerzen durch Wind-Kälte von außen, Menstruationsschmerzen durch Kälte von außen (Schwimmen zur Zeit der Regel, eine gynäkologische Untersuchung mit kalten Instrumenten), Bauchschmerzen durch eine Antibiotika-Therapie

(Antibiotika sind aus chinesischer Sicht *eiskalte Kräuter*), Schmerzen im unteren Rückenbereich durch eine lange bestehende Erschöpfung des Nieren-Yangs (anlagebedingt und vor allem durch ein *zu anstrengendes* Leben).

Und daher brennt der Hut! *Schmerz* ist ein Hinweis auf jegliche Form von schlechtem, nicht glattem Fluss im Körper, *Schleim* macht alles im Körper klebrig und löst unkontrollierbare Reaktionskaskaden aus (irgendwann kennt sich dann keiner mehr aus, weder der Körper noch die Milz noch der Teil zwischen den Ohren!), und *Blut-Stagnation und Blut-Stase* machen schön langsam alles irreversibel und tot! **Also: Hast du eines der drei, behandle das und vergiss den Rest!**

Nach den acht Prinzipien interessiert uns beim Schmerz, ob es sich um **Fülle oder Mangel** handelt. **Fülleschmerzen** sind intensiv, »hell«, »scharf«, **Mangelschmerzen** sind weniger intensiv und dumpf. *Fülleschmerzen werden intensiver*, wenn man etwas zuführt, zum Beispiel Wärme, wenn man draufdrückt oder wenn man isst. *Sie werden besser* durch Bewegung (bewegt den schlechten Fluss) oder Stuhlgang und Erbrechen (lässt die Fülle über unten oder oben ab). *Mangel-Schmerzen werden leichter*, wenn Wärme oder Druck dazukommt, wenn man isst, wenn man sich hinlegt und ausruht (dann fließt vor allem einmal das Blut zur Leber zurück, und die kann sich entspannen). *Sie werden schlimmer*, wenn man Stuhlgang hat oder erbricht (verstärkt die Leere). *Fülle-Schmerz* entsteht durch einen **von außen eingedrungenen pathogenen Faktor**, wie Hitze oder Kälte oder äußerer Wind (ganz typisch für Nackenkopfschmerzen) oder äußere Feuchtigkeit (typisch für Gelenkschmerzen), oder **von innen** durch den Aufstau einer der sechs Substanzen. Dabei besteht die Fülle *vor* der Blockade. Mangel-Schmerz entsteht *hinter* der Blockade, und generell, wenn wenig Qi und/oder Blut fließt (wenn wenig Wasser im Flussbett ist, genügen oft schon kleine Kieselsteine, um eine Blockade herbeizuführen) oder wenig Flüssigkeiten vorhanden sind (durch Austrocknen oder einen Yin-Mangel, da die Flüssigkeiten zum Yin zählen). Daher auch immer die Empfehlung, wenn man lange im Flugzeug sitzt (und durch die Klimaanlage schneller austrocknet), viel zu trinken, sonst kann eine Blockade im Blut (in diesem Fall eine Thrombose – ein Gefäßverschluss – typischerweise der tiefen Beinvenen) entstehen.

Wie ist Ihr Monatszyklus, Ihre Menstruation?
Die Frage nach **Monatszyklus, der Menstruation** ist fast die wichtigste Frage bei Frauen! Ein alter chinesischer Arzt wird sich Ihre Beschwerden anhören, gelangweilt wirken, wenn es um Verdauung geht, zu gähnen anfangen, wenn Sie ihm von Ihren unerträglichen Kopfschmerzen berichten, fast einschlafen, wenn Sie ihm etwas von Ihren Schlafstörungen und der allgemeinen Müdigkeit erzählen – und sofort hellwach sein, sobald Sie ihm von Regelbeschwerden berichten! (Das ist natürlich überzeichnet dargestellt, doch Sie sollen sich die Bedeutung der Menstruation gut merken.) Warum ist das so? Weil es bei Ihrer Regel um Ihr **Zentrum** geht, um Ihre Gebärmutter, den **Uterus**. Wie soll irgendetwas im Körper funktionieren, wenn es im Zentrum des Körpers nicht gut funktioniert? Daher werde ich immer zuerst Menstruationsprobleme behandeln, auch wenn eine Frau wegen ganz anderer Beschwerden zu mir kommt. Wenn es im Zentrum wieder gut fließt, wird es auch überall sonst im Körper gut fließen, und andere Beschwerden werden sich vielleicht in Luft auflösen. Dabei ist es hier im Westen wichtig, sorgfältig nach Menstruationsbeschwerden zu fragen, da es bei uns als *normal* gilt, dass man während der Regel Schmerzen hat oder vor der Regel verschiedene Anspannungsbeschwerden oder eine ganz starke Blutung. Der *chinesische gesunde Zyklus der*

Frau dauert 28 Tage. Die Menstruationsblutung setzt ohne Vorankündigung, ohne Beschwerden ein und hört nach etwa drei Tagen wieder auf, ohne Beschwerden. Punkt. Alles, was davon abweicht, ist nicht normal.

Die Männer unter Ihnen werden jetzt vielleicht fragen: »Aber was ist mit uns? Haben wir auch ein Zentrum?« Dazu eine kleine Geschichte: Bei einer Akupunktur-Vorlesung über die acht außerordentlichen Gefäße (Meridiane) erläuterte die japanische Vortragende: »Der *Ren Mai* entspringt der Gebärmutter und verläuft ... Der *Du Mai* entspringt der Gebärmutter und verläuft ... Der *Chong Mai* entspringt der Gebärmutter und verläuft ...« Ein männlicher Kollege hielt es nicht mehr aus und musste die Frage stellen: »Und was ist mit uns Männern?« Die Japanerin sah ihn lange an, hob dann die Schultern und sagte verächtlich: »Pfff, Männer!«, wandte sich ab und redete weiter. Der ideale Mensch in der Chinesischen Medizin ist die Frau! Sie hat ein Zentrum, wir Männer nicht! Es wurden dann in Akupunktur-Büchern verschiedenste Umschreibungen als Ersatz für die Gebärmutter gesucht, wie »im unteren Bauchraum« oder »die Loge zwischen den Nieren«. Tatsache ist, dass wir Männer keine Gebärmutter haben. Aber als Beruhigung für das »starke Geschlecht«: Die Chinesische Medizin geht von Vorstellungen aus. Und eigentlich ist es egal, wie man sich das bei den Männern vorstellt, das Zentrum, die Meridiane und die Medizin funktioniert auch (sogar) bei uns!

Der Uterus (die Gebärmutter) wird als Organ zu den *Extra-Fu-Organen*, den außerordentlichen Yang-Organen gerechnet; »außerordentlich« deshalb, weil diese Organe eine Zwischenstellung zwischen Yang- und Yin-Organen einnehmen: Wie ein Yin-Organ speichern sie Essenz und scheiden nicht aus, sie sehen aber aus wie ein Yang-Organ, nämlich hohl (für mehr Details siehe Kapitel »Teil I – TCM-Crashkurs«).

Der Uterus reguliert die Menstruation. Der Uterus beherbergt den Fötus in der Schwangerschaft. Trotzdem erwähne ich die Menstruation unter den »Holz-Fragen«. Die Chinesen sagen, dass die Frau **zwei Lebern** hat: die Leber, von der wir hier chinesisch die ganze Zeit reden, und *den Uterus*. Das heißt, dass alles, was die Gebärmutter betrifft, im Endeffekt die Leber betrifft. Es geht vor allem um Blut, um den Blutfluss. Mein Lehrer François Ramakers hat immer gesagt: »**Women are blood-animals (Frauen sind Blut-Tiere), men are Qi-animals (Männer sind Qi-Tiere)!**« Damit wollte er zum Ausdruck bringen, dass es bei Frauen, vor allem wegen der Menstruation, fast immer um Blut und den glatten Fluss des Blutes geht und um das Organ, das das Blut verwaltet und sich um seinen glatten Fluss kümmert, *die Leber*.

Bei Frauen geht es vornehmlich um *Blut* und die Basis von Blut, das *Yin*. Bei Männern geht es vornehmlich um *Qi*, die Energie, und die Basis von Qi, das *Yang*. Wenn *eine Frau* sich verausgabt oder in einer Krisensituation ihres Lebens steckt, werden wir das zunächst an ihrer Menstruation und an ihrem Blut und später dann an ihrem Yin sehen. Wenn *ein Mann* sich verausgabt oder in einer Krisensituation seines Lebens steckt, werden wir das zunächst an seiner Energie, seiner Kraft, seinem Qi und später dann an seinem Yang sehen. Natürlich geht Überlastung an unsere Milz, erschöpft diese. Sie ist ständig mit der Nachproduktion von Qi und Blut beschäftigt, und wir werden vielleicht *Feuchtigkeit* und *Schleim* bei beiden Geschlechtern finden. Aber bei der Frau erkennt man den Leistungsabfall der Milz dann am Blut und beim Mann am Qi, weil die Frau deutlich mehr Blut braucht, um ein Gleichgewicht im Körper halten zu können, eben weil es als Menstruationsblut ständig abrinnt, und der Mann deutlich mehr Qi braucht, um die »männliche Kraft« aufrechtzuerhalten. Auf Dauer wird die Erschöpfung und Überforderung *beiden an die Nieren gehen*, bei der Frau zunächst eher an das Nieren-Yin, da dieses die Basis und die Reserveform des Blutes darstellt, beim Mann eher an das Nieren-Yang, da dieses die Basis und die Reserveform des Qi darstellt.

Sie wissen schon aus der Einführung: Wenn ein Mangel lange besteht, Yin oder Yang, kann der Körper, die Niere, das Yang in Yin umwandeln, um auszugleichen, und das Yin in Yang umwandeln, um auszugleichen. Ziel ist es, Yin und Yang im gleichen Verhältnis zu haben. Dann gibt es keine Symptome eines Überschusses oder Mangels, *aber mit der Zeit kommt es zu einem Mangel von Yin und Yang*. Wie Sie wissen, nennen wir Yin und Yang zusammen *Jing*, unsere Essenz. Mit der Zeit tritt also bei beiden Geschlechtern das Gleiche ein, nämlich ein *Jing-Mangel*. Symptomatisch kann dann alles auftreten, Hitze- oder Kälte-Symptome, Überaktivität (*Leere-Hitze* durch fehlendes Yin, fehlende Kühlung) oder Inaktivität (fehlendes Yang, fehlende Kraft). Zugrunde liegt dann eine tiefe Erschöpfung der Niere.

Das ist natürlich nur eine grobe Einteilung, und in der Praxis sieht man alle erdenklichen Mischformen, zumal die heutige **Funktion von Männern und Frauen in der Gesellschaft** mit der vor 50 Jahren, 500 Jahren, 5000 Jahren nicht zu vergleichen ist und sich immer weiter wandelt. In unserer westlichen Gesellschaft braucht der Mann nicht mehr so viel Energie und Kraft und Qi in seinem Alltag, er muss nicht mehr kämpfen, jagen, hart körperlich arbeiten. Die Frau beschränkt sich nicht auf ihre »Yin-Aufgaben«, die Substanz der Familie zu erhalten, Kinder zu bekommen und diese zu nähren. Im Sinne der Gleichstellung übernehmen Frauen immer mehr Tätigkeiten der Männer, und Männer wollen immer häufiger aktiv am Familienleben und der Kindererziehung teilhaben. Und das ist auch eine wunderbare Entwicklung. Nichtsdestotrotz sind die männlichen und weiblichen Anlagen im Körper verschieden, und das Kinderkriegen wird wohl den Frauen vorbehalten bleiben und damit die Yin-Aufgaben der Frau und damit die Neigung zur Erschöpfung in diesem Bereich. Die Chinesische Medizin ist eine klassische **Gender-Medizin**, sie ist an das jeweilige Geschlecht angepasst, und so wird es auch immer bleiben, zumal wir als Männer ja »keine vollwertigen Menschen« sind (und kein echtes Zentrum haben, aber wie gesagt, keine Sorge, liebe Gleichgestellte, nur eine Vorstellung)! Diese grobe Einteilung in **Yin-Mensch (Frau)** und **Yang-Mensch (Mann)** ist genau das, was wir ja auch mit den acht Prinzipien erreichen wollen: So einfach wie möglich den Menschen erfassen, um dann eine klare und einfache Therapie für den Körper zusammenzustellen, bei der unser Körper sogar in der größten Erschöpfung nicht überfordert ist, die Anweisungen zu befolgen. Also, den Wald erkennen, *weil* und *obwohl* er aus lauter Bäumen besteht.

Zurück zur **Menstruation**: Das Menstruationsblut ist nicht einfach nur Blut, sondern es ist **rotes Jing**, rote Essenz, die von der Niere zur Verfügung gestellt wird. Bei der Regel geht es immer um die Leber und ihre Mutter, die Niere (nach den fünf Elementen ist die Niere die Mutter der Leber). Wenn es der Mutter gut geht, geht es dem Kind auch gut. Wenn die Niere viel Essenz, also Yin und Yang, hat, wird die Leber einen schönen Zyklus machen. Das »Zyklische«, dass die Regel quasi mit dem Mondzyklus verbunden ist und regelmäßig wiederkehrt, ist chinesisch eine Funktion der Leber. Der Uterus, der die Essenz der Niere empfängt, um sie dann zyklisch als Blut abfließen zu lassen, ist quasi eine Dependance, eine »Zweigstelle« der Leber. Warum aber gibt die Leber einmal pro Monat Essenz her, wo sie doch so wichtig ist? Mutter und Kind, Niere und Leber, wollen nach außen hin deutlich machen, dass genug Essenz vorhanden ist, um sich fortzupflanzen. Denken Sie an Tiere wie einen Hund: Viele Tiere sind nur zu bestimmten Zeiten fruchtbar, ein-

oder zweimal im Jahr. Und der Körper des weiblichen Tieres zeigt das, indem er Blut aus der Gebärmutter nach außen abfließen lässt. Dann gibt er seiner Umgebung zum Beispiel eine Woche Zeit, um die Fährte zu riechen (Männer brauchen da schon ein bisschen Zeit) und zu erkennen, dass es Zeit ist, die Art zu mehren und das *weiße Jing*, den Samen, mit dem *roten Jing*, dem Menstruationsblut, zu vereinigen, um daraus neues Leben entstehen zu lassen. Dabei spielen die Hormone bei beiden, Männchen und Weibchen, verrückt: Alles ist auf die Kopulation und das bevorstehende Kinderkriegen ausgerichtet. Das griechische »horman« bedeutet »bewegen«, und chinesisch gedacht macht das die Leber, nämlich alles im Körper (glatt) zu bewegen. **Hormon-Sachen sind chinesisch Leber-Sachen!** Bei Hunden lässt die Natur den Männern etwa eine Woche Zeit, um »hormongesteuert« zu reagieren (etwa eine Woche nach dem ersten Tag der Blutung sind Hündinnen fruchtbar), bei uns Menschen sind das schon zwei Wochen, da unsere Nasen wohl nicht mehr so gut sind (zwei Wochen nach dem ersten Tag der Blutung erfolgt der »Eisprung«, die Zeit, in der die Frau fruchtbar ist).

Frauen in unserer Gesellschaft kennen oft nur noch dieses »Verrücktspielen« der Hormone in Abhängigkeit von der Regel und damit verschiedene Beschwerden. Chinesische Medizin bedeutet ja, im Einklang mit seiner eigenen Natur und mit der Natur um uns herum zu sein und zu leben. Beschwerden, die den Menstruationszyklus betreffen, deuten oft sehr direkt auf ein *Leben gegen die eigene Natur* hin, die nun einmal in uns drinnen ist, ob wir das wollen oder nicht. Männer kennen dieses »Verrücktspielen« der Hormone genauso, nur dass dieser Zustand nicht nur einmal im Monat auftritt. Von der Evolution her gesehen ist die Funktion des Mannes eine aktive, er nimmt das Ruder bei der Paarung in die Hand, und auch dafür hat er das viele Qi und Yang. (In der Natur konnte er sich viel besser erholen, da Paarungszeit und damit »Hormonsteuerung« nur ein- bis maximal zweimal im Jahr stattfand, typischerweise im Frühling, der Leberzeit.)

Prämenstruelle Beschwerden (das prämenstruelle Syndrom, PMS) sind Leber-Beschwerden. Typischerweise ist das PMS eine Leber-Qi-Stagnation, eine Blockade des freien Flusses des Leber-Qi. Der Uterus hat eine direkte Verbindung nicht nur zur Niere, sondern auch zum **Herzen**. Da der Shen, der Geist des Herzens, viel Blut in seiner Badewanne braucht, um entspannt zu sein, kann das freigiebige Hergeben des Blutes bei und das Anspannen der Leber kurz vor der Menstruation diesen ordentlich durchrütteln und *Shen-Symptome* verursachen, wie verliebt zu sein, übermäßige Freude und viel oder wenig sexuelle Lust, aber auch *Herz-Symptome* durch Blut- und Qi-Mangel des Herzens mit Einschlafschwierigkeiten und Herzklopfen (Palpitationen). Für den Orgasmus der Frau, quasi die höchste Form der Lust, braucht man viel Shen, viel Herz-Blut. Die Unfähigkeit, einen solchen zu erreichen, zeigt eine Herzschwäche an. Manche Frauen beschreiben, dass sie den **Eisprung** spüren oder auch Schmerzen im Unterbauch oder Rücken haben. Alleine, dass man ihn spürt, ist schon ein Zeichen eines Yang-Mangels, da der Körper viel Yang, viel Energie, vor allem von der Niere (aber auch vom Herzen) braucht, um den Sinn des weiblichen Zyklus, nämlich die Fruchtbarkeit, herzustellen. **Ein gesundes Organ spürt man nicht.** Schmerz ist immer ein Zeichen einer Blockade, und diese tritt am leichtesten auf, wenn wenig fließt (in diesem Fall Qi und Yang).

Wenn der Zyklus immer zu kurz ist, dreht sich quasi das Gefäß, welches die Gebärmutter ist, zu früh um und entleert sich zu früh. Das kann einerseits sein, weil die Leber schon so ungeduldig ist, so überhitzt, dass sie nicht abwarten möchte (*Blut-Hitze*), bis es endlich so weit ist mit dem Umdrehen. Andererseits kann es auf eine müde Milz (*Milz-Qi-*

Schwäche) hinweisen, da diese ja auch die Funktion hat, »alle Organe in ihrer Position zu halten«. Sobald der Milz das Gefäß »Uterus« zu schwer wird, dreht sie es um. Im ersten Fall ist die Blutung dann oft hellrot (Zeichen von Feuer und Hitze) und stark oder normal, im zweiten Fall ist die Blutung von der Farbe her unauffällig oder blass (wenn ein Blut-Mangel dazukommt) und viel (wenn nur das Qi von der Milz-Schwäche betroffen ist) oder wenig (wenn auch das Blut von der Milz-Schwäche betroffen ist).

Die Blutung kann ganz ausfallen, wenn der Körper sich in einer Notzeit befindet und Substanz sparen muss und nach außen das Zeichen setzen möchte, nicht fruchtbar zu sein (im chinesischen Denken ist eine regelmäßige Menstruationsblutung die Voraussetzung für die Fruchtbarkeit der Frau). So fällt die Regel zum Beispiel bei Unterernährung, bei Magersucht (Anorexie), bei vollkommener Überlastung des Körpers und in Krisensituationen längerfristig aus. Aber denken Sie sich diese körperliche Reaktion als etwas Positives und Großartiges: Der Körper reguliert sich und spart Substanz. Er suggeriert Ihnen, dass es nicht die Zeit ist zum Kinderkriegen oder um »verrückt zu spielen«. In dieser Zeit werden nachweislich verschiedene Hormone in geringeren Mengen gebildet, was dazu verleiten kann, diese von außen zuzuführen. Mit dem Wissen, dass es sich hier um eine gute körperliche Reaktion handelt, würde ich eher die Lebenssituation analysieren und verändern, die Krise erkennen, wieder gut Nahrung dem Körper zuführen und eventuell mit chinesischen Kräutern den Blut- und/oder Qi-Mangel behandeln.

Die Blutung kann unregelmäßig sein. Da kennt sich dann die Leber gar nicht mehr aus, oder die Milz leert das Gefäß des Uterus in ihrer Erschöpfung ohne erkennbares System aus.

Der Zyklus kann verlängert sein. Das ist ein typisches

Symptom eines *Blut-Mangels*: Es dauert einfach viel länger, um das Gefäß des Uterus mit Blut zu füllen, damit die Milz es endlich umdrehen kann (wie oben erwähnt, gibt es bei Milz-Schwäche auch die Kombination aus Qi- und Blut-Mangel, und je nachdem, was überwiegt, wird die Menstruation zu früh oder zu spät kommen). Oder das Blut ist in seinem freien Abfluss nach außen blockiert, wie es bei einer *Blut-Stagnation* sein kann oder bei *Kälte*, die ja ein mächtiges Werkzeug für Blockaden ist.

Bei Blut-Mangel, Blut-Stagnation und Kälte wird die **Blutung schwach** sein, bei Blut-Mangel außerdem blass, bei Blut-Stagnation und Kälte dunkel und klumpig. Man sieht quasi die Blockade: Das Blut rinnt so langsam aus der Gebärmutter ab, dass es in dieser Zeit schon *gerinnt*, was Blutkoagel und Klumpen machen kann, beziehungsweise das Blut »gefriert«.

Treten vor der Blutung Schmerzen auf, handelt es sich meist um eine Leber-Qi-Stagnation: Die Leber ist so angespannt wegen all der Hormone (westlich gesprochen) vor der Regel, dass es schon weh tut. **Treten zur Blutung Schmerzen auf**, handelt es sich meist um die Schmerzen, die durch den schlechten Abfluss des Blutes bei Blut-Stagnation und Kälte entstehen. **Umso klumpiger die Mens, desto stärker die Blut-Stagnation. Schmerzen nach der Regel** sprechen für ein Steckenbleiben des Blutes durch Blut-Mangel.

Generell kann man vereinfachend zusammenfassen: Beschwerden zum Eisprung weisen auf einen Nieren-(und Herz-)Yang-Mangel hin, Beschwerden vor der Regel auf eine Leber-Qi-Stagnation, Beschwerden zur Regel auf eine Blut-Stagnation (auch durch Kälte) und Beschwerden nach der Regel auf einen Blut-Mangel, egal, ob es sich dabei um körperliche oder seelische Beschwerden handelt.

Gibt es Allergien?
Wir fragen nach Allergien, da wir zum einen wissen müssen, ob gewisse Medikamente nicht vertragen werden. Zum anderen geht es vor allem um all die Allergien gegen Pollen, Gräser, Hausstaub und Tierhaare. **Allergien sind Wind!** Und Sie wissen, die Leber hasst Wind! Wind ist einerseits der Luftstrom, den wir spüren, andererseits alles, was in ihm herumfliegt, Pollen, Staub etc. Und wenn sich die Leber, der Hun, über ein bisschen Wind aufregt, zum Beispiel mit einer allergischen Reaktion, wissen wir, dass entweder schon viel Wind im Körper drinnen ist (ein Patient wird dann zum Beispiel sagen: *Ich hasse Wind!*), so dass er sicher nicht mehr davon braucht, oder *der Hun sitzt in einer leeren Badewanne, und jemand macht die Badezimmertür auf*. Es ist also zu wenig Blut in der Badewanne, der Leber, und *der Hun hasst es, nass in einer leeren Badewanne zu sitzen*. Wir können beim Wind gleich weiterfragen nach Stress und: Haben Sie sehr viel Stress in Ihrem Leben?
Wir fragen nach Stress (also »Wind«, viel Luft um nichts) und **ob die Beschwerden unter Wind oder Stress schlechter werden.** Und schon wissen wir, wie weit die Leber ihre Finger im Spiel hat.

Sind Sie innerlich oft sehr angespannt?
Der liebe Hun! **Sind Sie innerlich oft angespannt und trotzdem erschöpft und müde?** Das klingt dann nach einem Blut-Mangel (die Erschöpfung) mit einer Leberspannung (weil die Leber sich ärgert, dass sie nicht viel Blut zum Verwalten hat).

Bewegen Sie sich regelmäßig?
Regelmäßige Bewegung ist das effektivste Mittel, um die Leber zu entspannen. Wenn man der Leber ihre Aufgabe, alles im Körper zu bewegen, abnimmt, indem man sich selbst möglichst täglich bewegt, kann sich die Leber zurücklehnen und in Ruhe darauf warten, dass mehr Blut daherkommt, weil man *ganz lieb ist zur Milz*. **Wie bekommen Sie die tägliche Spannung des Alltags aus Ihrem Körper?** Das geht eben mit regelmäßiger Bewegung, aber auch mit »Ruhe geben«, Meditation, Yoga und allen verwandten Bewegungsformen, Tai-Chi, Qigong, Puzzle legen, mit Freunden plaudern. Was auch immer, es ist nur wichtig, dass man Methoden anwendet, um die Leber zu entspannen. Wenn der Patient mit Alkohol oder anderen Suchtmitteln abschaltet oder »flieht« (was chinesisch ein Gallenblasenproblem ist), ist es Zeit, ihn *nachdrücklich* auf die Notwendigkeit einer Lebensänderung mit mehr Bewegung und gesunder Entspannung hinzuweisen!

Gibt es Probleme mit den Augen?
Da sich die Leber über die Augen öffnet, sind Augenprobleme meist Leberprobleme. Ein Augenproblem kann aber auch primär ein Nierenproblem sein, da die Niere die Leber mit Yin versorgt. Typische Beschwerden: trockene Augen (Leber- und/oder Nieren-Yin-Mangel), unklares Sehen und *Mouches volantes* (»fliegende Mücken« – man sieht kleine schwarze Fäden, die beim Richtungswechsel des Blickes »mitschwimmen«), Nachtblindheit (schlechtes Sehen in der Nacht; sehr beliebt bei Frauen, die einen Leber- und/oder Nieren-Yin-Mangel haben), trockene Augen (Leber- und/oder Nieren-Yin-Mangel) und Augenschmerzen (wenn das Auge dabei gerötet ist, weist das auf Hitze hin; wenn geschwollen und gerötet, kann das Wind-Hitze sein oder

Leber-Feuer von innen – die Augen quasi als *Überlaufventil der Leber*).

Gibt es Probleme mit den Haaren, den Sehnen, den Fingernägeln?
Die Haare sind *das Ende des Blutes*, und wenn es ganz am Ende Probleme gibt, kann ich mir ungefähr vorstellen, wie es dem Rest des Blutes geht. Denken Sie an die Feldbewässerungsanlagen in Gegenden mit vielen Feldern und großer Trockenheit. Ich sehe die Anlagen im Marchfeld vor mir, wo ich aufgewachsen bin. Das Marchfeld ist unendlich fruchtbar, ein großartiger Boden, keine Steine, alles flach, die Felder wie mit dem Lineal gezogen. Beste Voraussetzung, um wunderbare Ernten einzubringen. Aber nur dann, wenn man bewässert! Im Frühjahr bis Herbst hört man jeden Abend immer irgendwo einen Motor, der das Wasser aus der Erde pumpt und über dicke lange Rohre zu den Wassersprengern führt, die alle paar Meter auf den Rohren stecken. Doch oft sind die Rohre zu lang, und die Sprenger, die am weitesten von dem Motor entfernt sind, bekommen kaum noch Wasserdruck ab, sie spritzen nicht, wie die anderen Sprenger, sondern tröpfeln nur noch vor sich hin. Dementsprechend schaut das Feld, das diese Sprenger mit Wasser versorgen sollten, aus: trockener, brüchiger Boden, kleine, verkümmerte Pflanzen. Da die Felder im Marchfeld so riesig sind, werden die Rohre trotzdem oft nicht umgelegt, und es wird in Kauf genommen, dass »die letzten Wiesen« eben nicht mehr so gut versorgt werden. Wir chinesischen Ärzte sind da anders! Wir gestalten unser Bewässerungssystem so, dass sogar diese letzten Bereiche der Felder, des Körpers, gut *mit Blut bewässert werden*. Zum Beispiel kommen viele Patientinnen mit Regelbeschwerden zu mir, ich behandle den Blut-Mangel, und nach einer Weile erzählen sie mir, dass ihr Haar so schön und kräftig wächst wie nie zuvor.

Dann weiß ich, dass die Bewässerung wieder gut funktioniert, und zwar *überall*, da es ja sogar am Ende sprießt.

Die Fingernägel befinden sich am Ende der Sehnen, und die Sehnen versorgt die Leber (chinesisch genauer formuliert: die Gallenblase, aber die gehört zur Leber). Die Fingernägel sehe ich mir spätestens beim Pulsmessen an, so bekomme ich weitere Informationen über die Leber. Gerillte oder brüchige Fingernägel sprechen für einen Leber-Blut-Mangel, weiße Flecken deuten auf eine Belastung der Leber hin, wobei der Fingernagel etwa einen Millimeter pro Monat wächst, so dass ich je nach Lokalisation der Flecken fragen kann, ob es zum Beispiel vor sechs Monaten eine große Belastung gegeben hat (was viele Patienten verblüfft). *Sehnenscheidenentzündungen* werde ich mit Kräutern behandeln, die Leber-Blut aufbauen (neben Akupunktur, damit alles ein bisschen schneller geht).

Feuer (das Herz und der Shen)

Schlafen Sie gut?
Wichtig ist die Unterscheidung zwischen Einschlafstörung und Durchschlafstörung. Die häufigste Ursache dafür, dass man nicht einschlafen kann, ist, dass der Geist des Herzens, der *Shen*, vor dem Schlafengehen nicht zur Ruhe kommt. Der Shen braucht eine vollgefüllte Badewanne Blut, um sich in dieser gut entspannen zu können. Ist durch die Hitze des Tages die Badewannenfüllung (das Herz-Blut) so heiß, dass alles verdampft oder der Shen aus der Badewanne springt, spüren wir das daran, dass wir zwar müde, aber innerlich überdreht und aufgedreht sind. Auch schlägt das Herz schneller (was chinesisch ein Zeichen von Hitze ist).

Die Mutter des Herzens ist die Leber, der Vater von *Shen* ist also der *Hun*. Und wenn der Hun untertags sehr viel

Stress, sehr viel Wind ausgesetzt war, kommt er zornig und gestaut nach Hause und überträgt diese Spannung auf seine Familie, auf seinen Sohn Shen. Dieser legt sich trotzdem einmal ins Bett und schließt die Augen, womit sich der Hun schon einmal ein bisschen entspannt (die Leber mit dem Hun »öffnet sich über die Augen«). Durch das Hinlegen kommt alles Blut des Körpers in die Badewanne des Hun, aber auch des Shen zurück, und vielleicht reicht es doch, um *Shen* und *Hun* einzuschläfern. **Einschlafstörung ist meist ein Herz-Blut-Mangel (oder auch ein Leber-Blut-Mangel).**

Die Chinesen sagen: »*In der Nacht wächst und regeneriert das Yin.*« Auch westlich gesprochen werden in der Nacht jene Hormone freigesetzt, welche die Körpersubstanz warten und reparieren. Eine gute Nachtruhe ist daher ausgesprochen wichtig, um den ganzen Körper für den nächsten Tag zu kräftigen. Wenn allerdings das Yin der Niere, das quasi das Badewasser aller Geister im Körper zur Verfügung stellt, geschwächt ist, kommen die Geister in der Nacht nicht zur Ruhe, und an ein Durchschlafen ist nicht zu denken. **Der Nieren-Yin-Mangel macht eine Durchschlafstörung.** Doch genau das, nämlich das Durchschlafen, wäre die beste Therapie, um das Yin wieder zu regenerieren. Da beißt sich die Katze in den Schwanz.

Auch der Blut-Mangel der Milz und damit die Funktionsstörung der Milz und der Verdauung kann an der Schlafstörung beteiligt ein. Ein zu spätes schweres Essen, das dann als Nahrungs-Stagnation im Magen liegt, kann den Schlaf ebenfalls verhindern, wie generell ein sehr stressiger Tag mit wenig Ruhephasen. Ein Stichwort, um seinen Körper »bettfertig« zu machen, ist die **Schlafhygiene**. Schlafhygiene bedeutet, gut am Ende des Tages anzukommen, nicht überdreht, sondern entspannt und nicht mit vollem Magen. Das setzt voraus, dass man untertags regelmäßig Pausen gemacht hat, dass man sich auch körperlich betätigt und damit den Körper müde gemacht hat, dass man nicht zu spät und zu schwer isst, um der Milz zu ermöglichen, rechtzeitig schlafen zu gehen, dass man die Probleme des Tages »verdaut« und ausgesprochen hat. **Ein unruhiger Schlaf mit vielen Träumen** entsteht vor allem dann, wenn Milz und Magen das Essen und die Emotionen des Tages noch nicht verdaut haben. Dem entspricht chinesisch häufig eine Nahrungs-Stagnation, welche man mit Schlafhygiene in den Griff bekommen sollte. Wenn eine **bestimmte Emotion** in einem traumgestörten Schlaf dominiert, entspricht die dominante Emotion der Emotion des Organs, welches zu wenig Blut in der Badewanne hat. Wut bei Leber-Blut-Mangel, Freude bei Herz-Blut-Mangel, Sorgen bei Milz-Blut-Mangel, Trauer bei Lungen-Yin-Mangel, Angst bei Nieren-Yin-Mangel. Die Therapie daher: Baue das Blut oder das Yin des entsprechenden Organs auf!

Schwitzen Sie sehr leicht? Untertags, bei Anstrengung oder in der Nacht?
Da Schweiß die Körperflüssigkeit des Herzens ist, besprechen wir das Schwitzen beim Element Feuer. Das erklärt auch den Zusammenhang zwischen starken Gefühlen und dem darauf folgenden Schweißausbruch. Schweiß hat auch mit der Lunge zu tun, da die Haut, über die wir schwitzen, der äußere Teil der Lunge ist und in ihr ja das *Wei-Qi*, das Abwehr-Qi der Lunge, zirkuliert. Schwitzen hat bei der Abwehr von äußeren pathogenen Faktoren die Funktion, diese an der Eintrittsstelle gleich wieder hinauszuspülen. Ist das Wei-Qi schwach, schwitzt man leicht am ganzen Körper (die geschwächte Abwehr feuert – *schwitzt* – schon bei dem kleinsten Anzeichen eines Angriffs). Dazu fällt mir die Philosophie des Karate ein: Man stärkt den Körper und den Geist

so lange, dass man schließlich *ausstrahlt*, wie stark man ist. Und wenn man diese Stärke ausstrahlt, wird sich jeder hüten, mit einem zu kämpfen. Das Ziel des Kampftrainings ist also die Kampflosigkeit. Das Wei-Qi braucht wohl ein Wei-Qi-Training.

Die Mutter der Lunge ist die Milz. Wenn diese sehr müde und schwach ist (Milz-Qi-Mangel), wird man bei der leichtesten Anstrengung tagsüber anfangen zu schwitzen. **Lungen-Qi-Mangel (Wei-Qi-Mangel) macht ein Ganzkörperschwitzen, Milz-Qi-Mangel macht Schwitzen bei leichtester Anstrengung, Herz-Blut-Mangel macht ein emotionales Schwitzen** (eher im oberen Bereich des Körpers, vor allem unter den Achseln, wo der Herz-Meridian entspringt, und an den Handflächen).

Schwitzen ist Teil der Infektabwehr bei Angriffen pathogener Faktoren. Definitionsgemäß liegt Fülle vor, wenn von außen etwas in den Körper reinwill. Wir sprechen also von **Fülle-Schwitzen** (bei Eingriffen von Wind-Kälte, Wind-Hitze etc.). Im Gegensatz dazu schwitzen wir auch bei einer Schwäche des Inneren, vor allem des Yins. **Mangel-Schwitzen tritt bei einem Yin-Mangel auf.** Sie erinnern sich vielleicht an mein Bild, dass das Yin der Gelatine entspricht, um Wasser, die Körperflüssigkeiten, zum Stehen zu bringen. Mit ein bisschen Gelatine können Sie vermeiden, dass Ihnen Ihr Wasser davonrinnt. Wenn nun das Yin im Körper zu wenig ist, werden wir *auslaufen*. In der Yang-Zeit (untertags) kann der Körper dies oft auf die **fünf Herzen** beschränken (Schwitzen an Handflächen, Fußsohlen und in der Herzgegend), nachts in der Yin-Zeit aber verursacht dies oft ein generalisiertes Schwitzen (**Nachtschweiß**). Tritt Schwitzen nur am Kopf auf, geht es um Hitze, die nach oben steigt, oder Feuchte-Hitze.

Wie steht es um Ihren Shen?
Fühlen Sie sich emotional ausgeglichen? Sind Sie glücklich? Das sind die großen Fragen! Der *Shen*, der Geist des Herzens, wird dann strahlen, wenn es allen Geistern, wenn es allen Organen im Körper gut geht. Wenn jemand zum Beispiel sagt, es würde ihm wirklich gut gehen, wäre da nicht diese eine Beschwerde … dann ist dies eine direkte Aufforderung, diese Beschwerde zu eliminieren und ihm seinen *Shen* zurückzugeben!

Haben Sie immer wieder Herzstolpern?
Jede Störung des normalen Herzrhythmus weist direkt auf eine organische oder psychische Störung des Herzens hin. Sehr verbreitet bei uns sind *Panikattacken*, bei denen es zu herzinfarktartigen Beschwerden (Stechen in der Herzgegend, Engegefühl im Brustkorb, Schmerzen, die in die Arme oder den Rücken ausstrahlen, Herzstolpern oder ein »gefühlter« starker Herzschlag, große Angst und Panik) kommt, ohne dass organisch etwas am Herzen nachweisbar ist. Das westliche Organ *Herz* ist gesund, das chinesische Organ *Herz* hat ein Problem! Aus chinesischer Sicht kann dahinter ein Herz-Blut- oder ein Herz-Qi-Mangel stecken, kommt noch Hitze dazu, dann auch ein Herz-Yin-Mangel, immer begleitet von einer Leber-Qi-Stagnation (alles landet bei der Leber!).

Die Art zu sprechen und zu lachen
Ein Punkt, der uns viel über das Herz verrät, ist die Art und Weise, wie jemand spricht. Die Chinesen sagen, dass sich das Herz in die Zunge öffnet. Damit geben einerseits Veränderungen der Zunge und vor allem der Zungenspitze Auskunft über den Zustand des Herzens, andererseits meint

man mit »Zunge« auch **das Sprechen und das Lachen**. Störungen des Sprechens wie Stottern oder Wortfindungsstörungen oder sehr schnelles und ständiges Sprechen oder ständiges oder fehlendes Lachen weisen auf eine Disharmonie des Herzens hin. *Schnell und viel* deutet auf ein Überhitzen des Herzens und des Herz-Blutes hin (Herz-Hitze), *langsam und wenig* auf einen Herz-Blut-Mangel. Stottern weist auf eine Blockade im Herzen hin, zum Beispiel durch Schleim.

Erde (Milz, Magen und Co, »die Mitte«)

Gibt es mit dem Magen irgendwelche Probleme?
Uns interessiert vor allem, ob es immer wieder Magenschmerzen gibt, und wenn ja, ob diese durch Essen besser werden oder schlechter. Im ersten Falle handelt es sich um **Mangel-Schmerzen** (wie zum Beispiel bei Magen-Qi- oder Yin-Mangel oder bei Magen-Kälte), im zweiten Fall handelt es sich um **Fülle-Schmerzen** (wie zum Beispiel bei Magen-Qi-Stagnation oder Feuchte-Hitze im Magen).

Gibt es Sodbrennen? Das ist saures Aufstoßen oder ein brennendes Gefühl hinter dem Brustbein, aber auch wenn Sie morgens einen »komischen Geschmack« im Mund haben oder morgens heiser sind, was darauf hinweisen kann, dass nachts bei horizontaler Position des Körpers Säure aus dem Magen aufsteigt. Manchmal geht dies so weit, dass die Säure bis in den Rachen aufsteigt, dann die Luftröhre hinunterläuft und Beschwerden in der Lunge verursachen kann, wie Asthma oder Bronchitis! Sodbrennen deutet auf **Hitze im Magen** hin, die als **Fülle von außen** entstehen kann: durch viel scharfes Essen, viel Süßes, viele tierische Produkte, viel Frittiertes, (hochprozentigen) Alkohol, spätes schweres Essen, zu viel Rohes und kalte Lebensmittel (der Magen versucht die Kälte aufzuwärmen und überhitzt dabei; isst man sehr lange kalte Lebensmittel, wird das Überhitzen des Magens das Yin, die Substanz des Magens schädigen). Dabei wird die Magenschleimhaut stark gereizt und die Produktion von Magensäure erhöht, was wir westlich als **übersäuerten Magen** bezeichnen. Die Therapie: Die Auslöser weglassen erspart zumeist das Basenpulver! Hitze im Magen kann aber auch durch **Fülle von innen** (Schleim- und Feuchtigkeitsblockade und Feuchte-Hitze, Qi-Stagnation durch einen angespannten *Hun*) oder **Mangel von innen** (Yin-Mangel mit fehlender Kühlung) entstehen.

Liegt Ihnen das Essen manchmal schwer im Magen? Vielleicht kennen Sie das Gefühl, wenn Essen in Ihren Magen gelangt und Sie es einfach nicht verdauen können. Es fühlt sich an, als ob man Steine verschluckt hätte. Das ist das typische Gefühl einer **Nahrungs-Stagnation im Magen**. Der Magen will einfach nicht mehr, weder schafft er es, das Essen oben wieder hinauszuwerfen (erbrechen), noch zum Dünndarm weiterzugeben. Der Effekt ist ein Spannungsschmerz im Oberbauch (und wie Sie wissen: Spannungsschmerz bedeutet Qi-Stagnation!) und Müdigkeit (man würde sich am liebsten hinlegen), da die Nahrung ja nicht weiterverarbeitet wird und als ein riesiger Widerstand in der Mitte, im Magen, den allgemeinen Qi-Fluss blockiert (daher die Qi-Stagnation). Auslösend für eine Nahrungs-Stagnation sind typischerweise rohe, kalte und generell schwerverdauliche Lebensmittel, aber auch Lebensmittel, die speziell *Sie* nicht gut vertragen (Lebensmittelunverträglichkeiten), oder Sie essen so spät am Abend, dass die Küche schon geschlossen hat (die Milz ist schon schlafen gegangen, und daher bleibt das Essen unangerührt bis zum nächsten Morgen in der *Mitte* liegen).

Haben Sie täglich Stuhl? Wie oft? Wie ist seine Konsistenz?
Es ist wichtig, gerade diese Frage sehr exakt zu formulieren, da auf die Frage »Haben Sie Probleme mit dem Stuhl?« viele mit »Nein« antworten werden, weil sie sich an ihren Stuhl schon gewöhnt haben und weil es nicht gerade das angenehmste Thema ist, um es lang und breit auszuführen. *Aber alles, was aus uns herauskommt, gibt uns einen direkten Hinweis darauf, was sich im Inneren abspielt!* Also nutzen Sie diese Informationen, und wenn möglich schauen Sie sich die Ausscheidungen auch an (was bei den eigenen leicht ist, jedoch etwas Überwindung braucht, wenn es um die eines anderen Menschen geht)! Damit meine ich Stuhl, Harn, Erbrochenes, Regelblutung, Schweiß, Rotz, Auswurf aus der Lunge. *Wird ein Zustand besser durch die Stuhlentleerung, handelt es sich um ein Fülle-Muster. Wird ein Zustand durch die Stuhlentleerung schlechter, handelt es sich um ein Leere-Muster* (schön langsam muss Ihnen das Prinzip von Fülle und Leere ins Blut übergehen!).

Beginnen wir mit der **Verstopfung (Obstipation):** Sie kann *plötzlich* auftreten, dann ist der Stuhl plötzlich ausgetrocknet und bleibt quasi im Darm kleben, wie es zum Beispiel bei großer Hitze von außen (Spaziergang durch die Wüste) und innen (viel scharfes Essen) und bei Flüssigkeitsmangel (zu wenig trinken) sein kann. **Verstopfung** tritt prinzipiell immer dann auf,

- wenn der Weg des Stuhls blockiert wird,
- wenn die Darmwände und der Stuhl total ausgetrocknet sind,
- wenn es eine Leber-Qi-Stagnation gibt ohne Hitze oder
- wenn das *Nieren-Yang* schon deutlich verbraucht ist.

Wenn der **Weg des Stuhls blockiert** wird, zum Beispiel durch einen aggressiven *hitzigen Hun* (chinesisch exakter formuliert: eine Leber-Qi-Stagnation mit Hitze, ein aufsteigendes Leber-Yang, Leber-Hitze, Leber-Feuer), welcher den

Darm *würgt*, fällt der Stuhl nur *in kleinsten Portionen* (»schafskotartig«) nach außen. Wird er durch viel Schleim blockiert, sieht der Stuhl wie in Schleim gewickelt aus.

Wenn die **Darmwände und der Stuhl total ausgetrocknet** sind, kann der Darminhalt sich nicht gut weiterbewegen. Dies tritt bei verschiedenen Hitze-Zuständen durch äußere oder innere Hitze vor allem bei Nieren-Yin-Mangel und bei Blut-Mangel (im Alter, nach Geburten, bei hohem Verbrauch von Blut durch viel Stress) auf. Die Raucher unter Ihnen (falls Sie es geschafft haben, in diesem Buch so weit zu kommen und *trotzdem* noch zu rauchen!) werden jetzt vielleicht einwerfen: Aber wenn ich **in der Früh zu meinem Kaffee eine Zigarette rauche** (ein klassisches Raucherfrühstück), kann ich sofort aufs Klo gehen – wie kann das sein, wo doch Rauchen ein »Inhalieren von Hitze« und Kaffee »trocknende Hitze« ist? *Westlich geantwortet* lösen die Zigarette und der Kaffee einen Stuhlreflex aus, *chinesisch geantwortet* führen Sie sich mit der Zigarette eine *Fülle an Dreck* über die Lunge zu, und der Körper lässt diese Fülle ab, indem er Stuhl am anderen Ende entleert, oder er hofft, dass er mit dem Stuhl gleich auch den Dreck der Zigarette loswird. Und der Kaffee hat durch seine Bitterstoffe einen ausleitenden und durch die Röstung (den Kaffeebohnen zugeführte Hitze) einen trocknenden Effekt. *Kurzfristig* haben Sie recht, *langfristig* wird sowohl die Zigarette als auch der Kaffee Ihren Körper und Ihren Darm austrocknen und damit Ihre Flüssigkeiten und damit Ihr *Yin schädigen*. Probieren Sie es einmal mit einer anderen Fülle, trinken Sie zum Beispiel morgens ein großes Glas warmes Wasser oder Birnensaft. Das hat die gleiche Wirkung wie Zigarette mit Kaffee.

Eine **Leber-Qi-Stagnation ohne Hitze** und damit ohne Trockenheit des Stuhls, dafür aber mit einem Spannungsgefühl im Bauch führt ebenfalls zu Verstopfung.

Wenn vor allem im Alter **das *Nieren-Yang* schon deutlich** verbraucht ist, wird der Darm träge und müde und faul. Dabei kann es durch den Yang-Mangel auch zu einem Leere-Zustand mit Schmerzen im Bauch kommen (Besserung durch Wärme mit Druck). Kälte kann andererseits auch von außen eindringen und als Fülle eine Blockade des Stuhlflusses mit Kälteschmerzen machen (die dann bei Wärme und Druckentlastung besser werden). Zu einem Wechsel von Verstopfung und Durchfall kommt es typischerweise, wenn *die Leber die Milz attackiert.*

Kommen wir zum **Durchfall (Diarrhö):** *Akut* und *plötzlich* kann dieser auftreten, wenn die Milz und der Magen sich weigern, »so etwas« in den Körper hineinzulassen, zum Beispiel zu schwerverdauliche Lebensmittel und bestimmte Lebensmittel bei Nahrungsmittelunverträglichkeiten. *Chronischer Durchfall* ist ein typisches Zeichen für unsere müde Milz: Die Milz hat einfach nicht genug Energie (Qi, *um das Essen zu zerkleinern und in die Kochtöpfe zu werfen* ... ein **Milz-Qi-Mangel**) oder wärmende Energie (Yang, *und dann dreht die Milz den Herd auf, und der wird nicht warm* ... ein **Milz- oder Nieren-Yang-Mangel**), um den Kochvorgang, die Verarbeitung (westlich gesprochen: die enzymatische Aufspaltung der Nahrung und die Resorption der Nahrungsbestandteile) der über den Mund zugeführten Lebensmittel zu schaffen. Und so fällt das Essen *einfach durch.*

Ein Durchfall immer gleich in der Früh spricht für einen **Nieren-Yang-Mangel** (die Niere hat in »ihrer« Zeit, der Nacht, nicht genug wärmende Energie, um den Kochvorgang über Nacht zu vollenden). Befindet sich Unverdautes in einem eher breiigen Stuhl, spricht das für einen **Milz-Qi-Mangel.** Kommen zum Durchfall noch Schmerzen dazu, hat entweder die Leber ihre Hand im Spiel (begleitet von Krämpfen und Ziehen im Bauch, wird durch »Bewegung«, also Massieren, besser), oder es geht um **innere Kälte im Darm** (die entweder durch zu kalte Lebensmittel dort hingekommen ist, oder es hat sich durch zu wenig Nieren-Yang mit der Zeit ein »Kälteklumpen« im Bauch gebildet), die dann typischerweise durch Wärme (eine Wärmflasche) besser wird. Stinkt der Durchfall sehr, ist *Hitze* (oder *Feuchte-Hitze*) beteiligt, dazu können *brennende Schmerzen* durch Hitze, durch die *Entzündung*, kommen und auch **Blut im oder am Stuhl**. Dem Blut im oder am Stuhl entspricht chinesisch *Blut-Hitze*: Ist das Blut *im* Stuhl, heißt das, die Blutung hat *weiter oben – Magen, Dünndarm, Anfang vom Dickdarm* – stattgefunden, das Blut wird schon angedaut sein und damit den Stuhl **schwarz** färben; ist das Blut *am* Stuhl, hat die Blutung ganz am Ende vom Dickdarm oder im Anus, dem Ausgang nach außen, stattgefunden und wird den Stuhl oberflächlich **rot** färben. Ist Schleim im Stuhl dabei, weist das auf Feuchtigkeit und Schleim hin (da versucht die Milz, diesen gleich mit den unerwünschten Lebensmitteln über den Stuhl loszuwerden). Riecht der Stuhl kaum oder gar nicht, spricht das für *Kälte* (so kalt im Darm, dass die Darmbakterien ihre geruchsintensive Tätigkeit gar nicht aufgenommen haben; westlich gedacht sollte man in diesem Fall die Darmflora wieder aufbauen und streicheln).

Zu jeder Form von »nicht gut verdauen« kommen dann noch verschiedene Ausprägungen von **Blähungen** (Meteorismus) mit Blähgasen (die »Winde«) und Blähbauch mit aufgeblähtem Gefühl bis hin zu »nicht atmen können« dazu. Blähgase entstehen dadurch, dass die Milz, warum auch immer, das Essen nicht anrührt und gleich in den Darm weiterschickt. Das Essen gelangt also schlecht bis unverdaut in den Dickdarm, dort freuen sich die Darmbakterien über die unerwartet reichhaltige Mahlzeit und beginnen zu *fressen*. Als Abfallprodukt ihrer Verdauung entstehen die Blähgase. Chinesisch nehmen wir Blähungen sehr ernst! Wenn man auf Dauer und ständig viele Blähungen hat, heißt das, dass man die Darmbakterien *überernährt, überdüngt*, und das wird auf Dauer die Zusammensetzung der Darmflora verändern, und zwar nicht zum Guten (außer man ernährt sich fast ausschließlich von Bohnen und Hülsenfrüchten, da sind Blähungen zumindest aus gesundheitlicher Sicht erlaubt bzw. gehören dazu). Wir wissen heute, dass bösartige Zellen in der Darmwand dadurch entstehen können, dass **Radikale**, das sind freie Elektronen, die bei der *falschen Verdauung unserer überernährten Darmbakterien* entstehen, die Darmwand bombardieren und irgendwann so schädigen, dass der Körper die Reparatur nicht mehr schafft und die geschädigten Zellen ein Eigenleben entwickeln und Probleme machen.

Das Erbrechen handle ich gleich bei der Besprechung des Stuhls ab, damit wir es auch erwähnt und erledigt haben: Tritt es plötzlich auf, erhalten Sie die Information von ihrem Körper: Dieses Essen ist eine Zumutung! Der Körper erkennt sozusagen frühzeitig, dass es nicht viel Sinn hat, *das* zu verdauen, also gleich raus damit! Verursacht das Erbrechen eine Erleichterung der Beschwerden (im Bauch, im Magen, im Kopf bei Migräne), wissen wir, es ist *Fülle* im Spiel, zum Beispiel bei liegen gebliebenem Essen im Magen (Nahrungs-Stagnation). Jedes langsame unauffällig eintretende geräuscharme Erbrechen deutet auf ein *Leere-Muster* hin, und es wird eine vorbestehende Erschöpfung verstärken. Der Geruch und der Geschmack (jetzt wird's richtig *gschmackig*) des Erbrochenen weist auf die Mittäter hin: *säuerlich*, da hat die Leber ihre Finger im Spiel, *bitter*, da geht's um Hitze. (Das gilt übrigens auch für den Geschmack: Ein *bitterer Geschmack* morgens im Mund deutet auf Fülle-Hitze von Leber oder Herz hin, ein *saurer Geschmack* auf Leberspannung und Nahrungs-Stagnation im Magen, westlich auf Übersäuerung mit Rückfluss der Magensäure, also *Reflux*). Schmeckt das Erbrochene einige Zeit nach der Mahlzeit noch so wie das, was man vorher gegessen hat, hat nicht viel Verdauung und Verarbeitung stattgefunden, und das spricht für Milz-

Qi- und/oder Yang-Mangel und Kälte. Erbrechen tritt auch dann auf, wenn irgendwo ab dem Magen abwärts eine *mechanische* Blockade vorliegt (ein Verschluss) oder eine schwerwiegende Verdauungsstörung, was dann durch geändertes Essverhalten nicht gebessert werden kann und immer wiederkommt. Das gehört natürlich unbedingt westlich abgeklärt!

Haben Sie guten Appetit? Haben Sie Hunger?
Appetit und Hunger sind zwei ganz verschiedene Dinge. Die Chinesen sagen, ein **guter Appetit sei das beste Zeichen für Gesundheit**. Appetit hat etwas mit Freude, mit *Shen*, mit Spaß am Essen zu tun. Ein guter Appetit zeigt, dass Magen und Milz funktionieren. Hingegen ist **Hunger ein Instinkt** und fest in unserer Substanz, in unserem Yin, in unserer Milz und der Niere, verankert. Der Körper fordert Nahrung ein, um leben und überleben zu können. Sie kennen sicher den Ausspruch: »Ich habe so Hunger, ich könnte jemanden töten, um etwas zu essen zu bekommen.« Und da tritt der *Hun* auf den Plan: Er kämpft (für Sie) ums Essen, und es mischen oft Gefühle wie Aggression und Wut mit. »Ich muss jetzt essen!«, sagt der Hun, sonst ist er sehr unleidlich, und wir sind unausgeglichen.

Sie kennen auch **Heißhunger**, zum Beispiel auf Süßes. Wie der Begriff schon sagt, geht es um Hitze, und Hitze entsteht in einem stressigen Leben meist durch Leberspannung. Das kann eine *Magenhitze* sein, wobei der Magen heiß läuft (zum Beispiel bei Magenentzündung, Gastritis) und die Milz sagt: »Gib mir das Endprodukt der Verdauung, den puren Zucker, denn zum Verarbeiten der Nahrung bin ich zu müde, und der heiße Magen spaltet die Nahrung auch nicht gut auf! Heißhunger ist also ein typisches Zeichen einer *müden Milz*. Bei *Magenhitze* kann es auch sein, dass man ständig

Hunger hat und nie das Gefühl (oder nur kurze Zeit), satt zu sein.

Wichtig bei Hunger und Appetit: Den beiden kann ich nur trauen, wenn ich im Gleichgewicht bin, wenn die Leber nicht ständig überspannt ist, wenn der Magen nicht ständig heiß läuft, wenn die Milz genug Qi und Yang hat, um gut zu verdauen.

Wie ernähren Sie sich?
Wie sieht Ihr Frühstück aus, Mittagessen und Abendessen? Essen und trinken Sie dazwischen? Wann essen Sie das letzte Mal am Abend? Das ist ganz wichtig! Aber das wissen Sie eh schon alles. Sie wissen schon, was man machen sollte, *um lieb zu sein zur Milz!*

Ist Müdigkeit ein Thema? Wie schaut es mit Ihrer Leistungsfähigkeit aus?
Müdigkeit, geringe Belastbarkeit und eingeschränkte Leistungsfähigkeit sind sehr häufige Gründe, warum Patienten in meine Praxis kommen. Ich erwähne diesen Punkt bei dem Element Erde und dem Organ Milz, da aus meiner Erfahrung die häufigste Ursache für Müdigkeit und das Chronic Fatigue Syndrom (das chronische Müdigkeitssyndrom) eine **müde Milz** ist, also ein Milz-Qi- und/oder Yang-Mangel mit sekundärem Blut-Mangel bis hin zum Yin-Mangel (eher bei der Frau) oder mit Qi-Mangel bis hin zum Yang-Mangel (eher beim Mann), darüber hinaus Feuchtigkeit und Schleim.

Wir können oft unser Leben, die Anforderungen an uns in unserer Gesellschaft und unser westliches Essen nicht verdauen, und das meine ich sowohl körperlich (physisch) als auch seelisch und geistig (psychisch). Die Effekte einer müden Milz sind daher körperliche und geistige Erschöpfung und, wenn es auch das Blut – vor allem das Herz-Blut – betrifft, ein fehlender *Shen*. Die westliche Diagnose dafür lautet gerne **Depression**, und seit ein paar Jahren ist es modern geworden, ein **Burnout** zu bekommen. Die Müdigkeit wird uns im Abschnitt »Therapie« noch sehr beschäftigen. Um die Müdigkeit mit *Änderungen der Lebensführung* in den Griff zu bekommen, also andere Ernährung, mehr Bewegung, weniger Stress, besseren und mehr Schlaf, genügt es zu wissen, dass die Milz müde ist, so wie ich es ausführlich in meinem Buch *Die Heilung der Mitte* beschrieben habe. Möchte ich die Müdigkeit mit chinesischen Kräutern oder auch Akupunktur behandeln, muss ich in meiner Diagnose genauer werden (»so viel Diagnose, wie ich für meine Therapie brauche«).

Hier ist vor allem bei **chronischer Müdigkeit** die Unterscheidung wichtig, die wir nach den acht Prinzipien erfragen: Handelt es sich um

- *außen oder innen* (bei der Befragung ist uns zum Beispiel aufgefallen, dass die Müdigkeit mit einem starken grippalen Infekt vor einem Jahr begonnen hat: *außen begonnen*),
- *Mangel oder Fülle* (da hilft uns vor allem die Pulsdiagnose weiter; siehe später),
- *Hitze oder Kälte* (Hitze- oder Kälte-Zeichen im Körper, Beschwerden verstärken sich durch Hitze oder Kälte),
- *Yin oder Yang?*

Wichtig ist, neben der Müdigkeit die begleitenden anderen Symptome zu identifizieren und zu einem Syndrom, zu einem *Muster*, zusammenzufassen.

Innen-Mangel
- **Milz-Qi-Mangel:** chronische Müdigkeit, die sich durch Belastung verstärkt und von leichtem Schwitzen beglei-

tet ist. Weiche Stühle, fehlender Appetit, Blässe im Gesicht.

- **Milz-Yang-Mangel:** hat die gleichen Symptome wie der Milz-Qi-Mangel mit *zusätzlich Kälte-Zeichen*: Alles wird bei Kälte schlechter, leicht frieren, kalte Hände und Füße, Unverdautes im Stuhl.
- **Lungen-Qi-Mangel:** chronische Müdigkeit mit Kurzatmigkeit, schwacher kraftloser Stimme und Infektanfälligkeit.
- **Lungen-Yang-Mangel:** hat die gleichen Symptome wie der Lungen-Qi-Mangel mit Kälte-Symptomen.
- **Nieren-Yang-Mangel:** chronische Müdigkeit mit Schmerzen im Lendenbereich oder in den Beinen, häufiges Harnlassen, Kältegefühl vor allem vom Lendenbereich abwärts bis zu den Zehen, morgens Durchfall oder breiiger Stuhl.
- **Leber-Blut-Mangel:** chronische Müdigkeit, welche besser durch Hinlegen wird, eine schwache Menstruationsblutung (Leber!), Schwindelgefühl, vor allem beim Aufstehen (westlich ein niedriger Blutdruck mit fehlender Regulation der Lageänderung), innere Unruhe und Nervosität (»nicht abschalten können«) und Einschlafprobleme (zusätzlicher **Herz-Blut-Mangel**).
- **Leber-Yin-Mangel:** hat die gleichen Symptome wie der Leber-Blut-Mangel mit zusätzlich *Leere-Hitze-Zeichen*: Hitze in den *fünf Herzen* (Hände, Füße, Herzbereich), schwitzige Hände und Füße, Nachtschweiß; beim **Herz-Yin-Mangel** kommen noch Herzklopfen und Herzstolpern (Tachykardien und Palpitationen) dazu.
- **Nieren-Yin-Mangel:** chronische Müdigkeit mit Leere-Hitze-Zeichen, trockene Haut und Schleimhäute, Angstzustände und Durchschlafstörung.

Innen-Fülle

- **Leber-Qi-Stagnation:** Fülle im Puls (siehe später), chronische Müdigkeit, die bei Bewegung besser wird oder verschwindet, zusätzlich herrschen Gefühle wie Wut, Zorn, Aggression, Ungeduld vor, die sich vor der Menstruation als **prämenstruelles Syndrom** zeigen und verstärken können, und all die anderen Symptome eines wütenden Hun (Kopfschmerzen, Verdauungsprobleme mit Spannung im Bauchraum etc.).
- **Feuchtigkeit:** chronische Müdigkeit mit Benommenheit, Konzentrationsschwierigkeiten, Schweregefühl im Körper, vor allem unten (da Feuchtigkeit schwer ist und nach unten sinkt), Schwellungen der Beine (Ödeme), der Prostata.
- **Schleim:** chronische Müdigkeit mit Schleimzeichen in Puls und Zunge (siehe später), als Chamäleon der TCM kann Schleim sehr viel anstellen, vor allem verschiedene Formen von Blockaden mit Druckgefühl in Brustkorb und Bauch, Denkblockaden und Schmerzen (mit sekundären Blockaden anderer Substanzen wie Qi und Blut) auslösen.

Außen-Fülle

- Wenn in der Anamnese ein Angriff von Kälte (»Erkältung«) aufgetaucht ist, der etwas mit der chronischen Müdigkeit zu tun hat, erfolgt die Einteilung nach den sechs Schichten des *Shang han lun* (siehe Seite 139).
- Besonders zu erwähnen ist das *Shaoyang-Syndrom*, bei dem der pathogene Faktor noch immer im Körper in der Shaoyang-Schicht steckt, weil der Körper zu schwach war, ihn oberflächlich wieder hinauszuwerfen: Neben der chronischen Müdigkeit, die in der Intensität ständig wechseln kann, findet man Wechsel von Hitze und Kälte und verschiedene Spannungsbeschwer-

den der Leber wie innere Anspannung und ein gespannter Puls. Das *Shaoyang-Syndrom* wird uns im Therapie-Teil wieder begegnen.

Metall (Lunge, vom Atem bis Po)

Gibt es mit der Atmung irgendwelche Probleme?
Gibt es ein Engegefühl im Brustkorb, hinter dem Brustbein? Gibt es starke Verspannungen in diesem Bereich? Wir vergessen oft, dass das Atmen ein Teil des Verdauungsprozesses ist. Erinnern Sie sich an die Milz, die die Nahrung und das Trinken vom Mund und die Atemluft von der Lunge nimmt und aus allem Qi und Blut macht (vereinfacht gesprochen). **Wenn man nicht gut atmet, kann man nicht gut verdauen!**

Viele Verdauungsstörungen entstehen dadurch, dass wir den ganzen Tag vor einem Bildschirm sitzen, nach vorne gebeugt, die Arme seitlich abgestützt, und ganz flach atmen statt tief in den Bauch hinein. Und natürlich kommen dann Verspannungen der Muskulatur im Schultergürtel und im Hals- und Brustwirbelbereich dazu, da viele dieser Muskeln die Funktion haben, als sogenannte *Atemhilfsmuskeln* die Atmung zu unterstützen. Aber wie fühlt sich wohl so ein Muskel, wenn er den ganzen Tag suggeriert bekommt, dass man ihn eigentlich nicht braucht? Entspannt oder angespannt? Und durch die nach vorne gebeugte Arbeitshaltung bleibt auch dem Zwerchfell nicht viel Platz für eine freie Atembewegung nach unten in Richtung Bauch. Das Zwerchfell, welches den Brustraum vom Bauchraum trennt, ist unser wichtigster Atemmuskel. Und wenn wir ständig oberflächlich und flach atmen, vermitteln wir ihm genau, was wir von ihm halten und wie oft wir an sein Wohlbefinden denken. Kein Wunder, dass andere Funktionen ebenfalls in Mitleidenschaft gezogen werden. So verläuft zum Beispiel die

Speiseröhre durch das Zwerchfell hindurch zum Magen, und das Zwerchfell hat die Funktion, den Mageninhalt schön unten zu halten. Bei uns sehr beliebt ist die **gastroösophageale Refluxkrankheit**, was bedeutet, dass Magensäure nicht im Magen bleibt, wo sie hingehört, sondern in die Speiseröhre zurückfließt. Neben »zu viel Säure« (wir kennen schon viele Ursachen, warum der Magen übersäuert, chinesisch *überhitzt*) spielt hierbei auch das Zwerchfell und damit die Atmung und damit *chinesisch die Lunge* eine große Rolle. In diesem Fall wird man die normale (physiologische) Funktion der chinesischen Lunge, *Qi und Flüssigkeiten nach unten zu bewegen*, trainieren. Das heißt: gut und tief und in den Bauch *hinunteratmen* und untertags die starre Arbeitsposition immer wieder, am besten stündlich oder noch öfter, durch Übungen und gezieltes Atmen durchbrechen. Damit vermittelt man all den oben erwähnten Muskeln inklusive dem Zwerchfell, dass man sie nicht vergessen hat!

Chinesisch ist die Milz die Mutter der Lunge und die Lunge das Kind der Milz. Vom Standpunkt der Lunge aus betrachtet ist es ganz wichtig, dass man sich gut um seine Mutter kümmert. Daher ist es für Menschen, die Lungenprobleme wie Asthma bronchiale oder chronische Bronchitis haben, ganz wichtig, sich gut zu ernähren und zu vermeiden, dass die Milz **Feuchtigkeit** und **Schleim** produziert, weil sie diese, wenn sie eine schlechte Mutter ist, gleich in der Lunge ablagert und dann all die Schleimprobleme der Lunge verursacht.

Haben Sie häufiger Infektionskrankheiten wie grippale Infekte?
Sind Sie häufig verkühlt? Sie wissen, dass die Lunge sich um einen Teil unseres *Zheng-Qi* (was westlich gedacht unserem Immunsystem entspricht) kümmert, nämlich jenen Teil, der als *Wei-Qi* knapp unterhalb der Haut durch den ganzen Kör-

per fließt. Und wenn die Lunge schwach ist (bei Menschen mit chronischen Lungenproblemen treten meist gehäuft Infektionen der oberen Atemwege auf, und hier passt man dann doppelt auf, dass sie sich nicht verkühlen, weil das umgekehrt auch wieder die Lungenschwäche verstärkt), wenn das Wei-Qi schwach ist, können pathogene Faktoren, klimatische Faktoren, *Angreifer von außen*, viel leichter in den Körper eindringen und dort ein Chaos verursachen, chinesisch formuliert ein Ungleichgewicht, eine Disharmonie. In diesen Fällen werden wir als geschulte chinesische Therapeuten empfehlen, *die Lunge und das Immunsystem zu trainieren*, mit regelmäßig Ausdauersport (ohne zu übertreiben, um nicht unnötig die Substanz, das Yin, zu schwächen), mit regelmäßigen Saunagängen (trainiert das Schwitzen und damit die Abwehr), mit Aufenthalten in großer Höhe, in sehr schweren Fällen von Lungenerkrankungen auch mit harmlosen Angreifern (zum Beispiel die häufigsten Erreger, die Probleme machen, zu schlucken oder damit zu impfen, die dann so abgeschwächt sind, dass sie den Körper zwar erschrecken und dieser sich abwehrbereit macht, ihn aber nicht schädigen können).

Gibt es Probleme mit der Haut?
Die Haut ist chinesisch gedacht Teil der Lunge, und Hauterkrankungen sind immer auch Lungenerkrankungen. Es ist unsere Aufgabe zu erkennen, ob *die Lunge wirklich krank* ist oder nur *der Austragungsort eines anderen Problems*, zum Beispiel eines Angriffs von außen wie bei den verschiedenen Kinderkrankheiten wie Masern oder Röteln, die mit einem Ausschlag einhergehen, oder eines Leber-Problems (wie so oft bei uns), eines überspannten *Hun*. In diesem Fall werden die Hauterscheinungen *bei Stress schlechter werden* (die Leber hasst Wind!) oder *mit Juckreiz einhergehen* (Wind!).

Akne, also Mitesser, ist ganz viel Hitze in der Haut, so viel Hitze, dass sie Materie wird (Eiter nennen wir chinesisch *toxische Hitze*). Meist hat die Akne einen Leber-Bezug (*hormonell*, sei es in der Pubertät, dem Frühling des Lebens, in dem die *Leber erwacht*, oder abhängig vom Menstruationszyklus, wobei die Haut meist *vor* der Regel schlechter wird, das ist die Zeit, in der sich die Spannung in der Leber vor der zu erwartenden Blutung maximal aufbaut). Hautprobleme treten auch auf, wenn die Niere, vor allem das Nieren-Yin, geschwächt ist, da diese ja alle Organe, auch die Lunge, mit ihrer Haut, mit Yin versorgt. Die **Haut bei Yin-Mangel** wird eine sehr trockene sein, die zu Hitze und Überhitzen neigt.

Egal, ob die Lunge selbst geschwächt ist oder nur Austragungsort – ich werde in meiner chinesischen Therapie **immer auch die Lunge mitbehandeln**, damit sie sich von der Leber nichts mehr gefallen lässt und selbst genug Yin hat, um nicht ständig von der Niere und ihren Reserven abhängig zu sein.

Gibt es psychosomatische Beschwerden?
Dabei geht es um die Frage des *Po*, des Geistes der Lunge. Der *Po* ist ein sehr sensibler und feinfühliger Geist. Viele Emotionen, vor allem Traurigkeit, Trauer und Kummer, engen ihn ein und lassen ihn *schwer atmen*. Wenn es dem *Po* seelisch nicht gut geht, zeigt er das sehr schnell im Körper: das, was wir westlich als *Psychosomatik* bezeichnen. Und das ist auch ein toller Ansatz für die Therapie westlicher psychosomatischer Erkrankungen: Trainieren Sie die Lunge! Bewegen Sie sich regelmäßig, lernen Sie, richtig zu atmen, das Leben in vollen Zügen einzuatmen und mit der Ausatmung den Dreck wieder nach außen abzugeben! Warum ist wohl das Atmen und das Atemtraining so wichtig in den verschiedenen vor allem asiatischen Bewegungsformen und

Meditationen? Nur wenn man richtig gut und frei atmen kann, kann man sich in seinem Körper wohl fühlen und ihn freilassen. Nur wenn man das kosmische Qi (unsere Atemluft) vom Scheitel bis zur Zehenspitze überall im ganzen Körper verteilt, wird es dem Körper überall gut gehen!

Die Lösung für psychosomatische Probleme heißt: richtig atmen lernen! Im Yoga ist das Pranayama, den »Atem führen, kontrollieren und trainieren«, die höchste Kunst. Im Yoga beginnt man zunächst mit den Asanas, den Körperübungen (was bei uns im Westen oft mit Yoga gleichgesetzt wird), um den Körper geschmeidig zu machen und schön langsam den Atem zu führen. Ziel ist es unter anderem, den Körper so zu kräftigen, dass man eine gute, entspannte Sitzhaltung einnehmen kann, ohne sich von Körper oder Atmung ablenken zu lassen, und man sich auf das Wesentliche, die Meditation einlassen kann mit dem Ziel, sich eins zu fühlen mit allem, sich selbst nicht mehr als beschränkt und eingeengt zu empfinden. Den Anfang der Übung macht man, indem man dieses gute freie Gefühl in seine Atmung hineinbekommt. Es gibt viele Traditionen, die die Atmung kräftigen und in den Mittelpunkt des Trainings rücken, neben Yoga auch Qigong und Tai-Chi sowie unser westliches Atemtraining verschiedener Schulen.

Wasser (die Niere und unsere Reserven)

Die *Frage des Schlafes* haben wir schon beim Herzen abgehandelt. Hinter Einschlafproblemen steckt meist ein Herz-Blut-Mangel, **der Nieren-Yin-Mangel macht eine Durchschlafstörung.** Dabei können zusätzlich Beschwerden des Yin-Mangels auftreten, wie Hitze der fünf Herzen, Leere-Hitze-Zeichen (Hitze-Zeichen, hinter denen ein Mangel steckt, welche durch Druck besser werden, als Unterscheidung zu Zeichen einer Fülle-Hitze, welche durch Druck schlimmer werden) und Nachtschweiß. Auch die *Frage der Müdigkeit* haben wir schon bei der Milz abgehandelt. Entscheidend dafür, dass man untertags nicht müde ist und viel Energie und Antrieb hat, ist ein guter Schlaf. Und die Nacht ist die Zeit der Niere, die Zeit, in der sich unser Körper regeneriert. *Schmerzen im Bereich der Lenden, der Hüften und der Knie* können bei einem Nieren-Yang-Mangel auftreten, und als Zeichen des Mangels werden diese auf Wärme und Druck besser. *Die Menstruation* haben wir schon bei der Leber behandelt. Diese hängt sowohl von der Leber ab als auch von der Niere, welche das *rote Jing*, das Menstruationsblut liefert. Die regelmäßige normale Menstruationsblutung ist Voraussetzung für die weibliche Fruchtbarkeit. Sie zeigt an, dass Leber und Niere, Kind und Mutter, gut zusammenarbeiten.

Sexuelle Probleme des Mannes erfrage ich normalerweise nicht gezielt (und wahre die Diskretion), sondern nur dann, wenn sich die **Nieren-Yang-Symptome**, die häufigste Ursache für Potenzprobleme beim Mann, häufen. Falls diese auftreten und es für den Patienten belastend ist, wird er es von sich aus ansprechen, sobald er Vertrauen zu mir gefasst hat. Oder er kommt zu mir genau aus diesem Grund. Dann geht es zumeist um das Nieren-Yang und damit um eine typisch männliche Erschöpfungsform, die auftritt, wenn jemand zu viel seiner Energie, seines Qi, für sein Leben verwendet hat, so dass die Niere ständig gefordert war, ihre Yang-Reserven herzugeben. Probleme mit der sexuellen Lust und ihrer Erfüllung in Erektion und Ejakulation können aber auch auftreten, wenn sich ein Mann zu sehr unter Leistungsdruck setzt oder setzen lässt, sei es durch ein Bild der Männlichkeit, das ihm die Gesellschaft suggeriert, sei es durch die eigene Vorstellung von »Leistung« in jedem Bereich, auch dem intimen. Sex wird auf einmal Stress, viel Wind, und damit ein Thema der Leber (Leber-Qi-Stagnation). Auch spielt das **Herz und der *Shen*** eine entscheidende Rolle beim Geschlechtsverkehr. Wenn das Herz nicht dabei ist, wird das Lustempfinden nicht passen. Weiterhin sollte man bedenken, dass die Sexualität zweier Menschen vor allem mit ihrer Beziehung, mit Nähe, mit Vertrauen, mit ihren Gefühlen füreinander zu tun hat, und es wäre zu einfach, dem Mann Nieren-Yang-Kräuter und der Frau Nieren-Yin- und Blutkräuter aufzuschreiben, und auf einmal passt es wieder im Bett.

Insbesondere wenn es um *Kinderwunsch* geht, versuche ich den Paaren, die zu mir kommen, als Erstes den Wind aus den Segeln zu nehmen, ihnen klarzumachen, dass, solange sie sich damit stressen und die Sexualität nur auf die Fruchtbarkeit und Fortpflanzung abzielt, sie Gefahr laufen, die Nähe zum Partner zu verlieren. Und wenn Intimität einmal mit Stress in Verbindung gebracht wird, geht gar nichts mehr, weder körperlich noch emotional, und eine Schwangerschaft wird noch unwahrscheinlicher ... Also sollen sie sich Zeit nehmen, für die Beziehung, für die Nähe, sie sollen die Körperlichkeit *genießen,* dem *Shen* eine Chance geben und den Partner an erste Stelle stellen, nicht die geplante Schwangerschaft (sonst haben sie am Ende zwar ein Kind, aber der Partner ist unglücklich oder weg). Ich sage den Paaren: »Geben Sie das mit der Fruchtbarkeit an die chinesischen Kräuter ab, und *Sie* kümmern sich um Ihren Partner und darum, dass es Ihnen beiden einfach gut geht.«

Wann war Ihre letzte Menstruation?
Diese Frage stellen wir bei Frauen im mittleren Alter. Falls diese schon ein paar Monate oder Jahre her ist oder derzeit deutlich unregelmäßig kommt, ergibt sich die nächste Frage:

Gibt es oder gab es Wechselbeschwerden?
Die Chinesen sagen, dass mit 40 Jahren nur noch die Hälfte des ursprünglichen Yins vorhanden ist. Leben bedeutet Yin zu verbrauchen. Mit etwa 50 Jahren hat das Yin so weit abgenommen, dass es vernünftiger scheint, die wertvolle Essenz *Jing* nicht mehr als Menstruationsblut herzuschenken und lieber für den eigenen Körper, die eigene Substanz zu sparen. Da keine Monatsblutung mehr auftritt, ist auch keine Schwangerschaft mehr möglich, welche die Essenz nochmals deutlich schwächen würde. Wechsel bedeutet der Übergang der Frau in einen neuen Lebensabschnitt, in dem es nicht mehr um Fruchtbarkeit und Kinderkriegen geht, in dem man noch besser auf sein Yin und seine Belastbarkeit achten sollte, in dem man seine Leistungsfähigkeit realistisch einschätzen und dementsprechend reagieren sollte. Die bei uns im Westen auftretenden **Wechselbeschwerden** (siehe auch »Teil III – Therapie«) wie aufsteigende Hitze, Schweißausbrüche tags und in der Nacht, emotionale Labilität, vermehrte Müdigkeit, verlangsamter Stoffwechsel und vermehrte Flüssigkeitseinlagerung (häufig mit Gewichtszunahme) mit den typischen Zeichen des Yin-Mangels wie Trockenheit von Haut und Schleimhäuten und vermehrter Faltenbildung kann man auch als Zeichen und Wegweiser des Körpers verstehen, entsprechend anders zu leben. Das bedeutet, den Stress und die Hektik des Alltags und Berufslebens den Jüngeren zu überlassen, sich mehr Ruhe und mehr Schlaf (um das Yin zu regenerieren) zu gönnen und fortan die Früchte des gelebten Lebens zu ernten, die vorhandene Essenz dem Gehirn zu überlassen und sich der Weisheit des Alters zu widmen. Ob wir es wollen oder nicht, der Wechsel stellt den Übergang in diesen neuen Lebensabschnitt *der weiblichen Natur* dar.

Chinesische Medizin bedeutet, entsprechend der Natur in und um uns zu leben. Auch wenn unsere Gesellschaft fordert, dass wir gleiche oder sogar mehr Leistung erbringen, je älter wir werden (man muss quasi beweisen, dass man noch nicht zum alten Eisen gehört), *unserer Natur entspricht das gar nicht!* Und das gilt sowohl für Männer als auch für Frauen. Bei Frauen sind nur die äußerlichen Zeichen durch den Ausfall der Regel deutlicher als beim Mann. Auch bei ihm nimmt die Substanz, das Yin, mit dem Alter in gleicher Geschwindigkeit ab. Vom chinesischen Standpunkt aus ist es daher nicht verwunderlich, dass Erkrankungen wie zum Beispiel **Demenz** bei uns im Westen dramatisch ansteigen: Wir verbrauchen unsere Substanz, unsere genetisch fixierte Menge des *Jings* der Niere, durch den vielen Stress unseres westlichen Lebens und durch die fehlende Rücksicht auf die altersbedingten Veränderungen unseres Körpers, schneller und stärker. Und gerade das Gehirn ist chinesisch gesprochen *pures Jing!* **Wenn wir die Substanz verbraucht haben, dann fehlt das Bett für den Geist!**

Gibt es mit dem Gehör Probleme?
Die Niere öffnet sich in die Ohren. Die Ohren brauchen die Essenz von den Nieren, um gut zu funktionieren. Auch enthält das Mittelohr kleine Knochen, und die **Knochen** sind der Ort, an dem die Niere all ihre Reserven speichert (*Nieren-Yin* als Materie mit Mineralien wie Kalzium, Magnesium und Phosphor, mit dem blutbildenden Knochenmark und viel Eiweiß und Fett, *Nieren-Yang*, das die Materie zusammenhält, zusammenbaut und damit für die Festigkeit und Kraft und Stabilität der Knochen zuständig ist; **Osteoporose** ist bei uns im Westen die typische Erkrankung, die auftritt, wenn die Reserven der Niere verbraucht sind). Im Alter nimmt die Essenz der Niere und parallel dazu das Hörvermögen ab. Ein vorzeitiges schlechteres Hören deutet vor allem auf einen Essenz-Mangel in der Niere hin. Ein schlech-

tes Gehör schon als Kleinkind zeigt einen angeborenen Essenz-Mangel an.

Eine beliebte Störung bei uns ist **der Tinnitus, das Ohrgeräusch. Er hat drei große Ursachen:**

1. *Nieren-Qi-Schwäche* ist meist ein Erschöpfungssyndrom und steht oft am Ende einer langandauernden Belastung (»die an die Nieren gegangen ist«). Das typische Ohrgeräusch der schwachen Niere ist ein permanentes *Rauschen* (wie Wasser, das Element der Niere). Hoffnung auf Besserung besteht, wenn nach dem Schlafen der Ton leiser ist.

2. Bei der *Leber-Qi-Stagnation* ist das Ohrgeräusch ein Teil eines allgemeinen Spannungssyndroms mit mehr oder weniger Hitze (aufsteigendem Leber-Yang durch fehlende Kühlung des Leber-Yins) im Kopfbereich, oft verbunden mit Muskelverspannungen im Nackenbereich. Der *Ton* ist klassischerweise *hoch* und wird unter Stress lauter und bei Entspannung und Bewegung leiser. Das Ohrgeräusch durch Leberspannung hat die beste Aussicht auf Heilung, wenn der Patient einsichtig ist und seinen Stresspegel reduziert, sich regelmäßig bewegt und seine körperlichen Anspannungen regelmäßig durch Massagen, Sauna, Meditation oder anderes für ihn Entspannendes abbaut.

3. Mein Lehrer François Ramakers hat immer gesagt: *Kein Tinnitus ohne Schleim!* Der Schleim ist vor allem dann ursächlich an der Ohrstörung beteiligt, wenn gleichzeitig Symptome wie Gehörverlust (*mit Schleim verklebtes Innenohr*) und Schwindel, wie bei Morbus Ménière, auftreten. Schleim hemmt den glatten Fluss, und das ärgert den *Hun*, so dass bei Schleim immer auch Leber-Spannungs-Symptome auftreten.

Gibt es Probleme mit den Haaren oder den Zähnen?
Die Haare sind das Ende des Blutes, das Blut wird vom Yin der Niere gestützt. *Für schöne Haare braucht man schönes Leber-Blut und schöne Nieren-Essenz.* Die Zähne gehören zu den Knochen, die Knochen sind Teil der Niere. Wenn die Niere kräftig ist, sind die Zähne fest, und das Haar wächst gut. *Frühzeitiges Ergrauen* weist auf eine Schwäche des Jing, der Nieren-Essenz, hin.

Gibt es mit dem Harn irgendwelche Probleme?
Die Blase ist das Hohlorgan der Niere. Sie erinnern sich an den Ausspruch: »Das Vollorgan hat das Problem, das Hohlorgan zahlt die Rechnung!« Immer wiederkehrende **Blasen**- beziehungsweise **Harnwegsinfekte** mit Brennen und Schmerzen beim Harnlassen sprechen oft dafür, dass es eigentlich um die Niere geht, dass irgendetwas der Niere zu viel geworden ist. Typische Auslöser für Harnwegsinfekte sind Kälte von außen, weil innen schon Kälte da ist, oder zu wenig Nieren-Yang, um die Niere und Blase gut zu wärmen (kalte Füße, eine »Verkühlung« der Niere, Erschöpfung des Nieren-Yangs durch Überforderung und Überarbeiten). Auch kann eine Blasenentzündung durch *Feuchte-Hitze* entstehen, welche meist die Summe aus einer schwachen Milz (Feuchtigkeit) und Leber-Spannung (Hitze) ist.

Die **Farbe und Menge des Harns** gibt Auskunft über die zugrundeliegende Störung: Ist der Harn reichlich und häufig, hell und klar, spricht das dafür, dass die Niere ihrer Funktion, den Harn zu konzentrieren (ihr *Yang*), nicht nachkommt, und da die Niere Kälte hasst, entspricht das zumeist einem **Nieren-Yang-Mangel**. Ist der Harn **trüb oder wolkig**, spricht das für Feuchtigkeit, entweder von innen (Milz!) oder als klimatischer Angreifer von außen (Infekt). Ist der Harn **trüb** und **es brennt** beim Wasserlassen, spricht das für

Feuchte-Hitze (siehe oben). Ist der Harn **dunkel und sehr konzentriert**, hat Hitze ihn eingedickt, entweder von außen durch Wind-Hitze oder Wind-Kälte, die beim Vordringen ins Innere in Wind-Hitze umgewandelt wird (siehe die sechs Schichten des *Shang han lun* im Kapitel »Hitze oder Kälte?«), oder von innen bei einem Nieren-Yin-Mangel.

Die Niere kontrolliert die beiden unteren Öffnungen. Damit sind beim Mann vorne Harn- und Samenleiter und hinten der Anus gemeint, bei der Frau vorne Harnleiter und Scheidenausgang und hinten der Anus. Obwohl der Anus anatomisch gesehen zum *Dickdarm* (welcher als Teil des Verdauungsapparates zur Milz zählt und gleichzeitig das Hohlorgan der Lunge ist; jetzt wird es so richtig *chinesisch*) gehört, kümmert sich die Niere um den Ausgang, und bei Nieren-Schwäche (vor allem Nieren-Yang-Mangel) kann ein Vorfall des Anus oder Durchfall auftreten. Die Niere kann die unteren Öffnungen nicht mehr kontrollieren, und ihre Flüssigkeiten fallen *hinunter*, was ein Harnverlieren (*Harninkontinenz*) oder Samenverlieren (*Spermatorrhö*) oder Stuhlverlieren (*Stuhlinkontinenz*) oder bei der Frau einen *Ausfluss* aus der Scheide (welcher bei Nieren-Yang-Mangel als Zeichen der Kälte weißlich, klar und geruchlos sein wird; je mehr Farbe und Geruch, desto mehr Hitze) zur Folge haben kann. Eine Schwäche dieser Nierenfunktion wird vor allem im Alter als Teil der Abnahme der allgemeinen Nierenkraft auftreten.

Wie sieht es denn mit dem Trinken und mit Durst aus?
Prinzipiell müssen wir Ärzte hier im Westen sehr hellhörig sein, wenn es darum geht, dass jemand ständig Durst hat und damit auch ständig viel Urin ausscheidet. Das große Durstgefühl kann ein Frühsymptom einer **Zuckerkrankheit (Diabetes mellitus)** sein, welche bei uns im Westen zu den

großen Volkskrankheiten gehört, mit steigender Tendenz. Falls wir diese Vermutung haben, wird die einfachste Untersuchung weder Puls noch Zunge sein, sondern *das Messen des Blutzuckerspiegels*. Bleiben wir aber einmal *chinesisch*: Hat man Lust auf viel kaltes Wasser, möchte man damit *viel innere Hitze* kühlen, also *Fülle-Hitze*. Hat man nur wenig Hitze in sich, wie beim Nieren-Yin-Mangel, wird man die Lust verspüren, kühl zu trinken, aber immer nur wenig (*Leere-Hitze*). **Generell bedeutet das Verlangen nach Kälte (kalten Getränken) Hitze im Körper, das Verlangen nach Hitze (heißen Getränken) Kälte im Körper!** Hat man gar keinen Durst, spricht das für eine Schwäche und vor allem Kälte des Magens (der ja die Flüssigkeiten kontrolliert) oder der Milz (die, wenn müde, weder essen noch trinken möchte). Feuchtigkeit im Körper führt zu einer Abneigung gegen das Trinken (wenn schon Feuchtigkeit da ist, landen neue Flüssigkeiten eh wieder nur als Feuchtigkeit im Mistkübel), Hitze lässt den Durst entstehen. Bei der Kombination der beiden (*Feuchte-Hitze*) hat man also Durst, aber möchte nicht trinken.

So viel Diagnose, wie ich für meine Therapie brauche

Kommen wir zurück in meinen Behandlungsraum. Die nette Frau sitzt mir noch immer gegenüber und hat geduldig all die Fragen über sich ergehen lassen. Wir wissen jetzt schon unglaublich viel über sie. Begriffe wie Fülle oder Mangel, Hitze oder Kälte, Qi oder Blut rasen in unserem Kopf umher. Wir kommen der Therapie für unsere Frau, und damit für uns, immer näher. Ohne Sie jetzt frustrieren zu wollen, bringe ich an dieser Stelle einen Ausspruch meines Lehrers, François Ramakers: »Du hörst dir die Geschichten an, die dir die Leute erzählen, jedoch behandeln tust du das, **was du in Puls und Zunge findest!**« Das heißt nicht, dass all die Informationen, die wir bisher gesammelt haben, unwichtig sind. Im Gegenteil! Mit viel Erfahrung und Gefühl für die Sache kann man sich nach der *Anamnese* (zuhören und Fragen stellen) schon vorstellen, wie der Puls sich anfühlen und die Zunge aussehen wird. Nach einer sehr komplizierten Anamnese denke ich mir beim Pulsfühlen meist: »Was, so einfach ist das? Warum machen wir das alles so kompliziert?« Und das ist genau das, was ich Ihnen vermitteln möchte: Es ist »einfach« in dem Sinne, dass es sehr klar und oft eindeutig ist. Behandle ich zuerst Yin oder Yang? Und wenn es uns kompliziert und überhaupt nicht eindeutig erscheint, dann entscheide ich mich zunächst für das Vordergründigste, das *Biao*, und fang dort an. Chinesisch jemanden zu behandeln kommt mir oft so vor, wie wenn man eine Zwiebel schält: Zunächst sieht man nur die Schale, man ahnt, was darunter ist, aber man sieht es nicht. Also entferne ich einmal die Schale und bin dann oft überrascht, was dahintersteckt (wie zum Beispiel bei einer Infektneigung eines Menschen ein uraltes Trauma in der Kindheit, welches an die Nieren gegangen ist). *Nur so viel Diagnose, wie ich jetzt im Moment für meine Therapie brauche.*

Das heißt nicht, dass eine Erkrankung nicht schulmedizinisch abgeklärt gehört, nur weil ich für meine Therapie nicht mehr wissen muss. **IM GEGENTEIL! Die wichtigste Information für mich als Chinesen-Arzt ist es, ob ich die Chinesische Medizin in diesem Fall überhaupt anwende oder nicht!** Und dafür brauche ich oft die Abklärung durch die westliche Medizin. **Das, was die westliche Medizin wirklich gut kann, ist nachschauen!** Was ich dann mit dieser Information mache, ist eine andere Frage. Für welche Form der Therapie der Arzt sich zusammen mit dem Patienten entscheidet, ist eine andere Frage. Aber ich muss wissen, ob es in unserer westlichen Medizin nicht vielleicht in diesem Fall etwas ganz Einfaches gibt, das ich anwenden kann, und der Spuk ist erledigt! Dann werde ich mich doch nicht mit chinesischen Kräutern herumquälen (so gut schmecken die wirklich nicht).

Um als Chinesen-Arzt beurteilen zu können, ob es in diesem Fall nicht vielleicht eine bessere Therapie in der westlichen Medizin gibt, muss ich die westliche Medizin gut kennen. **Man erkennt nur, was man kennt! Ein guter chinesischer Arzt ist auch ein guter westlicher Arzt.** Oder er arbeitet mit einem guten westlichen Arzt zusammen. Vier Augen sehen mehr als zwei, zwei Gehirne wissen mehr als eines. *So viel Diagnose, wie ich für meine Therapie brauche,* heißt, dass ich in vielen Fällen die **Diagnose der westlichen Medizin (der Schulmedizin) brauche!** Nehmen wir als Beispiel eine chronische Müdigkeit. Sie quälen sich zum Beispiel schon seit Monaten damit herum. Zumeist werden Sie zunächst zum Hausarzt gehen. Der wird Ihnen Blut abnehmen und schauen, ob nicht ein *westlicher Blut-Mangel,* also ein schlechtes rotes Blutbild mit niedrigem Hämatokrit und zu wenigen roten Blutkörperchen (Erythrozyten) vorliegt, was westlich gedacht eine sehr häufige Ursache für die Müdigkeit ist. Und der Kollege wird in der Analyse Ihres Blutes erkennen, ob vielleicht eine chronische Entzündung vorliegt, was für uns chinesisch ein Hinweis sein kann, dass der Körper, die Abwehr, geschwächt ist und sich zum Beispiel von harmlosen Viren ärgern lässt. Und vor allem erkennt der Kollege am Blutbild, ob nicht vielleicht etwas ganz anderes, etwas Selteneres, etwas *Böses* die Beschwerde verursacht (und diese bösen Dinge muss ich als westlicher Arzt unbedingt einmal ausschließen!). Wenn er nichts findet, wird er weitersuchen, Sie weiterschicken, und dann kommt zum Beispiel der Radiologe ins Spiel, der viele wunderschöne Bilder von Ihrem Inneren macht. Vielleicht findet er Gallensteine oder eine Veränderung in Ihrer Lunge, die Sie schlechter atmen lässt und so die Müdigkeit verursacht.

Oder er findet nichts und schickt Sie weiter zum Gynäkologen, der Ihren Unterleib begutachtet, wieder die »bösen Dinge« ausschließt, zum Beispiel wieder nichts findet und Sie weiterschickt. Und obwohl Sie sich eigentlich freuen sollten, dass *nichts Schlimmes* hinter Ihren Beschwerden steckt, werden Sie zunehmend frustriert, weil Sie immer weitergereicht werden und man noch immer keine Therapie für Ihre Müdigkeit hat. Wir nennen das die **Patienten-Karriere**, von einem Arzt zum nächsten, und weil die nichts finden, gehen Sie schön langsam auch zu den anderen, *alternativen*, Ärzten und Therapeuten. Ihre Mappe mit Befunden und Honorarrechnungen wird immer dicker, und mit der Zeit ist alles ausgeschlossen, was die Müdigkeit verursachen könnte. Vielleicht haben Sie zu diesem Zeitpunkt schon verschiedene *alternative* Therapien probiert. »Wer heilt, hat recht!«, sagt Paracelsus, und alles ist recht, was hilft.

Irgendwann landen Sie zum Beispiel bei mir oder diesem Buch! Und dann hören Sie von mir zunächst, was Sie selbst alles machen können, um Ihren Zustand zu verbessern, und Sie erfahren etwas über die *müde Milz* und die Bedeutung Ihrer Lebensführung, und Sie bekommen und machen Ihre Hausaufgaben. Und vielleicht ist sie dann noch immer nicht besser, Ihre Müdigkeit. Na, dann versuchen wir es einmal mit chinesischen Kräutern! Und deshalb haben Sie sich bis hierher in diesem Buch vorgearbeitet, und deshalb machen wir jetzt den nächsten Schritt in der Diagnose: Wir schauen uns das »Innere des Körpers« an! Wir sehen uns Puls und Zunge an und nehmen uns ganz gezielt davon, was wir brauchen. Puls und Zunge werden vieles vereinfachen, nicht verkomplizieren. Wir wollen zum Beispiel vom Puls wissen, ob Fülle oder Leere, Mangel, vorliegt. Und schon haben wir unsere Therapie.

Die Weisheit des Pulsfühlens

Der Puls nimmt eine Sonderstellung in der chinesischen Diagnostik ein. Denn was Sie aus ihm herauslesen können, hängt von Ihrer Geschicklichkeit und Erfahrung ab und ist damit sehr subjektiv. Die Bedeutung des Pulses wird selbst in China unter Ärzten der Chinesischen Medizin kontrovers diskutiert. Vor allem unter dem Einfluss der westlichen Medizin und aufgrund des Denkens, dass medizinische Methoden wissenschaftlich abgesichert sein sollen, verlor und verliert er zunehmend an Bedeutung. Wie soll man den Puls objektiv, für alle nachvollziehbar, für wissenschaftliche Studien verwenden? Bei der Zunge geht das leicht: Man macht einfach ein Foto. Das geht beim Puls nicht.

Wir schauen uns den Puls an: die Bewegung des Blutes in der Arteria radialis, der Unterarm-Arterie auf der Seite des Daumens. Im Prinzip darf ich mir bei Ihnen, bei meinen Patienten, alles am oder im Körper anschauen, *wenn Sie es mir erlauben*! Der Vorteil der Puls-Diagnose an der Unterarm-Arterie ist, dass Sie sich nicht ausziehen müssen und dass ich Sie nicht aufschneiden muss. In der Tradition der Chinesischen Medizin war es einem Arzt nicht erlaubt, eine Frau nackt zu sehen und sie in eine unangenehme Situation zu bringen, insofern ist diese Stelle ideal. Traditionell hat man sich die Pulse an neun Stellen des Körpers angesehen, drei auf dem Kopf, drei an den Händen, drei an den Beinen, um Informationen über den **oberen, mittleren und unteren Bereich des Körpers** zu erhalten.

Also, der Sinn des Pulses ist es, uns Klarheit zu verschaffen, um welches Organ es *im Moment am meisten* geht, ob wir eine Schwäche im oberen, mittleren oder unteren Bereich des Körpers haben. **Der Puls ist eine Momentaufnahme.** Er zeigt mir den Zustand des Körpers in diesem einen Moment, in dem ich meine Finger auf der Arteria radialis liegen habe.

Mein Lehrer hat immer wieder gesagt: »Du behandelst das, was du jetzt in diesem Moment findest.«

Den Puls kann man mit dem Blutzuckerspiegel vergleichen. Misst man den Blutzuckerspiegel im Blut mit einem Blutstropfen aus der Fingerbeere, entspricht das dem *jetzigen Blutzucker*. Ich kann mir zwar vorstellen, dass der Blutzucker immer schön ist, wenn er in diesem einen Moment schön ist, aber ich weiß es nicht. Ich kann mir vorstellen, dass er immer wieder sehr hoch ist, wenn er in diesem einen Moment sehr hoch ist, aber wie gesagt, ich weiß es nicht. Dafür gibt es die Messung des *HbA1c*, das ist der sogenannte *Langzeitwert des Blutzuckers*. Dieser entspricht dem Hämoglobin, dem roten Blutfarbstoff, welcher durch einen dauerhaft zu hohen Zuckerwert im Blut mit Zucker verklebt (*Glykosylierung*). Der HbA1c zeigt mir an, wie der *Blutzuckerwert in den letzten Wochen* war. In der Chinesischen Medizin habe ich dafür die Zunge. Die Zungenveränderungen dauern zumeist viel länger als die Pulsveränderungen, mit Ausnahme von akuten Infektionskrankheiten, wo sich die Zunge innerhalb weniger Stunden deutlich verändern kann.

Ich möchte Ihnen ein bisschen die Angst vor der Pulsdiagnose nehmen. In China sagt man nämlich, dass wir Westler etwa sieben Jahre brauchen, um den Puls *halbwegs* zu verstehen. Tja, das ist nicht gerade aufbauend. **Merken Sie sich vor allem: Verlassen Sie sich niemals auf nur eine Methode! Sie brauchen mindestens zwei bis drei Bestätigungen Ihrer Diagnose!** Verwenden Sie den Puls, um *zusätzlich* etwas über ein Muster zu erfahren! Und sichern Sie sich durch Zunge, durch Nachfragen, durch Anschauen von äußeren Veränderungen an Haut und Haaren und Nägeln und Schleimhäuten ab, wenn Ihr Patient es Ihnen erlaubt oder Sie es sich selbst erlauben … Sichern Sie sich auch durch westliche Diagnostik, durch Laborbefunde oder Röntgenbilder oder eine Gastroskopie ab.

Und für die Kollegen: Verwenden Sie alle Untersuchungsmethoden, die Sie können: Nutzen Sie Ihr Stetoskop, horchen Sie in den Körper hinein, tasten Sie (wenn es Ihnen der Patient erlaubt) den Körper ab, entwickeln Sie ein Gefühl dafür, wie sich Gewebe anfühlt, wenn verschiedene Störungen vorliegen. Und nehmen Sie sich die Zeit zu verstehen, warum der Körper die und die Beschwerden macht. Nutzen Sie Ihr Wissen und Ihre Erfahrung aus anderen Bereichen, zum Beispiel der westlichen Medizin, um sich ein gutes Bild von dem Menschen vor Ihnen, mit seinem Körper, mit seinen Beschwerden zu machen. Erinnern Sie sich an das wunderbare Handwerk des Arztes! Nutzen Sie all Ihre Sinne, als wären Sie im Nachtdienst in einem kleinen Dorfkrankenhaus und hätten in diesem Moment nur sich und Ihre persönliche Erfahrung und Ihr kleines Instrumentarium an Werkzeugen, um in diesem Moment eine gute Diagnose zu stellen und dem Patienten zu helfen. Die Möglichkeit, so unendlich viele Untersuchungen und Kollegen zu bemühen, ist auch eine Verlockung, sich nicht auf sich und seine Sinne und Instinkte zu verlassen. In diesem einen Nachtdienst können Sie keinen Kollegen kontaktieren, keine Laboruntersuchung machen. Das können Sie alles am nächsten Tag. Aber da haben Sie dem Patienten schon gut geholfen. Da brauchen Sie die westlichen Methoden nur noch, um sich abzusichern, dass doch nichts von den bösen Dingen hinter den Beschwerden steckt.

So habe ich die Medizin als Kind kennengelernt, wenn ich meinem Vater, einem Internisten, bei seiner Arbeit zugeschaut habe, wenn ich ihn bei seinen Hausbesuchen begleitet habe. Er hat *hingegriffen* und *gewusst*, dass es nur das oder das sein kann. Chinesisch gesprochen werden Sie mit der Zeit zum Puls hingreifen und wissen, was es ist. Und bis dahin fragen Sie eben noch mehr nach und schauen vielleicht noch genauer zum restlichen Körper hin. **Und dann kommt** der Therapieversuch. So habe ich es von meinem Vater gelernt. Er hat nicht noch mehr Untersuchungen gefordert, er hat eine Therapie begonnen und beobachtet, ob die Beschwerden besser werden. **Die beste Theorie ist nur so gut wie der Effekt meiner Therapie!** Auch wenn ich verstehe, warum der Körper so reagiert, warum er all die Symptome hervorbringt – wenn die Therapie, die ich aus meinem Verständnis für den Körper ableite, keinen Effekt hat, bringt mir die ganze Theorie nichts!

Daher sieht mein Ansatz in der Chinesischen Medizin so aus: Ich fange mit einer Therapie an, die so einfach und so harmlos wie möglich ist, und schaue, was der Körper damit macht. Bei uns im Westen sind die meisten Körper, die wir behandeln, vor allem im städtischen Bereich, erschöpft. (Chinesisch denken wir rein körperlich! Wir suchen Entsprechungen für alle möglichen Beschwerden, ob körperlich oder emotional oder seelisch, *im Körper*. **Alles, was im Leben passiert, hinterlässt Spuren irgendwo im Körper, ist irgendwo in einem Gewebe, einem Organ, gespeichert!**) Die Körper sind so erschöpft, dass es ihnen schwerfällt, noch zusätzliche Informationen, die ich ihnen in Form von chinesischen Kräutern gebe, zu verarbeiten. Daher ist es meines Erachtens wichtig, ganz klar und einfach mit ihnen zu sprechen. Und wenn ich genau verstanden habe, was ein Körper, ein bestimmtes Organ, braucht, ist nur eine einfach formulierte Kräutermischung notwendig, und der Körper, das Organ, wird sich hoffentlich denken: »Endlich einer, der mich verstanden hat.«

Daher bekommen meine Patienten Hausaufgaben, Übungen, die sie zu Hause machen sollen: zur Lebensführung, zur richtigen Ernährung, zur Bewegung und zum Stressabbau, um sich rückzubesinnen auf den persönlichen Sinn des Lebens, um sich rückzubesinnen auf Träume, die man vielleicht einmal gehabt hat, um zu erkennen, dass die Uhr läuft, dass unsere Zeit auf dieser Erde nur von kurzer Dauer ist. Genau deshalb wollen wir ja, dass es uns gut geht, dass es unserem Körper gut geht. Wie wollen das Leben auf Erden in vollen Zügen genießen können, ohne uns von lästigen Gebrechen einschränken zu lassen. Genau deshalb lesen Sie dieses Buch, um Ihren eigenen Körper oder einen Ihnen anvertrauten verstehen und behandeln und Beschwerden bessern zu können.

Den Puls tasten
Beginnen wir mit dem Pulstasten. Der Unterarm hat zwei Knochen: *Elle (Ulna)* und *Speiche (Radius)*. Uns interessiert im Moment die Speiche, der Radius: Wenn man die Handfläche nach oben dreht, befindet sich der Daumen außen. In der Verlängerung des Daumens zum Unterarm befindet sich der Radius, die Speiche. Haben Sie gerade ein »Gegenüber«, können Sie gleich an ihm oder ihr üben: Wir legen drei Finger, Zeigefinger, Mittelfinger und Ringfinger, auf den Verlauf der Radialarterie (**Arteria radialis**) über dem Handgelenk in der Weise, dass der Mittelfinger genau auf dem Griffelfortsatz der Speiche (**Processus styloideus radii**) zu liegen kommt, der Zeigefinger unmittelbar *davor* zwischen dem Griffelfortsatz und dem Daumenballen (auf der Seite der Hand), der Ringfinger unmittelbar *dahinter* (auf der Seite des Armes). Der *Griffelfortsatz* ist eine kleine Erhebung am Ende der Speiche. Um ihn zu finden, fahren Sie mit Daumen oder Zeigefinger vom Ellenbogen herkommend die Speiche Richtung Handgelenk entlang. Kurz vor dem Handgelenk bleiben Sie an einem Knochenvorsprung hängen: Das ist der Griffelfortsatz.

In dieser Weise taste ich mit der rechten Hand den linken Radialis-Puls meines Patienten, mit der linken Hand den rechten Radialis-Puls meines Patienten. Dabei kann ich beide Pulse gleichzeitig tasten, wenn mir der Patient genau gegenübersitzt, oder ich taste sie hintereinander.

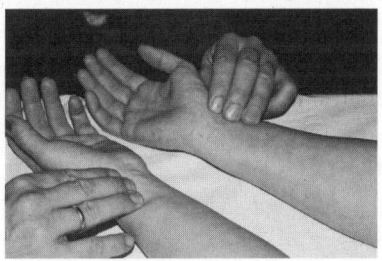

In gleicher Weise kann ich auch meinen eigenen Puls tasten, indem ich die linke Handfläche nach oben drehe, die Hand etwa auf Herzhöhe vor der Brust halte, mit der rechten Hand unter dem linken Arm durchgreife und von außen zunächst den Mittelfinger genau auf den Griffelfortsatz lege, den Zeigefinger davor (*distal*), den Ringfinger dahinter (*proximal*). Danach wechseln Sie die Seite und tasten Ihren rechten Radialis-Puls mit der linken Hand.

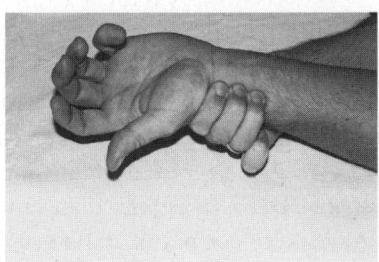

Wichtig beim Pulstasten bei sich selbst oder bei anderen ist, dass der Arm, der getastet wird, nicht abgewinkelt ist und etwa auf Herzhöhe entspannt ruht. Ebenfalls wichtig ist, dass man beim Pulstasten immer von der Fingergröße des Patienten ausgeht. Wenn ich den Puls bei mir selbst taste, passen meine Finger perfekt. Taste ich den Puls einer zarten

Frau, werden meine Finger zu dick sein, und ich muss sie enger zusammenrücken. Taste ich den Puls eines deutlich kräftigeren Mannes, werde ich die Finger etwas spreizen, um seine großen Finger zu imitieren. Bei Kindern verwende ich oft nur einen Finger, zum Beispiel den Zeigefinger, und rutsche über dem Processus styloideus radii langsam hin und her: Auch so bekomme ich ein gutes Bild von dem Verlauf der Arterie über den Griffelfortsatz.

Es gibt übrigens *eine Besonderheit*: Bei manchen Menschen verläuft die Radialarterie nicht genau über den Griffelfortsatz, sondern weiter außen oder weiter innen. Dann finde ich in der klassischen Pulsposition keinen oder nur einen sehr schwachen Puls. Traditionell soll man nur den Puls in der klassischen Position berücksichtigen, und wenn da keiner oder nur ein ganz feiner ist, dann wird *das* beurteilt. Ich sehe das pragmatischer: Wenn Sie keinen Puls dort finden, wo wir ihn gewöhnlich suchen, dann suchen Sie ihn rundherum und verwenden die Information, die Sie erhalten.

Die zwölf Pulspositionen
Wir haben jetzt **sechs Pulspositionen** getastet: mit der rechten Hand *drei Positionen am linken Handgelenk*, mit der linken Hand *drei Positionen am rechten Handgelenk*. Und bevor es wieder einmal so richtig chinesisch wird, nehmen Sie sich Zeit, in diesen sechs Positionen anzukommen. Üben Sie zunächst einmal bei sich selbst: Legen Sie wie oben beschrieben Zeige-, Mittel- und Ringfinger Ihrer rechten Hand auf die drei Pulspositionen Ihres linken Handgelenkes. Es ist wichtig, dass Sie mit dem Mittelfinger den Griffelfortsatz spüren, dann liegen die Finger richtig.

Zunächst liegen die Finger ohne Druck auf der Hautoberfläche auf. Erhöhen Sie den Druck der Finger so lange, bis Sie unter Ihren Fingern das regelmäßige Pochen Ihres Radialis-Pulses spüren. Am leichtesten ist der Puls unter Ihrem Mittelfinger zu finden, auf der höchsten Stelle des Griffelfortsatzes. Wenn Sie ihn spüren, suchen Sie das pulsierende Gefühl der Arterie auch unter Ring- und Zeigefinger.

Lassen Sie sich viel Zeit, um Ihren Puls zu finden und um schön langsam ein Bild zu bekommen, wo Sie ihn spüren und wie er sich anfühlt. Denken Sie daran: **Das Pulstasten ist keine Bewertung, sondern eine Beschreibung!** Wir wollen mit dem Puls jetzt keine Diagnose stellen, sondern nur ein Bild Ihres jetzigen körperlichen Zustandes, der sich in Ihrem Radialis-Puls widerspiegelt, erhalten.

Was tun wir hier eigentlich? Mit unseren drei Fingern spüren wir die Pulswelle, das pulsierende Fließen des Blutes in einer **Arterie**, an einer Stelle *ganz am Ende unseres Körpers*, an unserem Handgelenk. (In der Arterie fließt das Blut vom Herzen in den Körper hinaus, *vom Herzen weg*; wir bekommen also gerade eine Information aus dem tiefen Inneren des Körpers …) Wenn sich dieser Puls zum Beispiel *am Ende unseres Körpers* sehr angespannt (siehe *Bogensehnen-Puls*) anfühlt, können wir uns ungefähr vorstellen, wie er sich an allen anderen Stellen, die dem Herzen näher sind als unsere Pulstaststelle, anfühlt: *Je näher wir zum Herzen kommen, desto angespannter würde der Puls sein* (ich benutze hier die Möglichkeitsform, weil ich ihn real ja nicht überall tasten kann, sondern nur dort, wo er an die Oberfläche gelangt). Wie angespannt ist ein Körper, wenn ich ganz an seinem Ende, an den Händen, diese Spannung *noch immer spüren kann*?

Ihre drei Finger der rechten Hand liegen also auf dem Handgelenk der linken Hand (Sie können natürlich auch die Hände wechseln), und Sie haben einen Puls unter Ihren Fingern ertastet, vielleicht nicht unter allen dreien, aber zumeist unter dem Mittelfinger. Nehmen Sie sich nun sehr viel Zeit (Sie lernen gerade Klavierspielen, und Sie wissen, dass das nicht in ein paar Minuten geht), um ein Gefühl für die Tiefe zu bekommen: Zunächst berühren Sie mit Ihren Fingern die Hautoberfläche so leicht wie möglich, ohne jeglichen Druck auszuüben, dann erhöhen Sie den Druck, bis Ihre drei Finger auf dem **Radius**, der »Speiche«, auf dem Knochen zu liegen kommen. Dabei drücken Sie einfach *durch den Puls durch*. Wiederholen Sie das mehrere Male (wer Klavierspielen lernen möchte, muss üben!), um ein Gefühl dafür zu bekommen, in welchem *Raum* der Puls lebt, wie viel Platz er von der Hautoberfläche bis zum Knochen einnehmen kann. Und während Sie das wiederholen, denken Sie sich eine Mittellinie genau in der Mitte zwischen *ganz außen* (an der Hautoberfläche) und *ganz innen* (am Knochen).

Üben Sie das, bei sich oder bei anderen. Sie können schauen, wie sich der Puls in der Früh anfühlt, wenn Sie noch im Bett liegen, dann nach dem Aufstehen, vor dem Frühstück, nach dem Frühstück, am Vormittag, vor und nach dem Mittagessen, am Nachmittag, am Abend, vor dem Schlafengehen, kurz vor dem Einschlafen. Sie können den Puls tasten vor körperlicher Anstrengung, bei körperlicher Anstrengung und danach. So werden Sie ein Gefühl entwickeln für den Raum, in dem der Puls lebt, und nebenbei werden Sie beobachten, wo er sich gerade aufhält: in dem Raum über der Mittellinie oder unter der Mittellinie.

Machen Sie diese Übung mit allen drei Fingern *gleichzeitig*, um ein Bild von dem ganzen verfügbaren Raum unter den drei Fingern zu bekommen, und mit *einzelnen* Fingern, um ein Bild von dem Raum am Griffelfortsatz, davor und dahinter zu bekommen, und das Ganze einmal links und einmal rechts.

Wir haben also **sechs Pulspositionen** getastet. In der Skizze stelle ich sie so nebeneinander, *wie der Patient vor mir sitzt*: Seine linke Hand liegt vor mir auf dem Tisch, und ich greife mit meiner rechten Hand zum Puls und umgekehrt.

rechts drei und **links drei**

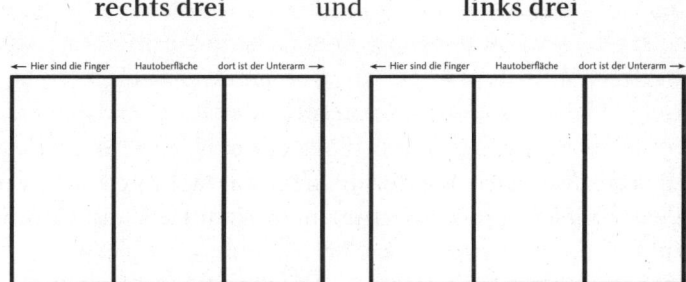

Unter Ihrem Mittelfinger befindet sich der Processus styloideus radii, der Griffelfortsatz der Speiche.

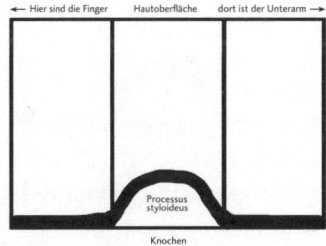

Traditionell bezeichnet man diese Position **Guan** (/guen/ gesprochen), was übersetzt »Tor« oder »Schranke« bedeutet. Man meint damit, dass dem Puls ein Hindernis in den Weg gestellt ist, welches er überwinden muss, eben den Knochenvorsprung, den wir als Griffelfortsatz kennen. Ihr Zeigefinger liegt auf der Position *davor* (*distal*, auf der Seite der Finger). Diese nennen wir **Cun** (/tsun/ gesprochen), was übersetzt »Zoll« bedeutet. Hierbei meint man die chinesische Maßeinheit »Zoll«, wobei der Abstand zwischen dem Griffelfortsatz und der Basis des Daumenballens, dort, wo Ihr Zeigefinger aufliegt, *genau ein Zoll misst* (wenn man von einem chinesischen »Normmenschen« ausgeht). Ihr Ringfinger liegt auf der Position *dahinter* (*proximal*, auf der Seite zum Unterarm, zum Körper hin). Diese nennen wir **Chi** (zumeist chi/ wie »Chinese«, aber auch /tsch/ gesprochen), was übersetzt »Elle« bedeutet. Hierbei meint man die chinesische Maßeinheit »Elle«, und diese Pulsposition *Chi* ist genau eine Elle von der mittleren Ellenbogenfalte (wenn Sie den Unterarm abwinkeln, entsteht innen eine Falte) entfernt (wieder von einem chinesischen »Normmenschen« ausgehend). In dem deutschen Wort »Ellenbogen« steckt auch noch das Wort für die Unterarm-Maßeinheit »Elle« drin.

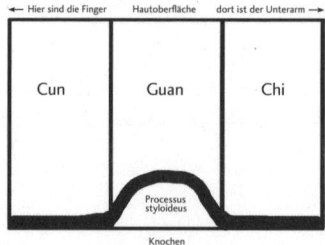

Dann haben wir daraus **zwölf Pulspositionen** gemacht, indem wir uns zwischen der Hautoberfläche und dem Knochen eine *Mittellinie* gedacht haben:

rechts sechs   und   links sechs

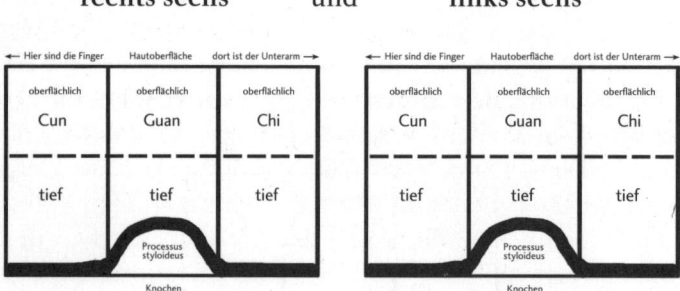

Dreifacher Erwärmer und Zang-Fu-Organe

Im zweiten Jahrhundert nach Christus wurden im »Klassiker der Schwierigkeiten«, dem *Nan Jing*, die drei Positionen *Cun, Guan und Chi* als **Himmel, Mensch und Erde** bezeichnet. Damit beschreibt das *Nan Jing*, dass diese drei Positionen »dem Himmel, dem Menschen und der Erde« zugeordnet werden. Das bedeutet, dass die Himmels-*Cun*-Position dem **oberen** Bereich, die Mensch-*Guan*-Position dem **mittleren** Bereich und die Erde-*Chi*-Position dem **unteren** Bereich des Körpers entspricht. Wir nennen diese Bereiche auch **oberer, mittlerer und unterer Erwärmer**.

- **Der obere Erwärmer** geht vom Scheitel bis zum Zwerchfell (und inkludiert Kopf mit Augen, Nase, Ohren, Mund und Gehirn, dann Hals, Arme, den Brustkorb mit den Organen Herz und Lunge und alle Gewebe und Strukturen, die sich in ihm befinden).
- **Der mittlere Erwärmer** geht vom Zwerchfell bis zum Nabel (und inkludiert die Organe Leber und Gallenblase, Milz und Magen).
- **Der untere Erwärmer** geht vom Nabel abwärts (und inkludiert die Organe Niere und Blase, die Gebärmutter, den ganzen Unterleib und die Beine).

Der Puls in der Cun-Position gibt uns Auskunft über den oberen Erwärmer, der Puls in der Guan-Position gibt uns Auskunft über den mittleren Erwärmer, der Puls in der Chi-Position Auskunft über den unteren Erwärmer.

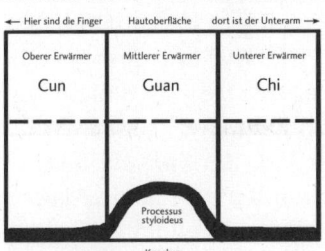

In dem Werk *Mai Jing* (der »Klassiker des Pulses«) geht *Wang Shu-he* (210 bis 285 nach Christus) einen Schritt weiter: Er ordnet den einzelnen Organen auch je nach Seite des Pulses die verschiedenen Organe zu, wobei in der Tiefe die Vollorgane (*Zang-Organe*) und an der Oberfläche die Hohlorgane (*Fu-Organe*) beurteilt werden.

rechts

← Hier sind die Finger	Hautoberfläche	dort ist der Unterarm →
Dickdarm	Magen	Dreifacher Erwärmer
Lunge	Milz	Perikard

Knochen

links

← Hier sind die Finger	Hautoberfläche	dort ist der Unterarm →
Dünndarm	Gallenblase	Blase
Herz	Leber	Niere

Knochen

Wie man aus der Anordnung der Hohlorgane erkennt, hat *Wang Shu-he* in der **Akupuktur-Sprache** gedacht und nicht anatomisch. Er ordnet den Dickdarm der Lunge zu, nur »oberflächlich«, und den Dünndarm dem Herzen, nur »oberflächlich«. Rein anatomisch befinden sich diese aber in der Mitte und im unteren Bereich des Körpers. Auch die Vorstellung, dass man die Hohlorgane in der Oberfläche und die Vollorgane in der Tiefe tastet, ist eine sehr konstruierte Annahme und hat heute keine Gültigkeit mehr. Weiterhin tastet *Wang Shu-he* in der Chi-Position, die dem unteren Bereich des Körpers entspricht, Perikard, den Herzbeutel (der »Beschützer des Herzens«) und dessen Hohlorgan, den Dreifachen Erwärmer. Lassen Sie sich nicht verwirren: Auch das ist Akupunktur-Sprache.

Wir in unserer **Kräuter-Sprache** (wir wollen ja chinesische Kräuter anwenden und keine Akupunkturnadeln stechen ...) verstehen den **Dreifachen Erwärmer als die Drei-**

teilung des Körpers. Mein Lehrer François Ramakers hat immer gesagt, dass wir uns so viel Spielraum wie möglich beim Puls lassen sollten. Die Einteilung nach den Drei Erwärmern gibt uns ein offenes System in die Hand. »Oben« sind nicht nur das Herz und die Lunge, sondern auch der Kopf und die Arme. Beschwerden im Kopf oder in den Händen werden Veränderungen in der *Cun*-Position machen. Bei Beschwerden in den Beinen werde ich Entsprechungen in der *Chi*-Position suchen.

Veränderungen, die im Körper an der Oberfläche (*außen, Yang,* Haut und das direkt darunterliegende Gewebe) **sind, erkennt man im Puls in den oberflächlichen Positionen.**

Veränderungen, die im Körper in der Tiefe (*innen, Yin***), den Organen, stattfinden, findet man im Puls in den tiefen Positionen.**

Das Äußerste, die Hautoberfläche, ist das meiste **Yang** in unserem Körper, das Innerste, der Knochen, ist das meiste **Yin** in unserem Körper. In der Grafik sehen Sie, wie dann die Schablone aussieht, die wir gedanklich über das legen, was unsere drei Finger im rechten und im linken Puls getastet haben:

rechts   links

← Hier sind die Finger	Hautoberfläche	dort ist der Unterarm →
außen – YANG		
Oberer Erwärmer *(traditionell Lunge)*		
Cun	Guan	Chi
↓	Mittlerer Erwärmer *(traditionell Milz + Magen)*	Mittlerer Erwärmer *(traditionell Niere)*
innen – YIN		
	Knochen	

← Hier sind die Finger	Hautoberfläche	dort ist der Unterarm →
außen – YANG		
Oberer Erwärmer *(traditionell Herz)*		
Cun	Guan	Chi
↓	Mittlerer Erwärmer *(traditionell Leber + Gallenblase)*	Mittlerer Erwärmer *(traditionell Niere)*
innen – YIN		
	Knochen	

Die Pulswelle

Zurück zu unserer Puls-Übung: Sie haben zunächst den Raum erforscht, in dem Ihr Puls lebt. Nun achten Sie auf den Puls, die wellenförmige Bewegung des Blutes unter Ihren Fingern. Zunächst bekommen Sie einen allgemeinen Eindruck von ihm: **Wenn Sie auf die Pulswelle draufdrücken, drückt der Puls dagegen? Hat er Kraft?** Drücken Sie einmal probeweise mit Ihren drei Fingern auf den Oberschenkelmuskel: Je fester Sie dagegendrücken, desto mehr Spannung spüren Sie unter Ihren Fingern. Da der Oberschenkelmuskel groß und stark ist, hat er Kraft. Dieses »Dagegendrücken« setzen wir beim Pulstasten mit »Kraft« gleich.

Wie viel Raum nimmt der Puls von der Oberfläche bis zum Knochen ein? Wie viel Qi hat er? *Die Pulswelle ist wie eine Trägerwelle der Energie des gesamten Körpers.* Je größer die Amplitude der Trägerwelle ist, desto mehr Energie steckt in ihr. Stellen Sie sich zum Beispiel eine Blasmusikkapelle vor, die in der Ferne laut spielt. Sie hören und spüren ab einer gewissen Distanz nur noch die Bässe dröhnen. Je weiter die Musikquelle entfernt ist, desto weniger hören Sie ihre hohen Frequenzen.

Vom Radialis-Puls aus gesehen, ist die Niere am weitesten entfernt. Von ihr erhalten wir im Puls nur noch eine tiefe dumpfe Welle. Aus der Mitte des Körpers kommt die Welle des Magen-Qi. Vom Magen bekommen wir den ganzen Mittelbereich der Frequenz. Die höchsten und damit oberflächlichsten Frequenzen erhalten wir von Herz und Lunge, da diese Organe dem Radialis-Puls am nächsten sind. Aus diesen drei Hauptenergiequellen setzt sich die Pulswelle zusammen:

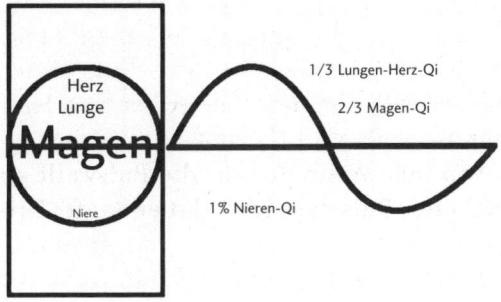

So erhalten Sie ein **generelles Pulsbild** und Informationen darüber, ob der Puls Kraft hat und wie viel (wie stark er dagegen drückt) und wie viel Energie die Pulswelle trägt, wie groß also die Pulswelle ist (im akustischen Vergleich: Wie laut der Puls ist und ob er noch hohe Frequenzen hat oder nur noch wie ein dumpfes fernes Pumpern klingt).

Als Nächstes beurteilen Sie die Pulsbilder unter jedem einzelnen Ihrer drei Finger: Zeige-, Mittel- und Ringfinger, also die **Pulspositionen in Cun, Guan und Chi**. Dazu fragen Sie jeweils für Cun, Guan und Chi:
- Wo genau befindet sich der Puls? In der oberen Hälfte (und nur dort!), in der unteren Hälfte (und nur dort!) oder genau in der Mitte?
- Hat der Puls in dieser Position Kraft?
- Wie groß ist die Puls-Amplitude (im Vergleich zum generellen Pulsbild)?

Das Ergebnis tragen wir dann in unser Raster für den linken und den rechten Puls ein (falls beide Seiten gleich sind, genügt ein Kästchen), wobei die Größe des Kreises die Größe der Pulswelle symbolisiert und die Dicke des Striches die Kraft des Pulses darstellt. Mit sehr dickem Strich stelle ich dann eine Spannung dar.

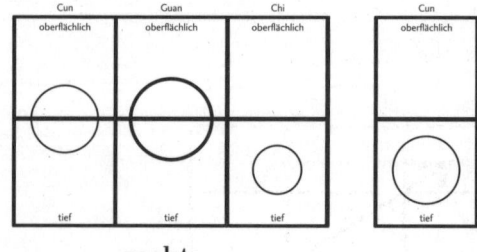
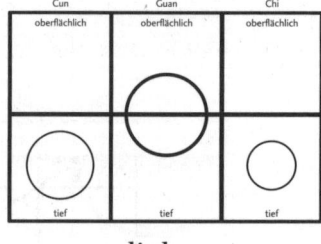

rechts links

Der gesunde Puls: Ping mai

Was tun wir eigentlich aus *chinesischer* Sicht, wenn wir Puls fühlen? Westlich gesprochen fühlen wir die Pulskurve der Radialarterie auf, vor und nach dem Griffelfortsatz. **Chinesisch gesprochen, und da verwenden wir die *Akupunktur-Sprache*, fühlen wir, wie das Qi auf dem Blut im Lungen-Meridian (genauer gesagt an den Punkten Lunge 7, 8 und 9 für Ringfinger, Mittelfinger, Zeigefinger) reitet!** Erinnern Sie sich an den Ausspruch »**Qi bewegt Blut**«: In den Meridianen fließt das Blut und wird dabei vom Qi angetrieben. Das Qi sitzt dabei auf dem Blut wie ein Jockey auf einem Pferd.

Jetzt stellen Sie sich folgendes Bild vor: Der Jockey **Qi** treibt sein Pferd **Blut** in schnellem Galopp vom Ellenbogen kommend auf dem Lungen-Meridian reitend Richtung Daumen an. In der Position *Guan* steht ein Hindernis, unser Griffelfortsatz. Kurz vor dem Hindernis (in der *Cun*-Position) treibt Qi sein Pferd nochmals fest an. Das Pferd **Blut** stemmt die Hufe fest in den Boden und springt. Wenn beide gut zusammenarbeiten und viel Kraft haben, fliegen sie förmlich über das Hindernis und sind in der Position *Chi* noch hoch in der Luft! **Der perfekte Sprung!** Um diesen noch genauer zu sehen, quasi in *Zeitlupe*, unterteilen wir für den perfekten Sprung den Raum zwischen Hautoberfläche und Knochen nicht in zwei, sondern in drei Teile; die perfekte Mitte bekommt einen eigenen Raum!

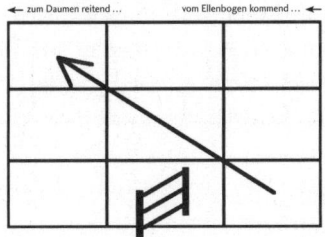

Und so sieht dann auch der perfekte Puls, der **gesunde Puls**, der **Ping mai** (*ping* heißt »gesund«, *mai* heißt »Puls«), aus. Ich nenne diesen Puls bewusst nicht »normalen« Puls (was chinesisch der *cheng-chang-mai* wäre), weil er bei uns leider nicht mehr die Norm ist ...

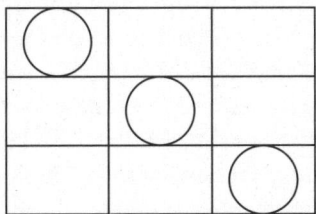

Der gesunde Puls hat fünf Charakteristika. Dabei bedeutet *You* »er hat«, die Verneinung *Wu* bedeutet »er hat nicht/keinen«.

You Shen
You Shen bedeutet »er hat *Shen*«. Ein gesunder Puls hat *Shen*, den Geist des Herzens. Am besten sieht man den *Shen* in der *Cun*-Position, der Position des oberen Erwärmers (traditio-

nell in der *linken Cun*-Position, wo das Herz gefühlt wird). Wenn wir *Shen* als »Ausstrahlung« übersetzen, das, was man bei anderen spürt und sieht, wenn es ihnen so richtig gut geht, sitzt er »in und knapp über der Haut«. Und so sitzt der *Shen-Puls* auf dem Herzen drauf, und wir fühlen ihn in der *Cun*-Position schon knapp unter, »in« der Haut. Wenn man so richtig gesund ist, erhält man den *Shen* als Krone aufgesetzt.

Insofern inkludiert *You Shen* noch folgende Qualitäten: Er ist weich und entspannt und stark, er ist weder groß noch klein, er ist regelmäßig und rhythmisch und hat keine Unterbrechungen.

You Qi
You Qi bedeutet »er hat Magen-Qi« (eigentlich »You wèi-qì«, wobei wèi »Magen« bedeutet, ich erwähne es aber nicht weiter, da wir den Begriff des Wei-Qi schon als Abwehr-Qi verwenden): Von der Pulswelle (siehe oben) wissen wir, dass zwei Drittel der Amplitude durch das Magen-Qi geformt werden. Das Magen-Qi ist die gesammelte Energie aus dem Verdauungsapparat, der Milz. Milz und Magen produzieren gemeinsam aus der Nahrung Qi und Blut, den Jockey und das Pferd. Voraussetzung für einen schönen Puls ist also eine gesunde Milz und ein gesunder Magen. Ohne Jockey wird das Pferd nicht den Lungen-Meridian hinunterreiten und »freiwillig« über das Hindernis in der Guan-Position springen! Und in dieser Position beurteilen wir das Magen-Qi. Springt der Jockey mit seinem Pferd oder nicht? Ein gesundes Magen-Qi sitzt in der Mitte der Mitte: in der Guan-Position (die Mitte des Pulses horizontal, unter unserem Mittelfinger) in der Mitte zwischen Hautoberfläche und Knochen, traditionell auf der rechten Seite. Die Guan-Position zu beurteilen hat hier bei uns im Westen die größte Bedeu-

tung, um zu entscheiden, ob jemand gesund ist oder krank! Ohne Shen (»Wu Shen«) kann man leben, zwar unglücklich, aber man ist am Leben. Man überlebt mehr, als dass man wirklich lebt. Ohne Qi und Blut aus der Produktion der Mitte, also Milz und Magen, kann man nicht überleben. Und dass wir hart daran arbeiten, unsere Mitte zu zerstören, haben Sie schon im ersten Teil dieses Buches gelesen und vielleicht auch in meinem Buch *Die Heilung der Mitte*.

Einen mittigen Mitte-Puls tastet man, indem man seinen Mittelfinger auf die rechte Guan-Position legt, die Strecke zwischen Hautoberfläche und Knochen erfühlt, sich genau in der Mitte dazwischen eine Linie denkt und genau dort den Finger positioniert. Sie sind also mit Ihrem Finger »in der Mitte des Pulses drinnen«. Lassen Sie sich viel Zeit zu fühlen, hier geht es um die Mitte! Und dann drücken Sie von dieser Mittelposition aus ein wenig Richtung Knochen, gehen zurück zur Mittellinie, reduzieren den Druck ein bisschen und gehen damit mit Ihrem Finger ein wenig Richtung Hautoberfläche. Das wiederholen Sie mehrmals und merken sich das Gefühl des Drucks von der Mittellinie ausgehend Richtung Knochen und Richtung Haut. Ist der Druck identisch, dann haben Sie ein gesundes Magen-Qi getastet, einen mittigen Mittelpuls. Falls nicht, dann hat der Puls Wu Qi, keinen mittigen Magenpuls.

Mit dieser Übung sind wir bei der großen Schule des Pulstastens angekommen, das, was oft als »Geheimwissenschaft« bezeichnet wird. Aber da Sie es hier lesen können, ist es wohl nicht (mehr) geheim. Es liegt jetzt nur noch an Ihnen, ob Sie den Puls richtig beurteilen können wollen oder nicht. Und das heißt üben, üben, üben. Manche Menschen haben nicht die Zeit oder das Interesse oder die Geschicklichkeit, die Fingerfertigkeit des Pulstastens zu erlernen. Dann denken Sie an den Ausspruch: So viel Diagnostik, wie ich für meine Therapie brauche. In vielen Fällen ist die feine Pulsdiagnose nicht notwendig, um die passende Therapie zu finden. Wie ich Ihnen später anhand der acht Prinzipien ausführen werde, genügt oft eine grobe Orientierung durch den Puls. Aber viele Kollegen, die sich über die Jahre mit der Chinesischen Medizin beschäftigen, wollen irgendwann alles wissen, und an das ganz große Wissen der Chinesischen Medizin kommt man nur über den Puls heran. Wie schon erwähnt ist Pulsfühlen wie Klavierspielen: Manchen genügt es, einfache einstimmige Melodien mit einfacher Begleitung zu spielen. Manche wollen vierstimmige Fugen von Johann Sebastian Bach spielen können, manche sogar das Klavierkonzert von Peter Iljitsch Tschaikowsky. Aber allen gemeinsam ist, dass sie sich immer wieder verspielen.

In China ist es traditionell üblich, zuerst den Puls zu fühlen und dann nur noch wenige Fragen zu stellen, um zu einer Diagnose zu gelangen (und so kommen immer wieder Menschen zu mir, die mir auf meine Frage, wie es ihnen geht, entgegnen: »Sagen Sie mir, wie es mir geht!«, und mir ihre Hände entgegenstrecken). Wir hier im Westen stellen üblicherweise zuerst die Fragen, und schon die Fragen werden aufgrund unserer viel komplizierteren (und umständlicheren) Art zu leben ausführlicher ausfallen als im alten China. Wir und unsere Körper haben es gerne kompliziert, und da ist der Puls sogar oft eine Erleichterung, da wir so aus dem Denkmuster des Patienten heraustreten und uns auf die einfache Sprache des Körpers reduzieren. Also keine Sorge, einfach weiterlesen, einfach weiterüben, bald kommen die ersten Aha-Erlebnisse!

You Qi bedeutet also, dass wir es mit einem mittigen Mitte-Puls zu tun haben, der ruhig ist und eher langsam (er hat also keine Hitze, keinen Stress), nicht rau (siehe später) und nicht angespannt, sondern weich und angenehm zu fühlen (drücken Sie einmal mit Ihren Fingern auf ein bisschen Fett an Ihrem Körper, zum Beispiel am Bauch, und merken sich dieses angenehme weiche Gefühl!).

You Gen
You Gen bedeutet »er hat Wurzel«: Die Wurzel des Pulses wird mit der Niere in Verbindung gebracht. Die chinesische Niere hat vor allem die Funktion zu speichern, für alle Organe, für unser ganzes Leben. Bei einer Pflanze erfüllt die Wurzel diese Funktion. In der Wurzel ist die gesamte Essenz (das Jing) der Pflanze gespeichert. Durch die Wurzel und die Speicherung aller lebensnotwendigen Substanzen kann die Pflanze die harte Zeit des Winters (die Zeit der Niere) überleben. Bei der Pflanze und bei uns legt die Niere große Speicher aus Yin und Yang an. Der Ort dieser Speicherung sind unsere Knochen, die verborgen und geschützt tief in uns drinnen sind, so wie die Wurzeln der Pflanze verborgen und geschützt tief im Boden sind. Und dort taste ich die Wurzel: am beziehungsweise knapp über dem Knochen, idealerweise in der Nieren-Position, der Position des unteren Erwärmers, des Chi. Wie Sie von der Pulswelle wissen, setzt sich die Amplitude des Pulses immer zu einem Drittel aus Lungen-Herz-Qi, zu zwei Dritteln aus Magen-Qi und zu einem Prozent aus Nieren-Qi zusammen. Ich kann also in jeder Pulswelle auch ein Prozent Nieren-Qi tasten. Am besten jedoch geht es in der Nieren-Position.

Erinnern Sie sich an das Bild des Jockeys Qi, der auf dem Pferd Blut den Lungen-Meridian armabwärts reitet und Gas gibt. Kurz vor dem Hindernis (in der Chi-Position) stemmt das Pferd noch einmal seine Hufe fest in den Boden, um mit aller Kraft in die Höhe zu springen. Damit der Absprung gut gelingt, muss das Pferd kräftige Beine (die chinesisch gedacht zur Niere des Pferdes gehören), gesunde Hufe (Niere!), einen guten Kontakt zu einem festen Untergrund (kein Sand oder Schlamm; der Untergrund entspricht chinesisch dem Knochen, unserer Wurzel) haben. Die Qualität des Absprungs des Pulses vom Knochen in der Chi-Position hängt von der Festigkeit in der Tiefe (der Kraft seiner »Sprungbeine«) und der Verbindung des Pulses zum Knochen (dem festen Untergrund) ab.

Man tastet den normalen Nieren-Puls (Puls des unteren Erwärmers) beidseits in der Chi-Position in der Tiefe. Dabei drückt man mit dem Ringfinger den Puls fest gegen den Knochen und fühlt, ob man ihn trotz des festen Druckes noch spürt. Hierbei müssen Sie es mit dem Druck nicht übertreiben. Mit richtig festem Druck kann ich jeden Puls unterdrücken. Wichtig ist, dass ich den Puls direkt auf dem Knochen fühlen kann, dass er mir nicht kurz vor dem Knochen verschwindet, wenn ich durch ihn durchdrücke. Fühle ich den Puls gut am Knochen, hat er Wurzel. Fühle ich ihn nicht am Knochen, stelle ich das in unserer Pulsschablone mit einem über dem Knochen unterbrochenen Kreis dar:

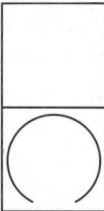

Wu Gen (Er hat keine Wurzel)

Hier sind diese drei Punkte des **Ping mai**, des gesunden Pulses, im Pulsbild zusammengefasst:

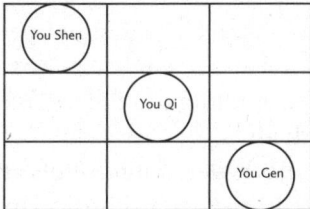

You Li
You Li bedeutet »er hat Kraft«: Ich taste den Puls mit drei Fingern gleichzeitig, bis ich ihn sehr klar fühle. Dann gebe ich noch ein bisschen Druck dazu. Wenn der Puls mir entgegendrückt, hat er **Kraft**. Kraft bedeutet, dass der Puls auf meinen Druck *reagiert*. Erinnern Sie sich an das Beispiel von oben: Drücken Sie mit Ihren drei Pulstastfingern gegen den Oberschenkelmuskel. Hat der Muskel Kraft (was ich annehme), wird er dagegen drücken, *reagieren*. Wenn ich in den Puls hineindrücke und er weicht zur Seite oder bringt mir keinen Druck entgegen, hat er keine Kraft, *Wu Li*. »Kraft« darf man nicht verwechseln mit »Fülle« (dazu komme ich noch): Fülle bedeutet, wie *dick die (Blut-)Wurst* ist.

You Tiaohé (von mir so benannt)
You Tiaohé bedeutet »er hat Harmonie« *(tiaohé* im Sinne von »Gleichklang« oder »Wohlklang«): Harmonie ist der Gleichklang des Pulses, eine Kombination der anderen Kriterien. Ich taste den Puls mit den drei Fingern gleichzeitig: Er ist weder zu langsam noch zu schnell (siehe weiter hinten; normal ist etwa 60 Schläge pro Minute), er hat keine Pausen und keine Unregelmäßigkeiten, er fließt sanft und ohne zu stocken, er bildet die perfekte Sinuswelle, *die perfekte Welle*.

Der kranke Puls (Bing mai)

Dem **Ping mai**, dem gesunden Puls, wird der **Bing mai**, der kranke Puls, gegenübergestellt. Jede Abweichung vom *Ping mai*, dem gesunden Puls, ist somit automatisch ein *Bing mai*, was nicht heißt, dass man automatisch krank ist, sondern nur, dass das hohe Ideal des *Ping mai* nicht erreicht wird. *Bing* bedeutet »krank, Krankheit«. Diesen Begriff kennen wir schon von den Wärme-Erkrankungen, den *Wen bing*. *Mai* bedeutet »Puls«. Entsprechend der obigen Kriterien des *Ping mai* – You Shen, You Qi, You Gen, You Li und You Tíaohé – kann der kranke Puls, der *Bing mai*, ebendiese Kriterien vermissen lassen: *Wu Shen, Wu Qi, Wu Gen, Wu Li, Wu Tíaohé* (kein Geist, kein Qi, keine Wurzel, keine Kraft, keine Harmonie). Für die Darstellung verwenden wir die Schablone mit den sechs Kästchen (und der gedachten Mittellinie). Die Neun-Kästchen-Schablone brauchen wir nur für den gesunden Puls (um die *mittige Mitte* besser darstellen und mehr genießen zu können).

Ping mai   Bing mai
(hier als Beispiel der *Wei mai*,
der verschwindende Puls)

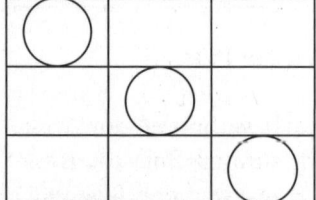 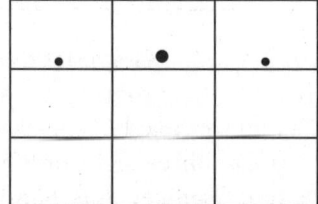

Der *Bing mai* wird traditionell in 30 Pulsbilder eingeteilt, die ich der Vollständigkeit halber für unsere Spezialisten später beschreiben werde. Doch für unsere chinesische Hausapotheke und auch die meisten Beschwerden und Erkrankungen in einer chinesischen Allgemeinpraxis holen wir uns zunächst einmal die Information aus dem Puls, die wir für unsere **acht Prinzipien** brauchen.

Die acht Prinzipien lauten: außen–innen, Hitze–Kälte, Fülle–Mangel, Yin–Yang. Dafür suchen wir die Entsprechungen im Puls (in einer, zwei oder drei Pulspositionen).

Acht Prinzipien	Pulsbild
1. außen	oberflächlich (7 klassische Pulsbilder)
2. innen	tief (5 klassische Pulsbilder)
3. Hitze	schnell
4. Kälte	langsam
5. Fülle	voll
6. Mangel	leer
7. Yin	tief – langsam – kurz
8. Yang	oberflächlich – schnell – lang – breit

Gesunder oder kranker Puls?

Wenn wir uns den Puls anschauen, wollen wir zunächst wissen, ob es sich um einen gesunden Puls oder um einen kranken Puls handelt, *Ping mai* oder *Bing mai*. Dazu stelle ich mir zunächst fünf Fragen:
1. *Shen* ja oder nein? (*Cun*-Position)
2. Magen-Qi mittig und kräftig? (*Guan*-Position)
3. Wurzel ja oder nein? (*Chi*-Position)

4. Kraft ja oder nein? (alle drei Finger)
5. Harmonie ja oder nein? (alle drei Finger)

Wenn ich einen dieser fünf Punkte mit Nein beantworte, handelt es sich um einen *Bing mai*, und ich gehe weiter nach den acht Prinzipien vor.

Wichtig für das Verständnis: Im Körper ist Yang außen und Yin innen. Die Körperoberfläche ist Yang, das Innere des Körpers ist Yin. Und so ist es auch beim Puls. Im Puls ist Yang außen (oberflächlich) und Yin innen (tief). Ein **oberflächlicher Puls** bedeutet also primär »viel Yang«, ein **tiefer Puls** bedeutet also primär »viel Yin«. Ein **oberflächlicher Puls** bedeutet, es spielt sich an der Oberfläche ab, ein **tiefer Puls** bedeutet, es spielt sich in der Tiefe (den inneren Organen ab). Ein **oberflächlicher Puls** bedeutet viel Yang, oft weil **innen wenig Yin** da ist, um das Yang zu halten (Yin und Yang sollen ja im Gleichgewicht, also *gleich viel* vorhanden sein, überwiegt das Yang, wird der Puls oberflächlich). Ein **tiefer Puls** bedeutet viel Yin, oft weil **außen wenig Yang** da ist, um das Yin zu heben (überwiegt das Yin bei dem angestrebten Yin-Yang-Gleichgewicht, bleibt der Puls unten liegen).

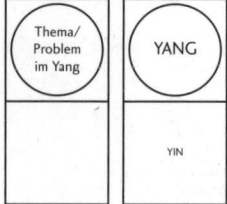
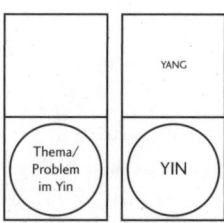

Der obere Bereich eines jeden Pulses entspricht wieder dem Yang, der untere Bereich dem Yin (wie im Kapitel über Yin und Yang beschrieben, ist alles immer weiter aufteilbar).

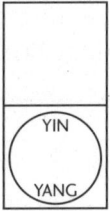

Sie erinnern sich: Ein Aspekt des Ping mai, des gesunden Pulses, ist *You Gen*, er hat **Wurzel**. Dann sitzt der Nieren-Puls fest am Knochen und ist *stark da*. **Yin** und **Yang** nennen wir zusammen **Jing**, die Essenz. Ist die Wurzel stark, hat die Niere eine starke Essenz, starkes Yin und starkes Yang. Ist die Wurzel schwach (*Wu Gen*), hat die Niere eine schwache Essenz, schwaches Yin und schwaches Yang, **wobei man mehr das Yin meint**. Warum? Weil ganz unten am Knochen das Yin sitzt (um das Yang zu verankern, das warm ist und ständig *aufsteigen möchte*).

Also: Finden Sie in einem Puls in der *Guan*-Position eine schwache Wurzel, denken Sie an einen **Essenz-Mangel** der Niere, ABER VOR ALLEM an einen **Nieren-Yin-Mangel**!

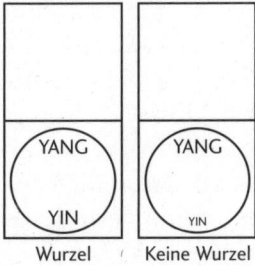

Außen

»Außen« entspricht einem oberflächlichen Puls (Fú mai). Der oberflächliche Puls definiert sich dadurch, dass ich ihn nur in der oberen Hälfte (über der gedachten Mittellinie) tasten kann: Wenn ich die drei Tastfinger ganz leicht auf die Haut lege, nehme ich schon einen Puls wahr, wenn ich dann durch den Puls durchdrücke, verschwindet er.

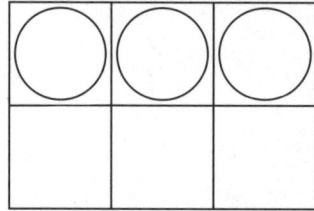

Der oberflächliche Puls zeigt uns den Angriff eines **äußeren pathogenen Faktors** wie Wind-Kälte oder Wind-Hitze an. Dieses Pulsbild sieht man im Frühstadium einer Erkältungskrankheit. Je nachdem, ob der Puls dabei schnell (Hitze, siehe unten) oder langsam (Kälte, siehe unten) ist, kann ich zwischen außen –> Hitze und außen –> Kälte unterscheiden. Und dann habe ich ja noch all die Symptome des Patienten, so dass die Diagnose recht leichtfällt. Schauen Sie sich Ihren eigenen Puls an, wenn Sie verkühlt sind, dann können Sie ganz am Anfang diesen oberflächlichen Puls ertasten. Der Körper mobilisiert all sein Wei-Qi, sein Abwehr-Qi, um den Angreifer gleich wieder hinauszudrängen, und genau das spürt man im Puls: Der Puls drängt nach außen, wirft *hinaus*. Bis jemand bei mir in der Praxis ist, kann ich diesen oberflächlichen Puls oft schon nicht mehr tasten, weil der Angreifer entweder schon erfolgreich hinausgeworfen wurde oder bereits tiefer eingedrungen ist.

Den **Fú mai** (Sammelbegriff für alle oberflächlichen Pulse, siehe später) ertastet man auch bei inneren Zuständen, wenn ein **schwerer Yin-Mangel** vorliegt. In diesen Fällen stellen Sie sich den oberflächlichen Puls als das Yang vor, das das Yin in der Tiefe nicht mehr halten kann und nun wie ein gasgefüllter Luftballon an die Zimmerdecke steigt.

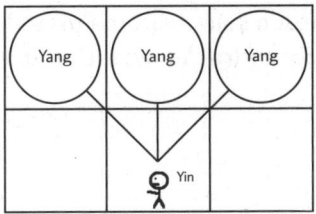

Innen

»Innen« entspricht einem tiefen Puls (Chen mai). Dieser Puls wird durch starken Fingerdruck knapp über dem Knochen getastet. Er zeigt, dass es sich um ein Problem in den Yin-Organen, in der Tiefe des Körpers, handelt. Ist er tief und schwach, handelt es sich um einen Qi oder Yang-Mangel. Ist er tief und voll, dann stagniert etwas in der Tiefe, wie Qi, Blut, Hitze oder Kälte.

Tiefer Puls – leer   **Tiefer Puls – voll**

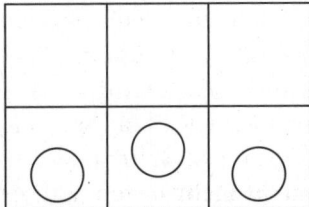 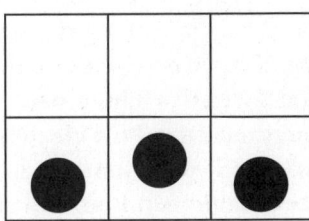

Hitze

»Hitze« entspricht einem schnellen Puls (Shuo mai, auch Shu mai). Traditionell misst man die Geschwindigkeit des Pulses, die Frequenz, indem man zählt, wie viele Pulsschläge während eines Atemzyklus (Ein- und Ausatmung) auftreten. **Der normale Puls zählt 5 Schläge pro Atemzyklus.** Heute ist es üblich, die Geschwindigkeit des Pulses mit Blick auf die Armbanduhr zu beurteilen und den Puls pro Minute zu bestimmen: Man zählt 15 Sekunden lang die Schläge des Pulses und multipliziert das Ergebnis mit vier. 60 bis 80 Schläge pro Minute (bpm, *beats per minute*) sind normal.

Je schneller der Puls, desto mehr Hitze. Der 6-Schläge-Puls entspricht 90 bis 110 Schlägen pro Minute und deutet auf **Leere-Hitze** (Hitze im Rahmen eines Yin-Mangels) oder **transformative Hitze** (Hitze, die durch *Reibung* im Körper im Rahmen einer Stagnation entsteht, wie Qi-Blut-Schleim-Stagnation) hin. Der **Ji mai, der rasende Puls**, hat 7 bis 8 Schläge pro Atemzyklus und entspricht einer Herzfrequenz von über 120 Schlägen pro Minute. Er tritt auf bei »noch mehr Hitze«, wie zum Beispiel hohem Fieber und Angriff eines Hitze-Pathogens von außen. Der **Tuo mai (der Kollaps-Puls)** hat 9 Schläge pro Atemzyklus (mehr als 180 bpm) und deutet auf (viel!) **Fülle-Hitze** hin.

Kälte

»Kälte« entspricht einem langsamen Puls (Chi mai). **Je langsamer der Puls, desto mehr Kälte,** wobei die Kälte von außen oder von innen stammen kann. Der 4-Schläge-Puls (4 Schläge pro Atemzyklus, etwa 60 Schläge pro Minute) wird *huan mai* (gemäßigter Puls) genannt. Er kann ein *Ping mai* sein, ein gesunder Puls, oder als *Bing mai*, als kranker Puls, die Tendenz zu Kälte zeigen. Der langsame Puls ist der Puls bei einer **Invasion von Kälte**, so dass man zusätzlich

Zeichen von Kälte (wie Abneigung gegen Kälte) findet. Je nach körperlichem Trainingszustand kann ein **3-Schläge-Puls (Chi mai**, hier kein Sammelbegriff, sondern ein Pulsbild, unter 50 bpm) auch normal sein (dann gibt es keine weiteren Zeichen von Kälte). Beim *Duo-Jing mai*, einer Pulsfrequenz unter 20 Schlägen pro Minute (**1 Schlag auf zwei Atemzyklen**), kollabiert das *Jing*, und Yin und Yang gehen auseinander. Dies ist ein typisches Pulsbild kurz vor dem Tod.

Da ich unter anderem einige **Profisportler** betreue, kenne ich auch sehr langsame Pulse (25 bis 40 bpm, *sun mai* und *bai mai*) als Normalpulse, vor allem bei Triathleten und professionellen Radsportlern. Diese sind nicht als pathologisch zu bewerten, *solange die Sportler trainieren und keine Kälte-Zeichen aufweisen*. Sobald sie ihre aktive Sportlerkarriere beenden und deutlich weniger trainieren, treten vermehrt Rhythmusstörungen auf, die behandlungspflichtig (westlich oder chinesisch) sein können. Bei diesen Sportlern ist es ganz wichtig, sehr kontrolliert das Pensum an Trainingseinheiten zu reduzieren, um körperliche Schäden (chinesisch vor allem an Herz und Nieren) zu vermeiden.

Fülle

»**Fülle**« entspricht einem vollen Puls **(Shi mai)**. Voll bedeutet, »wie dick die Wurst des Pulses ist« und wie viel drinnen ist. Oft wird *voll* mit *kräftig* gleichgesetzt. Dass ein Puls Kraft hat (*You Li*), ist ein Zeichen von Gesundheit. Ein *voller Puls* als Sammelbegriff verschiedenster kräftiger Pulse kann deshalb voll sein, weil er viel Qi und Yang hat, was gut ist. Ein voller Puls kann innen drin aber auch vollgefüllt sein mit einem pathogenen Faktor (Wind-Hitze, Wind-Kälte, Feuchtigkeit) oder mit Dreck (wie Schleim, Feuchtigkeit, Blut-Stagnation und Kälte). Schon deshalb sollte man Kraft und Fülle nicht gleichsetzen. *Kraft* bedeutet, dass der Puls bei Druck dagegen drückt (siehe oben). *Kraft* bedeutet, dass der Puls Qi hat. Fülle bedeutet, dass der Puls innen vollgefüllt ist und man daher nicht hineindrücken kann (Blut und Yin definieren, wie dick die Blutwurst ist). Diese Qualität kann sich wie *Kraft* anfühlen.

Für uns, die wir uns an die acht Prinzipien halten, genügt das Wissen, ob der Puls dagegen drückt oder nicht, ob er Fülle (mit Kraft) hat oder nicht. Denn entsprechend den acht Prinzipien müssen wir vornehmlich zu Leere unterscheiden: Bei Fülle leiten wir aus, bei Leere bauen wir auf. Ein voller Puls ist groß und hart und hat Kraft, wenn er dagegen drückt. Er kann in der Tiefe und in der Oberfläche in allen drei Positionen auftreten.

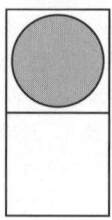

Leere

»Leere« entspricht einem leeren Puls (Xu mai). Leer bedeutet, dass in der »Puls-Wurst« nichts drinnen ist: Man fühlt den Puls, drückt noch etwas nach und spürt ... nichts. Der leere Puls ist kraftlos (drückt nicht dagegen) und ohne jeden Inhalt. **Xu mai** als Sammelbegriff für alle kraftlosen leeren Pulse ist eher groß, weich und leer, kann oberflächlich oder in der Tiefe auftauchen. Er weist auf eine Qi-Schwäche hin.

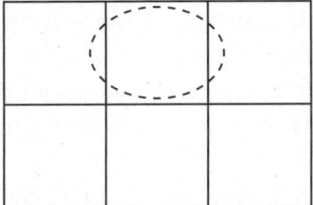

Yin
»Yin« entspricht einem langsamen Puls in der Tiefe. Einen »Yin-Puls« in dem Sinne gibt es als eigenständiges Pulsbild nicht, wir nehmen den Yin-und Yang-Puls als Zusammenfassung der vorherigen sechs Punkte.

Das, was bei einem Yin-Puls auffällt, ist das Überwiegen des Yins und damit der Yang-Mangel und damit die Kälte-Zeichen und das fehlende Hinaufstreben des Pulses. Ein Yin-Puls sitzt daher in der Tiefe und schlägt langsam vor sich hin. Er kann dünn oder dick sein, Kraft haben oder nicht, je nach Menge des Yins.

Yang
»Yang« entspricht einem schnellen, oberflächlichen Puls. Hier möchte ich Ihnen erzählen, *wie das Yang entstanden ist*. Denken Sie zurück an unser Pferd *Blut*, das vom Jockey *Qi* über das Hindernis in der zweiten Pulstaststelle getrieben wird. Was spüren wir eigentlich im Puls? Das Pferd? Den Jockey? Nein, wir spüren *den Sprung*! Wir spüren *den Fluss des Blutes in der Arterie*. Diesen Sprung kann man als »die Summe aller Energie im Körper« sehen, chinesisch gesehen erkläre ich mit dem Puls ja auch den ganzen Körper. Und die Summe aller Energie im Körper ist das **Yang**.

Betrachten wir nun der Verlauf einer jahrelangen Erkrankung. Zum Beispiel steht am Beginn ein normaler grippaler Infekt, der Angriff von Wind-Kälte von außen: Der Körper mobilisiert all seine Energie, sein Yang, und schickt es an die äußerste Front, knapp unter die Haut, um den Angreifer abzuwehren. Der Puls wird **oberflächlich und sehr kräftig (viel Yang als »oberflächlich«)** sein. Aber mit der Zeit wird das Wei-Qi, die Abwehr, schwächer werden, der Angreifer rückt weiter nach innen vor, und der Körper versucht nun von innen her *mit viel Hitze (Fieber)* die Kälte zu neutralisieren. Der Puls wird nicht mehr ganz so oberflächlich sein und **schneller werden (viel Yang als Hitze). Fieber** bedeutet westlich, dass der Körper vermehrt das Stresshormon *Adrenalin* ausschüttet. Chinesisch gesprochen mobilisiert der Körper Reserven aus den Nieren (nämlich **Yang**). Hilft das alles nichts und die akute Erkrankung geht in einen chronischen Krankheitszustand über, wird der Puls nicht mehr nur in den drei Positionen zu tasten sein, sondern durch Verbrauch von Yin steigt der Puls vermehrt auf – das Yin hält die »Luftballons Yang« immer schlechter – und wird von außen auch tastbar sein. (»Chronisch« bedeutet, dass die Erkrankung dem Körper zunehmend an die Nieren geht, an seine Substanz, sein Yin. Es entsteht mit der Zeit ein Yin-Mangel mit einem **Yang-Überschuss** – das sieht aus wie *viel Yang*.) **Lange Erkrankung bedeutet langen Puls (Chang mai).** Langer Puls heißt, dass ich den Puls nicht nur in den drei bisher beschriebenen Positionen Cun, Guan und Chi tasten kann, sondern auch über die *Cun- oder Chi-Position hinaus*! Dabei muss der Puls schon gar nicht mehr oberflächlich liegen – Zeichen der Länge ist schon *Yang genug*! Der lange Puls kann aber auch als *Ping mai*, als gesunder Puls, auftreten. Dabei zeigt die Länge die Fülle an *Zheng-Qi*, an aufrechtem Qi, an.

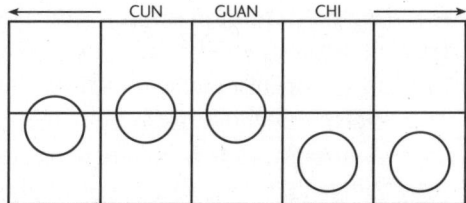

Bei einer Epilepsie mit ganz viel hyperaktivem Yang im oberen Erwärmer kann ich einen verlängerten Puls über der *Cun*-Position tasten (ganz viel »wirre« Energie im Kopf), bei sehr viel Spannung in der *Guan*-Position wird sich die Energie »zurückstauen« und den Puls über die *Chi*-Position hinaus verlängern (Bogensehnen-Puls, siehe unten).

Hier haben wir gleich noch eine weitere Klassifizierung des Pulses kennengelernt. **Ist der Puls kurz oder lange? Die Länge des Pulses ist ein Maß für sein Yang, für sein Qi (Yang als die Summe aller Energie Qi).** Ein langer Puls hat viel Yang oder *scheint viel Yang zu haben* (wie im obigen Beispiel, bei dem der Yang-Überschuss auf einen Yin-Mangel zurückzuführen ist), oder er ist so blockiert, dass sich die Energie zurückstaut (siehe Bogensehnen-Puls weiter unten). **Kurz** heißt, dass ich ihn in weniger als unseren drei Positionen tasten kann.

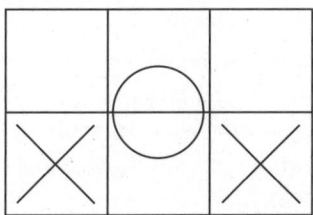

Fehlt die Cun-Position, dann fehlt der Puls des oberen Erwärmers, was vor allem auf eine Lungen- oder Herzschwäche hindeutet (ein schwaches Wei-Qi oder auch fehlender *Shen*). Fehlt die Chi-Position, liegt eine Schwäche im unteren Erwärmer, zumeist eine Nierenschwäche, vor.

Hält die Erkrankung nun viele Jahre an, wird das den Körper weiter schwächen, das Yin weiter schädigen und das Yang wird gar nicht mehr zu halten sein: **Der Puls wird breit!** Er geht auseinander, er »geht aus dem Leim«.

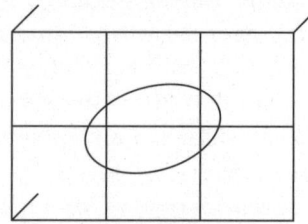

Das ist das Schicksal des Yang: Es ist zunächst oberflächlich, dann wird es schnell, danach lang und schließlich breit.

Pulsdiagnose

Sie wissen jetzt schon sehr viel über den Puls. Das muss sich nun erst einmal setzen, und Sie müssen üben, üben, üben! Sie werden in »Teil III – Therapie« sehen, dass wir den Puls oft nur als Informationshilfe brauchen, um zum Beispiel zwischen Hitze und Kälte unterscheiden zu können (je schneller, desto mehr Hitze; je langsamer, desto mehr Kälte) oder zwischen Fülle und Mangel (ob die Wurst voll ist, ob der Puls mir entgegendrückt) oder ob viel Yang da ist (ob der Puls lang oder kurz ist). All dies ist gar nicht so schwer.

Sie schauen also:
1. Ist es ein gesunder oder ein kranker Puls?
2. **Mit drei Fingern** schauen Sie, ob der Puls eine allge-

meine Pulsqualität hat: oberflächlich oder tief, schnell oder langsam, voll oder leer, viel oder wenig Yang (Yin-Yang), kurz oder lang oder breit (als Zeichen für einen sehr langen Verlauf). All das beantworten Sie für den **linken** und den **rechten** Puls.

3. **Hat der Puls mit drei Fingern getastet ein spezielles Pulsbild?** Diesen Punkt lassen wir bis auf einzelne Spezialpulse, zu denen ich unten noch komme, aus! Spezialisten dürfen sich hier natürlich austoben!

4. **Mit jeweils einem Finger** (Zeigefinger für die Cun-Position, Mittelfinger für die Guan-Position, Ringfinger für die Chi-Position) schauen Sie sich die drei Bereiche des Körpers an: oben – Mitte – unten.

5. **Verstehe ich, was sich hier im Körper abspielt?** Das ist die wichtigste Frage! Sie wissen, der wichtigste Bereich unseres Kopfes ist jener *zwischen den Ohren*!

6. **Kann ich meine Diagnose beweisen?** Beweisen heißt, dass Sie sich nicht nur auf eine diagnostische Methode verlassen, sondern die Bestätigung zum Beispiel im Puls suchen. Wenn alles zusammenpasst, die Beschwerden des Patienten, die Antworten auf alle Fragen, dann noch der Puls und die Zunge, können Sie endlich zur Praxis übergehen: Sie machen einen **Therapieversuch**. Ich nenne es »Versuch«, weil Ihnen die beste Theorie und die schönsten Beweise nichts bringen, wenn der Körper nicht mitspielt. *Er* muss es ja auch verstehen, was Sie mit ihm vorhaben. Mein Ansatz daher: Die Anfangstherapie ist *so einfach wie nur irgend möglich*. Die Therapie kann die geänderte Lebensführung sein, wie angepasste Ernährung oder mehr und gezielte Bewegung oder auch eine chinesische Massageform oder chinesische Kräuter oder Akupunktur. Ich kann auch eine **diagnostische Akupunktur** durchführen: Wenn meine Diagnose stimmt und ich akupunktiere danach,

wird sich direkt nach der Akupunktur der Puls in Richtung *Normalität* bewegt haben! Und so halte ich es auch mit **Kräutern**: Eine einfache Mischung, die der Patient ein bis vier Wochen, je nach Akutheit der Beschwerden, nimmt, und dann kontrolliere ich Puls (und Zunge) und schaue, ob sich etwas Richtung Normalität verändert hat, und natürlich auch, ob es dem Patienten besser geht.

Meine persönliche Empfehlung ist, die Pulse in unsere **Pulsschablone** einzuzeichnen: So bekommen Sie ein gutes Bild von dem, was Sie getastet haben, und mit der Zeit »sehen« Sie die Pulsbilder! Hier ein Beispiel für einen links und rechts gleichen Puls:

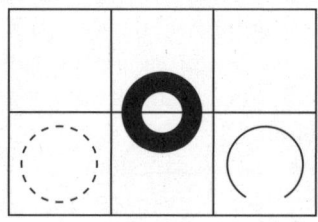

Hier kann man sofort sehen, was ich getastet habe: In der Cun-Position ein ganz schwacher, tiefer Puls, in der Guan-Position ist der Puls sehr angespannt (gleich mehr dazu), in der Chi-Position ist die Wurzel schwach. Das ist ein typischer Puls, wenn sehr lange viel Stress besteht (gespannte Leber in der Mitte!), welcher an die Nieren geht (schwache Nieren-Wurzel unten), und wenn das Leben keinen Spaß macht (kein *Shen* in der Cun-Position, kann auch hinweisen auf einfach »Leere oben« mit »wattigem unkonzentriertem Kopf« oder Infektneigung mit Wei-Qi-Schwäche etc.). Mit diesem Bild vor Augen bekomme ich auch ein gutes Bild vom Inneren des Menschen, der vor mir sitzt!

Pulsbilder

Bevor *Ihre* Kraft Sie verlässt, beschreibe ich hier noch kurz vier Pulsbilder, die bei uns im Westen sehr häufig auftreten.

Der schlüpfrige Puls (Hua mai)

Der Name erinnert an *schleimig, schmierig*, und darum geht es hier im Westen vorwiegend. Man tastet den Puls mit seinen Fingern, drückt ein bisschen fester drauf und schon rutscht er *seitlich weg*. Das klassische Bild dazu sind Perlen, die in einer Schüssel liegen, und Sie versuchen sie mit den Fingerkuppen festzuhalten. Ein anderes Bild ist eine ölige Perlenkette, die auf dem Tisch liegt, und Sie *tasten den Puls der Perlenkette:* Sie versuchen die Härte der Perlen zu spüren, und dabei rutscht Ihnen die Perle, der Puls, weg.

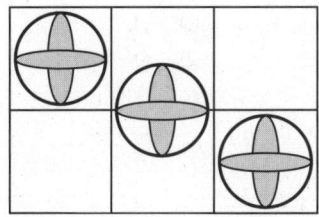

Der schlüpfrige Puls wird zu den **theoretisch schnellen Pulsen** gezählt, *theoretisch* deshalb, weil er vor allem als schneller Puls auftritt, aber je nach Ursache auch ein langsamer Puls sein kann. Die **vier häufigsten Ursachen** für diesen Puls sind:
- Schleim (und Feuchtigkeit)
- Nahrungs-Stagnation
- Eine starke Leber-Qi-Stagnation
- Schwangerschaft

Schleim (und Feuchtigkeit)

Zu Schleim zählen wir auch Feuchtigkeit, da der Übergang von Feuchtigkeit zu Schleim fließend ist, da die Feuchtigkeit durch Hitze zunehmend eingedickt wird, und da gibt es genügend Zwischenstadien ...

Stellen Sie sich zwei Sumoringer vor, die sich mit Öl eingeschmiert haben und nun versuchen, sich gegenseitig festzuhalten und zu Boden zu werfen. Sumoringer sind zumeist sehr dick und sehr kräftig, aber mit all dem Öl auch sehr rutschig und schmierig. Oder denken Sie an unser Beispiel mit dem Pferd *Blut* und dem Jockey *Qi*: Schleim führt dazu, dass das Blut, unser Pferd, ständig kleben bleibt und sich sehr anspannen muss, um nicht auszurutschen und umzufallen. Vor lauter Panik zu stürzen oder wie im Schlamm oder Treibsand stecken zu bleiben, treibt der Jockey das Pferd wie wild an, ist total nervös (Hitze! Daher *ein schneller Puls*) und angespannt (daher ein *gespannter-harter Puls*), schafft es aber dann doch irgendwie über das Hindernis in der *Guan-Position*.

Der schlüpfrige Puls durch Schleim ist typischerweise *in der Tiefe*, da der Schleim in einem Zang-Organ (vor allem in der Milz durch zumeist falsche Ernährung) in der Tiefe produziert wird. Das Pferd schleppt sich mehr schlecht als recht knapp gerade so über das Hindernis.

Schleim macht einen schlüpfrigen, meist schnellen und meist tiefen Puls.

Nahrungs-Stagnation

Die Nahrung bleibt in der Mitte, *im Magen*, liegen. Und da der Magen als Fu-Organ oberflächlich liegt (oberflächlicher als das Zang-Organ Milz), wird die Nahrungsblockade im Magen einen *oberflächlichen Puls* machen. Sie kennen auch schon die Hauptursache dafür, dass uns das Essen schwer im Magen liegt: **Kälte!** Wir essen oft zu kalt, wie *rohes* Obst und Gemüse, Milchprodukte (wobei die vergorenen wie Joghurt und Frischkäse besonders kalt sind), oder wir essen viel zu schnell, so dass die ganzen Brocken uns schwer im Magen liegen. Denken Sie an unseren armen Jockey *Qi*, der mit seinem Pferd *Blut* die nächste Prüfung bestehen muss: Der Weg zum Hindernis *Guan* ist komplett vereist! Er wird ganz langsam (Sie wissen: Ein langsamer Puls bedeutet **Kälte!**) und ganz behutsam auf das Hindernis zureiten, und sein Pferd wird trotzdem immer wieder *seitlich* wegrutschen. Aber irgendwie schafft er es auch hier über das Hindernis! **Nahrungs-Stagnation macht einen schlüpfrigen, meist langsamen und meist oberflächlichen Puls.**

Starke Leber-Qi-Stagnation
Denken Sie an einen Hund, der ganz laut und heftig bellt: Der Hund (unser *Hun*!) ist total angespannt und aufgewühlt und bellt Sie an. Sie haben aber keine Angst, gehen auf den Hund zu und wollen ihn beschwichtigen. Was tut der Hund: Er weicht zurück! Sie wissen: Hunde die bellen, beißen nicht. Hunde, die so ein *Tamtam* machen, wollen eigentlich nur ihre Angst verbergen. Und da Sie das durchschaut haben, nicht auf sein Tamtam einsteigen und keine Angst zeigen, weicht er zurück. Genauso ist der Puls: Er ist schnell bis sehr schnell (der Hund regt sich ja so furchtbar auf, ist so *hitzig*) und weicht zurück, rutscht mir unter den Fingern weg. **Eine starke Leber-Qi-Stagnation macht einen (sehr) schnellen, schlüpfrigen Puls.**

Ja nachdem, wie lange der Zustand besteht, wird mehr oder weniger Kälte oder Hitze dabei sein. Auch wird sich die Kälte im Magen in Hitze umwandeln, da der Körper ja gegensteuert und den Magen nicht einfach seinem Schicksal überlassen kann. Es hängt dann vom Nahrungsnachschub ab, ob die Hitze im Magen wieder durch neuerliche Kälte überlagert wird (daher ist Ihre Hausaufgabe, regelmäßig warm zu essen, so wichtig!). Und ein Hund, der sechs Stunden lang vor lauter Angst durchgehend gebellt hat, wird schön langsam müde werden, und seine Kraft wird schwinden.

Schwangerschaft

Bei der Schwangerschaft gilt der schlüpfrige Puls als Normal-Puls, als *gesunder Puls*. In der Schwangerschaft mobilisiert der Körper alles, was er hat: Yin und Blut und Körperflüssigkeiten und Yang und Qi und *Shen*, so dass der schlüpfrige Puls in diesem Zustand ein Zeichen von Gesundheit ist, von guter Mobilisierung aller Reserven. Was ich dann im Puls spüre, ist die pure Fülle, die pure Freude, die halt noch ein bisschen *überschwänglich und unkoordiniert* ist (auch der Körper muss sich erst an die Schwangerschaft gewöhnen), so dass meine Finger seitlich abrutschen.

Als Beispiel möchte ich Ihnen eine persönliche Geschichte erzählen. Ich kenne den Puls meiner Frau in- und auswendig, da ich bei jedem Händchenhalten in Versuchung gerate, einmal kurz das Handgelenk hinaufzurutschen und den Puls zu ertasten. Eines Tages, bei einem *chinesischen Händchenhalten*, gehe ich nur eine Sekunde auf den Puls meiner Frau und sage spontan, ohne weiter nachzudenken: »Haha, du bist schwanger!« In diesem Moment wird mir bewusst, was ich da gesagt habe, und meine Frau und ich sehen uns ganz erstarrt an ... Wir mussten dann noch mehr als eine Woche warten, bis wir einen *westlichen* Schwangerschaftstest machen konnten, der erwartungsgemäß positiv war und uns das Kommen unseres zweiten Kindes, unserer Lena, ankündigte. Da ich den Puls meiner Frau so gut kannte, hatte ich sofort seine *Veränderung in Richtung schlüpfrig* erkannt. Meine Frau hat noch nie einen schlüpfrigen Puls gehabt. Daher war die Veränderung die Diagnose! **Und das zeigt auch die Wichtigkeit des Pulstastens als Begleitung einer chinesischen Therapie auf.**

Mein Lehrer François Ramakers hat immer gesagt: »**Nicht der Patient, nicht du als Arzt entscheidest, wie lange man die Therapie (mit den chinesischen Kräutern) fortsetzt, sondern der Puls!**« Wir spüren oft gar nicht, wie gut oder wie schlecht es unserem Körper geht oder was genau in ihm vorgeht. Meine Frau hat zu diesem Zeitpunkt noch nicht gespürt, dass sie schwanger ist, dass da eine riesige Veränderung in ihrem Körper stattfindet, während es der Puls schon angezeigt hat.

Therapiedauer
Es ist zwar herrlich und natürlich auch wünschenswert, dass es Ihnen schnell besser geht. Aber ob wirklich schon eine grundlegende Änderung im Körper stattgefunden hat, zeigt uns nur der Körper selbst an, und unsere chinesische Methode ist eben vor allem das Pulsfühlen. Vergleichen Sie es mit erhöhten Blutfettwerten. Sie haben zum Beispiel deutlich erhöhte Cholesterinwerte, und Ihr Hausarzt verordnet Ihnen mehr Bewegung und eine fettarme Diät (und Sie wissen schon, dass das *nicht ganz richtig* ist). Und siehe da, nach ein paar Wochen fühlen Sie sich viel wohler! Das freut natürlich den Hausarzt, aber trotzdem will er wissen, wie Ihr Cholesterin im Blut aussieht. Und da kann es Ihnen noch so gut gehen, wenn die Cholesterinwerte weiterhin hoch oder sogar noch gestiegen sind, muss sich Ihr Hausarzt eine neue Strategie, eine andere Therapie überlegen. So ist es für *uns Chinesen* mit dem Puls. Wir freuen uns natürlich sehr, dass es Ihnen subjektiv schon viel besser geht, aber wenn der Puls noch wenig Veränderung zeigt, müssen wir die Therapie fortsetzen.

An dieser Stelle fällt mir die Geschichte einer Patientin ein, nennen wir sie Frau R., die vor mehr als zehn Jahren zu mir kam mit einer sehr schweren Form von Neurodermitis, einer entzündlichen Hauterkrankung. Frau R. war Musikerin, Bratschistin, und ihre Finger waren von der Entzündung so stark betroffen, dass sie sie nicht mehr ausstrecken konnte und sie das Musizieren im Orchester hatte aufgeben müssen. Ihr Puls war mehr eine Andeutung eines Pulses, so geschwächt war er. Ich verschrieb Frau R. chinesische Kräuter (eine ganz einfache Mischung, um ihr Blut und Yin aufzubauen), und bereits nach zwei Monaten sahen die Finger wieder ganz normal aus. Frau R. war glücklich und fragte mich, ob sie mit den Kräutern wieder aufhören sollte. »Fragen wir Ihren Puls«, war meine Antwort. Und ihr Puls war nach zwei Monaten praktisch unverändert! Also schluckte sie die Kräuter weiter. So ging es Monat für Monat, und nach einem Jahr konnte ich ihr endlich sagen, dass der Körper nun *nachweislich* (im Puls!) kräftiger und stabiler sei und wir uns trauen könnten, die Kräuter abzusetzen. Doch da hatte ich nicht mit dem neu erwachten *Hun* und *Shen* von Frau R. gerechnet! Sie sagte: »*Sie* nehmen mir meine Kräuter *sicher nicht weg!*« Es ginge ihr so gut wie noch nie im Leben, und daher wolle sie auf die Mischungen der chinesischen Medizin nicht mehr verzichten. Nach ein paar weiteren Monaten konnte ich sie davon überzeugen, dass es auch Teil der Therapie ist, einmal keine Kräuter zu geben: Wir wollen ja wissen, ob der Körper schon all seine Lektionen gelernt hat und nun keine Nachhilfe mehr braucht. Mittlerweile kommt Frau R. nur noch bei Bedarf zu mir und *vor dem Winter*, da der Winter ihre schwache Zeit ist. Sie hat ja eine Nierenschwäche, und ich empfehle immer, vor der Jahreszeit des entsprechenden Organs vorbeizukommen und sich stärkende Kräuter als Unterstützung abzuholen. Ihrer Haut geht es sehr gut, *außer* der Wind des Lebens wird zu stark *oder* sie vergisst, ihre Hausaufgaben zu machen. (Der Körper hat ein Elefantengedächtnis, er wird sich immer die Schwachstelle merken! Daher: Dranbleiben und Hausaufgaben machen!)

Umgekehrt kann es aber auch sein, dass Sie nach einem oder zwei Monaten Kräutereinnahme noch gar keine Veränderung spüren. Gerade dann ist es wichtig, den Puls zu beurteilen. Vielleicht zeigt der Puls bereits eine Verbesserung Ihres körperlichen Zustandes an, die Sie selbst gar nicht empfinden. Die Symptome, die Beschwerden, die wir haben, sind ja oft nur *die Spitze des Eisbergs*, und vielleicht hat sich die Basis des Eisbergs schon verbessert, nur die Spitze weiß noch nichts davon. Oft sage ich meinen Patienten: »Ich hoffe, dass es Ihnen in ein oder zwei Monaten noch nicht besser geht! So haben Sie mehr Zeit, sich an Ihre Hausaufgaben zu gewöhnen, und Ihr Körper hat mehr Zeit, Ihnen und Ihren Lebensänderungen zu vertrauen!«

Typisch ist zum Beispiel auch, dass jemand zu mir kommt, ich schreibe ihm Kräuter auf, und er meldet sich nicht mehr. Und nach einem halben Jahr ruft er plötzlich an und erzählt, dass die Beschwerden wieder anfangen. Ich frage dann, wie lange er denn die Kräuter genommen hat. »Ein Monat, und weil es mir so gut gegangen ist, hab ich keine Kräuter nachbestellt und mich auch nicht mehr gemeldet.« Ein Monat ist für unsere zumeist chronischen Erkrankungen des Westens viel zu kurz! Über den Daumen sagen wir: *Ein Jahr Erkrankung, ein Monat Therapie.* Und Sie wissen: Der Puls entscheidet! Wie soll sich denn der Puls in einem Monat verändert haben? **Eine minimale Veränderung des Pulses am Ende des Körpers, an Ihrem Handgelenk, bedeutet eine riesige Veränderung im ganzen Körper!** Und dafür, dass sich der ganze Körper verändert (was ich dann überall am Körper erkennen kann, eben auch an seinen Enden wie an Haaren, Nägeln oder eben am Puls), braucht es einfach Zeit!

Aus diesem Grund ist es auch gut, diese Veränderung zu

dokumentieren, daher mein Vorschlag mit dem Pulsschema. Dokumentieren Sie für sich, für andere, die Veränderungen des Pulses. Wenn sich zum Beispiel der Puls von oben (Seite 324) innerhalb von drei Monaten *so* verändert …

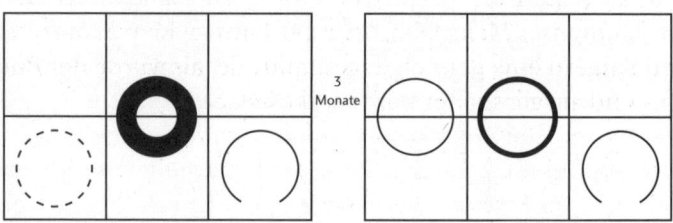

… dann ist schon wahnsinnig viel passiert, wenn es beispielsweise um eine Depression mit fehlendem Shen geht! In der Cun-Position ist der Puls zwar noch nicht ganz oben, wo er hingehört, aber immerhin *gut auf dem Weg*, und auch der Puls in der Guan-Position fühlt sich schon weniger angespannt an. Die Nieren-Wurzel wird einfach noch viel mehr Zeit brauchen, um kräftiger zu werden. Aber *sie* ist es, die dauerhaft die Pflanze im Boden verankert und dafür Sorge trägt, dass sie nicht beim leichtesten Windstoß umgeworfen wird. Wenn dann der Körper (der Pflanze) das Vertrauen gewonnen hat, tief und fest im Boden verankert zu sein, wird auch der *Shen* dauerhaft strahlen können. Im Falle dieses Pulsbildes und der Entwicklung (egal, ob man selbst schon eine Verbesserung des Zustandes empfindet oder nicht) sollten Sie **die Kräuter bitte weiterschlucken.** (Wenn auch eine geänderte Mischung, da wir spätestens nach drei Monaten neue Kräuter geben, damit der Körper wieder gut reagieren kann. Aber dazu später mehr.)

Der raue Puls (Se mai)

Der raue Puls wird traditionell chinesisch dem schlüpfrigen Puls gegenübergestellt. Für mich ist der größte Unterschied zwischen diesen beiden Pulsen: *Der schlüpfrige Puls ist feucht, schleimig, der raue Puls ist staubtrocken.* Den rauen Puls taste ich häufig bei Menschen über 80 Jahren. Er macht unter den Fingern eine ganz eigene Amplitude, als würde der Puls ein- und ausgeschaltet werden, *klack-klack* ...

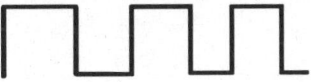

Oder er fühlt sich an, als ob man mit dem Finger über die Zacken einer Säge fährt, *chchch-chchch* ...

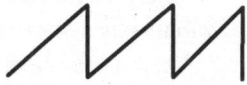

Der raue Puls ist ein in seinem glatten Fluss behinderter Puls, ohne dass Schläge ausgelassen werden. Er ist langsam, da der Puls Zeit braucht, um über das Hindernis jedes einzelnen Schlages zu gelangen. Das spricht auch für einen Mangel an Qi und/oder Yang. Als Puls des höheren Alters zeigt sich dazu auch ein Blut- und/oder Yin-Mangel. Der Puls ist durch die Anstrengung, die es kostet, das Blut durch die Gefäße zu pumpen, auch *nicht ganz rhythmisch* (ohne dass Schläge ausfallen).

Das Hindernis ist typischerweise eine **Blut-Stagnation**: Das Blut fließt nicht gut, so wie man es in alten, durch Gefäßverkalkungen (Arteriosklerose) verengten Blutgefäßen findet. Die Gefäßwände sind starr, biegen sich also nicht mit der Pulswelle mit, daher dieses *klackende* Gefühl. Der *Se mai* ist einerseits ein Mangel-Puls mit einem schwachen Pferd (Mangel an Blut/Yin) und einem alten klapprigen Jockey (Mangel an Qi/Yang), andererseits zeigt er durch die Blut-Stagnation Fülle-Zeichen (es fließt zwar weniger, aber durch die Enge der Gefäße, den Aufstau des Blutes, fühlt sich die Pulswurst recht voll an). Der Puls kann schnell oder langsam sein, je nachdem, was überwiegt: die Stagnation, die Hitze macht, durch fehlendes Blut/Yin schlecht gekühlt wird und daher den Puls beschleunigt; oder der Qi/Yang-Mangel, der Kälte macht und den Puls verlangsamt.

Der *Se mai* ist ein ganz charakteristischer Puls, den sich die Finger merken, sobald sie ihn einmal getastet haben. Und da er oft so schön langsam ist, haben die Finger viel Zeit, ihn sich zu merken ... zack-nix-zack-nix ... chch-nix-chch-nix ...

Der Bogensehnen- oder saitenförmige Puls (Xian mai)

Dieses Pulsbild ist bei uns im Westen sehr häufig. Dazu möchte ich Ihnen eine Geschichte meines Lehrers François Ramakers erzählen: François hatte einmal einen chinesischen Kollegen eingeladen, um während eines Kurses gemeinsam mit ihm Patienten zu behandeln. François stellte eine Frau vor, sprach mit ihr über ihre Beschwerden und bat dann den Chinesen, den Puls zu beurteilen. Dieser tastete den Puls, und seine Augen weiteten sich vor Schreck. Er bat François, kurz mit ihm in den Nebenraum zu gehen. Dort sagte er auf Englisch: »She is crazy!!!«, »Sie ist verrückt!!!« François beruhigte ihn: »Aber nein, das ist nur der Stress bei uns! Sie ist nicht verrückt, nur gestresst!« Der Chinese ließ sich beruhigen, stellte der Frau eine Therapie zusammen, und dann kam der nächste Patient, ein Mann. Wieder tastete der Chinese den Puls, wieder weiteten sich seine Augen, und wieder ging er mit François ins Nebenzimmer: »He is crazy too!!!«, »Er ist auch verrückt!!!« Wieder beschwichtigte ihn François: »Nur Stress, keine Sorge!« Und so ging das mit den nächsten drei Patienten weiter!

Was der chinesische Kollege getastet hatte, war jeweils ein *Xian mai*, ein Bogensehnen-Puls: Der Puls ist so angespannt wie eine Bogensehne oder wie eine Gitarrensaite oder eine Violinsaite. Und meist fühlt sich der Patient auch genau so: extrem angespannt. Weil die meiste Spannung vor allem in der **Guan-Position vor allem links** auftritt, liegt diesem Puls zumeist eine **Leber-Qi-Stagnation** zugrunde. Diese starke Angespanntheit in der Mitte des Pulses führt zu einem *Rückstau* von Qi und Blut (wie wenn sich unser eh schon angespannter Jockey *Qi* mit seinem Pferd *Blut* hinter lauter anderen Pferden mit ihren Jockeys anstellen muss), und das verlängert den Puls *über die Chi-Position hinaus*! **Der Bogensehnen-Puls ist sehr angespannt und lange.** Die Leber produziert eine solche Spannung mit Blockade und Rückstau auch bei **Schmerzen**.

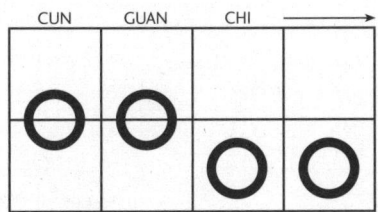

Im traditionellen China tritt dieser Puls bei **Geisteskrankheit**, echter Leberentzündung (**Hepatitis**) und beim **Shaoyang-Syndrom** (siehe »Teil III – Therapie«) auf, bei uns **vor allem** bei **Stress** und **Schmerz** (allen gemeinsam ist die Leber-Qi-Stagnation). Natürlich können auch die *chinesischen Ursachen* dahinterstecken. Da der Puls über die Behandlung entscheidet, werden alle dieselbe Kräutermischung bekommen (und allen wird geholfen!).

Der feste oder gespannte Puls (Jin mai)

Der feste oder gespannte Puls fühlt sich so an wie der saitenförmige Puls, jedoch tritt seine Spannung *nur in den drei Pulspositionen* auf. Das klassische Bild für den *Jin mai* (*Jin* wird ausgesprochen wie »Gin«) ist das Drücken auf ein *geflochtenes Seil*. Er ist somit *größer* als der saitenförmige Puls (dieser ist feiner, da er oft mit einem Blut-Mangel einhergeht), was dafür spricht, dass mehr Qi (Yang) und Blut fließt, wie es typischerweise bei Männern (im Vergleich zu Frauen-Pulsen) auftritt. **Kälte** ist der Auslöser für den gespannten Puls: Kälte zieht die Gefäße zusammen und blockiert sie. Da Kälte *kleiner macht (zieht zusammen)*, wird sich der *Jin mai* auf die klassischen drei Pulspositionen beschränken. Auch **Schmerz** *zieht zusammen und blockiert*. Schmerz kann sowohl einen *Jin mai* als auch einen *Xian mai* machen.

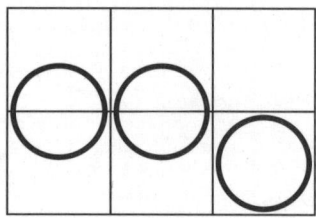

Für Spezialisten: die 30 klassischen Pulsbilder

Der Vollständigkeit halber und für die Spezalisten beschreibe ich jetzt noch kurz alle *30 klassischen Pulsbilder*.

Spätestens seit dem *Nei Jing* (dem Klassiker der Inneren Erkrankungen, etwa 200 vor Christus) werden verschiedene Pulsbilder beschrieben und mit Namen versehen. Im *Nei Jing* gibt es 20 verschiedene Pulsbilder, im *Shang han lun* beschreibt *Zhang Zhongjing* 22 Pulsbilder. *Li Shizhen* veröffentlicht 1564 sein *Bin Hu Mai Xue* (»Die Meister-Studie des Pulses«) und führt 27 Pulsbilder an. Die meisten heutigen TCM-Texte beschreiben 27 bis 29 Pulsbilder. Ich übernehme hier die Einteilung meines Lehrers François Ramakers, der 30 Pulsbilder beschreibt, unterteilt in sieben oberflächliche, fünf tiefe, sieben schnelle, acht langsame, zwei lange und einen kurzen Puls.

Die sieben oberflächlichen Pulse (Fù mai)

Das klassische Bild für Fù mai, alle oberflächlichen Pulse (»fu« bedeutet oberflächlich), ist ein Stück Holz, das auf dem Wasser treibt. Zusammenfassend kann man sagen, dass die oberflächlichen Pulse vorwiegend bei

1. **Angriff von außen,**
2. **Yin-Mangel** (welches ja in der Tiefe sitzt) **von innen** und
3. **verschiedenen akuten Zuständen** zu finden sind.

Hong mai, der flutende Puls

Er ist der klassische Puls einer Wei-Qi-Reaktion, wenn der Körper gerade einen äußeren Angreifer abwehrt. Der *Hong mai* ist groß und hat Kraft. Da viel Yang mobilisiert ist, ist der Hong mai ein schneller Puls.

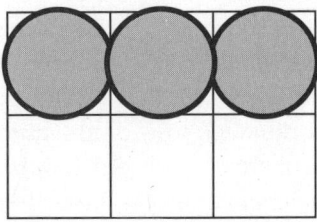

Xu mai, der leere Puls

Xu (/schü/ gesprochen) bedeutet *Mangel*. *Xu mai* ist ein großer Puls ohne Kraft, ohne deutliche Abgrenzung. Wir haben ihn bei den acht Prinzipien schon als Sammelbegriff für alle oberflächlichen kraftlosen Pulse kennengelernt (als Zeichen für *Leere* im Gegensatz zu Fülle). Hier betrachten wir ihn als eigenes Pulsbild, das bei Leere von Yin mit hyperaktivem Yang auftritt. Das Yang steigt nach oben, weil es in der Tiefe nicht gut festgehalten wird. Die Wurzel der Niere, das *Jing*, ist schwach, vor allem das Yin. Andererseits kann auch vermehrte Hitze *den Luftballon Yang wie einen Heißluftballon steigen lassen*. Normalerweise macht Blut den Ballon schwer (Qi und Blut sind im Gleichgewicht). Wenn der Ballon aber nicht durch Blut beschwert wird, steigt er auf. **Er tritt auf bei hyperaktivem Yang und Blut-Mangel.**

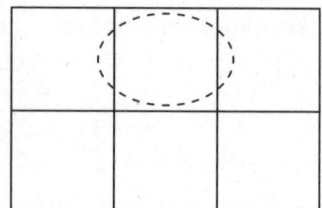 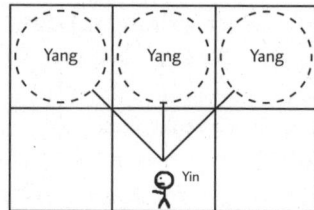

San mai, der zerstreute Puls

»Freude zerstreut das Qi«, sagen die Chinesen. Stellen Sie sich vor, Sie werfen Staub in die Luft und versuchen, diesen wieder zu fangen! So ist dieser Puls: Manchmal spüre ich etwas, dann ist er plötzlich weg, dann spüre ich ihn wieder! Der Puls ist oberflächlich, wie der Staub, der in der Luft fliegt, er ist dort, wo sonst der *Shen* ist, oben, aber eben zerstreut. Um den *Shen* halten zu können, braucht man eine gute Nieren-Wurzel (Herz und Niere sind fest verbunden). Der zerstreute Puls hat also keine oder nur eine schwache

Wurzel. Er tritt auf bei zu viel Freude, Euphorie und Nieren-Schwäche.

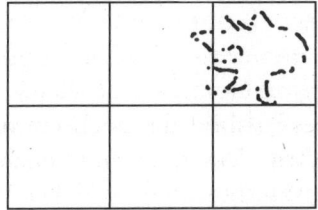

Kou mai, der Frühlingszwiebelstengel-Puls, der Strohhalm-Puls
Der *Kou mai* hat bei Druck eine weiche Hülle und ist innen hohl. Er ist groß, ohne Kraft. Ich spüre also beim Tasten eine dünne Hülle, dann weiter innen nichts und beim Durchdrücken kurz wieder eine dünne Hülle. Der Kou mai ist der Puls bei plötzlichem Blutverlust (vor allem bei Frauen, zum Beispiel bei einer starken Regelblutung): Das Blut ist weg, das Qi noch da (das sind die Ränder, die ich spüre). Wenn der Blutverlust lange bestehen bleibt, verschwindet auch das Qi.

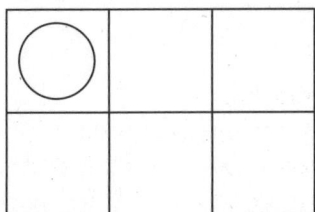

Ge mai, der Trommelleder-Puls
Der *Ge mai* ist ein Strohhalm aus Stahlbeton. Er ist zwar hohl wie der Strohhalm-Puls, aber ich komme nicht hinein in sein Lumen, so angespannt ist er. **Der *Ge mai* tritt auf bei**

einem plötzlichen (akuten) großen Blutverlust mit gleichzeitiger Invasion von Kälte.

Einen solchen Puls kann man zum Beispiel nach einer Fehlgeburt und der darauffolgenden Ausschabung finden. Dabei hat die Frau einen schwarzen Zungenbelag als Zeichen extremer Kälte (sowohl durch die chirurgischen Instrumente als auch durch die seelische Belastung).

In China sagt man, dass Frauen zur Regelblutung *offen* sind. Wenn eine Frau menstruiert, wenn sie also Blut verliert, und dann auch noch in kaltem Wasser schwimmen geht, ist der Körper offen und ungeschützt, und die **Kälte** des Wassers dringt in den Unterleib ein. Sie verursacht **Schmerzen**, **Anspannung** (Kälte zieht zusammen!) und eine **Schädigung des Nieren-Yangs** (*die Niere verkühlt sich*).

Weiterhin findet man den **Ge mai als chronischen Zustand**, wenn das Nieren-Yin oder die Nieren-Essenz stark geschädigt sind. Der Puls ist in der Tiefe völlig leer. Das Yin in der Tiefe kann das Yang nicht mehr halten, und es fliegt wie der gasgefüllte Luftballon nach oben. Daher kommt er vor **bei schwerem chronischem Nieren-Essenz- und Nieren-Yin-Mangel**.

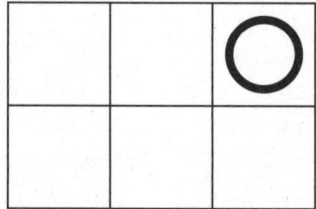

Ruan mai, der weiche Puls, oder Ru mai, der wattige Puls
Der weiche Puls fühlt sich an, als ob man auf ein Polster drückt, der wattige Puls, als ob man auf Watte drückt: Man spürt sie, kann sie aber nicht festhalten. Was wir bei diesem

Pulsbild spüren, ist **Feuchtigkeit, die auftritt, wenn das Yin löchrig wird.** Sie wissen, dass das Yin mit dem Alter abnimmt. Mit 40 Jahren haben wir nur noch ein Viertel unseres Yins (so die Aussage meines Lehrers; traditionell chinesisch sagt man, dass mit 40 Jahren etwa die Hälfte des Yins verbraucht ist. Offensichtlich geht dieser Verbrauch bei uns immer schneller). Dabei bekommt das Yin »Löcher« wie ein Schweizer Käse. **Horror vacui:** Der Körper hat *Angst vor der Leere.* Und er denkt sich: »Ich hasse Löcher! Und da ich eh so viel Dreck (*Feuchtigkeit*) herumliegen habe, fülle ich diesen einfach in die Löcher!« **Der weiche und der wattige Puls sind Yin-Mangel-Pulse mit Feuchtigkeit an der Oberfläche.**

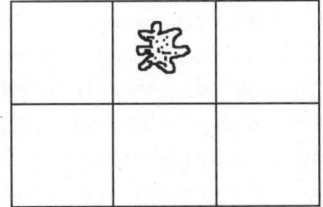

Wei mai, der verschwindende Puls
Wei mai ist zum einen als Sammelbegriff für alle feinen Pulse weder oberflächlich noch tief. Zum anderen ist er als Pulsbild ein oberflächlicher (gegen die Mitte gehender), ganz feiner, fadenförmiger, kaum (manchmal ja, manchmal nein) tastbarer Puls. (Nicht zu verwechseln mit *Ruo mai, einem feinen tiefen Puls.*) Der Wei mai zeigt das Bild eines **chronischen Mangelzustandes.** Dabei herrscht sowohl ein **ausgeprägter Qi- als auch Blut-Mangel.**

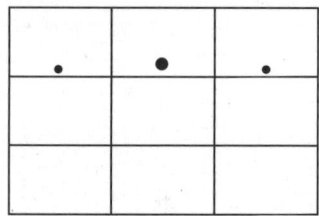

Die fünf tiefen Pulse (Chen mai)
Tiefe Pulse treten dann auf, wenn etwas das Yang in der Tiefe hält (zum Beispiel Schleim) oder wenn das Yang von sich aus im Keller bleibt (das *faule energielose Qi-lose Yang*) oder wenn es gar kein oder kaum Yang gibt! Die großen Ursachen sind:
1. Pathogener Faktor im Innen
2. Yang-Mangel
3. Verschiedene chronische (Erschöpfungs)Zustände (der Puls ist sooo müde, dass er in der Tiefe einfach liegen bleibt)

Fu mai, der versteckte Puls
Der versteckte Puls (nicht zu verwechseln mit Fù mai, dem Sammelbegriff für alle oberflächlichen Pulse) ist wie ein Hund, der auf dem Boden liegt. Beim *Fu mai* ist das Yang angekettet, vor allem durch **Blut-Stase** (jene Extremform der Blut-Stagnation, bei der gar nichts mehr fließt), zum Beispiel bei einem Gangrän, *totes Fleisch in einem lebenden Menschen.*

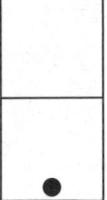

Lao mai, der eingeengte Puls
Dieser Puls ist wie ein Gefangener, der hinter Gittern eingesperrt ist und versucht auszubrechen. Er hat sehr viel Kraft und ist hart wie ein Knochen, oft auch verlängert (ein langer Puls über die *Chi*-Position hinaus), oft groß. Er entsteht durch die Blockade von **feuchter Kälte** (als würde man das Yang-Qi in den Kühlschrank stellen).

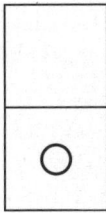

Shi mai, der volle Puls
Shi mai (/tschœ/ gesprochen) haben wir schon kennengelernt als *Sammelbegriff für alle vollen Pulse*. Als solcher kann er oberflächlich und tief sein. Als *spezielles Pulsbild* ist sein oberflächliches Pendant der *Hong mai*, der flutende Puls. Er ist voll, kraftvoll und stark, gespannt, groß. **Er symbolisiert den Kampf des krank machenden Qi (das Xie-Qi) gegen das aufrechte Qi (das Zheng-Qi), nur eben nicht an der Oberfläche (wie beim Hong mai), sondern in der Tiefe.**

Die Fülle und die Spannung entstehen durch den gehemmten Fluss von Qi und Blut. Der Kampf findet im Inneren statt, ein Zeichen dafür, dass es der Körper (noch) nicht geschafft hat, das Xie-Qi zu vertreiben. Damit tritt dieser Puls vorwiegend bei chronischen Zuständen auf.

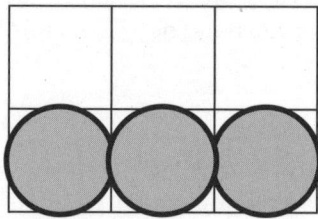

Das **Zheng-Qi**, das aufrechte Qi, ist *unserem Immunsystem gleichzusetzen*. Es hat drei Linien der Verteidigung gegen Angreifer von außen (und innen):
1. Das **Wei-Qi**, das wir schon kennen als das Abwehr-Qi der Lunge, das zwischen Haut und Muskulatur fließt und die Angreifer direkt an der Oberfläche empfängt. Sein Kampf gegen die Angreifer macht einen oberflächlichen vollen Puls, den *Hong mai*.
2. Das **Zang-Fu-Zhi-Qi**, die Abwehr der Zang-Fu-Organe (Voll- und Hohlorgane). Ihr Kampf macht einen tiefen vollen Puls, den *Shi mai*.
3. Die tiefste Schicht der Abwehr ist das **Ben-Qi**, das Wurzel-Qi, die Abwehr des *Jing*, das in unseren Nieren und damit in Knochen und Knochenmark sitzt. (Im *Wen bing lun* wird die tiefste Schicht, in die Wärme-Erkrankungen eindringen können, als *Xue fen*, die Blutschicht bezeichnet, der das Mark angehört, was wieder zur Niere gehört. Zum Beispiel bei *Herpes zoster*, der Gürtelrose, sitzt der pathogene Faktor in den Nervenganglien *vor* dem Rückenmark, was der Mark-Schicht entspricht.) Man kann das Ben-Qi gleichset-

zen mit den Reparaturmechanismen unserer Gene in unserem genetischen Material, der DNA. Dieses wird geschädigt, wenn ein Pathogen das *Jing* erreicht und dieses sich nicht hinlänglich wehren kann, wie es zum Beispiel bei Krebszellen der Fall ist (durch die genetische Veränderung dieser Zellen entziehen sie sich der Kontrolle des Körpers, der *Niere*, und wachsen ungebremst).

Ruo mai, der schwache Puls
Er ist tief, fein und kraftlos. Er zeigt einen Qi- und Blut-Mangel an, und durch das fehlende Yang steigt er nicht auf. Der schwache Puls ist normal nach dem Ende einer Erkrankung: Der Körper braucht noch Zeit, um sein Qi und Blut zu regenerieren. Ruo mai und der nachfolgende Xi mai können ineinander übergehen.

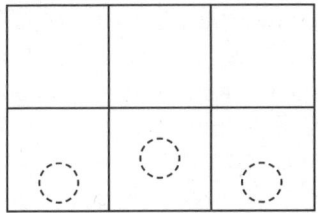

Xi mai, der feine Puls
Der *Xi mai* (/schi/ gesprochen) ist tief, dünn wie ein Seidenfaden, der schwach ist, aber nicht abreißt. Er hat keine Kraft, aber er verschwindet auch nicht, wenn man fest in ihn hineindrückt (er ist *beharrlich*). Der Xi mai ist eine noch schwächere Variante des Ruo mai. Er tritt auf bei Mangel an Yin, Blut und Säften (die Blutwurst ist nicht gefüllt). Sein Pendant in der Oberfläche ist der *Wei mai, der verschwindende*

Puls. Dieser hat ein bisschen mehr Yang als der Xi mai, so dass er ein bisschen weiter oben ist. *Kälte* (und eventuell auch die *Schwere von Feuchtigkeit*) hält den Xi mai unten.

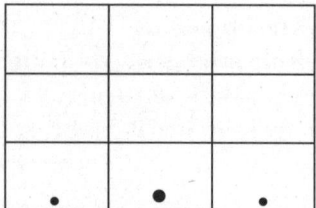

Die sieben schnellen Pulse (Shuo mai als Sammelbegriff)

Generell gilt: Je schneller, desto mehr Hitze! Dies habe ich unter »Hitze« bei den *acht Prinzipien des Pulses* (siehe Kapitel »Der kranke Puls«) beschrieben. Ein schneller Puls ist jeder Puls, der mehr als 5 Schläge pro Atemzyklus zählt (mehr als 60 Schläge pro Minute).

1. **Shuo mai, der beschleunigte Puls:** Mehr als 90 Schläge pro Minute (6 Schläge pro Atemzyklus); Shuo mai wird auch als Sammelbegriff für schnelle Pulse allgemein verwendet (siehe oben).
2. **Ji mai, der rasende Puls:** Mehr als 120 Schläge pro Minute (7 bis 8 Schläge pro Atemzyklus)

Bei diesen ersten beiden Pulsen tritt Hitze auf (Fülle- oder Leere-Hitze), entweder von außen oder von innen und auch bei Yin-Mangel und Yang-Überschuss.

1. **Tuo mai, der verödete Puls:** Mehr als 150 Schläge pro Minute (9 Schläge pro Atemzyklus); er tritt auf bei einer totalen Erschöpfung des Yins, das Yin verödet wie eine Wüste. Daher nenne ich ihn auch den *Wüsten-Puls*, dessen Tempo unser Herz wohl auch schafft, wenn wir zu

lange in der Wüste verweilen, vor allem ohne kühlendes Wasser.
2. **Hua mai, der schlüpfrige Puls:** Ihn habe ich schon bei den im Westen häufig vorkommenden Pulsbildern beschrieben, siehe oben.
3. **Jin mai, der feste oder gespannte Puls:** Ebenfalls siehe oben.
4. **Cu mai, der springende Puls:** Er ist schnell und lässt unregelmäßig einzelne Schläge aus; ihm liegt Hitze mit Stagnation von Qi, Blut, Schleim oder Nahrung zugrunde.
5. **Dong mai, der bewegliche Puls:** Klassischerweise fühlt er sich »wie eine springende Bohne« an. Er ist schnell, kräftig, schlüpfrig und gespannt, und das alles nur in der *Guan*-Position! Die Hitze soll auf den »Kampf zwischen Yin und Yang« zurückzuführen sein, zum Beispiel bei Schmerzen mit Kälte. Ich habe diesen Puls leider selbst noch nie getastet.

Die acht langsamen Pulse (Chi mai)

Generell gilt: Je langsamer, desto mehr Kälte! Siehe auch unter »Kälte« bei den *acht Prinzipien des Pulses* (Kapitel »Der kranke Puls«).
1. **Huang mai, der entspannte Puls:** 60 Schläge pro Minute (4 Schläge pro Atemzyklus), als gesunder Puls ist er harmonisch und kräftig (siehe *Ping mai*), als *Bing mai* (kranker Puls) ist er locker, entspannt und schlaff mit der Tendenz, zu langsam zu sein.
2. **Chi mai, der langsame Puls als Pulsbild:** 3 Schläge pro Atemzyklus (unter 50 Schläge pro Minute)
3. **Sun mai:** 2 Schläge pro Atemzyklus
4. **Bai mai:** 1 Schlag pro Atemzyklus
5. **Duo jing mai:** 1 Schlag auf zwei Atemzyklen

6. **Se mai, der raue Puls:** siehe oben.
7. **Jie mai, der verknotete Puls:** Er ist ein langsamer Puls, bei dem *unregelmäßig* immer wieder einzelne Schläge fehlen. Je langsamer, desto mehr Kälte, je unregelmäßiger, desto mehr Stagnation (durch Kälte und Blut-Stagnation). **Ist ein Puls unregelmäßig, besteht immer auch eine Herz-(Qi- oder Blut-)Problematik!**
8. **Dai mai, der regelmäßig unterbrochene Puls:** Er ist ein langsamer Puls, bei dem oft über längere Zeit *regelmäßig* Schläge fehlen. Bei ihm liegt ein deutlicher Yang-Mangel (eine *Yang-Erschöpfung*) vor.

Die zwei langen Pulse

1. **Chang mai, der lange Puls:** Siehe Seite 320. Als gesunder Puls zeigt er die Fülle an Zheng-Qi an, als *Bing mai*, als kranker Puls, tritt er bei Fülle-Hitze und Feuer auf sowie bei gegenläufigem Qi.

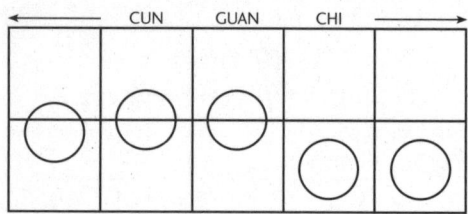

2. **Xian mai, der Bogensehnen- oder saitenförmige Puls:** Siehe Seite 334.

Der kurze Puls

Duan mai, der kurze Puls: Dieser Puls erreicht definitionsgemäß die Cun- oder Chi-Position nicht. Aus meiner Erfahrung kommt es immer wieder vor, dass der Puls nur die

Guan- und die *Chi-*Position ausfüllt. Dass die *Chi-*Position absolut nicht tastbar ist, tritt sehr selten auf.

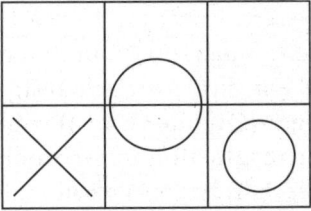

Aus meiner Erfahrung gibt es drei häufige mögliche Ursachen für diesen kurzen Puls:
1. In der Guan-Position ist eine derartig massive Blockade, dass die Pulswelle einfach nicht durchdringt und quasi in der Mitte stecken bleibt. Dabei kann eine Nahrungs-Stagnation im Magen diese Blockade machen, aber auch eine *lokale* Leber-Qi-Stagnation.

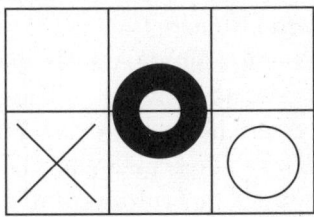

2. Die Milz produziert zu wenig Qi, so dass zu wenig Energie (Yang) da ist, um die Pulswelle bis in den oberen Bereich des Körpers, den oberen Erwärmer, zu tragen. So kommt es zu einem Herz- und Lungen-Qi-Mangel (und wieder einmal sollte man *lieb sein zur Milz*, um auch Herz und Lunge zu stärken!).
3. Es besteht ein derartig großer Blut-Mangel, dass das Blut nicht mehr ganz nach oben, in den oberen Erwärmer, gelangt.

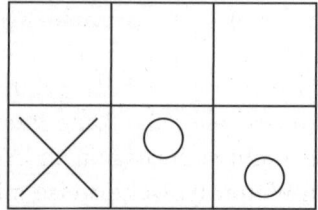

Einflüsse auf den Puls

Zum Abschluss der Pulsbesprechung sei noch erwähnt, dass verschiedene Faktoren den Puls – und damit uns als Körper und als Geist – beeinflussen. Der Puls ist ja eine körperliche Beschreibung unseres ganzen Zustandes, unseres Körpers und unserer Psyche. Zum Beispiel sagt man, dass die ideale Zeit, um den Puls zu tasten, der **Morgen** ist, da die hektischen Einflüsse unseres Alltags den Puls noch nicht verfälscht haben. Da es in der Praxis aber nicht möglich ist, *alle* Pulse in der Früh zu tasten, befragt man den Patienten einfach, wie sein Tag heute schon so war, ob er in der Arbeit viel Stress gehabt hat oder ob er heute vielleicht frei hat.

Auch die **Jahreszeit** beeinflusst den Puls. Eine Organschwäche zeigt sich in der dem Organ zugehörigen Jahreszeit besonders deutlich! Im **Frühling** wird der Puls vor allem in der Leber-Position (*Guan links*) durch den vielen Wind und das Mehr an Yang (alles wächst und sprießt) ein bisschen angespannter. Bei Menschen mit Leber-Qi-Stagnation (zum Beispiel Allergiker mit Pollen-Allergien) wird er *deutlich angespannter und länger (Xian mai)*. Im **Sommer** wird der Puls hitziger (schneller) und durch die vermehrte Hitze-Abwehr nach außen hin oberflächlich voll (Richtung *Hong mai*). Bei Menschen mit *chinesischer Herzschwäche* kann er sich zerstreuen (*San mai*). Im **Herbst** wird der Puls oberflächlicher, um sich gegen Wind-Trockenheit von außen zu schützen. Bei *Lungenschwächlingen* beobachte ich im Herbst regelmäßig, dass der Puls angespannter (Wind!) und die Lungen-Position (*Cun rechts*) tiefer und feiner wird, bis hin zum kurzen Puls (*Duan mai*). Im **Winter** zieht sich der Puls in die Tiefe zurück (*Chen mai*). Die Kälte lässt ihn fester und kleiner werden, er zieht sich zusammen. *Nierenschwächlinge* reagieren auf den Winter typischerweise mit einem *Lao mai* (der tiefe eingeengte Puls) beziehungsweise kann die Nieren-Wurzel in der *Chi*-Position schwächer werden (*Wu Li*).

Generell sagt man: Wenn jemand gesund und kräftig ist, steht sein Körper bei jeder Jahreszeit da wie ein Felsen. Der Puls wird immer gleich bleiben. Ihm wird Wind, Hitze, Kälte, Trockenheit und Feuchtigkeit nichts anhaben können. Je schwächer der Körper, desto mehr lässt er sich von äußeren Einflüssen und Eindrücken (wir unterscheiden körperlich und seelisch nicht) ablenken, beeinflussen und schwächen. Es genügt dann oft schon ein Windhauch, um Körper oder Geist umzuhauen, ob für sich alleine oder als Träger eines anderen Pathogens. Der Wind als *die Mutter aller Krankheiten*.

Das Alter beeinflusst ebenfalls den Puls: Je jünger der Mensch, desto schneller der Puls (als Zeichen seines Yangs, und **Älterwerden** bedeutet Yang in Yin umzuwandeln). So haben Neugeborene einen Puls von etwa 120 bis 140 Schlägen pro Minute, ein Einjähriger hat einen Puls von 100 bis 120 bpm, ein Vierjähriger etwas über 100 bpm, ein Achtjähriger 90 bpm. Ab der Pubertät bekommt der oder die Heranwachsende einen Erwachsenen-Puls mit 60 bis 80 bpm. Mit dem höheren Alter (eigentlich schon ab 40) baut das Yin vermehrt ab, das Yang zieht nach (man merkt zum Beispiel, dass man *mehr Pausen* braucht, denn zu viel Hitze des Alltags wird schlechter gekühlt, da weniger Yin vorhanden ist) und damit auch Blut und Qi (als mobile Formen des Yin und Yang). Sie kennen sicher den Ausspruch, dass im Alter die Charakterzüge eines Menschen vermehrt in den Vordergrund rücken. Auf der Pulsebene gesprochen treten die Anlagen und Schwachstellen des Körpers und damit des Pulses beim Älterwerden vermehrt in den Vordergrund (*wenn man nicht durch die Lebensführung gegensteuert*). Auch die Verfügbarkeit von Yang (und damit von Qi) im Laufe des Tages ändert sich. Morgens ist immer (auch im höheren Alter) am meisten Yang verfügbar. Und umso älter man wird, umso früher wird das für den Tag zur Verfügung stehende Yang-Qi aufgebraucht sein. Die Chinesen sagen: »Eine Stunde am Morgen ist mehr wert als drei Stunden am Abend.« Das sieht man auch am Puls: Umso älter und später am Tag, desto mehr *falsches Yang* ist vorhanden, desto mehr *überhitzt* der Körper (*Leere-Hitze*), desto eher sieht man das reduzierte Yin des fortgeschrittenen Alters. Morgens sind Yin und Yang oft noch im Gleichgewicht. Unsere Lebensführung beim Älterwerden sollte darauf abzielen, dass das bis zum Abend so bleibt. Daher gilt: Nicht unnötig Yin verschleißen, nicht unnötig Yang verbrennen!

Der Puls von Männern ist kräftiger mit *mehr Yang*, der Puls von Frauen ist feiner mit *mehr Yin*. Mein Lehrer hat immer gesagt: »Männer sind Yang-Tiere, Frauen sind Yin-Tiere!« Frauen haben typischerweise auf der **linken Seite (der Blut-Seite)** einen schwächeren Puls, Männer auf der **rechten Seite (der Qi-Seite)**, da Frauen eher ihr Blut verbrauchen (durch ihre »yinige« Anlage und die monatliche Regelblutung) und Männer eher ihr Qi verbrauchen (durch ihre »yangige« Anlage und den größeren Kraftaufwand im Leben). Die Links-rechts-Dominanz von Frauen und Männern kann man auch über die Yin-Yang-Seiten erklären. **Rechts ist die Yin-Seite, und da sind die Frauen stärker. Links ist die Yang-Seite, und da sind die Männer stärker.** Und aus chinesischer Sicht ist es kein Zufall, dass Frauen nach der Geburt *fast immer die linke Schulter oder die linke Hüfte schmerzt* (auf der Blutseite, nach einem starken Blutverlust)! Der Puls hängt natürlich auch sehr vom Lebensstil ab: Wie gut oder wie schlecht man sich ernährt, ob man langsam zu einem Gummibärchen wird oder immer dünner, weil einem das Leben »den Appetit verdorben hat« (Appetit als wichtiges Zeichen von Gesundheit!), ob man sich täglich bewegt und damit den Stress im Körper, die Leber-Spannung, abbaut, ob man früh schlafen geht und gut schläft, um seine Nieren und damit seine Reserven zu regenerieren, ob man generell seine anlagebedingten Schwächen durch die persönliche Lebensführung ausgleicht oder nicht.

Die Zunge

Die Zunge ist das einzige Ihrer Organe, das Sie mir freiwillig und ohne dass ich Sie aufschneiden muss, herzeigen können! Vom chinesischen Denken her ist die Zunge über die Meridiane mit allen inneren Organen verbunden. *So, wie Ihre Zunge aussieht, sieht es überall im Körper aus!* Wenn da ganz viel Dreck auf der Zunge klebt, als dicker Zungenbelag, dann klebt dieser Dreck überall im Körper! Wenn die Zunge sehr breit ist, weil sie voll mit Feuchtigkeit ist, dann sind alle Organe im Körper *breit und voll mit Feuchtigkeit*! Manche Organe stellen sich ganz besonders gut auf der Zunge dar (durch ihre gute Verbindung über *Meridiane* und *Netzgefäße*, das sind die feinen Verzweigungsgefäße zwischen den großen Hauptwegen, den Meridianen). So hat das **Herz** eine direkte Verbindung zur Zungenspitze (*Das Herz öffnet sich in der Zunge!*), der **Magen** als wichtigstes oberflächliches Organ (*Fu-Organ*) ist direkt verantwortlich für das Oberflächlichste der Zunge, den Zungenbelag, die **Milz** baut die Zunge und ist verantwortlich für das *Fleisch der Zunge* (so wie die Milz verantwortlich ist für das

Fleisch des gesamten Körpers; chinesisch: *Die Milz macht die Körperform*).

Der kurze Blick auf die Zunge gewährt einen schnellen und tiefen Einblick in den momentanen Zustand des gesamten Körpers. Das Schöne an der Zungendiagnostik ist, dass sie *objektiv* ist: Ich kann Fotos von der Zunge machen und damit den Verlauf einer Erkrankung und die Veränderung des Zustandes des Patienten *dokumentieren*. (Ideal ist ein fester Platz in der Praxis mit fest montierter Kamera, fester Beleuchtung und festem Abstand Kamera zu Patient, um so standardisiert wie möglich dokumentieren zu können.) Somit ist die Zungendiagnostik ideal für uns *Westler* und vor allem für die *westlichen Ärzte*, da wir ja immer *Beweise* und *Dokumentation* für unseren wissenschaftlich geschulten Geist brauchen. Wer also eine Studie über Chinesische Medizin und ihre Wirkung machen möchte: *Zungen fotografieren!* (Ich selbst habe in den ersten Jahren meiner Praxis alle Zungen fotografiert, um meinen Patienten den Beweis für die Verbesserung ihres Zustandes zu liefern – die klassischen *Vorher-nachher-Bilder*! Wir wollen bewiesen haben, dass es uns besser geht! Schöne neue Welt! Ich bin jedoch an meiner fehlenden Organisiertheit in meiner Praxis gescheitert und dadurch wieder vom Zungenfotografieren abgekommen. Mittlerweile *glauben* mir aber meine Patienten, dass es ihnen besser geht!)

Bei der Zunge beurteilen wir den **Zungenkörper** (*die Zunge*) **mit Farbe und Form** und den **Zungenbelag**. Farbe und Form des Zungenkörpers zeigen uns, wie gut alles im Körper zirkuliert – Qi, Blut, Körperflüssigkeiten –, und geben uns damit Informationen über Yin, Yang und die Essenz *Jing*. Der Zungenbelag zeigt uns den Zustand der Körpersäfte (ob sie schön dünnflüssig sind, so wie es sich gehört, oder mehr eingedickt und verschmutzt, wie bei Feuchtigkeit und Schleim) und der Fu-Organe, der Hohlorgane, vor allem des Magens. Er zeigt aber auch, ob äußere Angreifer eingedrungen sind, und wenn ja, wie tief. Der Magen als »Meister der Flüssigkeiten« zeigt sich durch die Feuchtigkeit auf der Zunge. Wenn die Milz gut funktioniert und genügend Qi und Blut produziert, ist genug Blut vorhanden, welches die Zunge **blassrot** färbt.

Magen → Meister der Flüssigkeiten → Zungenbelag
Milz → Meister der Körperform → Zungenkörper

Man kann sich die Zunge wie einen **Schwamm** vorstellen, der so voll mit Flüssigkeit ist, dass sie auf dem Schwamm einen Spiegel bildet. Den Schwamm hat die Milz gebaut, und wenn sie gut arbeitet, hat dieser eine schöne Form (den Zungenkörper). Die Flüssigkeit wird vom Magen kontrolliert, die Niere stellt sie zur Verfügung. Flüssigkeiten sind Teil unserer Substanz, unseres Yins, und über die Menge des Yins entscheidet die Niere. Normale Flüssigkeiten können vom Qi gut bewegt werden (Sie erinnern sich: Qi bewegt Blut, Flüssigkeiten, Nahrung, Schleim, Hitze). Dicken sie ein und werden »verschmutzt«, weil die Milz nicht gut arbeitet und das Essen in den Mistkübeln landet, entsteht *Feuchtigkeit,* und diese fließt nicht gut – das Qi (und die Leber) quält sich. Dadurch wird der Zungenkörper dicker. Wenn dann auch noch Hitze dazukommt, wird die Feuchtigkeit zu *Schleim* eingedickt, und dieser fließt dann gar nicht mehr. Schleim verursacht Blockaden überall im Körper, eben auch in der Zunge. Denken Sie an unseren Schwamm: Er ist innen verklebt, und außen über ihm schwimmt die *Schlacke,* der Schlamm, wie der Dreck und der Schaum auf dem Wasser in einer Kläranlage schwimmt. So sieht dann auch der Zungenbelag aus: verdickt und dreckig und schleimig.

Das Herz kontrolliert den Geschmackssinn und die Fähigkeit, *flüssig zu sprechen.* Auch alle anderen Zang-Fu-Organe haben direkt oder indirekt Verbindungen mit der Zunge. Daraus ergibt sich eine **charakteristische Topographie der Organe auf der Zunge:**

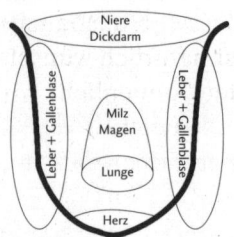

Und genauso wie beim Puls können wir die Zunge den **drei Teilen des Körpers** zuweisen (siehe Seite 85):
- Oberer Erwärmer: vom Scheitel bis zum Zwerchfell
- Mittlerer Erwärmer: zwischen Zwerchfell und Nabel
- Unterer Erwärmer: ab dem Nabel abwärts

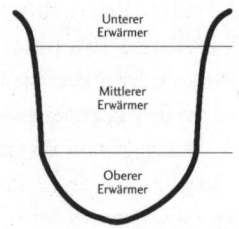

Betrachtung der Zunge

Bei der Betrachtung der Zunge ist es wichtig, dass der Patient die Zunge ganz entspannt herausstreckt. Nur die entspannte Zunge zeigt uns ihre wahre Form. Ich bitte daher: »Bitte die Zunge *ganz langsam* entspannt rausstrecken!« Es empfiehlt sich, **zunächst die Farbe der Zunge** zu beurteilen, da diese sich bei längerem Herausstrecken ändert. Falls

Sie mehr als 20 Sekunden brauchen, um die Zunge zu betrachten, bitten Sie Ihr Gegenüber zwischendurch immer wieder darum, die Zunge zurück in den Mund zu nehmen und zu entspannen. Wichtig ist auch die Beleuchtung, die beim wiederholten Betrachten möglichst immer gleich sein sollte. Sonnenlicht ist natürlich wünschenswert, aber nicht immer möglich. Unter Sonnenlicht wirken die Farben am natürlichsten, unter Neonlicht wirkt die Zunge heller. Sie müssen auch erfragen, wann was vorher gegessen und getrunken wurde, da verschiedene Lebens- und Genussmittel die Farbe der Zunge und des Belags verfälschen. So färbt Rotwein rot, Tee gelb bis schwarz, Kaffee braun, Rote Beete rot und so weiter. Als Nächstes betrachten Sie die **Form** der Zunge und zuletzt den **Belag**.

Die gesunde Zunge ist gut durchblutet und hat daher eine *blassrote Farbe* (blass deshalb, weil das Blut der Zunge durch Körperflüssigkeiten *verdünnt* wird, damit es besser fließt). Die Zunge ist gut beweglich und lässt sich leicht und entspannt herausstrecken. Die gesunde Zunge ist leicht feucht, was auf normale Körpersäfte hinweist.

Der *Zungenkörper* ist weder zu dünn noch zu dick und *passt genau in den Mund*. Wenn der Zungenkörper zu groß ist für den Mund, wird man seitlich Zahneindrücke erkennen, was darauf hinweist, dass etwas in der Zunge drin ist, das dort nicht hingehört, und das ist *Feuchtigkeit*. Die gesunde Zunge hat *keine Zahneindrücke*. Ist die Zunge zu klein für den Mund, erkennt man dies an ihrer vorne spitzen Form und an Rissen. *Risse* bedeuten, dass *Substanz fehlt*. Dort, wo der Riss ist, sollte Gewebe sein. Eine gesunde Zunge hat *keine Risse*. *Tiefe Risse* deuten auf einen sehr lange bestehenden Prozess hin.

Die gesunde Zunge hat einen *dünnen, weißen Zungenbelag*, der gleichmäßig über die gesamte Oberfläche verteilt ist. Er kann aber auch auf den Angriff von akuter Wind-Kälte hinweisen. Ist kein Belag vorhanden, kann das noch normal sein oder schon auf einen Säftemangel hinweisen (ein »trockener Magen« oder zu wenig Körperflüssigkeiten bei einem Yin-Mangel). Normal ist auch, dass im hinteren Drittel der Zunge (im unteren Erwärmer) der Belag etwas dicker ist. Dort befindet sich auch die Projektionsfläche des *Dickdarms*, und dieser hat normalerweise Schlacken (fermentierte eingedickte Flüssigkeit) und eingedickten Nahrungsbrei in sich. Ist im hinteren Drittel der Zunge kein Zungenbelag vorhanden, nennt man das einen *wurzellosen Belag*, und dieser weist auf einen meist chronischen Mangelzustand des Nieren-Yins hin.

Eine gesunde Zunge sieht also so aus:

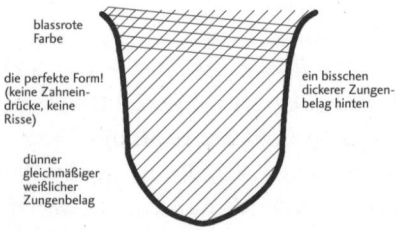

Zuletzt bitten wir den Patienten noch, mit der Zungenspitze zum Gaumen zu fahren, damit wir *unter* die Zunge sehen können. Dort betrachten wir die *Zungengrundvenen*. Normalerweise sind diese gar nicht oder kaum zu sehen und von heller Farbe. Wenn seitlich vom Zungenbändchen die Venen ein bisschen gestaut sind und dunkel erscheinen, weist das auf einen verlangsamten Blutfluss hin, wie er gehäuft bei Frauen mit Blut-Mangel zur Zeit der Menstruation auftritt. Je mehr die Venen gestaut sind, desto mehr deutet das auf eine **Blut-Stagnation** hin. Ein eindeutiges Zeichen für die Blut-Stagnation ist, wenn die Zungengrundvenen über das Zungenbändchen hinaus dunkellila gestaut sind.

Auch bei dieser Untersuchung ist es wichtig, dass der

Patient die Zunge gut entspannt. Hat er die Zunge davor schon lange herausgestreckt, können beim Blick unter die Zunge die Zungengrundvenen gestaut sein, weil der Zungenkörper schon so verkrampft ist. Daher bitten wir ihn mehrmals, die Zunge im Mund zu entspannen, und begutachten dann nochmals die Zungengrundvenen.

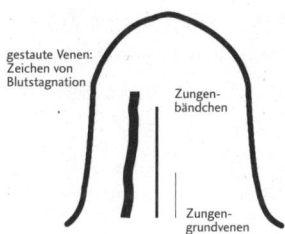

Zunächst betrachten wir die Zunge und beurteilen ihren **allgemeinen Zustand**: Ist sie gesund, *normal* (siehe oben)? Oder sieht sie nicht wie eine gesunde Zunge aus? Dann gehen wir weiter nach den **acht Prinzipien** vor. So wird schnell klar, wie konkret uns die Zunge Informationen liefert:

Acht Prinzipien	Zunge
1. außen	Zungenbelag **ZB**
2. innen	Zungenkörper **ZK**
3. Hitze	Roter ZK, gelber ZB
4. Kälte	Blassbläulicher ZK, weißer ZB
5. Fülle	Dicker ZB (außen Fülle), dicker ZK (innen Fülle)
6. Mangel	Dünner ZB (außen Mangel), dünner ZK (innen Mangel)
7. Yin	Yang-Mangel-Zeichen
8. Yang	Yin-Mangel-Zeichen

Die Zungenfarbe

Mit Zungenfarbe meinen wir die Farbe des Zungenkörpers. Die normale Farbe der Zunge ist blassrot.

Blass: weist hin auf Kälte, Qi-, Yang- oder Blut-Mangel.

Beim **Qi- und Yang-Mangel** ist der Zungenkörper blass. Durch die Schwäche der Milz (und damit *Feuchtigkeit*) ist der Zungenkörper geschwollen (seitliche Zahneindrücke), und oft ist auch der Zungenbelag nass oder verdickt. Wir sehen **eine blasse, glänzende, dicke Zunge.**

Beim **Blut-Mangel** ist der Zungenkörper blass, aber normal groß, und die Zunge neigt zu Trockenheit. Wir sehen **eine blasse, matte, dünne Zunge.**

Sind die Zungenränder blass, liegt ein Leber-Blut-Mangel vor.

Rot: Wenn man eine Zunge als »rot« bezeichnet, meint man schon Hitze (zur Unterscheidung vom Blassrot der normalen Zunge). Hat die rote Zunge einen Belag, handelt es sich um **Fülle-Hitze** (und der Belag wird zumeist gelb sein). Eine rote Zunge ohne Belag deutet auf **Leere-Hitze** hin. Die Lokalisation der Rötung weist auf das Organ hin, in dem die Hitze sitzt!

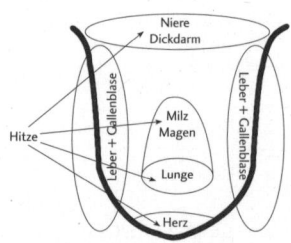

Auf der Zunge können auch **rote Punkte** auftreten. Diese entsprechen erhabenen und geröteten Papillen und deuten auf »nicht ganz so viel« Hitze oder »versteckte« Hitze oder »übriggebliebene« Hitze (zum Beispiel *nach* einem Infekt)

hin. Gerne treten diese roten Punkte im Herzen als Zeichen von »ein bisschen Herz-Hitze« und im Leber-Areal als »ein bisschen Hitze in der Leber« auf. Fließen die Punkte zu Flecken zusammen und wird die Farbe eher dunkel, kann das auf eine **Blut-Stagnation** hinweisen.

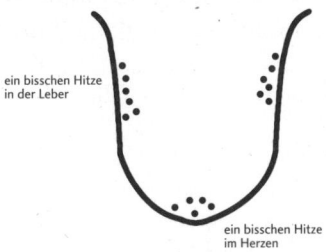

Violett weist immer auf **Blut-Stagnation** hin. *Rötlich-violett* bedeutet Hitze mit Blut-Stagnation, *bläulich-violett* Kälte mit Blut-Stagnation. Am häufigsten treten Blut-Stagnations-Zeichen an den Zungenrändern auf, an dem Areal der Leber als **Leber-Blut-Stagnation** oder in der Mitte als **Magen-Blut**-Stagnation. Dabei können es einzelne Flecken sein, die bläulich aussehen, oder auch größere Areale. Bei der Frau kann eine violette Färbung der Leberränder auf eine **Blut-Stagnation in der Gebärmutter** hinweisen.

Blau deutet auf innere Kälte hin, die zu Blut-Stagnation führt.

Der Zungenkörper
- Die normale Zunge passt genau in den Mund.
- Ist die Zunge **zu groß für den Mund**, finden wir seitlich Zahnabdrücke an den Zungenrändern. Ursache für eine **geschwollene Zunge** (im Ganzen) ist die Ansammlung von Schleim und Feuchtigkeit. Schwellung bedeutet **Fülle**. Es können aber auch nur einzelne Areale ge-

schwollen sein: Eine Schwellung mit Rötung des Zungenkörpers spricht für **Fülle-Hitze**, **sehr viel Hitze (Feuer)** oder **Feuchte-Hitze** (Feuchtigkeit macht die Schwellung, Hitze die Rötung). Eine geschwollene rote Zungenspitze deutet auf **Herz-Feuer**, geschwollene rote Zungenränder auf **Leber-Feuer** hin. Geschwollene blasse Zungenränder weisen auf eine **Milz-Schwäche** hin. Eine Schwellung im Lungen-Areal findet man bei **Schleim in der Lunge**.

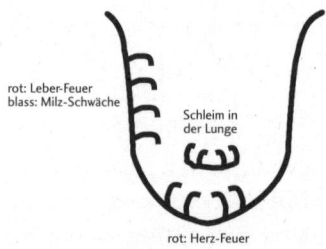

- Die **kleine Zunge** hat zwei Varianten: Ein dünner, blasser, matter Zungenkörper weist auf einen **Blut-Mangel** hin, ein dünner, roter, belagloser Zungenkörper auf einen **Yin-Mangel**. Beides sind chronische Zustände.
- Eine **steife Zunge** weist auf inneren Wind, Kälte oder Blut-Stagnation hin.
- Eine **schlaffe Zunge** deutet auf einen Mangel an Körperflüssigkeiten hin (ein »leerer Sack«).
- Eine **lange Zunge** zeigt eine Neigung zu Hitze, vor allem Herz-Hitze.
- Eine **kurze Zunge** deutet auf innere Kälte hin, die die Zunge erstarren lässt, oder auf einen ausgeprägten Substanz-Mangel (Yin-Mangel).
- Eine **nach oben gebogene Spitze** zeigt Herz-Feuer mit Fülle, eine **nach unten gebogene Zunge** Herz-Hitze mit Mangel.

- Eine **zitternde Zunge** zeigt entweder **Leber-Wind an** (innerer Wind, und da die Leber Wind hasst, wird eine Leber-Spannung vorliegen), wobei das Zittern durch die stark angespannte Muskulatur der Zunge entsteht (*horizontales Zittern*). Oder sie zeigt **Milz-Qi-Mangel**, wobei die Zunge rauf und runter wackelt (vertikal): Die Milz tut sich schwer, das Gewicht der Zunge zu halten.

Zungenrisse
Risse in der Zunge weisen auf einen Substanz-Mangel, einen *Yin-Mangel*, hin, oder es tritt so viel *Hitze* auf, dass die Flüssigkeiten in der Zunge lokal vertrocknen und Risse bilden (wie die Risse im Boden in der Wüste nach einem Regen). Zungenrisse treten bei einem *chronischen Verlauf* einer Erkrankung auf, da es lange dauert, bis der Abbau von Substanz, der ja im ganzen Körper stattfindet, sich auch in der Zunge zeigt.

Ein vertikaler Riss in der Mittellinie, der nicht bis zur Spitze reicht, weist auf einen **Magen-Yin-Mangel** hin (mit der Neigung, im Magen zu überhitzen): der **Magen-Riss** nach Maciocia.

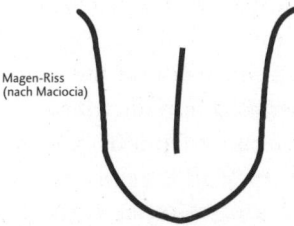

Ein langer tiefer Riss in der Mittellinie, der bis zur Zungenspitze reicht, weist laut Maciocia auf eine **Herzschwäche** mit der Anlage zu emotionaler Instabilität hin (Auf und Ab der Gefühle, Extremvariante ist die Manie): der **Herz-Riss**

nach Maciocia (dabei zeigt der Riss den Yin-Mangel, der sich von der Niere – unterer Erwärmer – bis zum Herzareal – Zungenspitze – erstreckt).

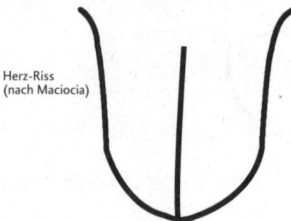

Herz-Riss
(nach Maciocia)

Ein tiefer vertikaler Riss oder mehrere kleine Risse im Lungenareal weisen auf einen **Lungen-Yin-Mangel** hin.

Der **Magen-Yin-Mangel** kann sich auch durch viele kleine, eher oberflächliche horizontale Risse vor allem im mittleren Teil der Zunge zeigen. Die Unterscheidung zum **Nieren-Yin-Mangel** ist oft nur *quantitativ*: Beim Nieren-Yin-Mangel treten viele horizontale Risse auf, die vor allem die gesamte Zunge (vorne, Mitte, hinten) betreffen und tiefer sind. **Die Tiefe der Risse ist ein Maß für die Größe des Yin-Mangels.** Außerdem ist der *Zungenkörper* beim Nieren-Yin-Mangel *kleiner*.

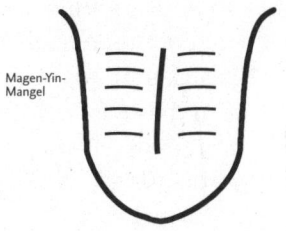
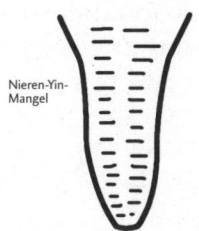

Seitliche horizontale Risse in einer blassen großen Zunge weisen auf einen **Milz-Qi-Mangel** bis hin zum **Milz-Yin-Mangel** hin. Seitliche horizontale Risse in geröteten aufgeworfenen Zungenrändern weisen auf einen **Leber-Yin-Mangel** hin.

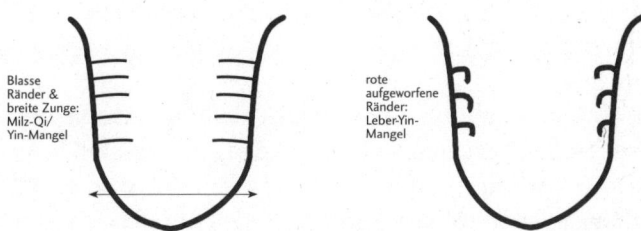

Der Zungenbelag

Der Zungenbelag gibt uns Informationen über das *Äußere des Körpers*:

- Über die *äußeren* Organe, die Yang-Organe, die den Fu-Organen, den Hohlorganen, entsprechen, allen voran über den Magen
- Über die Abwehr an der Körperoberfläche

Informationen über Hohlorgane

Wenn die Milz *müde* ist, wenn sie also zu wenig Energie (Yang) hat, um die Nahrung zu verarbeiten, entsteht *im Inneren* eine Blockade. Diese lässt die Flüssigkeiten nicht mehr gut fließen – es entsteht *Feuchtigkeit* – und dickt sie schließlich ein – es entsteht *Schleim*. Der dicke Zungenbelag zeigt dann durch seine **Lokalisation** an, wo der Dreck im Körper liegen bleibt. Erinnern Sie sich an den Spruch: *Das Vollorgan hat das Problem, das Hohlorgan zahlt die Rechnung*. Damit die Milz ungestört weiterarbeiten kann, lädt sie den Dreck bevorzugt im Magen (**außen, im Yang**) ab.

Die Eindickung der Flüssigkeiten im Körper kann auch durch innere Hitze und Kälte, wie bei Leber-Qi-Stagnation, Yin- oder Yang-Mangel, vonstattengehen. Auch diesen Dreck müssen Milz und Magen verarbeiten, *verdauen*, so dass man an der Zunge *in der Mitte* einen verdickten Zungenbelag findet (gelb, wenn es um Hitze geht, weiß, wenn es um Kälte geht).

Bei der **Nahrungs-Stagnation** bleibt die Nahrung im Magen liegen, gärt vor sich hin und macht eine Blockade in der Mitte. Wieder finden wir den dicken Belag in der Mitte der Zunge, in der Magengegend. In diesem Fall ist es typisch, dass man morgens einen ganz dicken Zungenbelag hat (nachts im Bett befindet sich der Körper in einer horizontalen Position, Feuchtigkeit und Schleim rinnen hinauf bis zur Zunge), der untertags in der vertikalen Körperposition wieder verschwindet (Feuchtigkeit und Schleim rinnen wieder hinunter). Aus westlicher Sicht kann dieser Zustand der **Refluxkrankheit** entsprechen, dem Säurerückfluss vom Magen in die Speiseröhre.

Es ist noch wichtig zu erwähnen, dass Feuchtigkeit und Schleim eine **Fülle** machen (was wir als **sekundäre Pathogene** bezeichnet haben)! Milz und Magen sind erschöpft, haben keine Energie, all den Dreck, den Schleim wegzuräumen.

Doch der Dreck macht Blockaden, Stagnationen, und täuscht vor allem im Puls Kraft vor! Der typische Puls für diesen Zustand ist der **schlüpfrige Puls** (die Perlenkette, die ich mit meinen Fingern tasten möchte, doch sie rutscht mir seitlich weg). Wir nennen übrigens auch einen Belag, der nass und ölig, klebrig oder schmierig ist, einen **schlüpfrigen Belag**.

Die Strategie der Chinesen ist ganz eindeutig: **Zuerst den Dreck, den Schleim wegräumen, dann aufbauen!** Wenn wir im Zustand von viel Schleim und Feuchtigkeit sofort damit beginnen, die Milz aufzubauen, landen unsere wunderbaren milzstärkenden Kräuter auf dem Müllhaufen des Schleims! Stellen Sie sich vor, Sie wollen ein Zimmer streichen, und dieses ist noch vollgeräumt mit Sperrmüll. Sie können entweder um den Müll herumstreichen (was wohl nicht sehr schön aussehen wird), oder Sie räumen all den Dreck zuerst weg und streichen dann!

Abwehr an der Körperoberfläche
Besonders wichtig ist die Diagnose des Zungenbelages bei Angriffen des Körpers durch **äußere pathogene Faktoren**. Dabei tritt eine Erkrankung **plötzlich (akut)** auf. Definitionsgemäß liegt beim Eindringen von äußeren pathogenen Faktoren **Fülle** vor (siehe oben), etwas dringt ein, so dass dann *mehr* da ist. Der Belag zeigt an, um welchen Angreifer es sich handelt und wie tief er bereits in den Körper eingedrungen ist.

Dringt **Kälte** ein, ist der Belag **weiß** (ein dünner weißer Belag ist jedoch normal).

Dringt **Hitze** ein (bei einem Angriff von Wind-Hitze, Sommerhitze und Trockenheit), ist der Belag **gelb**.

Zu Beginn eines Angriffs von **Wind-Kälte** ist der Belag nur **dünn** und weiß, bei **Wind-Hitze dünn** und gelb. Der dünne Belag ist ein Zeichen, dass der pathogene Faktor noch nicht tiefer in den Körper eingedrungen ist. Nach den acht Prinzipien befindet er sich **außen**. Ist der dünne Belag **nass**, deutet das auf eine Störung des **Lungen-Qi** hin, da dieses die Aufgabe hat, Flüssigkeiten im Körper abzusenken.

Wird der Zungenbelag innerhalb von ein bis zwei Tagen der Erkrankung **dicker**, zeigt das an, dass der pathogene Faktor tiefer in den Körper eingedrungen ist. Nach den acht Prinzipien befindet er sich **innen**. In diesem Stadium wird die Kälte (bei Wind-Kälte-Angriff) durch den Kampf mit dem *Zheng-Qi*, dem aufrechten Qi, in *Hitze* umgewandelt. Der Belag färbt sich **gelb** (bei Hitze ist er das sowieso schon).

Die **Lokalisation** des Belages gibt uns auch Auskunft über den Verlauf der Infektion: Typischerweise befindet sich am Anfang des Angriffs der Zungenbelag eher vorne, vermehrt im Areal Herz und Lunge (die ja das Wei-Qi macht). Dringt der pathogene Faktor weiter ins Innere vor, verlagert sich der dicke Belag auf die Mitte der Zunge, das Milz-Areal. Tritt ein gelber Belag seitlich im Leber-Areal auf, sitzt die Schleim-Hitze oder Feuchte-Hitze in Leber und Gallenblase.

Die Lokalisation des Belages auf der Zunge sagt uns zudem, wo der pathogene Faktor gelandet ist. Liegt im Inneren nun starke Hitze vor, trocknet das die Körperflüssigkeiten, der Belag dickt sich ein und wird **trocken**. Wenn der dicke Belag wieder dünner wird, wissen wir, dass die Milz den Dreck, den Schleim, schön langsam verdaut (und wieder zu normaler Flüssigkeit umwandelt): Der pathogene Faktor wird schwächer, die Abwehr erholt sich, und die Erkrankung klingt ab.

Fehlt der Zungenbelag an manchen Stellen, vor allem im mittleren Erwärmer, spricht das für einen **Magen-Yin-Mangel**. Fehlt der Zungenbelag seitlich an den Rändern, dem Leber-Gallenblasen-Areal, und die Ränder sind rot, spricht das für Hitze in der Leber, welche die Flüssigkeit und das Yin schädigt (aus **Leber-Hitze** wird ein **Leber-Yin-Mangel**). Fehlt der Zungenbelag vollständig, liegt ein **Nieren-Yin-Mangel** vor (da die Niere der Speicher *allen Yins* ist und die Flüssigkeiten durch das Yin im Körper gehalten werden).

Dazu mein Bild: Yin ist wie Gelatine, welches Wasser zum Stehen bringen kann. Nimmt man zwei Blätter Gelatine und gibt sie in Wasser, bleibt das Wasser stehen und läuft nicht aus. Beim Yin-Mangel, wenn quasi keine Gelatine vorhanden ist, laufen die Flüssigkeiten einfach aus, und der Körper wird zur Wüste (und die Zunge eben auch). Besteht ein Yin-Mangel über längere Zeit, wird auch die Flüssigkeit aus dem Zungenkörper verschwinden. Er wird kleiner werden und Risse bekommen (Risse sind »Fehlen von Substanz«).

Bei der Farbe des Belages haben wir schon weiß für Kälte und gelb für Hitze erwähnt. **Ein grauer oder schwarzer Zungenbelag spricht für extreme Hitze oder extreme Kälte** (denken Sie an schwarze Finger bei Erfrierungen und schwarze Finger bei Verbrennungen mit Verkohlung).

Übergang zur Therapie

Wir erinnern uns, dass wir in der Praxis sitzen, uns gegenüber eine Frau. Wir haben diese Frau zunächst beobachtet, sie hat uns von ihren Beschwerden berichtet, und wir haben all unsere Fragen gestellt. Dann ließen wir uns die Hände reichen und haben an beiden Handgelenken den Puls getastet, schließlich haben wir uns noch die Zunge zeigen lassen. Das Ganze hat vielleicht eine halbe Stunde gedauert, und nun ordnen wir in aller Ruhe sämtliche Informationen, die wir erhalten haben, in unserem Kopf. Welche Informationen haben wir über die einzelnen Organe erhalten? Welches ist offensichtlich *das Organ*, das für den Moment gestärkt gehört?

Und da ergibt sich ein ganz charakteristisches Bild für uns hier im Westen, in unserer Gesellschaft, welches sich vollkommen von dem Bild im *Alten China*, dem traditionellen China, wie man es heute noch am ehesten in den ländlichen Bereichen Chinas findet, unterscheidet. Unter dem Einfluss des Westens verliert das alte chinesische Wissen über Gesundheit und Gesunderhaltung in China zunehmend an Bedeutung. »Der Prophet gilt nichts im eigenen Land!« So ist es zunehmend auch in China. China importiert mittlerweile unglaubliche Mengen an Milch, um den ständig wachsenden Bedarf zu decken und die Ernährung des Westens zu kopieren, welche uns aber dort hingebracht hat, wo unsere Milz heute ist: *müde!* Und all die gesundheitlichen Probleme, die wir im Westen *erschaffen* haben, erfreuen sich im städtischen China zunehmender Beliebtheit, wie Übergewicht, auch schon bei den Kindern, Diabetes mellitus und Gefäßerkrankungen. Unser Ziel hier im Westen sollte es sein, eine Symbiose zu finden zwischen dem *alten* chinesischen Wissen und unserer *neuen* westlichen Medizin. Kein Mensch wird abstreiten, dass unsere westliche Medizin wahre Wunder vollbringt. Alleine die Entwicklung der Impfungen hat die Welt verändert, hat Krankheiten ausgerottet und damit Millionen von Menschen das Leben gerettet und *geschenkt*. Die Entwicklung der Antibiotika brachte und bringt Heilung von Infektionskrankheiten, an denen die Menschen noch vor 70 Jahren gestorben sind. Das wissenschaftliche Verständnis von Zusammenhängen in unserem Körper hat uns Therapien entwickeln lassen, die scheinbar Unheilbares heilen. Die Entwicklungen in Chirurgie und Notfallmedizin konnten und können Schicksale und Schicksalsschläge, die man noch vor ein paar Jahren als unabwendbar ansehen musste, abwenden. Unsere westliche Medizin ist ein großartiges Wunder, und daher ist es auch verständlich, dass sie in Ländern wie eben auch China als die *Medizin Nummer eins* angesehen wird. Doch diese Entwicklung hat auch ihren Preis: Unsere Medizin kostet wahnsinnig viel Geld! Und oft wird sie angewandt bei Erkrankungen und körperlichen Zuständen, die *vermeidbar* sind. Es kann nicht sein, dass wir gezwungen sind, unsere Medizintechnik immer weiter voranzutreiben, weil wir immer kränker werden und vor allem *vermeidbar* kränker werden! Es kann nicht sein, dass Krankheiten einen Markt versorgen, auf den die Wirtschaft nicht mehr verzichten möchte, so dass man *bewusst* und *mit Absicht* Wissen nicht propagiert, das nachweislich viele unserer hausgemachten Erkrankungen *heilen würde*, nur dass eben keiner daran verdient. Das gilt zum Beispiel für das **Fasten**. Sie können nachweislich schwere rheumatische Erkrankungen durch den Verzicht auf Nahrung in vielen Fällen so bessern, dass keine westliche Medikation mehr notwendig ist. Sie können nachweislich Krebserkrankungen und Nebenwirkungen ihrer westlichen Behandlung nur durch den Verzicht auf Nahrung vermeiden. Das gilt auch für die Chinesische Medizin. Erinnern Sie sich an meine Aussage: »Chinesische Medizin ist zu 80 Prozent Lebensführung, zu 10 Prozent Akupunktur, zu 10 Prozent chinesische Arzneimitteltherapie.« Daher mein Buch *Die Heilung der Mitte*, das Ihnen diese 80 Prozent Lebensführung näherbringen und verständlich machen soll. Daher *dieses Buch*, um die Chinesische Medizin, und auch ihre Kräutermedizin, für alle verfügbar zu machen und aus dem Status der alternativen und damit *elitären* (und damit *Zweiklassen-*) Medizin zu heben. Manche Rezepturen chinesischer Arzneimittel sind so effektiv, dass sie mit ein bisschen Basiswissen und einer gewissenhaften Anwendung von jedermann sollten genommen werden können. So lautet mein Ansatz. Und daher *weiter im Text* und zurück zur Frage: Welches ist offensichtlich *das Organ*, das für den Moment gestärkt gehört?

Aus meiner Erfahrung kommt die **Leber auf Platz Nummer eins**. Ein befreundeter Kollege aus Wien schätzt, dass 60 Prozent aller Patienten, die in seine Praxis in Wien kommen, wegen **stressbedingter Erkrankungen** kommen, womit wir chinesisch bei der Leber sind. Danach kommen all die **einfachen Infektionskrankheiten**, die grippalen Infekte und Co, wobei deren gehäuftes Auftreten indirekt zumeist ebenfalls stressbedingt ist (und auch arbeitsplatzbedingt, da man ja wegen einer einfachen Verkühlung nicht im Bett bleibt). Danach kommen all die Verdauungsprobleme, dass man das Essen und sein Leben (körperlich und seelisch) nicht verdauen kann, womit wir chinesisch bei der **Mitte**, nämlich Milz und Magen, angekommen sind. Die Mitte ist einerseits geschwächt, weil wir *so schlecht essen*, was ja oft auch wieder stressbedingt ist (keine Zeit zum Kochen, hastiges Hinunterwürgen von Fastfood). Andererseits ist die Mitte schwach, weil **die Leber die Milz attackiert**, was wiederum bedeutet, dass der Wind, der Stress unseres Lebens, unsere Leber so anspannt, dass sich die Spannung auch gleich auf die Milz überträgt (die Leber schlägt auf die Mitte ein) und diese nicht in Ruhe arbeiten kann. Als Nächstes kommt das **Herz** dran: Bei all dem Stress, wo bleibt da noch Platz für den *Shen*, für die Lebensfreude? Und schließlich noch die **Niere**, weil uns das Ganze *an die Nieren geht*, da wir für diese Form der Lebensführung viel zu schnell und oft zu früh unsere wertvollen Reserven verbrauchen. Wenn wir uns das so ansehen, kommen wir leicht über die 60 Prozent der stressbedingten Erkrankungen, oder?

Wir wissen nun also, welches Organ *zusätzlich* Aufmerksamkeit braucht. Und mit den acht Prinzipien haben wir ein einfaches, überschaubares Werkzeug in der Hand, um zu einer einfachen, überschaubaren Therapie zu gelangen. Denken Sie an meine Leitsätze für die Therapie: **So einfach wie möglich!**

Wenn der Körper sowieso schon so gefordert ist von unserem Leben, von den Anforderungen unserer Gesellschaft, wollen wir es ihm nicht unnötig kompliziert machen. Unser Ziel ist die Behandlung des *momentanen Hauptproblems*, ohne viele Worte, ohne viele Kräuter. Die komplizierten Kräutermischungen können Sie dem TCM-Spezialisten überlassen, falls Sie alleine nicht weiterkommen. Dafür sind wir da! Wenn sich der Körper schon so verstrickt hat in seinen Symptomen und Beschwerden, dass der Blick zur Wurzel einfach nicht gegeben ist, holen Sie sich Hilfe. Holen Sie sich einen Dolmetscher, der Ihnen übersetzt, was da *wirklich* im Körper los ist! Der Dolmetscher kann ein Arzt der westlichen oder östlichen Medizin sein. Durch seine Erfahrung kann er abschätzen, was für Sie in diesem Moment die beste Therapie ist. Und wenn er selbst nicht weiterweiß, wird er Sie an eine Kollegin oder einen Kollegen weiterschicken.

Wir alle haben ein gemeinsames Ziel, und das ist Ihr Wohlbefinden. Wir Ärzte sollten das immer vor Augen haben. Mir ist es doch egal, ob Sie chinesische Kräuter schlucken oder vielleicht erst einmal ein Antidepressivum brauchen, ob ich den Infekt mit einfachen Hausmitteln behandeln kann oder bei einer schwereren Infektion doch ein Antibiotikum verschreibe. Wichtig ist, dass Ihnen geholfen wird, dass es Ihnen besser geht, und da werde ich als Arzt nie ein Risiko eingehen. Als chinesischer Arzt hier im Westen bin ich *zunächst einmal westlicher Arzt*, und **für mich ist die wichtigste Frage in der Chinesischen Medizin hier im Westen, ob ich diese in diesem speziellen Fall überhaupt anwenden kann oder soll.** Das setzt voraus, dass ich alle Behandlungsmöglichkeiten, die westlichen und die östlichen, für eine bestimmte Erkrankung kenne und mich nicht von vornherein für eine Therapie entscheide, weil ich die andere aufgrund von Vorurteilen, persönlichen Präferenzen oder ökonomischen Überlegungen ablehne. Das gilt sowohl für die *primär* *westlichen Ärzte und Patienten*, die von vornherein die Chinesische Medizin als »Scharlatanerie« aburteilen, als auch für die *primär chinesischen Ärzte und Patienten*, welche die »Schulmedizin« vehement ablehnen und sich generell gegen Impfungen und Medikamente der Pharmaindustrie stellen. (Der Begriff »Schulmedizin« stammt übrigens von Samuel Hahnemann, einem deutschen Arzt, der im 18. Jahrhundert die Homöopathie begründet hat: Schulmedizin ist die Medizin, die zu dieser Zeit an den Universitäten unterrichtet wurde, zur Unterscheidung gegenüber der Homöopathie.) **Man erkennt nur, was man kennt!** Dieser Ausspruch sollte beide Lager dazu anspornen, sich mit beiden Medizinformen zu beschäftigen. Und wenn man über eine Behandlungsform einer Medizinrichtung einfach nicht Bescheid weiß, sollte man sie deshalb nicht ablehnen, sondern sich informieren oder eine Kollegin oder einen Kollegen zur Beratung beiziehen.

Wer heilt, hat recht! Dieser Ausspruch stammt von Philippus Theophrastus Aureolus Bombastus von Hohenheim, genannt **Paracelsus** (vermutlich 1493 geboren in der Schweiz, gestorben 1541 in Salzburg), einem der Gründerväter der modernen (alternativen) Medizin. Wir sind alle auf dem Weg, und wir alle lernen ständig dazu. Das Bemühen um größtmögliches Wissen und die bestmögliche Behandlung sollte uns alle vereinen!

Teil III
Therapie

Erkältungskrankheiten

Erinnern Sie sich an die acht Prinzipien (siehe Seite 136), dort lautet die erste Frage: Liegt die Ursache einer Erkrankung im Außen oder Innen?

Bei Erkältungskrankheiten lautet die Antwort in der Regel »im Außen«. Es versucht also ein Angreifer (ein pathogener Faktor) *von außen* in den Körper einzudringen. Dabei unterscheiden wir sechs verschiede Angreifer: **Wind, Kälte, Sommerhitze, Feuchtigkeit, Trockenheit, Feuer**. Wind ist einerseits ein Angreifer für sich, andererseits leistet er Hilfestellung für die anderen Pathogene. So gibt es die Kombi-Angriffe von Wind-Hitze, Wind-Kälte und so weiter.

Sie erinnern sich auch, dass jede Jahreszeit ihre speziellen Angreifer hat und Wind vor allem in den Übergängen vermehrt auftritt, also im Frühling (Übergang vom Winter in den Sommer) und im Herbst (Übergang vom Sommer in den Winter). Im Herbst, wenn sich der Körper wieder auf die belastendere kühlere Zeit des Jahres umstellen muss, ist er besonders sensibel für Wind. Wir versuchen mit Kleidung die empfindlichsten »Wind-Stellen« des Körpers zu schützen, das sind vor allem der Nackenbereich und der obere Rücken. Der Akupunkturpunkt **Blase 12** (er befindet sich im oberen Bereich zwischen den Schulterblättern) heißt *Fengmen*, was übersetzt »Tor des Windes« bedeutet. An dieser Stelle, so sagen es die Chinesen, tritt der Wind bevorzugt in den Körper ein. Und diesen Punkt akupunktiert man auch, um Wind und Wind-Kälte wieder aus dem Körper hinauszulassen.

Erinnern Sie sich bitte an die sechs Schichten des *Shang han lun* (siehe Seite 139): Kälte, oft zusammen mit Wind als Wind-Kälte, tritt in den Körper ein und durchwandert von außen nach innen sechs Schichten. Die äußerste Schicht und damit die erste Abwehr ist die **große Yang-Schicht (Taiyang)**. In Meridianen gedacht, entspricht diese Schicht dem Blase-Dünndarm-Meridian (auf dem sich auch der Punkt *Blase 12* befindet, die bevorzugte Eintrittsstelle des Windes).

Bei einem grippalen Infekt befällt uns Kälte, der Körper mobilisiert ganz viel Yang (*Taiyang*), seine Abwehr, und schickt dieses an die Körperoberfläche. Uns ist kalt (wir frösteln und wir haben eine *Kälteaversion*), der Nacken ist steif (der Körper versucht in der Gegend um den *Fengmen* alle Muskeln anzuspannen, damit der Wind nicht eindringen kann). Weil alles so schnell geht, sieht man noch keine Veränderung auf der Zunge, aber der Puls zeigt die mobilisierte Abwehr: einen vollen, kräftigen oberflächlichen Puls, den *Hong mai*.

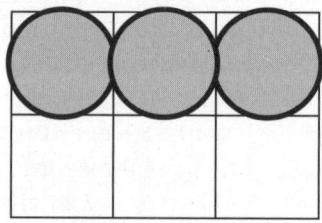

Welche Kräuter nehme ich also, um die Kälte aus der obersten Schicht zu vertreiben? Ich nehme **scharfe warme Kräuter**. Scharf ist der Geschmack der Lunge, und diese bildet das *Wei-Qi*, das Abwehr-Qi, *unsere primäre Abwehrfront!* Durch die Schärfe der Kräuter findet die Wärme in die Lunge (und damit in die Haut, die ja Teil der Lunge ist) und vertreibt die Kälte. Im *Shang han lun* sind zwei klassische Rezepturen für dieses Stadium beschrieben:

- *Ma Huang Tang* (Ephedra-Dekokt)
- *Gui Zhi Tang* (Ramuli-Cinnamomi-Dekokt)

Ma Huang Tang (Ephedra-Dekokt)

MA HUANG	Herba Ephedrae	30,00 %
GUI ZHI	Ramuli Cinnamomi Cassiae	20,00 %
XING REN	Semen Pruni Armeniacae	40,00 %
ZHI GAN CAO	Radix Glycyrrhizae Uralensis (grillé au miel)	10,00 %

- **Herba Ephedrae** (chinesisch MA HUANG, deutsch *Meerträubelkraut*) als scharfe warme Pflanze vertreibt Wind-Kälte und löst Schwitzen und Fieber aus. Sie enthält *Ephedrin*, welches ähnlich wie Adrenalin wirkt und die Bronchien erweitert und das Herz kräftiger schlagen lässt. In der Chinesischen Medizin ist Ma huang unsere wichtigstes *Anti-Asthma-Mittel*. **Es ist streng rezeptpflichtig.** Wir brauchen diese Mischung auch nicht für den banalen Infekt. Mit ein paar Tipps (siehe unten) werden Sie den Infekt auch ohne chinesische Kräuter los!
- **Ramuli Cinnamomi Cassiae** (chinesisch GUI ZHI, deutsch *Zimt-Ästchen aus Saigon*) ist ebenfalls scharf und warm und löst das Schwitzen aus. Die kleinen Ästchen des Zimtbaumes, das *Äußere des Baumes*, wärmen auch das *Äußere unseres Körpers* (während die Zimtrinde vom Stamm des Zimtbaumes auch den Stamm des Körpers, das *Innere*, wärmt). Da dieser Zimt auch noch wun-

derbar süß schmeckt, eignen sich die Zimt-Ästchen wunderbar für Mischungen für Kinder (siehe weiter unten).
- **Semen Pruni Armeniacae** (chinesisch *XING REN*, deutsch *bittere oder armenische Aprikosensamen*) schmeckt bitter, wärmt und wirkt wie der Akupunkturpunkt *Lunge 7*: hustenstillend, atmungserleichternd, er treibt den Angreifer auch über den Dickdarm hinaus (damit wirken diese Samen gegen Verstopfung).
- **Radix Glycyrrhizae Uralensis** (grillé au miel) (chinesisch *ZHI GAN CAO*, deutsch *Süßholzwurzel geröstet in Honig*): Durch das Rösten wird die Wurzel noch wärmer und unterstützt dadurch die anderen Kräuter. Süßholz harmonisiert die Wirkung der anderen Kräuter. (Ich sage meinen Patienten gerne: »Und noch ein bisschen Süßholz, damit Sie die ganze Mischung *überleben*, kann nicht schaden, oder?«) Es verzögert den Wirkeintritt (ein bisschen ein »Retard-Effekt«, wie wir es von westlichen Medikamenten kennen) und neutralisiert eventuell giftige Pflanzenteile. Außerdem ist Süßholz *süß*, was den meisten chinesischen Rezepturen geschmacklich nur nützlich sein kann.

Die typische chinesische Rezeptur

Das Ephedra-Dekokt ist ein schönes Beispiel dafür, wie man eine chinesische Rezeptur erstellt: Man sucht sich ein Hauptwirkkraut (in diesem Falle *MA HUANG*), klassischerweise als **Kaiser** bezeichnet, stellt ihm einen **Minister** zur Seite, der ähnliche Wirkung zeigt wie das Hauptkraut (der quasi gleich denkt wie der Kaiser und diesen in seiner Tätigkeit unterstützt), in diesem Fall

GUI ZHI. Dann bekommt der Minister noch helfende Hände, **die Assistenten**, welche andere typische Symptome der Erkrankung behandeln (in diesem Fall *XING REN*). Und schließlich gibt es noch **Übermittler**, die dafür sorgen, dass die Kräuter überhaupt im Körper ankommen (in diesem Fall *ZHI GAN CAO*) und auch keine unerwünschten (wie zum Beispiel giftigen) Nebenwirkungen zeigen. Die Übermittler sind also verdauungsfördernde, entgiftende und auch geschmacklich aufpeppende Kräuter. Sie haben von den besten chinesischen Kräutern gar nichts, wenn Sie diese nicht in den Körper aufnehmen (oder nicht überleben!). Sie machen dann nur teure Ausscheidungen ... mein Lehrer hat das immer »expensive shit« genannt.

Keine Sorge wegen der Giftigkeit mancher Kräuter: All jene Mischungen, die ich Ihnen als »Weidinger-Mischungen« empfehle, sind vollkommen ungiftig! Man sollte sich nur bewusst sein, dass alles, was wirkt, bei falscher Anwendung oder falscher Dosis auch Wirkungen in die falsche Richtung zeigen kann. Da sind die chinesischen Kräuter nicht anders als die westlichen Medikamente. Und mit der Acetylsalizylsäure, dem Aspirin, einem unendlich segensreichen Medikament, das Sie *rezeptfrei* in der Apotheke bekommen, können Sie im Körper mehr anstellen als mit allen chinesischen Kräutern zusammen (wenn man von den bei uns gebräuchlichen ausgeht, Skorpion- und Schlangengifte lassen wir einmal außen vor)!

Der Sinn dieser Rezeptur *Ma Huang Tang* ist es, den Körper dazu zu bringen, den Eindringling, den Infekt, schnell wieder hinauszuwerfen. Dazu verursacht sie Fieber, so dass man stark zu schwitzen anfängt. Diese Rezeptur ist auch wunderbar bei Kindern anzuwenden, wenn eine Kinderkrankheit oder eine Infektionskrankheit nicht so richtig ausbrechen möchte.

Eine zweite Rezeptur aus dem *Shang han lun* für das **Taiyang-Stadium** ist *Gui Zhi Tang*.

Gui Zhi Tang (Ramuli-Cinnamomi-Dekokt)

GUI ZHI	Ramulus Cinnamomi Cassiae	25,00 %
BAI SHAO YAO	Radix Paeoniae Lactiflorae (albae)	25,00 %
SHENG JIANG	Rhizoma Zingiberis Officinalis Recens	25,00 %
ZHI GAN CAO	Radix Glycyrrhizae Uralensis (grillé au miel)	16,50 %
DA ZAO	Fructus Zizyphi Jujubae	8,50 %

- Der Kaiser dieser Rezeptur sind die **Ramuli Cinnamomi Cassiae**, die Zimt-Ästchen, die wir bei *Ma Huang Tang* schon kennengelernt haben. In dieser Mischung dürfen sie regieren, mit ihrer scharfen, warmen Wirkung die Oberfläche von Wind-Kälte befreien. Dabei erhöhen sie auch die Durchblutung in der Muskulatur und fördern damit den Rauswurf des Eindringlings auch aus der Muskelschicht (denken Sie an den steifen Nacken und all die Verspannungen bei einem grippalen Infekt: Wärme von innen und außen hilft!).

- **Radix Paeoniae Lactiflorae** (chinesisch *BAI SHAO YAO*, deutsch *weiße Pfingstrosenwurzel*) ist nach meiner Erfahrung eines der **Superkräuter der Chinesischen Medizin bei uns im Westen, vor allem bei Kindern**. Die Pfingstrosenwurzel mit ihrem leicht sauren, leicht bitteren Geschmack und mit kühlendem Temperaturverhalten baut das Blut auf, stärkt somit indirekt das Yin, die Substanz, wirkt leberentspannend und krampflösend (und damit bei vielen Zuständen schmerzstillend). Daran, dass in dieser Mischung Paeonia verwendet wird, erkennt man auch, in welchem Zustand der Patient ist, der einer Wind-Kälte-Erkrankung ausgesetzt ist: Ist er stark oder schwach? Und das können Sie wunderbar am Puls unterscheiden, wenn Sie wollen (ansonsten genügt die Tatsache, dass jemand einfach total erschöpft ist, als *Schwächezeichen*): Er ist geschwächt! Die Pfingstrosenwurzel soll ihn kräftigen. Gleichzeitig löst sie die Anspannung in der Muskelschicht, welche mit der Spannung zusätzlich eine Barriere für den Eindringling schaffen möchte. Im Puls schaue ich mir an, ob der Patient mit dem Infekt Kraft hat oder nicht (ansonsten genügt die Tatsache, dass jemand einfach total erschöpft ist, als *Schwächezeichen*). Drückt er mir entgegen, wenn ich hineindrücke?

Ma Huang Tang ist für starke Menschen mit akutem Kälte-Infekt, *Gui Zhi Tang* ist für geschwächte Menschen mit akutem Kälte-Infekt.

In *Gui Zhi Tang* befinden sich *stärkende* und die *Mitte aufbauende Kräuter*! Die Pfingstrose stärkt das Blut (und damit das Yin, nebenbei entkrampft sie die Muskeln und entspannt ein bisschen), die **roten Datteln, Ingwer und Süßholz harmonisieren und stärken die Mitte!** Wir nennen diese drei Kräuter zusammen auch **die drei Diener:**

1. **Rhizoma Zingiberis Officinalis Recens** (chinesisch *SHENG JIANG*, deutsch *frische Ingwerwurzel*) ist ein weiteres **Superkraut der chinesischen Medizin**, über das ich ein ganzes Buch schreiben könnte. Ingwer ist scharf und wirkt an der Oberfläche wärmend, beruhigt und desinfiziert den Magen (bei Lebensmittelvergiftungen), steigert die Verdauungsleistung des Magens enorm (angeblich um den Faktor 1.000), löst Schleim, entgiftet giftige Kräuter wie Pinellia und Arisaema. Sie bekommen ihn auch im Supermarkt ...
2. **Radix Glycyrrhizae Uralensis** (grillé au miel) (chinesisch *ZHI GAN CAO*, deutsch *Süßholzwurzel in Honig geröstet*) haben wir schon als entgiftendes süßes »Überlebenskraut« kennengelernt.
3. **Fructus Zizyphi Jujubae** (chinesisch *DA ZAO*, deutsch *rote Datteln*) schmecken süß, stärken die Milz und das Qi, beruhigen ein bisschen und mildern die kantigen Eigenschaften anderer Kräuter.

Diese **drei Diener** findet man in vielen chinesischen Kräutermischungen, um zu garantieren, dass die Wirkung der Rezeptur harmonisch ist, dass die Kräuter gut verträglich sind und vom Körper garantiert aufgenommen werden. Da wir mit Granulaten arbeiten, also mit getrockneten Kräutern, müssen wir die *frische* Ingwerwurzel selbst dazureiben, bevor wir die Mischung zu uns nehmen.

Auch diese Rezeptur brauchen wir normalerweise nicht, um einen ganz akuten Infekt in den Griff zu bekommen. Aber wir schauen uns das Wirkprinzip der Rezeptur ab: Die Mischung ist **scharf und warm**, um die Kälte zu vertreiben, sie **nährt Blut und Yin**, um den Körper zu kräftigen und damit die Abwehr, das Wei-Qi zu nähren, sie **stärkt und entlastet die Mitte, Milz und Magen**, um den Infekt *verdauen zu können*.

Chinesisch sagen wir, dass all der Schleim, der Ihnen bei einem grippalen Infekt aus der Nase rinnt, der Ihnen die Nebenhöhlen verstopft, der Ihnen den Hals belegt und die Lunge füllt, so dass Sie ihn aushusten müssen, von einer *müden Milz* stammt! Wenn die Mitte so richtig gesund und kraftvoll ist, fließt so viel Qi im Körper und befindet sich so viel Yang, *wärmende Energie*, an der Körperoberfläche, dass Ihnen ein bisschen Kälte von außen nicht einmal in der Gegend des Akupunkturpunktes *Blase 12* etwas anhaben kann!

Wenn Sie dann doch eine Erkältung erwischt, sollten Sie **scharf und warm essen**, wobei eine frische Schärfe, wie eben der frische Ingwer, ideal ist. Frischen Ingwer sollten Sie *nicht schälen*. Sie dürfen ihn putzen, mit der Büste und welchem Werkzeug auch immer, aber lassen Sie die Schale dran, denn wie beim Apfel befinden sich direkt darunter die gesunden Nährstoffe, allen voran hochdosiertes Vitamin C! Wenn Sie dann noch eine richtige Kraftsuppe machen, mit Gemüse, Getreide, Hüsenfrüchten, vielleicht auch Knochen (da ist viel *Niere*, viel Yin und Blut, drin) und etwas Fleisch (die Chinesen sagen: »Die Suppe ist die gesündeste Form, Fleisch zu sich zu nehmen«), dann **nähren Sie Blut und Yin und stärken Milz und Magen.**

Sie können auch *viel Hitze von außen* anwenden, indem Sie heiß baden, indem Sie heiße Wickel um die Brust, den Hals, die Leber (um die Entgiftungs- und Verdauungsleistung der Leber anzukurbeln) machen, sich ins Bett legen und Ruhe geben. Ein **Wickel** funktioniert so: Die Haut (Brustkorb, Hals, Lebergegend) mit einer aufgeschnittenen Zwiebel oder Erkältungssalbe (beispielsweise Wick VapoRub) oder auch ein bisschen Alkohol einreiben. Ein Geschirrtuch in heißes (nicht kochendes) Wasser eintauchen, auswringen und in ein trockenes Handtuch falten, dieses dann auf die Haut auflegen. Eine Decke drüberlegen und am besten im Bett ruhen (ausschwitzen lassen, das dauert meistens eine halbe bis eine Stunde). Danach den Wickel abnehmen, die Haut trocknen, trockene Kleider anziehen und wieder ins Bett legen. Beim Ruhen entlasten Sie die Milz: Denken ist ja ein Verdauungsprozess der Milz.

Wärme können Sie auch anwenden, indem Sie **inhalieren**: Geben Sie kochendes Wasser in einen Topf und **einen Tropfen Thymianöl (Aetheroleum Thymii)** dazu. Den Kopf über den Topf beugen, ein Handtuch über den Kopf legen und für 10 bis 15 Minuten tief inhalieren. Mit Kindern kann man sehr gut und lustig unter einem aufgespannten Regenschirm inhalieren, oder Sie setzen die Kleinen in die Badewanne und geben zwei oder drei Tropfen Thymianöl ins Badewasser. Thymian wirkt stark desinfizierend und schleimlösend für den ganzen Atemtrakt. Damit zu inhalieren hilft wunderbar bei Schmerzen von den Nebenhöhlen absteigend bis in die Lunge und bei Husten. Wenn viel Schleim in der Lunge ist, kann man auch einfach mit **Salzwasser** inhalieren (Salz löst Blockaden und trocknet).

Nach dem Prinzip von *Gui Zhi Tang* können wir auch ein Hausrezept zusammenbrauen, die **Bier-Zwiebel-Suppe**: Für die Schärfe nehmen Sie *Zwiebeln*, die Sie klein hacken, dazu reiben Sie natürlich unsern *Ingwer* hinein und kochen beides in *Bier*, welches gut nährt und das Schwitzen fördert. Bei großer Schwäche können Sie noch *Malzzucker* (Getreidezucker) zufügen.

Sie können die Milz auch noch anders unterstützen: indem Sie **fasten**. Einen einfachen Infekt kann man *aushungern*. Die Theorie dahinter ist, dass die Milz bei einem Infekt wirklich andere Sorgen hat, als auch noch Nahrung zu verarbeiten. Sie muss sich bei einem Infekt vorrangig um ihr »Hauptkind« kümmern, die Lunge mit ihrer Abwehr-Funktion des Wei-Qi, und sollte daher nicht unnötig belastet werden. Die meisten von uns haben so viele Reserven, dass ein paar Tage weniger essen nicht schaden kann. Am besten fastet man bei einem Infekt, indem man mehrmals täglich viel heiße Suppe isst. Sie brauchen bei einem Infekt sowieso vermehrt Flüssigkeit, da Sie durchs Schwitzen viel Flüssigkeit verlieren. Darum sollten Sie auch viel schlafen, denn die Flüssigkeiten sind ein Teil unserer Substanz, unseres Yins, und durch den Schlaf *regeneriert das Yin*, die Niere.

Trinken Sie viel und heiß, idealerweise Ingwertee: ein paar Scheiben frischen Ingwer etwa zehn Minuten kochen lassen und trinken, dies mehrmals über den Tag verteilt. Falls Ihnen das Kochen zu anstrengend ist, geben Sie einfach ein paar Scheiben Ingwer in eine Thermoskanne, gießen kochendes Wasser drauf und schließen die Kanne. Dies trinken Sie über den Tag verteilt, Sie können dann immer wieder heißes Wasser nachgießen. Viel heiß trinken sollten Sie auch speziell beim Fasten, da durch die vermehrte Entgiftung der Leber vermehrt Giftstoffe aus dem Stoffwechsel im Blut herumschwimmen. Wenn Sie viel trinken, werden diese besser über die Niere ausgeschwemmt.

Falls Sie stillende Mutter sind und Ihr Säugling bekommt einen grippalen Infekt, lassen Sie – wie in China – auch den Säugling fasten: Für ein oder zwei Tage pumpen Sie die Milch ab und verwerfen sie und geben Ihrem Säugling in dieser Zeit genügend Reismilch zu trinken. Falls Ihr Baby diesen Nahrungsersatz annimmt, werden Sie sich freuen, wie schnell der Infekt wieder weg ist! (Muttermilch fordert die Milz des Säuglings sehr, was normalerweise bei dem vielen Yang, das die Kleinen haben, kein Problem ist. Bei einem Infekt ist aber auch die kräftigste Milz schnell überfordert und freut sich über die Entlastung, wenn sie die Muttermilch oder auch den westlichen Muttermilchersatz auf Kuhmilchbasis nicht verdauen muss.)

Infekte und allgemeiner Stress bei Kindern

Da wir gerade bei *Gui Zhi Tang* waren, möchte ich eine verwandte Rezeptur erwähnen, die eine der Hauptmischungen für Kinder in der Chinesischen Medizin ist: *Xiao Jian Zhong Tang* (Das kleine die Mitte erbauende Dekokt).

Xiao Jian Zhong Tang (Das kleine die Mitte erbauende Dekokt)

YI TANG	Saccharum Granorum	34,00 %
BAI SHAO YAO	Radix Paeoniae Lactiflorae	25,50 %
GUI ZHI	Ramulus Cinnamomi Cassiae	12,50 %
SHENG JIANG	Rhizoma Zingiberis Officinalis Recens	12,50 %
DA ZAO	Fructus Zizyphi Jujubae	7,00 %
ZHI GAN CAO	Radix Glycyrrhizae Uralensis (grillé au miel)	8,50 %

Wie Sie erkennen können, sind es dieselben Kräuter wie bei *Gui Zhi Tang*, mit Ausnahme des ersten Krauts. **Saccharum Granorum** (chinesisch *YI TANG*, deutsch *Malzzucker*) ist süß, und in dieser Rezeptur wird die Süße als stärkende Kraft für Milz und Magen und Lunge genutzt. Malzzucker als Kaiser zum Aufbauen der Mitte, die Pfingstrosenwurzel zum Aufbauen des Blutes und zum Krampflösen und dann noch die restlichen wärmenden wohlschmeckenden Kräuter zum weiteren Milzaufbau machen diese Mischung ideal für Kinder mit schwacher Milz, mit Bauchschmerzen (durch Kälte), Gedeihstörungen und Schwäche nach chronischen Erkrankungen durch Wind-Kälte.

Ich habe diese Rezeptur nach meinen persönlichen Erfahrungen abgewandelt und möchte damit das Spektrum der Anwendungen erweitern: Es ist die Weidinger-Mischung Nummer 1: »Die Mitte des Kindes«.

W1 Weidinger-Mischung Nummer 1: »Die Mitte des Kindes«

BAI SHAO YAO	Radix Paeoniae Lactiflorae	50,00 %
GUI ZHI	Ramulus Cinnamomi Cassiae	20,00 %
DA ZAO	Fructus Zizyphi Jujubae	20,00 %
ZHI GAN CAO	Radix Glycyrrhizae Tostae	10,00 %

Dosierung: Kinder unter 4 Jahren 2-mal täglich 1 Gramm; Kinder von 4 bis 6 Jahren 2-mal täglich 1,5 Gramm; Kinder von 6 bis 12 Jahren 2-mal täglich 2 Gramm; Erwachsene und Kinder über 12 Jahre 2-mal täglich 3 Gramm (bei Gedeihstörung mit Malzzucker einnehmen)

Wie Sie schon an der Aufteilung erkennen können, ist hier die Wurzel der Pfingstrose, die **Paeonia**, mit 50 Prozent das Kaiserkraut. Erinnern Sie sich an die Funktion dieser so wichtigen Wurzel: Sie entspannt die Leber (beruhigt den *Hun*!), entspannt die Muskulatur und den Geist *Shen*, somit wirkt sie beruhigend (*entspannend*). Sie baut das Blut auf, wirkt dabei leicht kühlend und stärkend, baut somit indirekt das Yin auf und fördert somit die Yin-Zeit, die Nacht.

Die Zimt-Ästchen, **Ramuli Cinnamomi Cassiae**, wärmen, und Wärme entspannt, treiben Kälte aus der Körperoberfläche und Muskulatur aus und schmecken einfach gut (was den *Shen* freut).

Die roten Datteln (**Fructus Jujubae**) und das Süßholz (**Radix Glycyrrhizae Tostae**) kennen wir schon als die Mitte stärkend und die Mitte bzw. den Magen harmonisierend. (»Tostae« bedeutet »getoastet« und meint dasselbe wie oben »Uralensis«: »geröstet«; wenn Sie einmal irritiert sind durch die verschiedenen lateinischen Bezeichnungen einzelner Kräuter, schauen Sie einfach auf den chinesischen Namen: Der ist eindeutiger formuliert.)

Je nachdem, wofür Sie diese Rezeptur verwenden, kann man noch etwas dazugeben: Wenn Sie die Mischung *W1* als Mittel gegen Infekte verwenden, dann reiben Sie noch frischen Ingwer dazu. Verwenden Sie *W1* als Mittel, um die Mitte wieder aufzubauen, weil Ihr Kind nach einem Infekt so erschöpft ist, geben Sie ungefähr noch ein Drittel Malzzucker dazu. Die große Stärke dieser Mischung ist, dass sie eine sanfte Rezeptur für **Leber attackiert die Milz** ist!

Ich bin immer wieder verwundert (und auch entsetzt), wie viel Spannung ich in den Pulsen unserer Kinder finde! Der *Xian mai*, der Bogensehnen- oder saitenförmige Puls, ein langer, sehr gespannter Puls, ist nicht (mehr) nur den erwachsenen Mitgliedern unserer westlichen Gesellschaft vorbehalten, sondern findet sich oft schon bei Kindergartenkindern! Sie erinnern sich vielleicht – in China ist der *Xian mai* primär ein Zeichen von Geisteskrankheit. Und schon unsere Kinder haben einen solchen Puls? Das können sie dann nur von uns haben, von dem Leben, das wir ihnen aufzwingen, mit viel Struktur und »auf die Uhr schauen« und beschäftigt werden und »irgendetwas machen müssen« und »gesund essen müssen« und so weiter. Kinder sollten mit vier Jahren noch keine Hobbys haben müssen. Ihre Hauptaufgabe sollte sein, die Welt spielerisch zu entdecken. Wenn wir ihnen jedoch zu starre Strukturen vorgeben, wird das freie Entdecken und Spielen sehr schwierig. Man sagt, für die Erziehung von Kindern braucht man »ein ganzes Dorf«. Auch das fehlt vielen Kindern in unserer Gesellschaft: im Alltag mit den verschiedenen Menschen und Generationen eines Dorfes zu tun zu haben, um nicht hundertprozentig an den Eltern zu kleben und diese nicht als das Maß aller Dinge zu sehen und zu erleben. Wir Eltern sind nun einmal im Alltag sehr gefordert, und das vermitteln wir unseren Kindern. Sie lernen von uns durch das, was wir ihnen vorleben, durch das, was wir ihnen *nicht sagen*. Wenn unsere Worte nicht mit dem übereinstimmen, was wir leben, nehmen wir unseren Kindern Sicherheit. Natürlich sind unsere Worte wichtig, aber eben auch die »Nicht-Worte«. Und all das spiegelt sich in den gestressten Pulsen von Kleinkindern wider!

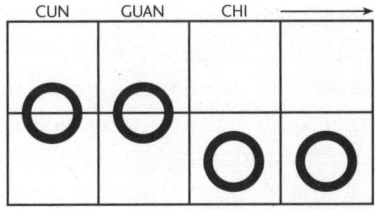

Der *Xian mai* ist ein Zeichen dafür, dass der Stress unseres Lebens bei unseren Kindern ankommt. Und die Zunge zeigt »rote Leberränder« und oft auch eine »rote Herzspitze«:

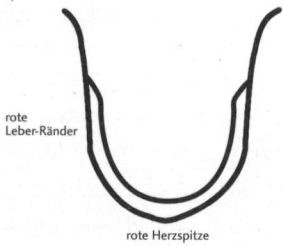

Viele Eltern kommen mit ihren Kindern zu mir, weil die Kinder abends nicht einschlafen können (sie sind vom Tag noch so angespannt, dass sie diese Spannung mit ins Bett nehmen) oder so viele Albträume haben (da kommt dann all das Erlebte und nicht Verarbeitete des Tages heraus) oder in der Nacht ständig aufwachen (meist auch nur »unverdaute Spannung«). Andere Kinder machen noch ins Bett (traditionell chinesisch ist das eine Schwäche der Niere; aus meiner Erfahrung geht es auch hier meistens um Leber-Spannung), oder es geht untertags immer wieder Stuhl oder Harn in die Hose (Leber-Spannung!), oder die Kinder sind ständig angespannt und aggressiv (Leber-Spannung!). Viele Kinder werden dann als *hyperaktiv* klassifiziert, doch aus meiner Erfahrung fehlt ihnen meist einfach die Entspannung von dem stressigen Tag, und am entspannendsten für Kinder ist Bewegung, Bewegung, Bewegung, am besten draußen in der Natur! Fernsehen ist *keine Entspannung*, da die Kinder ja nicht aktiv ihre Energie abarbeiten, sondern sich berieseln lassen und dabei ihren eigenen Zustand nicht mehr wahrnehmen. Sobald der Fernseher aus ist, ist das Kind meist genauso angespannt wie vorher oder sogar noch mehr.

Sie wissen, dass regelmäßige Bewegung die beste Möglichkeit ist, um eine angespannte Leber zu entspannen, um den *Hun* zu besänftigen. Das gilt natürlich vor allem auch für unsere Kinder. Irgendwohin müssen die Kinder ja mit ihrem vielen Yang, das sie haben. Wenn das Yang nicht genutzt wird, um die »Welt zu entdecken«, schaut es sehr schnell wie »hyperaktives Leber-Yang« aus!

Die Rezeptur kann Kindern auch bei Verdauungsproblemen helfen, wie Durchfälle (vor allem die stressabhängigen) und Bauchschmerzen, aber auch Magenschmerzen und Lebensmittelunverträglichkeiten. Alle Beschwerden, die von zu viel Anspannung im Körper verursacht werden (auch Kopfschmerzen, Unkonzentriertheit, Müdigkeit durch Anspannung, Hauterscheinungen wie Neurodermitis, da diese Mischung ja ursprünglich »die Oberfläche befreit hat«), reagieren wunderbar auf die entspannende und harmonisierende Kombination der Pfingstrosenwurzel mit Zimt-Ästchen, roten Datteln und Süßholz!

Als einzige Nebenwirkung kann es sein, dass jemand den Zimt nicht verträgt (er macht zum Beispiel Magendrücken oder Sodbrennen), was oft ein Zeichen von Magen-Hitze ist. Dann wird auf der Zunge im Magen-Areal eine Rötung vorliegen (oder sogar ein Riss, wenn es anlagebedingt ist). Ansonsten können Sie diese Mischung vollkommen unbedenklich bei Kindern und natürlich auch bei Erwachsenen anwenden. Sie können sie auch verwenden, falls Sie selbst Stresssymptome haben. Vor allem wird Sie der Geschmack der Mischung Lügen strafen über all das, was Sie bisher über chinesische Kräuter gehört haben.

Meine Empfehlung lautet: Wenden Sie die Mischung zwei bis vier Wochen lang an (in der Dosierung wie oben angegeben). Meistens nehmen die Kinder sie gerne, solange sie die Kräuter brauchen. Wenn sie nicht mehr wollen, passt es meistens.

Grippale Infekte und echte Grippe

Zurück zu den Infekten: Manche grippalen Infekte fangen gleich mit hohem Fieber, Abneigung gegen Hitze und dem Bedürfnis, sich zu kühlen, an. Es handelt sich also um den Angriff von **Wind-Hitze**, wie zum Beispiel bei der **echten Grippe** oder bei verschiedenen Kinderkrankheiten. Vor allem bei Kindern, die eine sehr starke Abwehr haben, kann ein Angriff von Wind-Kälte innerhalb von Stunden in **Hitze** umgewandelt werden. Wind-Hitze klassifizieren wir nun nach **Wen bing**, den Wärme-Erkrankungen. Dazu die wichtigsten Rezepturen des **Wen bing bei Wind-Hitze im Wei Fen** (dem oberflächlichsten Stadium):

- Weidinger-Mischung Nummer 2: »Grippaler Infekt und echte Grippe«
- Weidinger-Mischung Nummer 3: »Husten und Halsschmerz«

W2 Weidinger-Mischung Nummer 2: »Grippaler Infekt und echte Grippe«
(*Yin Qiao San*, Lonicera-Forsythia-Pulver)

JIN YIN HUA	Flos Lonicerae Japonicae	16,50 %
LIAN QIAO	Fructus Forsythiae Suspensae	16,50 %
JIE GENG	Radix Platycodi Grandiflori	10,00 %
NIU BANG ZI	Fructus Arctii Lappae	10,00 %
BO HE	Herba Menthae Haplocalycis	10,00 %

DAN DOU CHI	Semen Sojae Praeparatum	8,00 %
JING JIE	Herba seu Flos Schizonepetae Tenuifoliae	6,50 %
DAN ZHU YE	Herba Lophatheri Gracilis	6,50 %
LU GEN	Rhizoma Phragmitis Communis	8,00 %
GAN CAO	Radix Glycyrrhizae Uralensis	8,00 %

Dosierung und Anwendung: 2- bis 3-mal täglich 3 Gramm; bei einem grippalen Infekt und der echten Grippe so früh wie möglich nehmen (auch schon bei der Ahnung, dass man am nächsten Tag krank sein könnte) und so lange, bis der Infekt abgeklungen ist.

Sie werden sich vielleicht wundern, warum ich diese Rezeptur bei *jedem* grippalen Infekt empfehle, wo doch der banale grippale Infekt eine Invasion von Wind-Kälte anzeigt. Das liegt zum einen an der Wirkung einzelner Kräuter: Wir wissen, dass die ersten zwei Kräuter, Lonicera und Forsythiae, **antiviral** wirken. Dabei bekämpfen die zwei Kaiserkräuter nachweislich Viren des grippalen Infektes und der echten Grippe. Zum anderen reagieren wir westlichen Menschen viel schwächer und meist viel zu spät auf den Angriff von Wind-Kälte, so dass wir die Symptome oft erst wahrnehmen, wenn die Kälte schon in Hitze umgewandelt ist – und dann hilft eine kühlende Rezeptur des *Wen bing*. Viele Menschen berichten, dass sie bei Infekten eigentlich nie Fieber bekommen, und das spricht für eine schlechte Immunlage, da der Hauptzweck des *Zheng-Qi*, des aufrechten Qi, darin besteht, schnell und stark zu reagieren, um zu vermeiden, dass Wind-Kälte und Wind-Hitze tiefer in den Körper eindringen. Reagiert der Körper nicht effektiv und schnell (mit Fieber und starkem Schwitzen), dringt der Angreifer viel zu tief in den Körper ein, und es dauert dann ewig, ihn dort wieder herauszubekommen. Das berichten mir immer mehr Menschen: Sie verkühlen sich, nicht schlimm, haben Schnupfen, ein bisschen Halsschmerzen, ein bisschen Husten und nur ganz leichtes Fieber, *aber dann* zieht sich das Ganze über viele Wochen. Und auch nachdem die Symptome des Infektes abgeklungen sind, sind sie oft noch weitere ein bis zwei Monate total erschöpft. In diesen Spätstadien sind die Milz und die Niere gefordert, den Infekt zu verdauen und den Körper wieder aufzubauen. Da bringt diese Mischung gar nichts mehr (wenn der Angreifer einmal zu tief im Körper drinsteckt, kann ich ihn nicht mehr hinauswerfen, sondern muss zunächst das Innere stärken). Aber im frühestmöglichen Stadium eines Infektes kann ich den Körper gut und einfach mit dieser Rezeptur unterstützen, so dass der Infekt sehr schnell wieder abklingt. Fast alle meiner Patienten haben diese und die nächste Weidinger-Mischung immer zu Hause, so können sie sie so früh wie möglich nehmen! Die Mischung ist auch ein wunderbares Geschenk für Menschen, die ständig verkühlt sind. Sie ist ungefährlich und unbedenklich in der Anwendung.

- **Flos Lonicerae Japonicae** (chinesisch *JIN YIN HUA*, deutsch *japanische Geißblattblüten*) ist süß und kalt und klärt Hitze nicht nur an der Oberfläche, sondern im gesamten inneren Körper (vom *Wen bing* her gesehen nicht nur in der Wei-Qi-Schicht, sondern auch in der Ying- und der Xue-Schicht!). Westlich gesprochen und belegbar wirkt die Geißblattblüte *antibiotisch* (wie ein pflanzliches Antibiotikum gegen verschiedenste Keime), *antiviral* (gegen Viren) und *entzündungshemmend*. Neben-

bei senkt es den Cholesterinspiegel und regt die Verdauung an.
- **Fructus Forsythiae Suspensae** (chinesisch *LIAN QIAO*, deutsch *Forsythienfrucht, Goldglöckenfrucht*) ist bitter und kalt und klärt Hitze. Die Forsythie wirkt ähnlich wie die Lonicera und wird auch meist gemeinsam mit ihr verordnet (bei Kindern lässt man eher die Forsythie weg, da sie bitter schmeckt).
- **Radix Platycodi Grandiflori** (chinesisch *JIE GENG*, deutsch *Ballonblumenwurzel*) ist scharf und bitter und als solches bewegt sie das Lungen-Qi, desinfiziert und löst den Schleim.
- **Fructus Arctii Lappae** (chinesisch *NIU BANG ZI*, deutsch *Klettenfrucht*) ist ebenfalls scharf und bitter und wirkt ähnlich wie Platycodon.
- **Herba Menthae Haplocalycis** (chinesisch *BO HE*, deutsch *chinesisches Ackerminzkraut*) ist scharf und kühl und unterstützt die zwei Kaiser beim Kühlen der Oberfläche.
- **Semen Sojae Praeparatum** (chinesisch *DAN DOU CHI*, deutsch *zubereitete Soja-Samen*) kühlt die Oberfläche zusammen mit der Minze.
- **Herba seu Flos Schizonepetae Tenuifoliae** (chinesisch *JING JIE*, deutsch *Katzenminze*) ist scharf, leicht bitter und warm und leitet Wind aus, vor allem aus der Körperoberfläche (darum verwendet man es auch zusammen mit BO HE und FANG FENG bei *Juckreiz der Haut*). Dieses Kraut erinnert uns daran, dass ein grippaler Infekt eigentlich mit einem Ausschlag einhergeht! Es ist ein Zeichen unserer geschwächten Reaktion auf Infekte, dass wir keinen Ausschlag mehr bekommen (wie es bei den Kinderkrankheiten noch üblich ist). Ausschlag bedeutet, dass die Hitze an der Oberfläche gebunden wird.

- **Herba Lophatheri Gracilis** (chinesisch *DAN ZHU YE*, deutsch *grazile Bambusblätter*) ist süß und kühl, klärt Hitze, lindert Durst und bildet Körpersäfte.
- **Rhizoma Phragmitis Communis** (chinesisch *LU GEN*, bei Dekokten verweden wir *XIAN LU GEN*, *XIAN* heißt *frisch*; deutsch *Schilfrohrwurzelstock*) ist kühl und süß, kühlt die Lunge und bildet Körpersäfte (befeuchtet die Lunge).
- **Radix Glycyrrhizae Uralensis** (chinesisch *GAN CAO*, deutsch *Süßholzwurzel*): In diesem Fall verwenden wir nicht die geröstete, sondern die nicht verarbeitete Wurzel, da sie so weniger warm ist (wir wollen ja primär kühlen) und stärker entgiftet, was gut ist, wenn so viele verschiedene Kräuter in einer Rezeptur vorkommen.

Diese Mischung ist ein wunderbares Beispiel für die geniale Konstruktion einer klassischen chinesischen Kräutermischung. Die zwei Kaiserkräuter Lonicera und Forsythiae machen die Hauptwirkung, die anderen Kräuter unterstützen die Hauptwirkung, behandeln noch weitere Symptome der Erkrankung (wie Hautausschlag und Durst) und sichern die Verträglichkeit und machen die Mischung besser verdaulich.

Als Hauptzeichen der Hitze finden wir einen **schnellen oberflächlichen Puls** und eine rote Zungenspitze (das bedeutet: Hitze *oben*, und oben ist die Lunge! Sie wissen, die chinesische Lunge *beginnt in den Bronchien und hört bei der Nasenspitze auf*). Der Zungenbelag ist dünn (es ist noch nicht viel Zeit vergangen, um ihn dick zu machen), weißlich bis gelb.

Neben der klassischen Anwendung dieser Mischung bei Infekten des Atmungstraktes (in China behandelt man damit vom leichten Schnupfen bis hin zur Bronchitis und Lungenentzündung alles), wirkt *Yin Qiao San* auch wunderbar bei den Symptomen einer **akuten Allergie vom Typ I**. Das sind jene Allergien, die mit voller, verstopfer Nase, tränenden Augen und auch Ausschlägen einhergehen, also vor allem **Pollen-, Gräser-, Hausstaub- und Tierhaarallergien**. Puls und Zunge werden genauso aussehen wie oben bei der Grippe beschrieben. Bei der Allergie reagiert der Körper also so, *als würde er von Wind-Hitze angegriffen werden*. Er reagiert unangemessen heftig auf den Wind (wo die Allergene ja drin sind).

Grippale Infekte mit Halsbeschwerden

Kommen bei der **Allergie mehr Lungenbeschwerden** dazu wie Atemnot, Husten, Druck hinter dem Brustbein und Engegefühl im Brustkorb, dann passt besser die folgende Rezeptur des **Wen bing (bei Wind-Hitze im Wei-Stadium)**: Weidinger-Mischung Nummer 3: »Husten und Halsschmerz«.

W3 Weidinger-Mischung Nummer 3: »Husten und Halsschmerz« (*Sang Ju Yin*, Folium-Mori-Chrysanthemum-Dekokt)

SANG YE	Folium Mori Albae	20,00 %
JU HUA	Flos Chrysanthemi Morifolii	8,00 %
LIAN QIAO	Fructus Forsythiae Suspensae	12,00 %
XING REN	Semen Pruni Armeniacae	16,00 %

LU GEN	Rhizoma Phragmitis Communis	16,00 %
JIE GENG	Radix Platycodi Grandiflori	16,00 %
BO HE	Herba Menthae Haplocalycis	6,00 %
GAN CAO	Radix Glycyrrhizae Uralensis	6,00 %

Dosierung und Anwendung: 2- bis 3-mal täglich 3 Gramm; bei einem grippalen Infekt mit Husten und/oder Halsschmerzen so lange nehmen, bis der Infekt abgeklungen ist.

Ich empfehle, die **Mischung W2** für den Infekt des Atmungstraktes so früh wie möglich zu nehmen und die **Mischung W3** dann zu nehmen, wenn man zu spät dran ist (der Infekt ist schon voll ausgebrochen) oder wenn der Infekt als Erstes im Hals oder in der Lunge sitzt, also mit Halsschmerzen oder Husten beginnt. Dann weiß ich, dass **Wind-Hitze** (oder **Wind-Kälte**, wenn diese bereits in Hitze umgewandelt ist) bis zur Lunge vorgedrungen ist. Diese muss ich vermehrt stärken, und nicht *nur* über die Oberfläche vertreiben, wie in der Mischung W2.

- **Folium Mori Albae** (chinesisch *SANG YE*, deutsch *Maulbeerblatt*) ist süß, leicht bitter, kühlt und senkt ab. **Husten** nennen wir chinesisch *rebellierendes Lungen-Qi*: Normalerweise steigt das Lungen-Qi ab, doch wenn es rebelliert, steigt es auf (Sie husten). Wir brauchen ein Kraut, das absenkt und kühlt, und da ist SANG YE perfekt. SANG YE vertreibt auch Wind, kühlt die Augen und ist somit perfekt bei Allergien mit Augenbeteiligung.

- **Flos Chrysanthemi Morifolii** (chinesisch *JU HUA*, deutsch *Chrysanthemenblüten*) ist süß, leicht bitter und leicht kühl und unser Hauptkraut, um die Augen und den oberen Erwärmer von Wind zu befreien. Wir verwenden JU HUA bei allen Wind-Problemen des oberen Erwärmers, wie Juckreiz der Haut, Kopfschmerzen, Schwindel und verschiedenste Sehstörungen. Die Maulbeerblätter und die Chrysanthemenblüten sind die Kaiser dieser Mischung. Sie kümmern sich um die Kühlung und Beruhigung der Oberflächen.
- **Fructus Forsythiae Suspensae** (chinesisch *LIAN QIAO*, deutsch *Forsythienfrucht, Goldglöckenfrucht*) ist bitter und kalt und klärt Hitze. Wir kennen sie schon: Sie geht Bakterien und Viren an, hemmt die Entzündung (chinesisch: *klärt Hitze*) und kühlt. In dieser Mischung kommt ihr bitterer Geschmack kaum heraus, so dass auch Kinder sie sehr gerne trinken!
- **Semen Pruni Armeniacae** (chinesisch *XING REN*, deutsch *bittere oder armenische Aprikosensamen*) schmeckt bitter, wärmt und wirkt wie der Akupunkturpunkt *Lunge 7*: hustenstillend, atmungserleichternd und treibt den Angreifer auch über den Dickdarm hinaus (damit wirken diese Samen gegen Verstopfung). Sie haben sie schon bei der Rezeptur *Ma Huang Tang* kennengelernt.
- **Rhizoma Phragmitis Communis** (chinesisch *LU GEN*, deutsch *Schilfrohrwurzelstock*) ist kühl und süß, kühlt die Lunge und bildet Körpersäfte (befeuchtet die Lunge), vermindert den Durst.
- **Radix Platycodi Grandiflori** (chinesisch *JIE GENG*, deutsch *Ballonblumenwurzel*) ist scharf und bitter und als solches bewegt sie das Lungen-Qi, desinfiziert und löst den Schleim.
- **Herba Menthae Haplocalycis** (chinesisch *BO HE*, deutsch *chinesisches Ackerminzkraut*) ist scharf und kühl

und unterstützt die zwei Kaiser beim Kühlen der Oberfläche.
- **Radix Glycyrrhizae Uralensis** (chinesisch *GAN CAO*, deutsch *Süßholzwurzel*): Wie oben beschrieben, verwenden wir die nicht verarbeitete Wurzel, da sie so weniger warm ist und stärker entgiftet.

Wie Sie sehen, haben die Mischungen W2 und W3 einige Kräuter gemeinsam. Sie können beide auch Kindern geben, wie gesagt, ist vor allem die Mischung W3 bei Kindern sehr beliebt. Sie müssen nur die Dosis anpassen: Kinder unter 4 Jahren 2- bis 3-mal täglich 1 Gramm; Kinder von 4 bis 6 Jahren 2-mal täglich 1,5 Gramm; Kinder von 6 bis 12 Jahren 2-mal täglich 2 Gramm; Erwachsene und Kinder über 12 Jahre 2-mal täglich 3 Gramm.

Bei der Dosis können Sie aber nichts falsch machen. Im schlimmsten Fall könnte bei deutlicher Überdosierung einmal ein Durchfall auftreten, den man aber auch therapeutisch als *Teil der Hitzeausleitung* deuten kann.

Wichtig ist, dass Sie sich bei allen Infekten, die nicht innerhalb von zwei bis drei Tagen deutlich besser geworden sind, an Ihren Hausarzt oder an den Kinderarzt wenden! Bei schneller Verschlechterung auch viel früher oder sofort!

Nehmen Sie diese Warnung bitte ernst! In der Zeit, als ich im Preyer'schen Kinderspital in der Ambulanz gearbeitet habe, konnte ich fast immer ohne Antibiotika oder »stärkere« Schulmedizin auskommen. Die Voraussetzung aber war, dass die Eltern mit ihrem Kind *täglich zur Kontrolle erschienen sind*. Wenn ich mir täglich die Lunge anhörte, um zu schauen, ob sich nicht eine Lungenentzündung oder eine Verschlechterung der Bronchitis ergeben hat, konnte ich achtsam und niedrig dosiert mit westlichen Medikamenten umgehen. In vielen Arztpraxen ist es aus organisatorischen und sich aus dem System ergebenden Gründen nicht möglich, täglich zu kontrollieren, daher sind die Ärzte gezwungen, aus Sicherheitsgründen stärkere westliche Medikamente zu verwenden. Das oberste Ziel ist Ihre Gesundheit und die Gesundheit unserer Kinder! Also seien Sie bitte nicht fahrlässig. Wenn es einfach nicht besser wird, kann ein ganz lästiger Keim dahinterstecken, und da braucht man weiterführende Untersuchungen (Blutuntersuchung, Röntgenbild der Lunge etc.), um ja keine Therapie zu versäumen. Viele meiner Patienten empfinden es als persönliche Niederlage, wenn sie doch einmal ein schulmedizinisches Medikament, ein Antibiotikum, einen Asthmaspray oder Cortison brauchen. Sehen Sie es bitte nicht so! *Der Zweck heiligt die Mittel,* und der Zweck ist Ihre Gesundheit! Die Stärke der Chinesischen Medizin kommt ja dann in der Prävention zum Tragen (siehe später), wenn es darum geht zu vermeiden, dass Sie wieder erkranken, den Körper und das Immunsystem zu kräftigen.

Es folgt eine wichtige Mischung für eine **verstopfte Nase** (sowohl bei Infektionen als auch bei Allergien), vor allem wenn sich die **Infektion in die Nebenhöhlen** setzt und dort Oberkiefer- und Stirnkopfschmerzen verursacht: *Cang Er Zi San.*

Cang Er Zi San

CANG ER ZI	Fructus Xanthii Sibirici	14,00 %
XIN YI HUA	Flos Magnoliae	28,00 %
BAI ZHI	Radix Angelicae Dahuricae	55,50 %
BO HE	Herba Menthae Haplocalycis	2,50 %

Dosierung: 2- bis 3-mal täglich 3 Gramm

Da CANG ER ZI **rezeptpflichtig** ist, kann ich Ihnen diese Mischung nicht als allgemein erhältliche Rezeptur verschreiben. Wenn Sie jedoch immer wieder an Nebenhöhlenentzündungen leiden, bitten Sie Ihren behandelnden Arzt, Ihnen diese Mischung zu verordnen. Sie schmeckt furchtbar grauslich, ist aber sehr effektiv und aus meiner Erfahrung auch vollkommen unbedenklich für Erwachsene (Kinder bekommen sie eh nicht hinunter). **Schwangere dürfen diese Mischung wegen der leichten Giftigkeit von CANG ER ZI nicht verwenden!**

Bei dieser Mischung achten wir nur sekundär auf Puls und Zunge. Im Vordergrund steht, dass Nase und Nasennebenhöhlen verstopft sind, sowohl akut als auch chronisch. Die Mischung ist auch effektiv bei *nässenden Ausschlägen*, vor allem im oberen Bereich des Körpers.

- **Fructus Xanthii Sibirici** (chinesisch *CANG ER ZI*, deutsch *sibirische Spitzkletterfrucht*) ist bitter, süß und warm und leitet Wind-Kälte, Feuchtigkeit, Schleim und Wind-Feuchtigkeit aus der Nase aus. Es ist *das Kraut der Nase*. Die in den Früchten enthaltenen Alkaloide können bei *deutlicher Überdosierung* (mindestens 30 Früchte roh und unverarbeitet gegessen) die Leber und die Niere belasten und Erbrechen, Bauchschmerzen, Benommenheit bis hin zur Lethargie verursachen.

Wir kommen auch sehr gut ohne diese Früchte aus, das ist die Weidinger-Mischung Nummer 4. Die Grauslichkeit der Mischung bleibt jedoch gleich (dafür ist sie vollkommen ungiftig!).

W4 Weidinger-Mischung Nummer 4: »Nasen-Putzer«
(modifiziertes Cang Er Zi San)

XIN YI HUA	Flos Magnoliae	28,00 %
BAI ZHI	Radix Angelicae Dahuricae	55,50 %
BEI SHA SHEN	Radix Gleniae	14,00 %
BO HE	Herba Menthae Haplocalycis	2,50 %

Dosierung: 2- bis 3-mal täglich 3 Gramm

- **Flos Magnoliae** (chinesisch *XIN YI HUA*, deutsch *Magnolienblüte*) ist scharf und warm, vertreibt Wind-Feuchtigkeit und Wind-Kälte, vor allem aus der Nase, löst eine verstopfte Nase. Sie ist der Kaiser in dieser Rezeptur.
- **Radix Angelicae Dahuricae** (chinesisch *BAI ZHI*, deutsch *Engelwurz-Wurzel*) ist scharf und warm und hat eine stark ausleitende Wirkung für Blockaden in Nase, Nasennebenhöhlen und Gesichtsbereich. So wird diese Angelica Dahurica des *Shang han lun* (im Gegensatz zu der blutaufbauenden Angelica Sinensis, siehe später) auch bei Lähmung des Gesichtsnervs (Fazialisparese) und »dickem Kopf« verwendet.
- **Radix Gleniae** (chinesisch *BEI SHA SHEN*, deutsch *Glehnia-Wurzel*) ist süß und kühl und baut das Yin der Lunge auf. Aus meiner Erfahrung tritt die chronisch verstopfte Nase vor allem bei Trockenheit in der Nase auf, so dass die Schleimhäute leicht gereizt sind. Schon dass die Nase chronisch verstopft ist, belastet die Schleimhäute und damit das Yin der Lunge. BEI SHA SHEN befeuchtet die Schleimhaut der Lunge und damit auch der Nase und vertreibt Schleim.
- **Herba Menthae Haplocalycis** (chinesisch *BO HE*, deutsch *chinesisches Ackerminzkraut*) ist scharf und kühl

und klärt Augen und Kopf. Es unterstützt als Minister die Hauptwirkung des Kaisers, der Magnolienblüte.

Als begleitende Maßnahme sollte man bei **akuter** Nasennebenhöhlenentzündung und *voller* Nase **Spülungen mit Salzwasser** machen. Das Salzwasser räumt den Dreck aus der Nase, trocknet aber die Nasenschleimhäute aus. Daher ist es sinnvoll, nach einer Salzwasser-Spülung mit dem **Ölziehen** die Schleimhäute wieder zu befeuchten. Dafür besorgen Sie sich ein leeres Fläschchen für Nasentropfen (bekommt man in der Apotheke) und füllen es mit Sesamöl. Dann träufeln Sie das Sesamöl in ein Nasenloch, halten das andere Nasenloch zu und ziehen das Öl auf. Dabei beugen Sie den Kopf nach hinten und lassen das Öl hinten in den Rachen rinnen. So können Sie es dann ausspucken.

Bei **chronisch** verstopfter Nase und vollen Nebenhöhlen empfielt es sich, 1- bis 2-mal täglich Öl zu ziehen. Salzwasser-Spülungen sind hier nicht sinnvoll, da bei chronischer Entzündung die Schleimhäute sowieso schon ausgetrocknet sind und diese Spülung die Trockenheit verstärkt.

Sowohl bei der akuten als auch bei der chronischen Form kann Wärme hilfreich sein, zum Beispiel können Sie den Bereich mit einer Infrarot-Lampe bestrahlen, oder Sie machen einen heißen Gesichtswickel.

W5 Weidinger-Mischung Nummer 5: »Starke Hals-Lungen-Mischung«

SHE GAN	Radix Belamcandae	25,00 %
CHUAN XIN LIAN	Herba Andrographitis	13,00 %
XUAN SHEN	Radix Scrophulariae	13,00 %

BAN LAN GEN	Radix Isatidis	10,00 %
JIE GENG	Radix Platycodi Grandiflori	10,00 %
SANG BAI PI	Cortex Mori Radicis	10,00 %
MAI MEN DONG	Tuber Ophiopogonis Japonici	10,00 %
SHA REN	Fructus Amomi	6,00 %
GAN CAO	Radix Glycyrrhizae	3,00 %

Dosierung: 2- bis 4-mal täglich 3 Gramm mit reichlich frischem Ingwer

Diese Mischung ist eine Erfahrungsrezeptur aus meiner Praxis, sie ist **sehr stark.** Ihre Wirkung ist mit der eines Antibiotikums vergleichbar, aber ohne Nebenwirkungen. Erinnern Sie sich an den Ausspruch: »**Die besten Kräuter sind die, die schwach wirken, denn sie bringen den Körper nicht aus dem Gleichgewicht!**« Nehmen Sie diese Mischung daher mit Bedacht und nur so lange der Hals weh tut. Sie funktioniert auch als starke Mischung für die Lunge: bei **Bronchitis** und sogar bei einer leichten Form einer Lungenentzündung (**Pneumonie**, die natürlich in die Hand eines erfahrenen Arztes gehört!). Bei leichteren Formen des Infekts genügen auf jeden Fall die Mischungen *W2* und *W3*.

Anwendungsgebiete sind **akute und chronische Halsschmerzen, Halsempfindlichkeit (Rachen und Kehlkopf inklusive Stimme)** und wenn sich ein grippaler Infekt immer gleich im Hals äußert. Auch die **Angina**, die eitrigen Rachenmandeln, können mit dieser Rezeptur effektiv behandelt werden. Wenn sich die Beschwerden jedoch innerhalb von ein bis zwei Tagen nicht bessern, sollten Sie Ihren

Hausarzt konsultieren. Entwickelt habe ich diese Rezeptur primär für Menschen, die ständig Antibiotika bekommen, weil der Hals ständig gerötet und entzündet ist. Ihnen hilft das Antibiotikum oft gar nicht mehr. Falls Sie immer wieder unter solchen Halsschmerzen leiden, nehmen Sie diese Mischung, solange der Hals weh tut. Sobald die Halsschmerzen vorbei sind, **nehmen Sie bitte für mindestens ein bis zwei Monate eine immunstärkende, aufbauende Mischung.**

Diese starke Halsmischung möchte ich vor allem den Kollegen in die Hand legen, die nicht regelmäßig mit TCM-Kräutern arbeiten: Nutzen Sie sie! Ich bin mir sicher, dass Sie damit mindestens 60 Prozent Antibiotika für respiratorische Infekte einsparen können (natürlich auch bei Verwendung der anderen Mischungen)!

- Der Kaiser dieser Mischung ist **Radix Belamcandae** (chinesisch *SHE GAN*, deutsch *Leopardenblumenwurzelstock*). Diese Wurzel ist bitter und kalt und gilt als das **Superkraut für den Hals**. Sie eliminiert Hitze, Toxine (westlich gesprochen wirkt sie *antiviral*) und Schleim aus der Lunge und vor allem aus dem Rachenbereich. Ich gebe SHE GAN auch als Zusatz zu Mischungen für Menschen, die regelmäßig viel mit ihrer Stimme arbeiten, wie Lehrer und Sänger.

- **Herba Andrographis** (chinesisch CHUAN XIN LIAN, deutsch *Andrographis-Kraut*) ist bitter und kalt und gilt als *das* Pflanzen-Antibiotikum. Es ist eines der am häufigsten angewandten chinesischen Kräuter, um Hitze und Toxine zu eliminieren. Andrographis hat ein breites Anwendungsspektrum durch seine **antibiotische (bakterientötende), entzündungshemmende, immunstärkende (erhöht die Zahl der aktiven weißen Blutkörperchen), leberschützende und blutdrucksenkende Wirkung**. Im Prinzip kann man mit Andrographis alle

Infektionen der Lunge (von den Bronchien bis zur Nasenspitze) und der Haut (wie Ekzeme und Karbunkel) behandeln. Da sie von ihrer Natur her sehr kalt ist, sollte sie nicht über längere Zeit angewandt werden, denn sie kann den Magen schädigen. **Andrographis ist in der Schwangerschaft verboten**, da es in seltenen Fällen zu einem Abortus kommen kann (Andrographis wirk ausleitend).

- **Radix Scrophulariae** (chinesisch *XUAN SHEN*, deutsch *Ningpo Braunwurz-Wurzel*) ist bitter, süß, salzig und kalt. Sie leitet Hitze aus und nährt das Yin und befeuchtet, so dass sie dem trocknenden Effekt von Hitze entgegenwirkt. Nach dem *Wen bing* ist sie das Kraut für Hitze in den tiefen Schichten (Ying- und Xue-Schicht). Scrophularia ist **der chinesische Knotenauflöser** (durch seinen salzigen Geschmack). Wie der botanische Name sagt, löst diese Wurzel »Scrophulae« (das sind die entzündlichen Knoten, die bei Tuberkulose entstehen) auf und wird vor allem bei durch Schleim entstandenen entzündlichen Knoten (wie Furunkel, Karbunkel, Geschwüre der Haut) angewandt. In dieser Mischung wirkt sie zusammen mit JIE GENG gegen den trockenen wunden Hals.
- **Radix Isatidis** (chinesisch *BAN LAN GEN*, deutsch *Färberwaidwurzel*) ist bitter und kalt, klärt Hitze und entfernt Toxine sowohl von der Oberfläche als auch aus dem Inneren des Körpers (nach dem *Wen bing* entfernt es Hitze aus der Qi- und Xue-Schicht). Westlich gedacht wirkt BAN LAN GEN antibiotisch und antiviral gegen Herpes-Viren, immunstärkend und leicht thrombozytenhemmend (wirkt ähnlich wie Acetylsalizylsäure).
- **Radix Platycodi Grandiflori** (chinesisch *JIE GENG*, deutsch *Ballonblumenwurzel*) ist scharf und bitter, und

als solches bewegt sie das Lungen-Qi, desinfiziert und löst den Schleim.
- **Cortex Mori Radicis** (chinesisch *SANG BAI PI*, deutsch *Maulbeerwurzelrinde*) ist süß und kalt, führt andere Kräuter zur Lunge, besänftigt Husten und Atemnot durch Lungen-Hitze, vor allem bei Fülle-Hitze mit reichlich gelbem Auswurf. Westlich gesprochen wirkt diese Rinde antibiotisch, fiebersenkend, entspannend, schmerzstillend und blutdrucksenkend.
- Da chronische und immer wiederkehrende Hitze das Yin und die Körperflüssigkeiten schädigt, ist in der Rezeptur noch **Tuber Ophiopogonis Japonici** (chinesisch *MAI MEN DONG*, deutsch *Schlangenbartwurzel*) enthalten. Es ist süß, bildet Säfte und kühlt, baut das Lungen-Yin auf und findet vorwiegend bei trockenem chronischem Husten sowie bei chronischer Verstopfung durch Trockenheit und Yin-Mangel Verwendung.
- **Fructus Amomi** (chinesisch *SHA REN*, deutsch *Sharen-Kardamom-Frucht*) ist scharf und warm, harmonisiert die Mitte und befreit von Feuchtigkeit. In dieser Mischung verwende ich SHA REN, um die vielen kalten Kräuter zu wärmen und damit verdaulicher zu machen.
- **Radix Glycyrrhizae Uralensis** (chinesisch *GAN CAO*, deutsch *Süßholzwurzel*) harmonisiert die Rezeptur.

Bei der Einnahme dieser Mischung sollte man auf keinen Fall den **frisch geriebenen Ingwer** vergessen: Geben Sie ausreichend davon dazu! Dieser ist wichtig, um den Magen vor all den kalten Kräutern zu schützen und die Milz bei deren Verdauung zu unterstützen.

Immer wiederkehrende Infekte

Infekte, die immer wiederkehren, verursachen Hitze in verschiedenen Schichten des Körpers. Je chronischer eine Infektionskrankheit auftritt, desto mehr wird sie im Körper Hitze verursachen, welche die Körpersäfte verbraucht und austrocknet und damit das **Yin** schädigt. Die Infekte, die wir bisher besprochen haben, toben sich alle in der Lunge, irgendwo zwischen Bronchien und Nasenspitze, aus und belasten damit primär das Lungen-Yin. An Puls und Zunge erkennen wir, wie lange ein Infekt schon besteht und wie tief der Schaden ist, den er dem Körper bislang zugefügt hat. Die **Dicke des Zungenbelags** ist ein Zeichen dafür, wie tief der pathogene Faktor schon in den Körper eingedrungen ist. Ist er dünn (weißlich für Kälte, gelblich für Hitze), wissen wir, dass wir noch am Anfang einer Infektion sind. Wird er dicker, dringt der pathogene Faktor tiefer in den Körper ein. Dabei wandelt sich die anfängliche Kälte in Hitze um (dicker gelber Belag). Die Lokalisation des dicken Belages sagt mir, wo der Angreifer im Körper gelandet ist. Wird der Zungenbelag wieder dünner, wissen wir, der Körper kann den *Infekt verdauen*, und die Krankheit wird verschwinden. Bei den **chronischen Infekten** (ein Infekt, der den Körper bisher einfach nicht verlassen hat) kann der Zungenbelag an manchen Stellen der Zunge fehlen als Zeichen dafür, dass dort die Flüssigkeiten zur Kühlung der Hitze im Körper bereits alle verbraucht sind. Außerdem findet man am **Zungenkörper** an verschiedenen Stellen, zumeist im Herz-Lungen-Areal, rote Flecken oder rote Punkte (als Zeichen der übriggebliebenen Infektion). Und besteht der Infekt *noch länger* oder bestand bereits eine Vorschädigung im Körper, so dass der Körper sich von vornherein nicht gut gegen den Angreifer wehren konnte, sieht man an verschiedenen Stellen der Zunge **Risse**. Hervorzuheben ist die **Lun-**

gen-Yin-Schädigung bei den chronischen Infekten, wobei sich direkt das Abwehrorgan, die Lunge mit ihrem Wei-Qi, erschöpft zeigt.

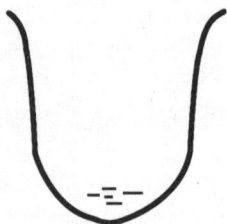

Im Puls erkennt man das Fortschreiten des Infektes von außen nach innen durch das Verlagern des Pulses auch von außen nach innen. Der anfängliche große kräftige Puls (*Hong mai*) wird bei länger bestehender Erkrankung schwächer und feiner und tiefer. Dabei kann er auch einmal **schlüpfrig** sein (der *Hua mai* als Zeichen von Schleim und Feuchtigkeit) und je nach Hitze **mehr oder weniger schnell**. Der typische Puls bei Personen, die immer wieder Infekte bekommen, wird ein eher müder, feiner Puls sein, der je nach Menge des Yangs eher oberflächlich (mehr Yang) oder tief (weniger Yang) liegt.

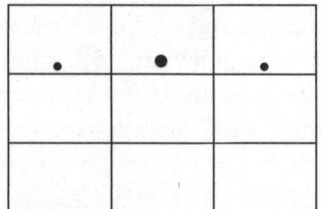
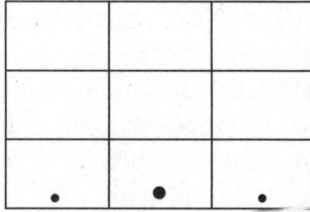

Am Anfang eines Angriffs ist die Cun-Position noch voll aktiv und der Puls oberflächlich. Bei zunehmender Schwächung des **Wei-Qi** sinkt der Puls in der Cun-Position in die Tiefe und wird nur schwach und kraftlos zu tasten sein.

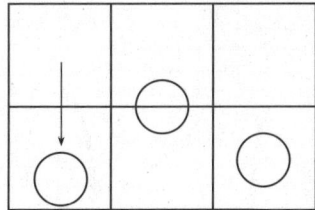

Bei ausgeprägtem Lungen-Yin-Mangel (nach Jahren immer wiederkehrender Lungenbelastung) kann man in der CUN-Position auch einen typischen Yin-Mangel-Puls finden: Das Yin hält in der Tiefe nicht, das Yang schießt nach oben. **Das Ergebnis ist ein kraftloser oberflächlicher Puls in der CUN-Position.**

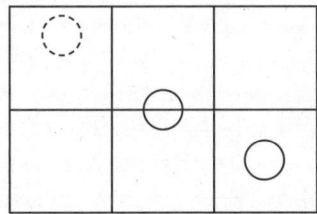

Finden Sie einen dieser Pulse vor mit Zeichen von etwas Hitze (mindestens 90 Schläge pro Minute) und dann noch Yin-Mangel-Zeichen auf der Zunge (teilweise fehlender Belag, Risse im vorderen Bereich) und Hitze (Rötungen vor allem im oberen Erwärmer), ist es Zeit, *die Lunge zu befeuchten*:

W6 Weidinger-Mischung Nummer 6: »Stärke und befeuchte Lunge und Herz«

SANG YE	Folium Mori Albae	20,00 %
XUAN SHEN	Radix Scrophulariae	20,00 %
MAI MEN DONG	Tuber Ophiopogonis Japonici	15,00 %
BEI SHA SHEN	Radix Gleniae	15,00 %
BAI HE	Bulbus Lilii	20,00 %
SHA REN	Fructus Amomi	5,00 %
ZHI GAN CAO	Radix Glycyrrhizae TOSTAE	5,00 %

Dosierung: 2- bis 3-mal täglich 3 Gramm

Typisches Symptom für diese **Mischung des Lungen-Yin-Mangels** ist ein **chronischer Husten** mit mehr oder weniger Schleim, also eher ein **Reizhusten** oder auch eher ein **schleimiger Husten**. Sie kennen schon das Bild, dass der Körper keine Leere mag (Horror vacui). Baut sich in der Lunge durch zu viel Hitze über zu lange Zeit die Substanz, das Yin, ab, füllt der Körper die entstehenden leeren Stellen mit Schleim. Und auch den kann man heraufhusten.

Diese Mischung ist auch die ideale Rezeptur für **starke Raucher**: Wenn man über Jahre ständig *Feuer inhaliert*, wird die Lunge zwangsläufig austrocknen und ihr Gerüst (das Yin) geschädigt werden. In der vollen Ausprägung bezeichnet man die »Raucherlunge« als **COPD** (chronic obstructive pulmonary disease, chronisch obstruktive Lungenerkrankung). COPD kann man auch bekommen, wenn man nicht raucht, sie steht am Ende verschiedenster Lungenerkrankungen, die lange bestehen, die über viele Jahre die Substanz der Lunge schädigen, zum Beispiel *Asthma bronchiale* oder eben auch ständig wiederkehrende Infekte in der Lunge (*rezidivierende Bronchitiden*).

W6 ist auch die ideale Rezeptur für Menschen, die über lange Zeit **viel Kaffee** trinken. **Kaffee** ist bitter und damit ausleitend (leitet die *guten* Flüssigkeiten aus) und trocknend. Durch das Rösten (und das heißt »Hitze hinzugeben«) ist er heiß und wiederum trocknend. *Viel Kaffee macht Trockenheit und Yin-Mangel*, und diesen bevorzugt im *Magen*, wo der Kaffee zunächst einmal landet. Die befeuchtenden Kräuter dieser Mischung sind nicht so selektiv. Sie behandeln ebenso einen **Herz-Yin-Mangel** (das Herz wird auf jeden Fall mitaufgebaut, worüber sich der *Shen* freut), einen **Magen-Yin-Mangel** (bei *viel Kaffee* und bei *atropher Gastritis*, bei der der Magen durch jahrelanges Überhitzen schön langsam ein funktionsarmer schlaffer Sack wird) oder auch einen leichten **Nieren-Yin-Mangel** (vor allem *MAI MEN DONG* wird oft als Teil-Ersatz für die *Rehmannia*, unser Hauptkraut für den Nieren-Yin-Mangel, genommen. Ersatz deshalb, weil viele die *Rehmannia* nicht gut verdauen können, dazu später mehr).

Die Mischung W6 ist eine ganz zarte und sanft wirkende Mischung, die mit feiner Hand das geschädigte Yin befeuchtet und wieder aufbaut.

- **Folium Mori Albae** (chinesisch *SANG YE*, deutsch *Maulbeerblatt*) ist süß, leicht bitter, kühlt und senkt ab. Damit ist es das perfekte Kaiserkraut für diese Mischung: Es kühlt das überhitzte Yin, senkt das rebellierende Lungen-Qi ab (gegen den Husten), befeuchtet und nährt mit seinem süßen Geschmack, zerstreut Wind an der Oberfläche, falls noch Überreste von einem Angreifer vorhanden sind.
- **Radix Scrophulariae** (chinesisch *XUAN SHEN*, deutsch *Ningpo Braunwurz-Wurzel*) ist bitter, süß, salzig und kalt.

Sie leitet Hitze aus, nährt das Yin und befeuchtet, so dass sie dem trocknenden Effekt von Hitze entgegenwirkt. Nach dem *Wen bing* ist sie das Kraut für Hitze in den tiefen Schichten (Ying- und Xue-Schicht), jene Schichten, die bei einem chronischen Yin-Mangel betroffen sind. Als **chinesische Knotenauflöser** löst sie mit Vorliebe Schleimknoten in der Lunge auf (denken Sie an die Löcher, die im Yin entstehen).

- **Tuber Ophiopogonis Japonici** (chinesisch *MAI MEN DONG*, deutsch *Schlangenbartwurzel*) ist süß, bildet Säfte und kühlt. Es baut das Lungen-Yin auf (das **erste Lungen-Yin-Tonikum** dieser Rezeptur) und wird vorwiegend bei trockenem chronischem Husten sowie bei chronischer Verstopfung durch Trockenheit und Yin-Mangel verwendet.

- **Radix Gleniae** (chinesisch *BEI SHA SHEN*, deutsch *Glehnia-Wurzel*) ist süß und kühl und baut das Yin der Lunge auf (das **zweite Lungen-Yin-Tonikum** dieser Rezeptur). BEI SHA SHEN befeuchtet die Schleimhaut der Lunge und damit auch der Nase und vertreibt Schleim.

- **Bulbus Lilii** (chinesisch *BAI HE*, deutsch *Lilienzwiebel*) ist süß und kühl und das **dritte Lungen-Yin-Tonikum** dieser Rezeptur. Sie wird von allen *Lungenschwächlingen*, die an ihrer Lungenschwäche schön langsam verzweifeln, geliebt werden (BAI HE streichelt und stärkt den *Shen*). Sie ist für alle, bei denen der *Po* keine Ruhe mehr findet (weil sein Bett, das Lungen-Yin, beschädigt ist; es überwiegt dann die **Traurigkeit** mit den klassischen Gedanken **Warum ich? und Früher war alles besser!**) und die nachts oft mehrmals aufwachen (die unruhigen Geister), denn BAI HE wirkt sanft bei **Durchschlafstörungen**. BAI HE berücksichtigt die psychischen Auswirkungen eines chronischen Lungenscha-

dens. Nebenbei wirkt sie sanft hustenstillend und befeuchtend auf die Wüstenlandschaft der Lunge. Lilienwurzeln werden in China als *Küchenmedizin* gerne in Reissuppen mitgekocht, eine gute Idee für unsere Lungenschwächlinge.
- Es fehlen jetzt noch die Verdauungshilfen **Fructus Amomi** (*SHA REN*) und das in Honig **geröstete Süßholz** *ZHI GAN CAO*, welches nochmals sanft befeuchtet und durch seine wärmende Natur die Kühle der vielen Kräuter ein bisschen ausgleicht.

Bei der Einnahme dieser Mischung kann man noch ein bisschen Honig dazugeben, um zusätzlich zu befeuchten, und *nur ein wenig* frischen Ingwer, um die Verdauung der Kräuter zu fördern, ohne selbst zu viel Hitze zu erzeugen.

Mit der **Weidinger-Mischung Nummer 6** haben wir unsere erste **konstitutionelle Rezeptur für die Lunge** besprochen. Konstitutionelle Rezepturen gebe ich dann, wenn Menschen zu mir kommen und sagen, sie sind gesund und wollen es auch bleiben. Genau das ist ja die *Stärke der Chinesischen Medizin: Zu verhindern, dass man krank wird!*

Wenn Sie aus der Anamnese die Worte »immer schon« oder »sehr lange« oder »meine ganze Kindheit lang« oder Ähnliches heraushören, denken Sie an das **Yin**! Und wenn dann auch noch kommt »immer wieder Infekte« oder »die Traurigkeit begleitet mich schon lange« oder »für lange Zeit mit dem Magen« oder »lange Zeit keine Lebensfreude«, dann ahnen Sie schon: Lungen-Yin-Mangel, Magen-Yin-Mangel, Herz-Yin-Mangel. Und Sie können ja nachschauen: bei Puls und Zunge! Im Puls finden Sie oft leichte Hitze-Zeichen, allgemeine Schwäche oder eine schwache *Cun*-Position. Am Zungenkörper findet man oft Rötungen und Risse im vorderen Drittel oder der Mitte (Milz und Magen), am Zungenbelag erkennt man häufig Stellen ohne Belag oder mit dünnem Belag. **Und dazu kommt meist eine Leber-Spannung! Warum? Weil alles, was lange besteht, bei der Leber landet!**

Als wäre die obige Symptomauswahl nicht genug, kommen dann noch die zahlreichen Probleme eines angespannten *Hun* dazu. Und da kann es dann so langsam unübersichtlich werden! Denken Sie an das Beispiel des Kollegen aus China, der lauter saitenförmige Pulse bei unseren westlichen Patienten gefunden hat: »They are all crazy!« ***Chronisch* und *hier im Westen* alleine macht schon eine Leber-Spannung!**

Für den Moment konzentrieren wir uns auf den Yin-Mangel. Wir können ja die Leber-Spannung *delegieren* (»Hausaufgaben« machen wie uns täglich bewegen, meditieren, Stress abbauen, untertags Pausen einbauen, den Sinn des Lebens wieder suchen und finden)!

Das Shaoyang-Syndrom

Kehren wir zu unseren Infektionskrankheiten und den sechs Schichten des *Shang han lun* zurück. Begonnen haben wir in den äußeren Schichten, dort, wo der akute Angriff eines pathogenen Faktors meist anfängt: **Taiyang** für Wind-Kälte und **Wei Fen** für Wind-Hitze. Bleiben wir einmal bei der Kälte: **Taiyang** heißt, dass die Kälte als solche in der obersten Schicht ist (Kälteaversion). **Yangming** heißt, dass die Kälte in Hitze umgewandelt wurde (Hitze-Zeichen mit hohem Fieber und viel Schwitzen). **Shaoyang heißt, dass die Kälte dazwischen steckt.**

Kälte von außen in der Shaoyang-Schicht

Schafft es die Kälte, die erste Schicht zu überwinden, welche in der Akupunktur-Sprache mit dem Blase/Dünndarm-Meridian verbunden ist, gelangt sie entweder gleich in die Yangming-Schicht und wird in Hitze umgewandelt, oder sie bleibt dazwischen hängen: in der **Shaoyang-Schicht**, welche mit dem Gallenblase/Dreifacher-Erwärmer-Meridian verbunden ist. Das Steckenbleiben in dieser Schicht bedeutet: Der *Körper* ist nicht stark genug, den Angreifer rauszuwerfen, der *Angreifer* ist nicht stark genug, gleich weiter in die Tiefe vorzudringen. Und so geht das hin und her, halb im Außen, halb im Innen:

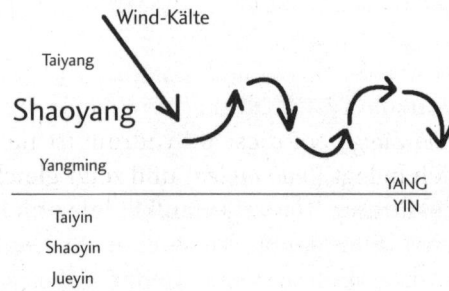

Wir bekommen dann auch ein Sammelsurium an wechselnden Beschwerden: einmal Kälte mit Frösteln (wie in der Taiyang-Schicht), einmal Hitzegefühl mit *etwas* Fieber (wie in der Yangming-Schicht). Aus diesem Grund wird das *Shaoyang-Syndrom* auch als »halb-innerlich und halb-äußerlich« bezeichnet. Das heißt nicht, dass der Angreifer wirklich halb-innerlich (also im Yin) steckt und halb-äußerlich (also im Yang), sondern eben zwischen *Taiyang* und *Yangming* (nicht verwirren lassen!). Wichtiges Kennzeichen dieses Stadiums ist, dass **Kälte und Hitze nie gleichzeitig, sondern hintereinander** auftreten. Das Hitze-Gefühl ist dabei nie richtiges hohes Fieber, sondern nur die Empfindung von Fieber oder eine leichte Erhöhung der Körpertemperatur auf 37,2 bis 37,5 Grad Celsius (wir nennen das in der Schulmedizin *subfebril:* erhöhte Temperatur, aber noch nicht fieberhaft).

Die weiteren Symptome, die beim *Shaoyang-Syndrom* auftreten, sind typische Beschwerden des Befalls des Gallenblasen-Meridians (in der *Akupunktur-Sprache* gesprochen). Gallenblase und Leber hängen ja eng zusammen (in der *Zang-Fu-Sprache* gesprochen), so dass Symptome der Gallenblase denen der Leber gleichen. Man kann sich das so vorstellen, dass der Körper *frustriert ist*, weil er es nicht geschafft hat, den Angreifer schon ganz außen abzuwehren, und der nun dick und fett dasitzt und den *glatten Fluss aller Dinge* blockiert. Wir bekommen also **Zeichen eines angespannten Hun**: bitterer Geschmack im Mund, trockener Hals, unklares Sehen, Völle- und Spannungsgefühl im Oberbauch, Reizbarkeit, Übelkeit und Erbrechen.

Die *typische Zunge* bei diesem Syndrom ist nur einseitig dünn weißlich belegt *(halb außen)* und zeigt gleichzeitig *ein bisschen Hitze-Zeichen,* also rote Punkte im vorderen Drittel sowie in der Mitte (Magen), eventuell mehr Hitze-Zeichen an den Seitenrändern (Leberspannung). Wenn der **verschleppte Infekt** länger bestehen bleibt, können die Hitze- und Trocknungserscheinungen überwiegen. Der Belag wird dann dick und gelb werden.

Der klassische Puls zeigt *ein bisschen Hitze-Zeichen (ein bisschen schneller:* 6 Schläge pro Atemzyklus, etwa 80 bis 110 Schläge pro Minute), ein *saitenförmiger Puls (Xian mai).*

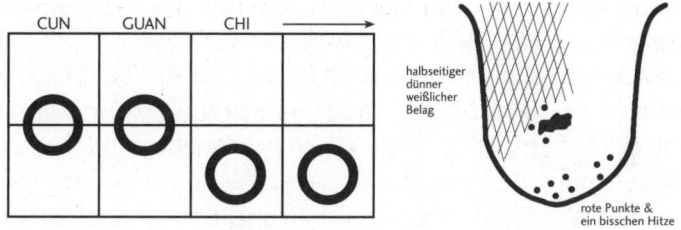

Ihnen kommen diese Beschwerden sehr bekannt vor? Sie klingen doch wie »Stressbeschwerden«, oder? Ist es nicht unglaublich, dass ein Infekt-Stadium so aussieht wie eine »Erkrankung des Westens«, nämlich der Stress? Das zeigt die Bedeutung des Denkens, dass Erkrankungen von außen oder von innen kommen können: Viele Beschwerden, die wir primär als *innerlich* klassifizieren würden, sind eigentlich *äußerlich*. Sie haben vielleicht begonnen mit dem Eindringen eines Infektes, einer *Wind-Kälte*, die schon seit Wochen,

Monaten oder Jahren in dem Zwischenstadium *Shaoyang* hängt. Wir erinnern uns vielleicht gar nicht an den banalen Infekt, der vor langer Zeit eine Kaskade an Reaktionen im Körper ausgelöst hat, an deren Ende nun Leber-Spannungs-Symptome und so merkwürdig wechselnde Hitze-Kälte-Erscheinungen stehen.

Es kommen immer wieder (und es werden mehr) Patienten zu mir mit FUO (»fever of unknown origin«, »Fieber unbekannter Ursache«): leichtes Fieber, das kommt und geht, das häufig am Nachmittag oder bei leichter Anstrengung ansteigt. Die Patienten sind sehr müde und ständig erschöpft, immer wieder gereizt, haben Kopfschmerzen (Leber- und Gallenblasen-Hitze, bei Letzterer sind die Kopfschmerzen typischerweise an den Schläfen, wo der Gallenblasen-Meridian verläuft) oder merkwürdige gerötete (Hitze) und juckende (Wind) Hautausschläge, vor allem ab der Brust aufwärts (Hitze steigt auf, wie auch das Leber-Yang). Dazu kommen verschiedenste Symptome des Verdauungsapparates, wie Magen-Hitze-Beschwerden (Sodbrennen, Magendruck), Blähungen und krampfartige (Leber!) Bauchschmerzen, Verstopfung (Hitze) oder Durchfälle (bereits von der Länge der Erkrankung erschöpfte Milz) und dergleichen mehr.

All dies zeigt, wie wichtig die Rezeptur für das *Shaoyang-Syndrom* ist, das **Kleine Bupleurum-Dekokt (*Xiao Chai Hu Tang*)**. Diese Rezeptur ist sicherlich 3000 Jahre alt, stammt aus der Volksmedizin Chinas und fand im zweiten Jahrhundert nach Christus ihren Weg in das *Shang han lun*, die »Abhandlung über kälteverursachte Schäden«. An dieser Mischung kann man wunderbar die Prinzipien der Kräutermedizin studieren. Sie enthält sieben Kräuter, die wunderbar aufeinander abgestimmt sind. Mein Lehrer François Ramakers hat gesagt: **»Wenn ein Patient in kein Schema passt, denke an *Xiao Chai Hu Tang*!«**

Xiao Chai Hu Tang (Kleines Bupleurum-Dekokt)

CHAI HU	Radix Bupleuri	20,50 %
HUANG QIN	Radix Scutellariae Baicalensis	15,50 %
BAN XIA	Rhizoma Pinelliae Ternatae	20,50 %
REN SHEN	Radix Ginseng	15,50 %
DA ZAO	Fructus Zizyphi Jujubae	2,50 %
SHENG JIANG	Rhizoma Zingiberis Officinalis Recens	15,50 %
ZHI GAN CAO	Radix Glycyrrhizae Uralensis (grillé au miel)	10,00 %

Diese Mischung behandelt in alle Richtungen, für jedes unserer westlichen Probleme ist ein Kraut dabei: CHAI HU befreit die Oberfläche von Wind-Hitze und entspannt die Leber, HUANG QIN leitet Feuchte-Hitze aus, BAN XIA löst Schleim auf, REN SHEN stärkt die Milz und die Lunge und den *Shen*, und die drei Diener (siehe oben) stützen die Mitte und harmonisieren Milz-Magen. Die perfekte Harmonie, und so wird die Mischung bei uns im Westen üblicherweise auch klassifiziert: als **harmonisierende Rezeptur für *Leber attackiert die Milz***.

In *Xiao Chai Hu Tang* entspannt das Hauptkraut (der Kaiser) CHAI HU die **Leber**. Die restlichen Kräuter kümmern sich um die **Mitte**, Milz und Magen, und räumen den ganzen Dreck weg, **Schleim** und **Feuchtigkeit** und **Feuchte-Hitze**, den die Milz verursacht und nicht weggeräumt hat, weil sie so müde war und ständig von dem angespannten *Hun* geärgert wurde. Und falls das ganze Dilemma ursprünglich von einem Angreifer von außen verursacht wurde, gibt's den frischen Ingwer, der **Kälte von außen**, und CHAI HU, welcher **Hitze von außen** vertreibt (egal, ob sie ursprünglich als Hitze angegriffen hat oder zu einer solchen im *Yangming*, im Inneren des Körpers, gemacht wurde). Besser geht's nicht, oder?!

- **Radix Bupleuri** (chinesisch *CHAI HU*, deutsch *chinesische Hasenohrwurzel*) ist scharf und bitter und kühl und gilt als *das* Kraut für Leber und Gallenblase und das *Shaoyang-Syndrom*. CHAI HU hat eine **hebende Wirkung** (führt und leitet nach oben), deshalb wird es oft als *Wegweiser nach oben* für andere Kräuter in verschiedenen Rezepturen verwendet. Es hat außerdem eine **zerstreuende Wirkung,** damit meint man einerseits, dass es Hitze von der *Oberfläche* entfernt (CHAI HU führt also *nach oben und außen!*), andererseits löst es auch jede Ansammlung von *Hitze und Qi im Inneren* auf, wie vor allem die **Leber-Qi-Stagnation.** CHAI HU ist ein sehr sicheres Kraut. Aus chinesischer Sicht sollte man jedoch immer berücksichtigen, dass es die Oberfläche trocknet und damit zu trockener Haut führen kann. Bei längerer Einnahme sollte man es daher nicht ohne befeuchtende Blutkräuter wie zum Beispiel **DANG GUI** (Radix Angelicae Sinensis) anwenden.

Radix Bupleuri, die chinesische Hasenohrwurzel

Westlich gedacht, und dies ist in Studien belegt, wirkt diese Wurzel **fiebersenkend** (antipyretisch), **schmerzstillend** (analgetisch), **beruhigend** (sedativ), **entzündungshemmend** (antiphlogistisch), **den Gallefluss anregend** (cholagogisch), **die Leber schützend** (hepatoprotektiv), **blutfettsenkend** (antihyperlipidämisch, deutliche Senkung der Triglyceride, Cholesterin sinkt nur mäßig), **immunstimulierend** (die humorale und auch die zelluläre Immunität wird angeregt), **antibiotisch** (nachgewiesen bei ß-hämolysierenden Streptokokken, Vibrio cholerae, Mycobacterium tuberculosis, Leptospira) und **antiviral** (manche Influenza-Viren, Poliomyelitis-Virus, Hepatitis-Viren).

CHAI HU wird in China und Japan zur Behandlung der infektiösen Hepatitis und der Leberzirrhose angewendet, dann sollte man es jedoch nicht zusammen mit einer **Interferon-Therapie** verabreichen. Eine japanische Studie hat ergeben, dass es ein erhöhtes Risiko einer akuten Lungenentzündung gibt bei gleichzeitiger Anwendung von *Sho-saiko-to (Xiao Chai Hu Tang)* und Interferon-Alpha. Werden beide einzeln eingesetzt, gibt es kein erhöhtes Pneumonie-Risiko. (Nakagawa A. et al.: »Five cases of drug-induced pneumonitis due to Sho-saiko-to or interferon-alpha or both«, *Nihon Kyobu Shikkan Gakkai Zasshi*. 1995 Dec; 33[12]:1361–1366 **und** Murakami K. et al.: »A possible mechanism of interstitial pneumonia during interferon therapy with Sho-saiko-to«, *Nihon Kyobu Shikkan Gakkai Zasshi*. 1995 Apr; 33[4]:389-394.)

Ich habe bewusst all die westlichen Aspekte und auch exemplarisch zwei Studien angegeben, um Ihnen zu zeigen, dass chinesische Kräuter und Kräutermischungen *sehr wohl* wissenschaftlich untersucht und die Ergebnisse veröffentlicht werden. Das Wissen über die chinesischen Kräuter ist so groß und mächtig, dass man dieses aus medizinischen Gründen (auch aus ökonomischen, wenn man sehr westlich *wirtschaftlich* denkt) einfach nicht ignorieren darf und kann.

- **Radix Scutellariae Baicalensis** (chinesisch *HUANG QIN*, deutsch *Baikal-Helmkraut*) ist bitter und kalt, kühlt und trocknet. Es gehört zu den **drei gelben Kräutern für Feuchte-Hitze** (siehe Seite 472). HUANG QIN wirkt im oberen und mittleren Erwärmer, es wirkt entzündungshemmend und beruhigend.
- **Rhizoma Pinelliae Ternatae** (chinesisch *BAN XIA*, deutsch *Mittsommerknolle*) wärmt, löst Schleim auf und führt nach unten. Die Knolle ist **leicht giftig (toxisch)** und wird daher in Ingwersaft gekocht, um ihre Toxizität zu verlieren (= praeparata). Bei uns ist nur die präparierte und damit ungiftige Form erhältlich (sowohl als getrocknete Pflanze als auch als Granulat oder hydrophiles Konzentrat). **Trotzdem ist sie bei uns rezeptpflichtig.** Die Pinellia ist warm und wirkt vornehmlich auf Milz und Magen. Sie wird bei Übelkeit und Schleim verwendet. **Sie ist *das Kraut* für sichtbaren Schleim** (den unsichtbaren Schleim, den wir nicht sehen sondern nur im Puls spüren, behandeln wir mit *TIAN NAN XING*, Tuber Arisaematis, ebenfalls rezeptpflichtig).
- **Radix Ginseng** (chinesisch *REN SHEN*, deutsch *Ginsengwurzel*) ist süß, leicht bitter und leicht warm. Ginseng gilt als das **Königskraut der Chinesischen Medizin** und als **Hauptkraut für das Element Erde, die Milz.** Er ist das beste Kraut, um das Qi und die Mitte aufzubauen. Ginseng stärkt das Lungen-Qi, bewirkt, dass *mehr Körperflüssigkeiten* gebildet werden, so dass er indirekt das Yin aufbaut. Er beruhigt den *Shen* und verbessert die Hirnleistung. Er wird auch bei Impotenz bei Nieren-Yang-Mangel eingesetzt. Ginseng senkt den Blutdruck. **REN SHEN ist rezeptpflichtig**, da er bei Überdosierung das sogenannte Ginseng-Overuse-Syndrom macht: Schlaflosigkeit, Herzklop-

fen, hoher Blutdruck, Verfolgungswahn und Manie (ein bisschen zu viel *Shen-Stimulanz* ...). Diese Überdosierung kann man verhindern, wenn man bei der Einnahme GAN CAO (Süßholz, unbehandelt) gut dosiert dazugibt.
- Schließlich befinden sich noch **die drei Diener** in der Mischung: Ingwerwurzel, Süßholzwurzel und rote Datteln. Diese haben wir auf Seite 384 bereits besprochen.

Wie Sie sehen, beinhaltet diese Mischung mit Pinellia und Ginseng zwei rezeptpflichtige Kräuter. Die Originalmischung müssen Sie sich daher von Ihrem Arzt verschreiben lassen. Sie können aber auch auf meine abgewandelte rezeptfreie Rezeptur zurückgreifen, die zudem **deutlich billiger** ist. Ginseng hat seinen Preis! Ich sage immer: »Die Chinesen produzieren Ginseng für den Export, sie selbst schlucken Codonopsis!« Codonopsis, die Glockenwinde, ist deutlich billiger als Ginseng, es gibt keine Überdosierung, und sie senkt leicht den Blutduck.

W7 Weidinger-Mischung Nummer 7: »Kleines Bupleurum ganz groß« (modifiziertes Xiao Chai Hu Tang)

CHAI HU	Radix Bupleuri	20,00 %
HUANG QIN	Radix Scutellariae Baicalensis	15,00 %
XUAN FU HUA	Flos Inulae	17,00 %
ZHU RU	Caulis Bambusae in Taenia	10,00 %
DANG SHEN	Radix Codonopsitis	30,50 %
DA ZAO	Fructus Zizyphi Jujubae	2,50 %

| ZHI GAN CAO | Radix Glycyrrhizae Uralensis (grillé au miel) | 5,00 % |

Dosierung: 2- bis 3-mal täglich 3 Gramm mit ausreichend frischem Ingwer

Im Vergleich zur Originalmischung ersetze ich Radix Ginseng durch Radix Codonopsitis und verwende statt Radix Pinelliae *zwei ungiftige Schleimlöser*, die in Kombination der Wirkung der Pinellia sehr ähnlich sind:
- **Flos Inulae** (chinesisch *XUAN FU HUA*, deutsch *Alantblüte*) ist bitter, scharf, salzig, leicht warm und wirkt in Lunge, Dickdarm, Magen und Milz. Sie löst Schleim-Ansammlungen in Magen und Lunge, führt nach unten und regt die Flüssigkeitszirkulation an. XUAN FU HUA hilft bei Übelkeit und Erbrechen: durch Schleim-Blockade im Magen zusammen mit frischem Ingwer, durch Magen-Hitze zusammen mit ZHU RU (siehe unten). Sie wirkt antiasthmatisch und hustenstillend.
- **Caulis Bambusae in Taenia** (chinesisch *ZHU RU*, deutsch *Bambusrohrstreifen*) ist süß und kühl, wirkt in Lunge, Magen und Gallenblase und senkt ab. Die *Bambusrohrstreifen* lösen Schleim, kühlen Hitze und befeuchten (durch den süßen Geschmack). Sie sind ideal bei Lungen-Hitze zusammen mit HUANG QIN (siehe oben) und bei Hitze in der Gallenblase. Dabei betrifft die Wirkung auf die Gallenblase einerseits die Verbesserung der Verdauungsleistung durch die Gallenflüssigkeit, andererseits die *chinesische* Gallenblase (als *Fu*-Organ der Leber) mit den klassischen Symptomen Unruhe, Schlaflosigkeit, Übelkeit und Erbrechen (mit viel

Schleim), Enge im Brustkorb, Spannung im Oberbauch und bitterem Mundgeschmack. ZHU RU ist in Kombination mit frischem Ingwer das ideale Kraut für die *Schwangerschaftsübelkeit* (der frische Ingwer neutralisiert die kühle Natur) und bei Diabetes mellitus (Kühlung der Mitte und Säftebildung).

- **Radix Codonopsitis** (chinesisch *DANG SHEN*, deutsch *Glockenwindenwurzel*) ist süß und vom Temperaturverhalten her neutral. Es gilt als der **Ginseng der armen Leute**. Codonopsis wird genauso angewandt wie Ginseng: Es baut das Qi der Mitte auf (Qi-Tonikum), ist ideal bei Kraftlosigkeit nach oder bei einem Infekt. Die Unterschiede zu Ginseng sind folgende: a) Ginseng hat durch seinen bitteren Geschmack einen stärkeren beruhigenden Effekt auf den *Shen* als Codonopsis. b) Codonopsis ist deutlich süß (ideal bei Kindern!) und bildet mehr Säfte als Ginseng. c) Codonopsis stärkt das Lungen-Qi mehr als Ginseng. d) Codonopsis wirkt deutlich milder als Ginseng – daher wird etwa die doppelte Menge verwendet. e) Es gibt keine Überdosierung (bei Jiang Ting Liang, *Research and Discussion of Chinese and Herbology*, wurde eine vorübergehende Arrhythmie bei der Gabe von 63 Gramm [!] Rohdroge beschrieben).

Die wichtigsten Anwendungsgebiete dieser Mischung sind: *Shaoyang-Syndrom*, Erschöpfung bei und nach einem Infekt, *Leber attackiert die Milz* mit Feuchtigkeits- und Schleimbeschwerden (heißer und kalter Schleim), Magenbeschwerden und Übelkeit, Darmbeschwerden (Blähungen, Verstopfung, Durchfall), Leberentzündung (Hepatitis), erhöhte Leberwerte, FUO (Fieber unbekannter Ursache, siehe oben), Müdigkeit mit erschöpfter Mitte, COPD, chronische Bronchitis, Asthma bronchiale, Allergien vom Typ I (gegen

Pollen, Gräser, Hausstaub und Tierhaare) mit Symptomen in Augen, Nase und Lunge, chronischer Husten mit Schleim, Infekt-Prophylaxe, Malaria-Prophylaxe, Abnehmen (bei Schleim und Feuchtigkeit und müder Mitte) und vieles mehr. *Puls und Zunge entscheiden!*

Das kleine Bupleurum-Dekokt ist auch eine **großartige Mischung für Kinder**: Zur Behandlung von Kinderkrankheiten (wenn die Erkrankung nicht so richtig ausbricht) und Verkühlungen, bei Erschöpfung nach einem Infekt und zur Infekt-Prophylaxe. Die Mischung *harmonisiert*: Sie befeuchtet und trocknet, sie wärmt und kühlt, funktioniert bei Fülle und Mangel, in der Summe ist sie neutral in Bezug auf Hitze/Kälte, Fülle/Mangel.

Kälte von außen in der Yangming-Schicht

Wir haben schon die beiden ersten Schichten *Taiyang* und *Shaoyang* besprochen. Die nächste Schicht, die Wind-Kälte von außen durchdringen möchte, ist die letzte der Yang-Schichten: **Yangming**, verbunden mit dem großen Yang-Meridian **Magen/Dickdarm**.

Taiyang

Shaoyang

Yangming
_____
                                YANG
                                YIN
Taiyin

Shaoyin

Jueyin

Ist Wind-Kälte bis hierher vorgedrungen, bietet der Körper noch einmal alles auf, was er an Abwehr und Hitzeproduktion (Fieber als »körpereigenes Antibiotikum«) hat. *Yangming* ist die letzte Linie der Abwehr und die letzte Möglichkeit, um den Angreifer am Einfall in die Burg (siehe unser Beispiel bei *Shang han lun*, Seite 139) hindern zu können. Die Leitsymptome sind *die vier Großen*: starkes Hitzegefühl, starkes Schwitzen, großer Puls, starker Durst. Neben dem großen, sehr schnellen (viel Hitze!) Puls findet man eine rote Zunge, vor allem vorne (Hitze!), und einen dicken gelben Zungenbelag (Zeichen von **viel Schleim**). Die Hitze dickt die Körperflüssigkeiten ein und lässt sie zäh und *unflüssig* werden, wie wenn man Reis einkocht: Am Anfang steht das Wasser über dem Reis, nach 20 Minuten ist das Wasser fort, und der klebrige Reis ist fertig; vergesse ich den Reis auf dem Herd, wird dieser immer dicker, und schließlich wird er verkohlen (*schwarz* ist das Zeichen von sehr viel Hitze). Der Patient hat hohes Fieber und großen Durst, schwitzt stark und ist sehr unruhig (Hitze und seine volle Abwehr *halten ihn hellwach*).

Westlich entspricht das *Yangming-Stadium* einer bakteriellen Superinfektion eines anfänglich viralen Infektes (durch den grippalen Infekt ist der Körper gerade so geschwächt, dass Bakterien die Chance erhalten, sich schlagartig zu vermehren, und die Abwehr dieser Bakterien führt dann zu dem hohen Fieber) mit eitriger Halsentzündung (Angina) oder Lungenentzündung (Pneumonie). **Hohes Fieber (bei Erwachsenen ab etwa 39 Grad, bei Kindern zwischen 39 und 40 Grad Celsius) nach ein paar Tagen eines Infektes ist immer ein Hinweis auf eine zusätzliche bakterielle Entzündung und gehört in die Hände eines erfahrenen Arztes!** Die Therapie der Wahl **bei nachgewiesenem bakteriellem Infekt** ist das **Antibiotikum**! Eine chinesisch vergleichbare Mischung ist die oben beschriebene Weidinger-Mischung Nummer 5. Doch auch sie gehört in erfahrene Hände und kommt idealerweise zum Einsatz, wenn immer wieder der gleiche Ablauf eines Infektes auftritt, und das mehrmals im Jahr, so dass der Hausarzt froh sein wird, wenn er einmal etwas anderes probieren kann als ein Antibiotikum. Die Mischung W5 kann vom Arzt auch primär anstelle eines Antibiotikums versucht werden, *wenn er täglich kontrolliert, ob die Infektion und das Fieber besser werden!*

Die klassische chinesische Mischung für das *Yangming*-Stadium ist *Bai Hu Tang*, das Weißer-Tiger-Dekokt.

Bai Hu Tang (Das Weißer-Tiger-Dekokt)

SHI GAO	Gypsum Fibrosum	52,50 %
GENG MI	Oryzae Sativae (dur)	26,50 %
ZHI MU	Radix Anemarrhenae Asphodeloidis	15,50 %
ZHI GAN CAO	Radix Glycyrrhizae Uralensis (grillé au miel)	5,50 %

Dosierung: mit frischem Ingwer

Diese Mischung konzentriert sich auf das Abkühlen der vielen Hitze.
- Das Kaiserkraut ist **Gypsum fibrosum** (chinesisch *SHI GAO*, deutsch *Mineralischer Gips*), welcher sehr stark abkühlt, dabei aber durch seine Kälte die Milz belasten kann, was kurzfristig kein Problem ist.
- **Radix Anemarrhenae Asphodeloidis** (chinesisch *ZHI MU*, deutsch *Muttergedenken-Wurzelstock*) kühlt dann noch die Leere-Hitze (die Hitze, die entsteht, weil die »Kühl«-Flüssigkeiten geschädigt werden).

Ich habe diese Rezeptur bisher nicht für diesen Zweck angewandt, da ich entweder ein Antibiotikum verschrieben oder eben eine viel genauere Rezeptur nach den **Wärme-Erkrankungen** (*Wen bing*) zusammengestellt habe.

Den kühlenden Effekt dieser Mischung kann man auch durch **kühle Wickel** auf Brust, Hals, Stirn und Fußsohlen erzielen. Bei den Füßen kann man noch Essig dazugeben, zum Beispiel als **Essigsocken**. Durch diese begleitende Maßnahme kann man dem Patienten die Hitze-Symptome erleichtern. Chinesisch gedacht macht ein **Antibiotikum** nichts anderes: **Es kühlt stark ab** und belastet dadurch die Milz, was man daran erkennt, dass während und nach einer Antibiotika-Gabe häufig Durchfälle auftreten (eventuell mit Magenschmerzen, Bauchschmerzen, Kältegefühl im Bauch – alles Zeichen einer *Kälte-Blockade*). Sie können die Eiseskälte eines Antibiotikums durch viel Wärme ausgleichen: regelmäßig warm und entlastend essen, idealerweise heiße Suppen (da muss dann die Milz nicht viel arbeiten), regelmäßig heiß trinken (zum Beispiel auch Ingwer-Tee). Wir können das Antibiotikum aber auch mit einer wärmenden Rezeptur ausgleichen, welche die Basismischung bei Milz- und Nieren-Yang-Mangel ist: *Suo Quan Wan* (Pille, welche die Schleuse schließt).

Suo Quan Wan (Pille, welche die Schleuse schließt)

YI ZHI REN	Fructus Alpiniae Oxyphyllae	33,33 %
SHAN YAO	Radix Dioscoreae oppositae	33,33 %
WU YAO	Radix Linderae Strychnifoliae	33,33 %

Da ich diese Mischung gerne bei Kindern anwende, gebe ich noch ein bisschen *wärmendes Süßholz* (*getoastet*, in Honig geröstet) dazu, das ist dann die Weidinger-Mischung Nummer 8.

W8 Weidinger-Mischung Nummer 8: »Warme Milz und Niere« (modifiziertes Suo Quan Wan)

YI ZHI REN	Fructus Alpiniae Oxyphyllae	30,00 %
SHAN YAO	Rhizoma Dioscoreae oppositae	30,00 %
WU YAO	Radix Linderae Strychnifoliae	30,00 %
ZHI GAN CAO	Radix Glycyrrhizae TOSTAE	10,00 %

Dosierung: 2- bis 3-mal täglich 3 Gramm, mit reichlich frischem Ingwer (bei Kindern auch ohne)

- **Fructus Alpiniae Oxyphyllae** (chinesisch *YI ZHI REN*, deutsch *Alpinia-Oxyphylla-Frucht*) ist scharf und warm, wärmt Niere und Milz, stoppt kältebedingte Schmerzen im Bauch und Durchfälle und stoppt starken Speichelfluss. Seine wärmende Eigenschaft (das Yang mehrend) auf die Niere nutzt man auch bei Nieren-Yang-Mangel mit den Symptomen Enuresis (nächtliches Einnässen), häufiger Harndrang vor allem in der Nacht (der Nieren-Zeit), fehlender Kontrolle der unteren Pforten (Harnleiter und After), Verlust von Samenflüssigkeit (Spermatorrhoe) und Kälte in der Gebärmutter (Uterus).
- **Rhizoma Dioscoreae oppositae** (chinesisch *SHAN YAO*, deutsch *Yamswurzelknolle*) ist süß und von der Temperatur her neutral. Sie ist ein sanft wirkendes *Qi-Toni-*

kum für Milz, Lunge und Niere. Neben der aufbauenden Wirkung hilft sie, Flüssigkeiten zu bilden und damit das Yin zu unterstützen. Neben der klassischen Anwendung für die müde Milz mit weichen Stühlen und Durchfällen stärkt sie Nieren-Yang und -Yin (zusammen *Nieren-Qi*), kräftigt die Lunge (bei COPD mit Husten, Müdigkeit, Keuchatmung, dünn-wässrigem Schleim – Kälte) und wird bei Diabetes mellitus (mit Yin- und Säfte-Mangel) eingesetzt.

- **Radix Linderae Strychnifoliae** (chinesisch *WU YAO*, deutsch *Fieberstrauchwurzel*) ist scharf und warm und wird bei Qi-Blockaden im oberen und unteren Erwärmer eingesetzt (»Brust und Unterleib«). Sie verbessert die Verdauung, indem sie die Beweglichkeit (Motilität) des Darms erhöht und hilft, mehr Verdauungssäfte auszuschütten. Sie wärmt Lunge und Gebärmutter und hilft bei Regelbeschwerden und -schmerzen, die durch Wärme (durch die Wärmeflasche) besser werden. Da WU YAO wärmt und bewegt, ist es *das* Schmerzmittel bei Kälteblockaden in Brust, Bauch und Unterleib.
- **Süßholz geröstet**, um die Mitte zu stärken, zu wärmen, Säfte zu bilden und den Geschmack etwas aufzupeppen.

Die wichtigsten Anwendungsgebiete dieser Mischung:
Während und nach einer Antibiotika-Gabe, um die Nebenwirkungen wegzunehmen; wärmt und stärkt Milz, Lunge, Niere; Milz-Yang-Mangel mit Schmerzen in Magen und Bauch, Blähungen und Durchfällen; COPD und chronische Bronchitis, vor allem mit reichlich klarem bis weißlichem Sekret (Kälte); Nieren-Yang-Mangel mit den Symptomen Enuresis (nächtliches Einnässen), häufiger Harndrang vor allem in der Nacht (der Nieren-Zeit), fehlende Kontrolle der unteren Pforten (Harnleiter und After), Verlust von Samenflüssigkeit (Spermatorrhoe) und Kälte in der Gebär-

mutter (Uterus); Assistenz bei Nieren-Yin-Mangel, vor allem durch die Säfteproduktion von SHAN YAO; Dysmenorrhoe (Regelschmerzen) vom Wärmflaschentyp.

Kälte von außen in den Yin-Schichten
Schafft es der Körper nicht, den Kälteeindringling in Wärme umzuwandeln und aus dem Körper zu vertreiben, **oder** ist der Angreifer zu stark für das *Zheng-Qi* des Körpers, dann gelangt er in die Tiefe, in die *Yin-Schichten*. Dabei wird je nach Organ-Symptomen unterschieden, wie tief der Eindringling vorgedrungen ist. Bei **Taiyin** schädigt die eingedrungene Kälte *Milz und Lunge*, bei **Shaoyin** *Herz und Niere*, bei **Jueyin** *Leber und Perikard*. Puls und Zunge werden die entsprechende Schwäche und die Schädigung des jeweiligen Organs zeigen. Die wichtigsten Rezepturen bespreche ich in den folgenden Kapiteln bei den einzelnen Organen.

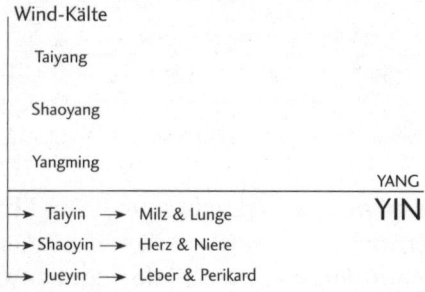

Dabei kann man anhand des Pulses schön verfolgen, wie sich die Erkrankung vom *Yang* ins *Yin* verlagert. Im *Yang* wie im *Yin* achte ich auch auf die einzelnen Pulspositionen: *Cun, Guan, Zhi*, um zu wissen, wo sich alles abspielt (oberer, mittlerer, unterer Erwärmer). Im *Yin* angekommen, helfen mir die **acht Prinzipien** gut dabei, weiter herauszufinden, was aus der ursprünglichen Kälte geworden ist: Ist sie nun *Hitze*

oder noch immer Kälte? Ist sie *Mangel* (was man am häufigsten beobachten kann, weil der Körper und die einzelnen Organe zunehmend erschöpft sind) *oder Fülle* (Kälte kann eine tiefe Blockade machen und *aufstauen*, was Fülle macht; weiterhin sind die *sekundären Pathogene Schleim und Blut-Stagnation* zu beachten, die auch zu einem Aufstauen führen und daher Fülle zeigen, obwohl dahinter ein Mangel – nämlich das erschöpfte *Zheng-Qi*, die erschöpfte *müde Milz* steckt)? Ist sie *Yin oder Yang* (wobei ich primär den Mangel beschreiben werde: Geht es um Substanz-Mangel, den Yin- und Säfte-Mangel mit Hitze- und Austrocknungszeichen, oder geht es primär um einen Yang-Mangel mit Kälte- und Erschöpfungszeichen)?

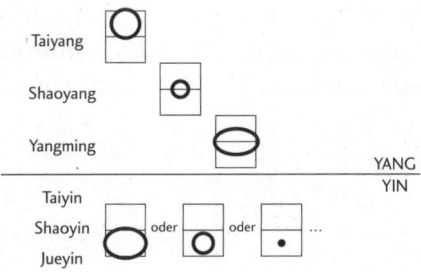

Ebenso kann man die Veränderungen am Zungenbelag, Zungenkörper und dessen Farbe erkennen. Im *Yang* wie im *Yin* achte ich auf die Lokalisation der Zungenveränderungen: Sind einzelne Regionen und damit einzelne Organe vermehrt belastet? Oder liegt eine generelle Veränderung vor (zum Beispiel wird bei einer sehr lange bestehenden Belastung des Körpers durch umgewandelte Hitze der ganze Zungenkörper kleiner und rissig).

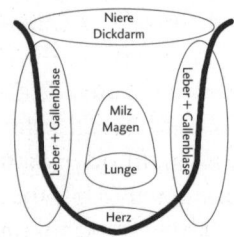

Auch hier gehen wir nach den acht Prinzipien vor.

Zungenkörper:
- Hitze: Rötungen – Kälte: blass bis bläulich
- Fülle: groß – Mangel: klein
- Yin-Mangel: Risse – Yang-Mangel: groß (Feuchtigkeit)

Zungenbelag:
- Hitze und Fülle: dick und gelb – Hitze und Mangel: dünn, trocken und gelb
- Kälte und Fülle: dick und weiß – Kälte und Mangel: dünn und weiß
- *Sehr viel Hitze und sehr viel Kälte* zeigt einen **schwarzen Belag**.

Weiterführendes und Abschließendes zum Wen bing lun
Die Abhandlung über Wärme-Erkrankungen würde ebenfalls ganze Bücher füllen. Hier führe ich ihre wichtigsten Merkmale und die wichtigsten Unterschiede zu Wind-Kälte-Erkrankungen (*Shang Han Lun*) auf:
- Sie treten **plötzlich** und gleich **mit hohen Fieber** (oder dem Gefühl von hohem Fieber) auf.
- Sie betreten den Körper bevorzugt über **Mund und Nase** (die Kälte-Erkrankungen kommen über die Haut, bevorzugt über *Blase 12* im Nackenbereich, in den Körper).

- Je nach Stärke des *Zheng-Qi* und der Stärke des Angreifers dringen sie mehr oder weniger tief in den Körper ein und verursachen **Hitze-Symptome** (die Kälte-Erkrankungen verursachen *auch* Kälte-Symptome).
- Je nach Tiefe des Eindringens und Dauer der Erkrankung schädigen sie mehr oder weniger die Körpersäfte (trocknen aus) und damit die Substanz, das Yin.
- Am Ende einer langen Erkrankung steht immer die Erschöpfung der Körperflüssigkeiten und des Yins, also ein *ausgewachsener Yin-Mangel*.

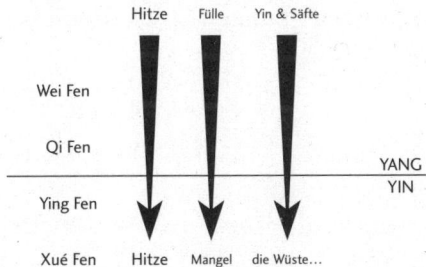

Die wichtigsten Mischungen für unseren TCM-Alltag haben wir schon besprochen: **Yin Qiao San** (Mischung *W1*) und **Sang Ju Yin** (Mischung *W2*) sind die wichtigsten Mischungen des *Wei Fen*, der obersten Schicht der vier Schichten des *Wen Bing*. Wir verwenden sie auch bei in Hitze umgewandelter Kälte (nach dem *Shang han lun*). Je tiefer die Hitze dringt, desto mehr schädigt sie Yin und Säfte und Blut.

In der obersten Schicht, dem *Wei Fen*, wird vor allem die Lunge als Produzent des *Wei-Qi* geschädigt.

In der nächsten Schicht *Qi Fen* kommen zur Schädigung noch *Dickdarm, Magen und Milz und der Dreifache Erwärmer (San Jiao)* dazu.

In der Nährebene *Ying Fen* geht es nun zunehmend an die Substanz der anderen inneren Organe Herz, Leber, Niere.

In der Blutebene, dem *Xue Fen*, überhitzt und stagniert das Blut (Blut-Stagnation) und lässt dessen Produktionsstätte kochen, das Knochenmark.

Vergleichbar mit den Yin-Schichten im *Shang han lun* konzentrieren wir uns im *Wen bing* ebenfalls auf: Wo ist die Hitze? Wie weit sind Yin und Säfte und Blut geschädigt? Gibt es sekundär Probleme mit *Blut-Stagnation* und *Feuchte-Hitze* und *heißem Schleim*? Die **Mischung W5** behandelt starke Hitze, die bis in die Yin-Schichten reicht, und stärkt gleichzeitig Säfte und Yin. Die **Mischung W6** behandelt den Yin-Mangel, vor allem in der Lunge, wie er nach lange bestehender Schädigung des Lungen-Yins auftritt.

Infekt-Prophylaxe und Allergien

Der beste Infekt ist der, den man gar nicht bekommt! Sie erinnern sich an den Begriff des *Zheng-Qi*, des aufrechten Qi, das unserem Immunsystem gleichzusetzen ist. Es besteht aus drei Teilen: Wei-Qi, Zang-Fu-Zhi-Qi (Abwehr der Organe), Ben-Qi (Abwehr der Niere, des *Jings*).

Das **Wei-Qi**, das Abwehr-Qi der Lunge, fließt zwischen Haut und Muskulatur im gesamten Körper und empfängt die Angreifer direkt an der Oberfläche. Bei Infektanfälligkeit meinen wir zumeist *eine Schwäche des Wei-Qi*! Es kann verschiedene Ursachen haben, dass man ständig verkühlt ist, die drei häufigsten sind: **viel zu kalt essen, zu wenig Bewegung** und **zu viel Stress und Belastung**. Es geht also um die drei Organe **Milz**, **Lunge** und **Leber**.

Viel zu kalt essen: Denken Sie an unser wichtigstes Organ, die Milz. Die Milz mag es gerne *regelmäßig warm*, besonders dann, wenn man sie ständig stark beansprucht. Den Zusammenhang zwischen Essen und Infekten sehe ich seit Jahren in meiner Praxis vor allem bei den Kindern. Viele unserer Kinder nehmen zu viele Milchprodukte (welche für die Milz sehr viel Arbeit bedeuten), Zucker und Weißmehlprodukte zu sich. Westlich gesprochen setzt das die Bauchspeicheldrüse unter Stress (und damit die Niere, welche mit der Ausschüttung von Stresshormonen reagiert), und Stress unterdrückt das Immunsystem. (Stellen Sie sich vor, Sie stehen vor einem Löwen: In diesem Moment ist es nicht sinnvoll, einen Infekt abzuwehren. Der Körper braucht all seine Energie, um wegzulaufen! Viel Zucker und kurzkettige Kohlehydrate bedeuten, dass wir *innerlich ständig vor einem Löwen weglaufen!*) Daher findet man bei den Kindern zumeist viel Schleim und Feuchtigkeit. Wenn sie sich nur einen Monat ohne all den Zucker und ohne Milchprodukte ernähren, werden Sie sehen, dass die Zunge auf einmal ganz anders aussieht (viel weniger Belag!) und dass die Infekte ausbleiben! Auch *zu viel Denken belastet die Milz!* Der Gebrauch unseres Gehirn ist ein hochenergetischer Prozess, so dass die Milz schnell ins Schwitzen kommt und müde wird, wenn man zu viel denkt, wenn man ständig am Computer sitzt und sich kaum bewegt. Die Milz hat ein Kind, das ist die Lunge. Wenn die Mutter sich nicht gut um ihr Kind kümmert, wird dieses verkümmern und schwächeln. Wenn die Milz nicht gut verdauen kann, weil wir zu kalt und unregelmäßig essen, entsteht Feuchtigkeit und Schleim (»Müll«), der bevorzugt in der Lunge landet. Die erste Voraussetzung für eine gute Immunlage ist also: **Sei lieb zur Milz!**

Zu wenig Bewegung: Erinnern Sie sich an das, was die Milz macht: Sie verwendet unser Essen und unsere Atemluft, um daraus *Qi* und *Blut* zu produzieren. Wenn wir uns nicht regelmäßig bewegen, bekommt der Körper relativ wenig Sauerstoff, den er dazu nutzt, um unser Essen in jeder einzelnen Zelle zu verbrennen. Zu wenig Bewegung heißt schlechte Verdauung und damit eine *müde Milz*. Eine müde Milz ist eine schwache Milz, die sich nicht gut um ihr Kind, die Lunge, kümmern kann. Wenn wir uns regelmäßig bewegen (und regelmäßig heißt fast täglich), trainieren wir außerdem die Lunge selbst. Sie wird stark sein und ein **starkes Wei-Qi** produzieren. Die zweite Voraussetzung für ein gesundes Immunsystem ist also: **Sei lieb zu deiner Lunge und trainiere sie!** Man kann das Immunsystem zusätzlich durch regelmäßige *Saunabesuche* stärken (trainiert das Schwitzen und damit das »Hitze aus dem Körper vertreiben«) oder indem man *regelmäßig auf Berge steigt*. (Die Höhenluft gibt unserem Immunsystem einen starken Anreiz, stärker zu werden. Diesen Effekt der Höhe kann man auch in der Klimakammer in Form der *hypobaren Therapie* anwenden. Man setzt sich mehrmals die Woche in diese Kammer und überlässt das Training der Kammer. Auf den Berg zu gehen stärkt aber zusätzlich die Kondition und die Kraft der Lunge!) Dann gibt es noch die Möglichkeit einer »Schluckimpfung«, bei der man die häufigsten Keime in ungefährlicher Form zu sich nimmt und damit die Lunge *über den Dickdarm und die Darmflora* trainiert.

Zu viel Stress und Belastung: Allein durch die Art und Weise, wie wir leben, setzen wir unseren Körper ständig unter Stress. Die strenge Struktur des Tagesablaufs, ohne auf Bedürfnisse des Körpers Rücksicht nehmen zu können, die Mehrfachbelastungen mit Familie und Beruf, der Lärm und Schmutz der Großstädte. All das ist viel Wind (*um nichts* … Sie wissen), und die Leber hasst Wind! Ich bin immer wieder entsetzt, wie saitenförmig ein Puls eines Fünfjährigen sein kann, wie rot die Ränder seiner Zunge! Viele Kinder haben all die Infekte, weil wir sie ständig durch den Tag hetzen, ihnen und ihrer Milz keine Ruhe gönnen, ihnen schon unseren Leistungsdruck überstülpen und sie nicht Kind sein lassen. Sie kennen den Mechanismus schon, der dann abläuft: Die **Leber attackiert die Milz**, so dass die Mutter der Lunge und damit die Lunge selbst schwach wird und voilà: Infekte! **Also sind wir lieb zu unserer Leber** (mit Stressabbau und regelmäßiger Bewegung, worüber sich gleich auch die Lunge freut) **und zu der Leber unserer Kinder!**

Damit alles nicht zu kompliziert wird: **Bei Allergien ist es genauso!** Allergien haben die gleichen drei großen Ursachen, die unsere Milz, unsere Lunge und unsere Leber belasten. Infekte fliegen ja mit der Luft herum. Luft ist Wind. Wind ist die Mutter aller Krankheiten: Wind trägt Kälte oder Hitze in den Körper, das sind die Infekte. Die Leber hasst

Wind. Pollen fliegen im Wind herum wie auch die Keime für die Infekte. Pollen und Staub und Gräser, alles, was im Wind herumfliegt, *ist* für uns chinesisch auch Wind! Und die Leber hasst noch immer Wind. Und Allergie-Symptome sind Leber-Symptome! Allergie-Symptome schauen oft so aus wie Infekte, mit viel Schleim, man bekommt schlecht Luft, hat Hitzegefühle (teilweise wechselt Hitze mit Kälte ab wie beim *Shaoyang-Syndrom*, also behandle ich es auch so ...), im Puls und auf der Zunge. Die Kräuter, die ich dann gebe, sind auch oft die gleichen. Denken Sie an *Yin Qiao San* und *Sang Ju Yin* oder den *Nasen-Putzer* (Mischungen **W2, W3 und W4**).

Chinesisch findet man bei infektanfälligen Menschen in Puls, Zunge und Anamnese Zeichen von Feuchtigkeit, Schleim, Milz-Qi-Mangel und Lungen-Qi- oder Lungen-Yin-Mangel, Leber-Qi-Stagnation oder Leber-Hitze. Und entsprechend dem, was wir in Puls und Zunge finden, werden wir behandeln (siehe bei den einzelnen Mischungen). Aber es gibt noch eine weitere Möglichkeit: Wir nehmen ein *Anti-Wind-Kraut*, und damit vertreiben wir die *Mutter der Krankheiten*, den Wind, dazu nehmen wir noch ein Super-Kraut für die Milz und die Lunge und noch ein Kraut für die Milz, damit es hält, und schon haben wir unsere Mischung, um den Körper vor Wind zu schützen: die Weidinger-Mischung Nummer 9: »Jade-Windschutz«.

W9 Weidinger-Mischung Nummer 9: »Jade-Windschutz« (modifiziertes Yu Ping Feng San)

HUANG QI	Radix Astragali Membranacei	40,00 %
BAI ZHU	Rhizoma Atractylodis Macrocephalae	30,00 %

| FANG FENG | Radix Ledebouriellae Divaricatae = Radix Saposhnikoviae Divaricatae | 30,00 % |

Dosierung: 2- bis 3-mal täglich 3 Gramm mit reichlich frischem Ingwer

- **Radix Astragali Membranacei** (chinesisch *HUANG QI*, deutsch *Tragantwurzel, Astragaluswurzel*) ist süß und leicht warm, ist ein Qi-Tonikum für Milz und Lunge, stärkt das Qi und indirekt das Blut und hebt das Yang. Astragalus stärkt das *Wei-Qi* und ist **das Super-Kraut der Chinesischen Medizin zur Immunstärkung** bei Abwehrschwäche und Allergien (westlich eine Überreaktion des Immunsystems auf an sich ungefährliche Moleküle verschiedener Pflanzen). Westlich gesprochen erhöht diese Wurzel die Leukozyten (die weißen Blutkörperchen) und steigert die unspezifische und humorale (in den Körperflüssigkeiten) Immunität. Sie unterstützt die Reifung der roten Blutzellen (Erythrozyten) im Knochenmark und stärkt damit das rote Blutbild. Ich werde immer wieder von Kollegen angesprochen, weil sie Bedenken haben, dass chinesische Kräuter auch bei jenen Patienten, die eine immununterdrückende Therapie (mit Cortison oder Immunsuppressiva) benötigen, das Immunsystem stärken. Da kann ich sie beruhigen, wie man besonders schön bei dieser Wurzel sieht: Die chinesischen Kräuter wirken **immunmodulierend**. Das heißt, sie geben dem Körper die Baustoffe, um ein gutes Immunsystem aufzubauen. Wenn dieses während einer Cortisonbehandlung unterdrückt wird, können die chinesischen Kräuter diesen Effekt nicht neutralisieren, sondern eher den Körper dabei unterstützen, mit dem Cortison gut und richtig umzugehen. Gerade während einer Cortisontherapie sind Patienten vermehrt Angriffen durch Infekte und Keime ausgesetzt. So ist es in diesen Fällen besonders sinnvoll, die westliche Therapie mit chinesischen Arzneien, welche die unspezifische Abwehr stärken, zu kombinieren. Natürlich gehört eine immunstärkende Therapie bei immununterdrückten Patienten in die Hand eines Spezialisten. (Ich würde vor allem bei organtransplantierten Patienten sehr aufpassen. Diese müssen von Schulmedizinern betreut werden!) Astragalus schützt nachweislich die Leber und die Niere, vor allem auch vor den belastenden Effekten westlicher Medikamente. Einer der Gründe für die immunstärkende Wirkung ist sein Selen-Gehalt – Selen wird auch in der westlichen Medizin angewandt, um die Immunantwort zu stärken. Der *hebende Effekt* wird ausgenutzt, um *Organe zu heben*, die sich senken wollen, wie die Gebärmutter, die Blase, Hämorrhoiden, den Anus oder Hernien (Brüche). Astragalus wirkt Wunder bei *Erschöpfung der Milz und Lunge*, die sich durch spontanes Schwitzen (Zeichen der schwachen Lunge) äußert. Astragalus ist das Hauptkraut zur Begleitung einer Chemotherapie, bei einer Erschöpfung der Mutter nach der Geburt (siehe später) und bei nicht heilenden Geschwüren und Wunden. Er behandelt erfolgreich *Ödeme* (Wasser-Ansammlungen), die durch Qi- und Yang-Mangel verursacht sind (Milz-Qi-Mangel, Nieren-Yang-Mangel). Astragalus wirkt stark bei *Psoriasis* (sowohl zum Schlucken als auch lokal auf den Hautstellen aufzutragen), senkt den Blutdruck und wird auch bei Diabetes mellitus eingesetzt.

- **Rhizoma Atractylodis Macrocephalae** (chinesisch *BAI*

ZHU, deutsch *großköpfiger Speichelkrautwurzelstock* oder *weißer Atractylodes*) ist *süß* und stärkt die Milz, aber auch *leicht bitter* und leitet damit aus, und warm, wodurch er trocknet. Atractylodes ist ein Qi-Tonikum, welches sowohl Milz als auch Magen stärkt. Er löst Feuchtigkeit auf und beendet damit Durchfälle aufgrund von Milz-Qi-Mangel. Durch die Stärkung der Milz erhöht er indirekt die Blutbildung. BAI ZHU stärkt ebenso wie Astragalus das Wei-Qi und beendet spontanes Schwitzen. Er ist das ideale Kraut für *Erschöpfung und Abwehrschwäche in der Schwangerschaft* (wie auch Astragalus) durch einen Qi-Mangel.
- **Radix Ledebouriellae Divaricatae** oder **Radix Saposhnikoviae Divaricatae** (chinesisch FANG FENG, deutsch *Windschutzwurzel*) ist scharf, süß und leicht warm. Wie der Name *Windschutzwurzel* schon sagt: FANG FENG ist das **chinesische Superkraut gegen Wind (egal welcher Natur)!** Und zwar vertreibt er Wind, egal, wo er im Körper ist. Er vertreibt Wind an der Oberfläche (wenn ein Eindringling versucht, mit Unterstützung des Windes in den Körper zu gelangen) bei Wind-Kälte und Wind-Hitze. Dabei trocknet FANG FENG nicht aus, sondern befeuchtet (durch seinen süßen Geschmack). Er vertreibt Wind in der Tiefe, wo der Wind zusammen mit Kälte und Feuchtigkeit Blockaden in den Muskeln und Gelenken verursachen kann. Damit wirkt er krampflösend (»Muskel-Wind«) und schmerzstillend (in Gelenken und Muskeln). **FANG FENG vertreibt Wind, Kälte, Feuchtigkeit und stillt Schmerzen.** Ein kleiner Nachsatz: Alles, wovon man in sich schon zu viel hat, hasst man. So ist es auch mit dem Wind. Wenn man zu viel Wind in sich hat, was man zum Beispiel an einer wackelnden Zunge erkennt, wird man sehr schnell und sehr leicht auf Wind überreagieren.

Das gilt für den geringsten *Stress* (auch eine Form von Wind) von außen genauso wie für den *physikalischen Wind* und für alles, was im Wind herumfliegt, von Pollen über Staub über Tierhaare über Keime. Die beste Therapie für **Wind-Menschen** (und das sind wir *modernen* Menschen leider allzu oft) ist Wind zu vermeiden und inneren Wind abzubauen (Stress abbauen, die Belastungen des Alltags neu bewerten, meditieren, Puzzle legen, sich massieren lassen, schwimmen gehen. Der Effekt sollte eine tiefe innere Entspannung und Entstressung sein). Und wenn das alles nicht hilft, gibt es FANG FENG!

Die Anwendungsgebiete der starken Drei im Überblick:
Erschöpfung und spontanes Schwitzen, Gewichtsverlust durch Kräftemangel, Infektneigung, Allergien, nicht heilende Wunden und Geschwüre, Ödeme, Durchfälle durch Milz-Qi-Mangel, Gebärmuttersenkung, Analprolaps, Hämorrhoiden, Begleitung einer Chemotherapie, Psoriasis (Astragalus!), Leukopenie (zu wenig weiße Blutkörperchen), Anämie (zu wenige rote Blutkörperchen), Muskelkrämpfe (FANG FENG), Bauchschmerzen (»Wind im Darm«), Zittern (Tremor) der Hände, Füße und des Kiefers, Tetanus (Wind!), Kopfschmerzen und Migräne durch Wind (verschlechtert sich bei Wind und Wetterwechsel).

Der Magen und die Milz

Wir haben bei der letzten Mischung schon zwei wichtige milzstärkende Kräuter kennengelernt, Astragalus (HUANG QI) und Atractylodes (BAI ZHU), und sind somit unweigerlich bei dem wichtigsten Teil unseres Körpers angelangt: **der Mitte.** Wie Sie bereits in Teil I dieses Buches, im »TCM-Crashkurs« erfahren haben, nennen wir Milz und Magen zusammen *die Mitte*, was für den gesamten Verdauungsapparat steht. Wenn es der Mitte gut geht, verarbeitet sie unser Essen und unseren Atem zu *Qi* und *Blut*.

Qi ist die Basis aller *fließenden Energie* im Körper und steht ständig im Gleichgewicht mit dem *Yang*, der *warmen Energie*, welche in der Niere gespeichert wird. Produziert die Milz genug *Qi*, braucht sie nicht zur Niere schnorren zu gehen, um etwas *Super-Yang* zu *banalem Qi* zu verarbeiten. Falls die Milz nicht genug *Qi* produziert, wird uns das mit der Zeit *an die Nieren gehen*, und es wird zu einem *Yang-Mangel mit Kälte-Symptomen* kommen.

Blut ist die Basis aller *fließenden Substanz* im Körper und steht ständig im Gleichgewicht mit dem *Yin*, der *kühlenden Substanz*, welche in den Nieren gespeichert wird. Produziert die Milz genug Blut, braucht sie nicht zur Niere schnorren zu gehen, um etwas *Super-Yin* zu *banalem Blut* zu verarbeiten. Falls die Niere nicht genug *Blut* produziert, wird uns das mit der Zeit *an die Nieren gehen*, und es wird zu einem *Yin-Mangel mit (Leere-)Hitze-Symptomen* kommen. »Leer« deshalb, weil ein Mangel, eine Leere hinter der Hitze steckt (im Gegensatz zu der »Fülle-Hitze« zum Beispiel durch den Angriff von

Wind-Hitze von außen); die Hitze-Zeichen werden dann auch nicht so massiv sein wie oben bei den Wärme-Erkrankungen im frühen Stadium beschrieben.

Wie Sie aus dem »TCM-Crashkurs« wissen, nenne ich diese Form der Milz-Schwäche eine **müde Milz**. **Besteht eine müde Milz für längere Zeit, wird es zu einem Nieren-Yin- oder Nieren-Yang-Mangel kommen.** Das große Problem aber, neben dem Qi- und/oder Blut-Mangel und dem nach längerer Zeit daraus resultierenden Yang- und/oder Yin-Mangel ist all das von der Milz nicht verdaute Essen. Wohin damit? Die Milz wirft es in die Mistkübel! Und diese vollen Mistkübel nennen wir *Feuchtigkeit*. Die Mitte schafft es nicht, klare Flüssigkeiten herzustellen, sondern durch den Qi-Mangel mischen sich Klares und Trübes, und das ist eine Form der Materie, die im Körper liegen bleibt und den glatten Fluss des *Qi* ganz langsam immer schwieriger macht. *Feuchtigkeit* führt also zu Reibung im Körper, zu schlechtem Fluss. Und das ärgert den *Hun*, den Geist der Leber (da die Leber ja für den *glatten Fluss aller Dinge zu sorgen hat*), und spannt die Leber an. Diese Leberspannung ist dann auch die häufigste Ursache, warum bei uns *von innen her* Hitze entsteht (die äußeren Ursachen haben wir bei *Wen bing* und *Shang han lun* schon ausführlich behandelt).

Sie erinnern sich: **Feuchtigkeit + Hitze = Schleim.** Die Hitze dickt die zähe Flüssigkeit »Feuchtigkeit« weiter ein, bis eine zähe Masse entsteht, unser *Schleim*. Und Sie erinnern sich: **Hast du eines der drei, Schmerz, Schleim oder Blut-Stagnation, behandle das und vergiss den Rest! Denn da brennt der Hut!** Alle drei verhindern einen *glatten Fluss aller Dinge* im Körper, was die Definition von Gesundheit ist. Die Kaskade, welche eine müde Milz im Körper auslöst, sei hier noch einmal dargestellt:

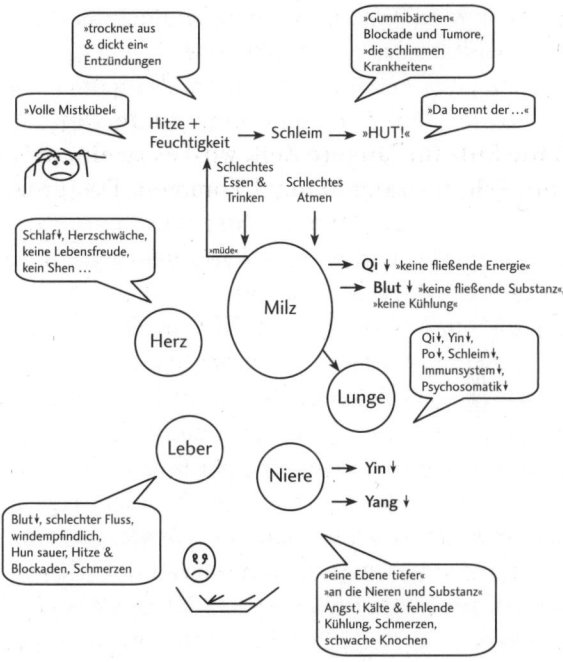

So schlimm der Qi- oder Blut-Mangel ist, so belastend der Yin- oder Yang-Mangel, *es brennt kein Hut!* Stellen Sie sich vor, Sie wollen Ihr Wohnzimmer streichen. Sie fahren also in den Baumarkt und verbringen dort Stunden damit, den richtigen Farbton zusammenzumischen. Wunderbar! Und dann fahren Sie nach Hause und beginnen damit, Ihr komplett eingerichtetes Wohnzimmer, wo Schränke und Kommoden stehen, der Schreibtisch und die Couchgarnitur, zu streichen! Sie streichen einfach um die Möbel herum ... Wie wird das Zimmer am Ende Ihrer Aktion wohl aussehen?! *Also*: Räumen Sie zuerst all den Dreck weg, schaffen Sie die Schränke raus, das Sofa, die Sessel, dann schützen Sie mit einer Folie den Boden, und erst dann können Sie mit dem

Streichen beginnen! Und so ist auch die Priorität in der Chinesischen Medizin: Zuerst den ganzen Schleim wegräumen, die ganze Feuchtigkeit ausleiten, und erst, wenn alles sauber ist, kann man mit dem *Aufbau* beginnen! Erfahrungsgemäß bringt es gar nichts, Qi- oder Blut- oder Yin- oder Yang-Kräuter zu geben, wenn es noch nicht gut fließt im Körper, wenn noch Schleim und Feuchtigkeit und auch Hitze entfernt gehören. Dann landen all diese wunderbaren Kräuter in den Mistkübeln und verstärken sogar den Dreck und die Blockade! Also zuerst Schleim und Feuchtigkeit entfernen und alles gut bewegen! Und »bewegen« bedeutet, dass wir gute **aromatische Kräuter** verwenden, die wie ein Besen all den Dreck wegkehren (für Apotheker ist zu beachten, dass aromatische Kräuter meist nur kurz gekocht gehören, da sonst die ätherischen Öle, die das *Aroma* der Pflanze ausmachen, weg sind).

Und warum ist die Milz bei uns so müde? Weil wir unser Essen und unser Leben nicht gut verdauen können! Daher gibt es zuallererst eine Hausaufgabe: **Ändern Sie Ihr Leben und Ihre Ernährung so lange, bis Sie es verdauen können!** Das ist der Teil, den ich als *lieb sein zur Milz* bezeichnet habe. Bevor Sie chinesische Kräuter bemühen, machen Sie Ihre Hausaufgabe: Seien Sie lieb zur Milz!

An der **Zunge** erkennen wir Feuchtigkeit vor allem daran, dass sie zu breit ist für den Mund. Die geschwollene Zunge mit Zahneindrücken seitlich ist also ein *Fülle-Zeichen* (es ist etwas *zu viel* in der Zunge). Die Zunge kann aber auch innen voll sein mit Schleim, den man vor allem an einem *dicken Zungenbelag* erkennt. Auch das ist also ein *Fülle-Zeichen*: ein Zuviel an Zungenbelag (*gelb*, wenn Hitze dabei ist, *weiß*, wenn Kälte dabei ist).

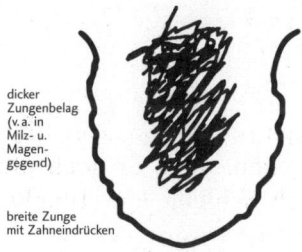

Im **Puls** finden wir ebenfalls Fülle-Zeichen. Wir tasten in den Puls hinein und finden *in ihm* etwas, das *dagegen drückt*: in diesem Fall nicht Kraft, sondern Dreck, also Schleim und Feuchtigkeit. Befinden sich Schleim und Feuchtigkeit im Magen, weil das Essen dort *unverdaut liegen bleibt*, bekommen wir diesen Fülle-Puls (**Shi mai**) oberflächlich (im *Yang*):

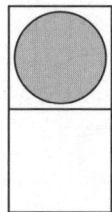

Ist der Puls dabei so mit Schleim angefüllt, dass er unter den Fingern immer seitlich wegrutscht, spricht man von einem *schlüpfrigen Puls* (**Hua mai**, denken Sie an die Perlen, die Sie in einer Schüssel tasten und mit der Fingerkuppe festhalten wollen):

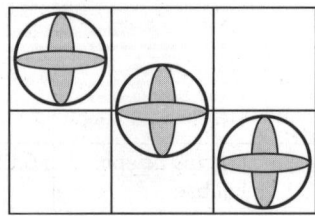

Und mit all dem Schleim und der Feuchtigkeit ärgert sich vor allem ein Organ: die Leber, unser *Hun*! Bei Schleim und Feuchtigkeit mischt sich also immer noch eine Leberspannung in Puls und Zunge, was man an der Zunge an den roten Rändern erkennt, am Puls an einer vermehrten Anspannung und vor allem an einer Verlängerung, so dass sich das Bild des Bogensehnen-Pulses (**Xian mai**) zeigen kann:

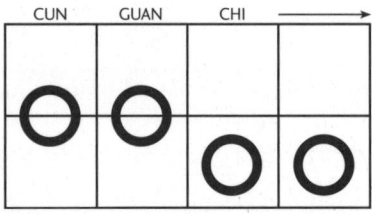

Die ideale Mischung für diesen bei uns sehr häufigen Zustand ist *Ping Wei San* (Beruhige-den-Magen-Pulver).

Ping Wei San (Beruhige-den-Magen-Pulver)

CANG ZHU	Rhizoma Atractylodis	31,00 %
HOU PO	Cortex Magnoliae Officinalis	24,00 %

CHEN PI	Pericarpium Citri Reticulatae	18,00 %
SHENG JIANG	Rhizoma Zingiberis Officinalis Recens	9,00 %
DA ZAO	Fructus Zizyphi Jujubae	6,00 %
ZHI GAN CAO	Radix Glycyrrhizae Uralensis (grillé au miel)	12,00 %

Wenn wir die Mischung als Granulat verwenden, reiben wir den frischen Ingwer selbst dazu. Da ich diese Mischung häufig bei Magenbeschwerden anwende, füge ich außerdem noch ein gutes Magenkraut hinzu, und so erhalten wir die Weidinger-Mischung Nummer 10: »Trockener entspannter Magen«.

W10 Weidinger-Mischung Nummer 10: »Trockener, entspannter Magen« (modifiziertes Ping Wei San)

CANG ZHU	Rhizoma Atractylodis (Lancae)	31,00 %
HOU PO	Cortex Magnoliae Officinalis	24,00 %
CHEN PI	Pericarpium Citri Reticulatae	18,00 %
FO SHOU	Fructus Citrus Sarcodactylus	15,00 %
DA ZAO	Fructus Zizyphi Jujubae	6,00 %

| ZHI GAN CAO | Radix Glycyrrhizae Uralensis (grillé au miel) | 6,00 % |

Dosierung und Anwendung: 2- bis 3-mal täglich 3 Gramm mit frischem Ingwer; jeweils etwa eine Viertelstunde VOR den Mahlzeiten

- **Rhizoma Atractylodis (Lancae)** (chinesisch *CANG ZHU*, deutsch *Speichelkrautwurzelstock* oder *grauer Atractylodes*) ist scharf, bitter, warm und aromatisch. CANG ZHU sieht magenähnlich aus und wie ein eingetrockneter Schwamm. Als solcher saugt er Feuchtigkeit auf und scheidet sie aus. Sein Hauptwirkbereich ist der Magen, aber auch die Milz, um Feuchtigkeit zu entfernen. Er wird zudem bei Kopfschmerzen durch Eindringen von Wind-Feuchtigkeit verwendet sowie bei Gelenkschmerzen, die durch Kälte und Feuchtigkeit schlechter werden.
- **Cortex Magnoliae Officinalis** (chinesisch *HOU PO*, deutsch *Magnolienbaumrinde*) ist wie BAI ZHU scharf, bitter, warm und aromatisch. Es wirkt auf Milz und Magen sowie auf Lunge und Dickdarm. Wichtiger als seine trocknende ist seine *stark bewegende Wirkung*: HOU PO löst Blockaden und Stagnationen von Feuchtigkeit, Qi und Nahrung.
- **Pericarpium Citri Reticulatae** (chinesisch *CHEN PI*, deutsch *Mandarinenschalen*) ist scharf, bitter und warm. CHEN PI ist das Qi regulierende und bewegende Kraut für Milz und Lunge. Die getrockneten Mandarinenschalen werden bei **Qi-Stagnation** verwendet und wenn die Blockade des *Qi* im mittleren Erwärmer (Milz und Magen, Leber und Gallenblase) stattfindet, trocknet CHEN PI Schleim und Feuchtigkeit.

- **Fructus Citrus Sarcodactylus** (chinesisch *FO SHOU*, deutsch *Buddhahandfrucht*; eine Zitrusfrucht, die wie Finger aussieht) ist scharf, bitter und warm. Sie wirkt auf Milz und Magen sowie auf Leber und Lunge. FO SHOU ist ein wunderbares Kraut für **stressbedingte** (Leber!) Magenbeschwerden und Verdauungsprobleme, als sanft wirkendes Kraut ist es ideal für Übelkeit in der Schwangerschaft (siehe unten).
- **DA ZAO** und **ZHI GAN CAO** zusammen mit dem zugefügten **frischen Ingwer** kennen Sie schon als die **drei Diener** (siehe Seite 383).

Wir verwenden diese Mischung, um Schleim und Feuchtigkeit in Milz und Magen aufzulösen sowie das Qi im mittleren Erwärmer (bei Leber-Qi-Stagnation) zu bewegen. Die klassische Indikation für *Ping Wei San* ist der **Stress-Magen** (Verschlechterung von Magenbeschwerden wie Druck, Schmerzen, Völlegefühl oder Sodbrennen, Aufstoßen, Übelkeit, Erbrechen *durch Stress!*). Weiterhin behandelt es die diversen Milz-Symptome wie Blähungen, Durchfälle, Müdigkeit durch Schleim-Feuchtigkeit und schwere Beine (Feuchtigkeit). **Ganz wichtig: Diese Mischung trocknet sehr stark und sollte nur bei Schleim und Feuchtigkeit angewandt werden!** (Also nicht bei *Yin-Mangel, wo sowieso schon alles trocken ist!*) **Daher: Puls und Zunge anschauen** und sobald Feuchtigkeit und Schleim verschwunden sind, absetzen!

Schwangerschaftsübelkeit

Für die **Schwangerschaftsübelkeit** ist diese Mischung ein bisschen zu stark, hier brauchen wir sanft wirkende Kräuter. Als chinesisches Hausmittel können Sie frischen Ingwer klein hacken und in einen Becher geben, mit heißem

Wasser aufgießen, Honig dazu und alles auf einen Rutsch austrinken.

Was Kräuter angeht, habe ich sehr gute Erfolge mit dieser Kombination: Weidinger-Mischung Nummer 11: »Sanft ohne Übel«.

W11 Weidinger-Mischung Nummer 11: »Sanft ohne Übel«

FO SHOU	Fructus Citrus Sarcodactylus	40,00 %
ZHU RU	Caulis Bambusae in Taenia	25,00 %
ZI SU YE	Folium Perillae	25,00 %
HUANG QIN	Radix Scutellariae	10,00 %

Dosierung und Anwendung: 2- bis 3-mal täglich 3 Gramm mit ein bisschen frischem Ingwer und 1 bis 2 Teelöffel Honig (bei Kindern auch gerne Malzzucker) vor den Mahlzeiten

- Das Kaiserkraut dieser Mischung haben Sie gerade kennengelernt: **Fructus Citrus Sarcodactylus**.
- **Caulis Bambusae in Taenia** (chinesisch *ZHU RU*, deutsch *Bambusrohrstreifen*) ist süß und kühl, es wirkt in Lunge, Magen und Gallenblase und senkt ab. Die *Bambusrohrstreifen* lösen Schleim, kühlen Hitze und befeuchten (durch den süßen Geschmack). Sie sind ideal bei Lungen-Hitze zusammen mit HUANG QIN (siehe unten) und bei Hitze in der Gallenblase, wobei die Wirkung auf die Gallenblase einerseits die Verbesserung der Verdauungsleistung durch die Gallenflüssigkeit betrifft, andererseits die *chinesische* Gallenblase (als *Fu*-Organ der Leber) mit den klassischen Symptomen Unruhe, Schlaflosigkeit, Übelkeit und Erbrechen (mit viel Schleim), Enge im Brustkorb, Spannung im Oberbauch und bitterer Mundgeschmack. In Kombination

mit frischem Ingwer ist ZHU RU das ideale Kraut sowohl für die *Schwangerschaftsübelkeit* (der frische Ingwer neutralisiert ihre kühle Natur) als auch bei Diabetes mellitus (Kühlung der Mitte und Säftebildung).
- **Folium Perillae** (chinesisch *ZI SU YE*, deutsch *Schwarznesselblatt*) ist scharf und warm, wirkt in Lunge und Milz, befreit die Oberfläche von Wind-Kälte, reguliert und bewegt Qi, harmonisiert den mittleren Erwärmer und beendet Übelkeit und Erbrechen. Die harmonisierende Wirkung auf die Mitte des Körpers ist vor allem in der Schwangerschaft eine heilbringende: Einerseits vertreibt dieses Blatt die Übelkeit, andererseits beruhigt es das Qi des Fetus und wird in China oft verabreicht bei drohender Fehlgeburt (wenn der Fetus »Stress« hat).
- **Radix Scutellariae Baicalensis** (chinesisch *HUANG QIN*, deutsch *Baikal-Helmkraut*) ist bitter und kalt, kühlt und trocknet. Es gehört zu den **drei gelben Kräutern für Feuchte-Hitze** (siehe Seite 472). HUANG QIN wirkt im oberen und mittleren Erwärmer, ist entzündungshemmend und beruhigend.

»Sanft ohne Übel« ist eine perfekt ausgewogene Mischung für die Schwangerschaft, *wenn Schleim und Feuchtigkeit in Puls und Zunge vorhanden sind.* Es ist auch für nicht Schwangere geeignet, um sanft Milz und Magen von Feuchtigkeit auszufegen, und ideal für Kinder, denen das Essen schon als Schleim in der Mitte liegen bleibt und die vielleicht verschiedenste Schleimprobleme (wie ständig rinnende Nase, nasale Sprache, Nasen-Polypen, Schnarchen in der Nacht, ständig grippale Infekte, Schleim auf dem Stuhl, Gesichtsschwellungen) haben. Bei der klassischen Schwangerschaftsübelkeit fließt das Qi der Mitte nach unten, erkennt, dass es nicht weitergeht, *rebelliert* und kehrt die Flussrichtung einfach um. Bevor das Essen in der Mitte liegen bleibt, wirft es uns der Körper lieber oben wieder hinaus. (In der Akupunktur-Sprache sagt man, dass der Qi-Fluss im *Chong mai*, das ist jener Meridian, der durch unsere Mitte fließt, umgedreht ist und das Qi hinaufführt. Als Akupunkteur steche ich daher Nadeln, um diesen Fluss wieder nach unten zu leiten.)

Ein paar Tipps noch für die Übelkeit in der Schwangerschaft: Essen und trinken Sie über den Tag verteilt viele kleine Portionen, so dass sich nie zu viel in der Mitte ansammelt. Dann gibt es noch einen sehr wirksamen Akupunkturpunkt für **Schwangerschafts-, Reiseübelkeit und Seekrankheit: Perikard 6 (Neiguan):** Er befindet sich etwa zwei Fingerbreit über der Hand in der Mitte auf der Innenseite des Handgelenks (wenn Sie die Hand abknicken, bildet sich innen eine Falte, dort legen Sie zwei Finger der anderen Hand hin), etwa dort, wo man normalerweise seine Armbanduhr trägt. Diesen Punkt können Sie bei Übelkeit fest massieren (egal welche Seite, links oder rechts; verlassen Sie sich auf Ihre Finger: Der Punkt ist dort, wo es *richtig* empfindlich ist!). Sie können den Punkt auch mit einer Scheibe Ingwer fest einreiben, und dann können Sie den Ingwer gleich zwischen *Perikard 6* und Ihr Uhrarmband stecken und dort belassen. Vielen hilft das schnell und sicher!

Der übersäuerte Stress-Magen

Wenn Sie unter einem übersäuerten Stress-Magen leiden, sollten Sie zunächst einmal den Stress, dem Sie sich tagtäglich aussetzen, hinterfragen und möglichst etwas daran ändern. Ihr Magen meint es ja gut mit Ihnen und zeigt Ihnen auf, dass all das einfach zu viel für Sie ist!

Dann sollten Sie am Abend nicht zu spät und nicht zu viel essen, idealerweise eine *basische Mahlzeit*. »Basisch« bedeutet »pflanzlich und gekocht«, also zum Beispiel eine Gemüsesuppe oder ein Eintopf mit wenig oder ganz ohne Fleisch.

Sauer ist der Geschmack der Leber. **Zu viel sauer bedeutet Stress. Alles, was den Körper stresst, macht sauer.** Von den Lebensmitteln her stressen am meisten *Zucker* und *Weißmehlprodukte* (beide führen zu einer sehr schnellen Insulinausschüttung mit nachfolgender Stressphase, da das Insulin langsam abgebaut wird und in dieser Zeit »Nachschub an Blutzucker« fordert, was man oft als Heißhunger erlebt. Wenn man diesen Nachschub nicht liefert, bekommt das Insulin Futter von den Reserven, also von den Nieren. Und nur wegen ein bisschen falscher Ernährung an unsere *wertvollen Nieren-Reserven* zu gehen ist leichtsinnig. Die sollten wir uns für *echte Probleme* aufheben) und ebendas *tierische Eiweiß* (aus Milchprodukten, Fleisch, Fisch und Eiern). Wenn Sie also *sauer sind*, seinen Sie *lieb zur Milz*, besonders am Abend vor dem Schlafengehen.

In vielen Fällen ist es wirkungsvoll, den Magen *dosiert zu reizen*. Das machen wir auch bei der Akupunktur, indem wir gezielt kleine Wunden im Körper setzen, um den Körper zu zwingen, diese zu heilen (Wunden kann er nicht ignorieren, die *muss* er heilen!). Dabei aktivieren wir seine Selbstheilungskräfte und locken diese durch die richtige Platzierung der Nadeln an die richtigen Stellen im Körper. Nach dem gleichen Prinzip funktioniert das auch beim Magen *von innen*, was durch westliche Studien belegt ist. Machen Sie sich also ein Butterbrot, idealerweise ein Roggenbrot, und legen Sie ganz feine Streifen **frische Chili oder frische Peperoni** darauf; darüber eine Prise Salz und fertig ist das **Magen-Heilungsbrot**. Wichtig ist, dass Sie *frische* Peperoni verwenden (die Kerne brauchen Sie nicht mitzuessen). Getrocknete Peperoni sind *nur scharf*, das heißt, sie verursachen Hitze. In den frischen Peperoni ist die Kühlung in Form von ätherischen Ölen eingebaut (welche durch das

Trocknen oder Einlegen verschwinden). Diese Öle *schützen den Magen vor der Schärfe*. Gleichzeitig provoziert die Schärfe eine *gesunde dosierte Entzündung* im Magen, welche der Körper dann gezwungen ist (ähnlich wie bei den Akupunkturnadeln) zu heilen. Der Effekt ist, dass der Magen immer stärker wird und wieder lernt, sich selbst zu regulieren. Probieren Sie das Magen-Heilungsbrot ruhig aus, anfangs mit ganz wenig Peperoni, und schauen Sie, wie es Ihnen damit geht. Wenn es Ihnen nicht guttut, vergessen Sie es einfach wieder. Haben Sie jedoch das Gefühl, es tut Ihnen gut (wenn es nicht noch mehr Sodbrennen verursacht und vor allem keine Schmerzen!), dann können Sie schön langsam die Dosis steigern.

Die westliche Medizin macht das Gegenteil: Sie setzt Säurehemmer (welche die Produktion der Magensäure drosseln) ein, um die Funktion des Magens herabzusetzen, weil er ja auf den vielen Stress und die viele Hitze in unserem Leben und unserer Nahrung *überreagiert*. Diese Therapie ist auch notwendig, falls man die Magenbeschwerden (wie *Gastritis, Reflux, Magen- oder Zwölffingerdarmgeschwür*) mit anderen Methoden wie Stressreduktion und basischer Ernährung nicht in den Griff bekommt. *Falls!* Ansonsten suggeriert man dem Magen durch die Unterdrückung, dass man seine Arbeit nicht wertschätzt und daher nicht braucht. Und frustriert, wie er nun ist, wird er immer schwächer und schwächer werden! Wenn Sie merken, dass das Chili- oder Peperonibrot (nicht vergessen: *frisch!*) wunderbar hilft (was man an den Beschwerden merken und in einer Gastroskopie kontrollieren kann), dann können Sie sich im Gartenmarkt Peperoni-Pflanzen für das Fensterbrett oder den Garten besorgen. Da gibt es eine wunderbare Auswahl an Pflanzen, die auf kleinstem Raum wunderschön reichlich Ernte versprechen.

Und was können Sie noch machen, um Ihren Magen und

Ihre Milz zu heilen und endlich frei zu werden von Schleim und Feuchtigkeit? *Seien Sie lieb zu Ihrer Milz* (siehe Seite 104)*!*

Noch ein **Tipp für die Spezialisten**: Bei einer durch eine Gastroskopie festgestellten Gastritis, bei der das Bakterium *Helicobacter Pylori* nachgewiesen wurde, können Sie bei *chinesisch* nachgewiesenem Schleim und Feuchtigkeit und *Hitze* ein *Ping Wei San* oder meine leicht abgewandelte Variante Mischung *W10* als Grundmischung nehmen und das *Modul gegen HP und zur Toxin-Ausleitung* dazumischen.

Modul gegen Helicobacter Pylori und zur Toxin-Ausleitung

PU GONG YING	Herba Taraxaci	10 Gramm
BAN ZHI LIAN	Herba Scutellariae Barbatae	10 Gramm
BAI HUA SHE SHE CAO	Herba Oldenlandiae	10 Gramm

Mischungsverhältnis: 100 Gramm Grundmischung plus Zusatz, so kommen Sie auf insgesamt 130 Gramm.

Davon nehmen Sie 2- bis 3-mal täglich 3 Gramm vor den Mahlzeiten mit etwas frischem Ingwer.

- **Herba Taraxaci** (chinesisch *PU GONG YING*, deutsch *Mongolischer Löwenzahn*) ist bitter, süß und kalt und wirkt bevorzugt auf Magen und Leber. Der Löwenzahn eliminiert *Hitze* und *Feuchte-Hitze* und *Toxine (Gifte)* aus Haut, Magen und Leber. Westlich gesprochen *entgiftet er die Leber*. Da die Brust (die weibliche Brust) auf dem Leber-Meridian liegt, wird Taraxacum sehr erfolgreich bei Entzündungen der Brust (zum Beispiel als Komplikation beim Stillen) äußerlich als kühlende Auflage verwendet, aber auch innerlich. Er hat eine antibiotische Wirkung (eben auch gegen den Helicobacter Pylori). Sie können auch selbst **mit Löwenzahn entgiften**, indem Sie im Frühling, wenn *unser* Löwenzahn wächst, die Blätter *und* die Wurzeln sammeln, waschen, in einem Topf mit Wasser bedecken und etwa eine Viertelstunde auskochen. Dann gießen Sie das Ganze in einem Sieb ab. Den Pflanzenbrei können Sie *nach dem Auskühlen* als lokale entzündungshemmende Auflage auf Brust oder Akne oder Abszesse legen, die Flüssigkeit trinken Sie auf 2 bis 3 Tage verteilt, mehrmals am Tag eine Portion. Sie können auch aus den Blättern einen Löwenzahnsalat machen, der schön bitter schmeckt und mit seinen Bitterstoffen sanft entgiftet.

- **Herba Scutellariae Barbatae** (chinesisch *BAN ZHI LIAN*, deutsch *Bärtiges Helmkraut*) ist scharf, leicht bitter und kalt und wirkt in Leber, Lunge und Magen. BAN ZHI LIAN verwenden wir hier als ausleitendes Kraut für Hitze und Hitze-Toxine im Magen (daher ist der Nachweis von *Hitze in Puls und Zunge* wichtig). In der Chinesischen Medizin ist das Bärtige Helmkraut fester Bestandteil der Krebstherapie bei Magen-, Lungen- und Leberkrebs und ist auch Gegenstand umfangreicher Forschung in diesem Gebiet.
- **Herba Oldenlandia** (chinesisch *BAI HUA SHE SHE CAO*, deutsch *weißblütige Schlangenzungenpflanze*) ist leicht bitter, süß und kalt. Sie wirkt vor allem auf Magen, Dünn- und Dickdarm, um starke Hitze (toxische Hitze, welche sich oberflächlich an der Haut als »Eiter« zeigt) abzuleiten. Wie der Löwenzahn wird sie sowohl äußerlich als auch innerlich angewandt, um Entzündungen und Eiterungen zu behandeln. In der TCM hat auch sie ihre feste Anwendung bei der Krebstherapie (Magen-, Speiseröhren-, Dickdarm- und Lungenkrebs).

Wie Sie an den Einzelkräutern erkennen können, ist dieses Modul **eiskalt**. Es soll ja auch **starke Hitze** behandeln. **Westliche Entzündungen entsprechen chinesisch Hitze, Feuchte-Hitze und toxischer Hitze.** Wegen der Kälte der Mischung sollte man bei der Anwendung immer wärmenden frischen Ingwer dazugeben, um Milz und Magen zu schützen, und man sollte sie nur so lange verabreichen, *so lange Hitze da ist* (wöchentlich kontrollieren!). Oft kommt es bei der Anwendung solch kalter Kräuter zu Symptomen einer *kalten Milz*, ähnlich wie bei der Anwendung von Antibiotika. Das ist ein Zeichen dafür, dass Sie *genug Hitze ausgeleitet haben*. Dann bitte die Mischung absetzen und zum Beispiel die Mischung W8: »**Warme Milz und Niere**« einnehmen, begleitet von vielen warmen Speisen und Getränken, um sich wieder aufzuwärmen.

Nahrungs-Stagnation

Also, wir sind noch immer dabei, den *Dreck wegzuräumen*, bevor wir das Zimmer streichen, bevor wir aufbauen können! Neben Schleim und Feuchtigkeit, was quasi die Nahrung in den *vollen Mistkübeln* ist, kann die Nahrung auch gleich so herumliegen, unverdaut und ohne Mistkübel. Ein typisches Zeichen für diese **Nahrungs-Stagnation** ist das Gefühl, dass einem das Essen *schwer im Magen* liegt, das Gefühl, als könne man das Essen *nicht verdauen*. Weitere Symptome sind *Mundgeruch, Völlegefühl, Rülpsen und Aufstoßen, Sodbrennen, Engegefühl im Brustkorb. Blähungen und alle Beschwerden werden durch Essen schlimmer!* (Das ist nach den acht Prinzipien ein *Fülle-Zeichen*: Man gibt etwas dazu, und das verstärkt die Blockade!)

Puls und Zunge schauen ähnlich aus wie bei Schleim und Feuchtigkeit in Milz und Magen: *Hua mai* (der schlüpfrige

Puls) und auf der Zunge ein gelber (Hitze) klebriger dicker Belag. Da der Nahrungs-Stagnation meist eine erschöpfte Milz zugrunde liegt, findet man auch mehr oder weniger **Zeichen eines Qi-Mangels:** eine große blasse Zunge mit seitlichen feinen Rissen, eventuell wackelt die Zunge rauf und runter, eine blasse Haut, Schwellungen am Körper und im Gesicht, Durchfall oder breiiger, ungeformter Stuhl, Müdigkeit. Im Puls wird die kraftlose Komponente eines *Ruo mai* oft von der Blockade der Nahrung und Schleim und Feuchtigkeit überlagert. Wichtig ist, dass man die Blockade entfernt, *bevor* man den Qi-Mangel angeht.

Typischerweise dauert es zwei bis vier Wochen, bis ein solcher Fülle-Zustand mit den Kräutern und geänderter Ernährung (Sie wissen schon: lieb sein zur Milz!) beseitigt ist. Danach kann ich aufbauen!

Bao He Wan: »Die Pille, die Harmonie erhält«

SHAN ZHA	Fructus Crataegi	40,00 %
SHEN QU	Massa Medica Fermentata	12,00 %
LAI FU ZI	Semen Raphani Sativi	6,00 %
MAI YA	Fructus Hordei Vulgaris Germinantus	6,00 %
CHEN PI	Pericarpium Citri Reticulatae	6,00 %
BAN XIA	Rhizoma Pinelliae Ternatae	12,00 %
FU LING	Sclerotium Poriae Cocos	12,00 %

| LIAN QIAO | Fructus Forsythiae Suspensae | 6,0 % |

Wie Sie bereits wissen, ist die Pinellia aufgrund ihrer Giftigkeit (die durch die Zubereitung mit Ingwer neutralisiert ist; bei uns erhält man die Pinellia nur bereits »entgiftet«) rezeptpflichtig. Sie ist das klassische Kraut, um Schleim aufzulösen. Wir ersetzen sie durch die ungiftige *Alantblüte* und erhalten die Weidinger-Mischung Nummer 12: »Harmonie der Mitte« (entgiftetes *Bao He Wan*).

W12 Weidinger-Mischung Nummer 12: »Harmonie der Mitte« (entgiftetes *Bao He Wan*)

SHAN ZHA	Fructus Crataegi	38,00 %
SHEN QU	Massa Medica Fermentata	12,00 %
LAI FU ZI	Semen Raphani Sativi	8,00 %
MAI YA	Fructus Hordei Vulgaris Germinantus	6,00 %
CHEN PI	Pericarpium Citri Reticulatae	6,00 %
XUAN FU HUA	Flos Inulae	12,00 %
FU LING	Sclerotium Poriae Cocos	12,00 %
LIAN QIAO	Fructus Forsythiae Suspensae	6,00 %

Dosierung und Anwendung: 2- bis 3-mal täglich 3 Gramm mit frischem Ingwer jeweils etwa eine Viertelstunde VOR den Mahlzeiten

- **Fructus Crataegi** (chinesisch *SHAN ZHA*, deutsch *Fiederweißdornbeeren, Bergweißdorn*) ist süß, sauer und ein bisschen warm. Die Weißdornfrüchte wirken auf Leber, Milz und Magen und sind das Kaiserkraut dieser Mischung. Sie regen die Verdauung und die Produktion der Verdauungssäfte an, wobei vor allem die Fett- und Eiweißverdauung gestärkt wird. Dabei senken sie auch den Cholesterinspiegel im Blut und den Blutdruck, indem sie *unverdaute Massen und Blockaden auflösen*, wodurch sie einer Arteriosklerose (einer Gefäßverkalkung) entgegenwirken. Crataegus hat auch eine blutbrechende Wirkung (was bedeutet, dass er Blut-Stagnationen sanft löst). Durch seine stagnationslösende Wirkung bekämpft er verschiedenste Schmerzzustände, denn hinter Schmerzen stecken immer Blockaden: von Qi, Blut, Flüssigkeiten, Nahrung, Schleim, Hitze oder Kälte.

- **Massa Medica Fermentata** (chinesisch *SHEN QU*, deutsch *fermentierte Medizinalmischung*) ist süß, scharf und warm. Sie ist eine Mischung aus Fructus Oryzae, Semen Raphani und Fructus Crataegi, welche zur Fermentierung angesetzt wird. Sie verbessert die Aufnahme der anderen Bestandteile dieser Mischung, wirkt verdauungsfördernd vor allem in Bezug auf *Kohlenhydrate* und *Alkohol* und hilft auch in anderen Kräutermischungen, schwerverdauliche Teile wie Mineralien und Muscheln aufzunehmen. Westlich kann man es verwenden, um der Reizung des Magens durch Acetylsalicylsäure (bei uns bekannt als Aspirin; wird *zur Blutverdünnung* eingesetzt, kann aber eine Magenreizung und Magenblutungen verursachen) vorzubeugen und sie zu bekämpfen. In der Schwangerschaft sollte es mit Vorsicht angewandt werden. (In einer gesunden Schwangerschaft haben Medikamente generell nichts verloren.

Wenn es Probleme gibt, muss man abwägen, was zum Ziel führt, westliche oder östliche Medizin, und was am wenigsten Nebenwirkungen hat.)

- **Semen Raphani Sativi** (chinesisch *LAI FU ZI*, deutsch *Rettichsamen*) ist scharf, süß und vom Temperaturverhalten her neutral. Er regt vor allem die Fett- und Eiweißverdauung an (daher isst man bei uns gerne Rettich zu einer Schweinshaxe, vielleicht auch, um sein Gewissen zu beruhigen, weil man etwas Gesundes isst!), löst Schleim, beseitigt Stagnationen des gesamten Verdauungsapparates mit Völlegefühl, Übelkeit, Erbrechen und Blähungen und *senkt das Qi ab* (er leitet den Verdauungsprozess in die richtige Richtung: *hinunter*).
- **Fructus Hordei Vulgaris Germinantus** (chinesisch *MAI YA*, deutsch *gekeimte Gerstenkörner, Malz*) ist süß und neutral im Temperaturverhalten. MAI YA ist der **Appetitanreger der Chinesischen Medizin** (auch im höheren Alter, bei Krebs und schweren Erkrankungen wie Hepatitis) und hilft vor allem bei der Kohlenhydratverdauung. MAI YA ist auch ein wunderbares Mittel für die **weibliche Brust**: Es löst Spannung in der Brust (indem es den Leber-Meridian entspannt), hilft beim Abstillen und *senkt den Prolaktinspiegel*. Damit ist MAI YA ein wichtiges Mittel bei einer bestimmten Form der weiblichen Unfruchtbarkeit, bei der die Prolaktinwerte erhöht sind. Außerdem senkt es den Blutdruck.

Die nächsten vier Kräuter zeigen uns das **Grundprinzip der Schleimlösung** auf. Und zwar geht die Auflösung den *umgekehrten Weg der Entstehung*. Sie wissen, wie Schleim entsteht: Aus den *gesunden Flüssigkeiten*, den normalen Körperflüssigkeiten, wird *Feuchtigkeit*, weil Milz und Magen all das Unverdaute einfach in die Flüssigkeit hineinwerfen (was wir als *Mistkübel* bezeichnet haben), und diese *trübe, dreckige Feuch-*

tigkeit wird dann unter Einwirkung von Hitze zu *Schleim*: *Flüssigkeiten + wenig und träges Qi* → *Feuchtigkeit + Hitze* → *Schleim*.

Wir brauchen nun ein scheimauflösendes Kraut (klassischerweise nimmt man Pinellia, wir haben sie durch *Flos Inulae* ersetzt, **XUAN FU HUA**, das wir bereits aus *W8* kennen), und unter dessen Wirkung wandelt sich Schleim zurück in Feuchtigkeit und Hitze. Die Hitze entfernt in dieser Mischung die Forsythienfrucht (**LIAN QIAO**, die kennen wir schon aus *W2* und *W3*). Dann muss diese zähe träge Feuchtigkeit noch bewegt werden, was wir über Qi machen (Qi bewegt ja alles im Körper, auch Feuchtigkeit). Wir brauchen also einen Qi-Beweger, und da nehmen wir hier die Mandarinenschalen (**CHEN PI**, die kennen wir schon aus *W10*). Jetzt müssen wir nur noch die Feuchtigkeit mit einem Putzschwamm wegwischen, und da nehmen wir in dieser Mischung den Poria-Schwamm (**FU LING**). *Schleim* → *Feuchtigkeit + Hitze* → *Qi bewegen* → *Flüssigkeiten*.

- **Sclerotium Poriae Cocos** (auch Poria oder Poria alba, chinesisch *FU LING*, deutsch *Kokospilzmyzel*) ist süß bis bland (ohne Geschmack) und thermisch neutral. Poria ist ein Baumpilz, der im getrockneten Zustand wie ein Schwamm aussieht. Poria ist das Hauptkraut, um *Feuchtigkeit* zu binden und aufzulösen. Gleichzeitig regt Poria den Harnfluss an und löst Ödeme (Wasseransammlungen) auf. Durch seinen süßlichen bis blanden Geschmack wirkt er milzstärkend. Poria hat auch einen beruhigenden Effekt auf den *Shen* (löst Feuchtigkeit und damit Unverdautes aus unseren Gedanken und Gefühlen).

Das ist genial, oder? Es ist das Grundprinzip von *Recycling*! Wenn ich also effektiv Schleim auflösen möchte, muss ich mir immer auch überlegen, was aus den zerfallenden Komponenten wird, und die muss ich dann in sinnvolle wiederverwertbare Teile rückverwandeln. Die Grundformel aus Pinellia, Mandarinenschale, dem Poria-Schwamm und noch ein bisschen Süßholz nennt man *Er Chen Tang* (zweifach behandeltes Dekokt). Doch *Bao He Wan* kümmert sich mit der Forsythie auch noch um die Hitze.

Diese Rezeptur ist eine ausgeklügelte Mischung von Kräutern, um alles, was im Magen eine Stagnation machen kann, zu entfernen. Dabei sind die Kräuter auch noch so gewählt, dass die einzelnen Komponenten der Lebensmittel (also Eiweiß, Fett, Kohlenhydrate und *chinesisch* noch Schleim, Feuchtigkeit und Hitze) leichter verdaulich werden (ohne dass die Chinesen vor zweitausend Jahren eine Ahnung von Eiweiß, Fetten oder Kohlenhydraten hatten).

Zusammenfassend kann man diese Rezeptur bei jeder Art von Blockade der Mitte oder Verdauungsstörung geben, bei der *Fülle* nachweisbar ist. Die Beschwerden: Gefühl, nicht verdauen zu können, Völlegefühl, Schmerzen in Brust und Bauch, Aufstoßen, Rülpsen, Sodbrennen, Mundgeruch, Appetitverlust, Übelkeit, Erbrechen, Blähungen, Durchfälle oder Verstopfung. Gerne wenden wir diese Mischung auch bei Kindern mit Verdauungsproblemen an. Sie kann auch prophylaktisch gegeben werden, wenn einem zum Beispiel ein schwerverdauliches Essen bevorsteht (einfach ein bisschen *Bao He Wan*, und schon geht's!). Den oft dahintersteckenden *Mangel* (meist Milz-Qi-Mangel, aber auch Nieren-Yang-Mangel) wird man *danach* beheben (Erklärung siehe oben, Rezepturen siehe Kapitel »Mangelzustände und Erschöpfung«).

Feuchte-Hitze

Und weil wir gerade beim Loswerden von Schleim und Feuchtigkeit sind, schauen wir uns noch ein *Spezialthema hier im Westen* an: *Feuchte-Hitze* (und auch alleine darüber könnten wir mehrere Bücher schreiben). Natürlich gibt es die Kombination von Feuchtigkeit und Hitze auch in China, sie wird bei den Wärme-Erkrankungen im *Wen bing lun* abgehandelt. Jedoch sind wir hier im Westen Spezialisten für chronische Krankheiten. Chronische Krankheit heißt, dass ich ein bisschen gesund sein möchte, aber gleichzeitig auch ein bisschen krank. Und als Patentlösung für einen solchen Zustand gibt es die *Feuchte-Hitze*, die westlich gesprochen bei vielen **chronischen entzündlichen Erkrankungen** im Außen (Hautentzündungen) und Innen (in den Organen, im Darm) auftritt. Dabei ist *Feuchte-Hitze* eine Pattsituation: Die Feuchte kühlt die Hitze, aber nur so weit, dass sie *fast* ausgeht. Und die Hitze trocknet die Feuchtigkeit, aber nur so weit, dass sie *fast* weg ist. Man kann sich *Feuchte-Hitze* auch als ein Feuer im Garten vorstellen, über das man eine nasse Decke geworfen hat. Wenn die Decke immer nass ist, wird sie das Feuer immer kontrollieren und klein halten, aber doch nie ganz löschen. *Feuchte-Hitze* kann man sich auch wie die Verbindung aus Mehl und Öl vorstellen: einmal zusammengeworfen, kann man es nicht mehr trennen.

Das Besondere an Feuchte-Hitze ist, dass es *zwei pathogene Faktoren* gibt, nämlich die Feuchtigkeit und die Hitze. Die **Hitze** kann von außen oder von innen kommen, von außen als *Wind-Hitze* (siehe *Wen bing*), von innen als *Leere-Hitze* bei einem Yin-Mangel (fehlende Kühlung des Yin) oder durch den Konsum von sehr heißen Lebensmitteln wie Alkohol oder Frittiertes. Die **Feuchtigkeit** kann auch von außen oder innen kommen, von außen als (Wind-)Feuchtigkeit, wenn man zum Beispiel in einem feuchten Haus oder feuchten Klima lebt, von innen vor allem als Abfallprodukt einer *müden Milz*. Finden sich die beiden in unserem Körper, ist die Pattsituation perfekt.

Wie auch beim Schleim ist es sinnvoll, die einzelnen Komponenten des Problems zu behandeln. So nimmt man aromatische Kräuter wie Cortex Magnoliae (HOU PO), um die Feuchtigkeit zu trocknen, und kühlende Kräuter wie Fructus Gardeniae (ZHI ZI), um die Hitze zu kühlen. Und dann gibt es **die gelben Drei,** die Feuchte-Hitze direkt behandeln. *Huang* heißt *gelb*, und diesen drei Arzneien haben die chinesischen Kräuter ihren schlechten Ruf zu verdanken: »Wumm, ist das bitter!!!« (bittttter mit fünf »t«!) Dies ist die Mischung:

Huang Lian Jie Du Tang (Coptis-Dekokt, das toxische Wirkungen lindert)

HUANG LIAN	Rhizoma Coptidis	20,00 %
HUANG QIN	Radix Scutellariae Baicalensis	30,00 %
HUANG BAI	Cortex Phellodendri	30,00 %
ZHI ZI	Fructus Gardeniae Jasminoidis	20,00 %

Dosierung und Anwendung: 2- bis 3-mal täglich 1 bis 2 Gramm mit viel frischem Ingwer; am besten ZU den Mahlzeiten

- **Rhizoma Coptidis** (chinesisch *HUANG LIAN*, deutsch *Goldfadenwurzelstock*) ist bitter und kalt, klärt Hitze und trocknet Feuchtigkeit. Westlich gesprochen hat Coptis ein breites antibiotisches Spektrum, wirkt gegen verschiedene Viren und Pilze, es wirkt entzündungshemmend und fiebersenkend, lokal verabreicht desinfizierend und betäubend (anästhetisch). In der Chinesischen Medizin findet Coptis eine breite Anwendung bei akuten bakteriellen Infektionen, bei Lungentuberkulose, inneren und äußeren Geschwüren, Osteomyelitis (Knochenmarkentzündung), bei akuten und chronischen entzündlichen Erkrankungen der Haut und des Darmes (leitet Feuer-Toxine aus). Coptis kühlt **Leber-Feuer** und findet Einsatz bei Kopfschmerzen, Benommenheit, roten Augen und Augenentzündung, rotem Gesicht, Unruhe und Schlaflosigkeit mit Albträumen, Ohrgeräusch (Tinnitus), Nasenbluten (der Puls ist dann gespannt, schlüpfrig und schnell, der Zungenbelag dick und gelb). Coptis kühlt **Herz-Feuer** mit den Symptomen: Schlaflosigkeit, Unruhe und Rastlosigkeit, Manie, stolpriges Sprechen, trockener Stuhl und dunkler Urin als Zeichen von viel Hitze (der Zungenkörper ist rot, der Puls schnell). Coptis ist ein sehr mächtiges Kraut und sollte entsprechend vorsichtig verwendet werden. Nebenwirkungen entstehen durch seinen stark kühlenden Effekt (welcher dem antibiotischen Effekt entspricht), daher sollte dieser mit einem warmen Kraut ausgeglichen werden, zum Beispiel mit ROU GUI *(Zimtrinde)*.
- **Radix Scutellariae Baicalensis** (chinesisch *HUANG QIN*, deutsch *Baikal-Helmkraut*) ist bitter und kalt, kühlt und trocknet. Die Wirkung der Scutellaria ist vergleichbar mit der von Coptis, jedoch vorwiegend bei Hitze im oberen und mittleren Erwärmer, und hier vor allem in

der Lunge. Sie wird daher bei Entzündungen der Lunge und der Haut am Oberkörper verwendet (Bronchitis, COPD, Asthma bronchiale, Furunkel und Karbunkel in der Haut). Seine Hitze ausleitende Funktion im mittleren Erwärmer macht man sich bei der Behandlung von Entzündungen des Magen-Darm-Traktes (vom Mund bis zum Anus) zunutze. Eine besondere Aufgabe erfüllt Scutellaria in der Schwangerschaft, sie *beruhigt den Fetus*. Damit meint man, dass einerseits ein sehr unruhiger Fetus beruhigt, andererseits ein drohender Abortus abgewendet wird.

- **Cortex Phellodendri** (chinesisch *HUANG BAI*, deutsch *Korkbaumrinde, Gelbbaumrinde*) ist bitter und kalt und beseitigt Hitze aus dem unteren Erwärmer. Diese Rinde findet daher vornehmlich Anwendung bei Entzündungen im Dickdarm, im weiblichen Genitaltrakt (Entzündung der Scheide, der Gebärmutter), der Blase und den ableitenden Harnwegen, beim Mann bei der Entzündung der Prostata (Prostatitis) sowie bei Abszessen und Hitze-Ausschlägen vom Becken abwärts. Phellodendron ist auch sehr effektiv bei *chronischer Candida-Infektion im Darm* und chinesisch bei *Yin-Feuer* (starke Hitze durch Yin-Mangel).

- **Fructus Gardeniae Jasminoidis** (chinesisch *ZHI ZI*, deutsch *Gelbbeere, Jasminglanz*) ist bitter und kalt und kühlt den Körper in der tiefsten Ebene (*Xue fen* entsprechend dem *Wen bing*). Diese Frucht senkt Fieber, kühlt Leber und Herz, beruhigt und lindert brennende Schmerzen. Gardenia wird auch bei Entzündungen der Haut mit Eiter (*toxische Hitze*) eingesetzt.

Wie Sie an den Einzelkomponenten der Mischung erkennen, ist *Huang lian jie du tang* EISKALT, beruhigt, behandelt Hitze und Feuchte-Hitze im ganzen Körper und wird traditionellerweise für schwerste Hitzezustände mit hohem Fieber, schwerer Infektion und starker Entzündung verwendet. Bei uns sind diese Symptome lange nicht so ausgeprägt! Oft finde ich Zeichen von *Fülle-Hitze* in Puls und Zunge, als ob jemand 40 Grad Fieber hätte, aber das einzige Symptom, das er hat, sind Mitesser! Da sind wir wirklich ganz anders als die *traditionellen* Chinesen. Unser Körper reagiert einfach nicht mehr so stark mit Symptomen. Aber erinnern Sie sich an den Ausspruch meines Lehrers: »Du hörst dir die Geschichten an, behandeln tust du das, was der Puls sagt!« Und wenn der Puls sagt »viiiiiel Hitze und Feuchtigkeit« (auch wenn der Patient nur Mitesser hat), dann kann man die entsprechende Medizin einsetzen!

Sicherheitsregeln für *Huang lian jie du tang*

Wenn man ein paar Sicherheitsregeln beachtet, ist *Huang lian jie du tang* ein wunderbares, potentes Mittel, um chronische Entzündungen in den Griff zu bekommen.

Sicherheitsregel Nr. 1: Nie lange anwenden! Durch die Kälte der Mischung tritt häufig nach ein paar Tagen ein *Durchfall* auf, der auch Zeichen des erfolgreichen Hitzeausleitens sein kann.

Sicherheitsregel Nr. 2: Sobald Durchfall oder Beschwerden im Magen-Darm-Trakt auftreten, mit der Mischung aussetzen und viel warm (gekocht) essen und trinken!

Sicherheitsregel Nr. 3: Wenn Ihnen diese Mischung unglaublich guttut und Sie sie länger nehmen wollen (und Sie sich dadurch schwere Medikamente der Schulmedizin ersparen), **kombinieren Sie sie immer mit ei-**

ner aufbauenden Mischung (siehe weiter unten)! Und nach einem Monat pausieren Sie trotzdem für zwei bis drei Wochen. In dieser Zeit können Sie Kräuter verwenden, welche vor allem das **Yin aufbauen** (siehe »Aufbau für das Blut und das Yin«), da Yin die Basis aller Kühlung ist und durch all die Hitze leicht geschädigt werden kann.

Sicherheitsregel Nr. 4: Denken Sie daran: Diese Kräuter machen kalt und trocken. Solange Sie diese Kräuter regelmäßig nehmen, ist Ihre Hausaufgabe, »lieb sein zur Milz« **doppelt und dreifach so wichtig!**

Sicherheitsregel Nr. 5: Besprechen Sie diese Therapie mit Ihrem behandelnden Arzt! Er kann abschätzen, ob die Chinesischen Kräuter auch bei einer schweren Infektion oder einer (westlich) medikamentenpflichtigen chronischen Infektionskrankheit oder einer psychischen Hitze-Krankheit den Heilungsprozess unterstützen.

Ich möchte Ihnen, werte Kollegen, *Huang lian jie du tang* sehr ans Herz legen, da die Mischung einen großen Segen und eine deutliche Einsparung westlicher Medikamente bringen kann. Die Kräuter sind nicht nur ungiftig, sie sind sogar *extrem gesund*! Denken Sie an all die Bitterstoffe, die Sie *schmecken*! Feuchte-Hitze ausleitende Kräuter werden in China nicht nur bei Entzündungen, sondern vor allem bei den verschiedenen Krebsarten erfolgreich angewandt! Und Coptis und Scutellaria sind extrem effektive Kräuter in der Schwangerschaft. Wenn sie sinnvoll und niedrig dosiert (siehe Empfehlung) sind, können sie eventuell einen Abortus abwenden (wir westlichen Ärzte wissen mittlerweile, dass der Hauptgrund, warum die Frucht in der Schwangerschaft abgeht, über die Scheide aufsteigende Infektionen sind, und da wirken diese Kräuter auf jeden Fall auch). Die Hauptindikation sind: chronische Entzündungen aus dem Formenkreis der Autoimmunerkrankungen, chronisch entzündliche Hauterkrankungen sowie Entzündungen im Urogenitalbereich. Zusätzlich wirkt sie wunderbar bei psychischen Erkrankungen, die mit *Fülle-Hitze* einhergehen: Manie, unkontrollierte Aggressionen, Suchterkrankungen und vieles mehr. **Wichtig: In Puls und Zunge sehen Sie Zeichen von Hitze, von Feuchtigkeit, von Fülle!**

Ich möchte Ihnen diese Mischung *kombiniert mit ein paar Sicherheitskräutern* als Weidinger-Mischung Nummer 13 zur Verfügung stellen.

W13 Weidinger-Mischung Nummer 13:
»Das Feuchte-Hitze-Modul«

HUANG LIAN	Rhizoma Coptidis	20,00 %
HUANG QIN	Radix Scutellariae Baicalensis	15,00 %
HUANG BAI	Cortex Phellodendri	15,00 %
ZHI ZI	Fructus Gardeniae Jasminoidis	10,00 %
LU GEN	Rhizoma Phragmitis Communis	20,00 %
HOU PO	Cortex Magnoliae	10,00 %
ROU GUI	Cortex Cinnamomi Cassiae	6,00 %
GAN CAO	Radix Glycyrrhizae	4,00 %

Dosierung und Anwendung: 2- bis 3-mal täglich 2 bis 3 Gramm mit viel frischem Ingwer vor oder zu den Mahlzeiten; oder als Nabelpflaster oder lokal auf entzündliche Hautstellen; oder zu einer bestehenden *Aufbau-Mischung* bei jeder Portion eine Messerspitze oder etwa 1 Gramm beifügen

Zunächst einmal ein Tipp zur Anwendung: Wie Sie schnell merken werden, ist die Mischung unendlich bitter! Sie können sich das Granulat in der Apotheke einkapseln oder zu Tabletten pressen lassen. Sie können es auch selbst mit einem Mini-Trichter in handelsübliche Gelatine-Kapseln einfüllen – das ist auf jeden Fall die kostengünstigere Variante. Doch es ist keineswegs unmöglich, das Granulat zu trinken: Sie gießen es mit heißem Wasser auf, lassen es etwas auskühlen und trinken das Gebräu mit einem Strohhalm, den Sie weit in den Mund stecken. So kommen Sie an den (meisten) Geschmacksknospen vorbei! Oder Sie schmieren sich die Zunge mit etwas Süßem, wie Honig oder Ahornsirup, ein. Vielleicht lieben Sie aber auch den Geschmack so, wie er ist, oder Sie gewöhnen sich an ihn. Erfahrungsgemäß stört viele bereits nach ein paar Tagen das Bittere gar nicht mehr. *Der Zweck heiligt die Mittel!*

Wenn Sie diese Mischung *PUR* verwenden, dann bitte zunächst niedrig dosiert 2-mal täglich 1 bis 2 Gramm, um zu sehen, wie das Ihrer Milz gefällt, die ja gar keine Kälte mag. Ideal ist es, wenn Sie die Mischung zusammen mit gutem gekochtem Essen einnehmen und so an Ihren Geschmacksknospen vorbeischummeln, damit Ihnen der Appetit nicht verdorben wird. Wenn Sie diese Dosis gut vertragen, können Sie ruhig auf 3-mal täglich 2 bis 3 Gramm steigern, aber nur solange Sie keinen Durchfall haben!

Diese Mischung wirkt wahre Wunder bei Kindern, vor allem bei *Neurodermitis und Ekzemen* (Hitze in der Haut mit viel Juckreiz). Aber wie sollen die armen Kinder diese Mischung hinunterbekommen? Gar nicht! Dafür gibt es das **Nabelpflaster**: Die Chinesen sagen, dass der Nabel bis zur Pubertät eine Pforte ist, über die Kräuter den Körper betreten können. Und ein Nabelpflaster können Sie bei Kindern und Kleinkindern machen, sobald der Nabel nach der Geburt schön verheilt ist. Ich erinnere mich an eine kleine Patientin, die bereits mit drei Monaten eine schwere Neurodermitis bekommen hat. Ich habe ihr ein Nabelpflaster mit obiger Mischung verschrieben. Bereits nach einer Woche war die Haut fast normal und der Juckreiz verschwunden. Und ohne weitere Therapie ist die Neurodermitis nicht mehr aufgetreten!

Neurodermitis

Neurodermitis ist eine entzündliche Hauterkrankung, die sich vor allem in den Ellen- und Kniebeugen zeigt: Die Haut ist trocken, gerötet und juckt stark. Häufig tritt die Neurodermitis in Zusammenhang mit einer Lungenempfindlichkeit wie Asthma bronchiale auf, mit Infektneigung oder krampfartigen Bauchschmerzen (vor allem um den Nabel, da sich der Dickdarm verkrampft, der ja das *Hohlorgan der Lunge* ist). Sie weist eine familiäre Häufung auf: Wenn einer der Eltern Neurodermitis hat, liegt die Wahrscheinlichkeit für das Kind, ebenfalls Neurodermitis zu bekommen, bei 20 bis 30 Prozent, haben beide Elternteile Neurodermitis, wird die Erkrankung mit 60- bis 70-prozentiger Wahrscheinlichkeit an die Kinder weitergegeben. Die Krankheit hat viel mit Stress zu tun (den oft schon die kleinen Kinder von uns Eltern mitbekommen) und auch viel mit Ernährung (vor allem regelmäßig konsumierte Milchprodukte belasten die Milz, so dass ihr Kind, die Lunge, vernachlässigt wird und *überhitzt*). Daher gilt auch für Kinder mit Neurodermitis und all jene, in deren Familie Neurodermitis vorkommt: bitte warmes gekochtes Frühstück, bitte Milchprodukte meiden, bitte Zucker und Weißmehl für eine Zeit lang meiden. Ich mache es üblicherweise so, dass Kinder, die schon zugefüttert werden (etwa ab dem sechsten Monat) gut schmeckende, aufbauende, entspannende Kräuter zum Schlucken bekommen (zum Beispiel die Mischung W1), und die entsetzlich bitteren Kräuter (zum Beispiel die W13 oder ein pures *Huang lian jie du tang*) füllen wir über Nacht in den Nabel.

Das funktioniert so (und es geht wunderbar mit den Granulaten): Etwa eine Messerspitze (je nach Größe und Tiefe der Nabelgrube) Granulat auf einem Löffel mit etwas Wasser auflösen und diesen Brei in den Nabel füllen. Dann bei Kleinkindern den Bund der Windel, bei größeren Kindern ein hautfreundliches Pflaster darüberkleben. Beachten Sie dabei, dass Neurodermitis-Kinder meist sehr trockene Haut haben, bei denen das Pflaster dann in der Früh schwer runtergeht; daher bitte die Klebefläche mit der Schere verkleinern. Das Ganze lassen Sie über Nacht wirken. Bitte erschrecken Sie nicht, wenn dann in der Früh der Nabel innen schön gelb gefärbt ist. Wir reden immerhin von den *drei Gelben*. Das geht mit der Zeit wieder weg.

Die Haut des Nabels funktioniert wunderbar als Aufnahmeorgan der Kräuter *ohne jegliche Nebenwirkungen*. Denken Sie an Hormon- oder Schmerzpflaster, die man über die Haut als Pflaster anwendet – wirkt genauso! Diese Anwendung machen Sie so lange, bis die Haut deutlich besser wird (die Wirkung sollte nach ein paar Tagen eintreten), dann pausieren Sie und fangen erst wieder an, wenn oder falls es wieder losgeht.

Die aufbauenden, spannungslösenden Kräuter zum Schlucken sollten Sie Ihrem Kind mindestens ein bis zwei Monate lang geben. Zusätzlich verändern Sie die Ernährung und den Stresspegel, den Sie den Kindern *nonverbal* vermitteln!

Theoretisch können die Kinder die bittere Mischung auch schlucken. Manche Kleinkinder sehnen sich richtig nach dem bitteren Geschmack, wenn sie so viel Hitze in sich tragen. Probieren Sie es einfach, da genügt ganz wenig (eine Messerspitze oder 0,5 Gramm 2-mal täglich im ersten Lebensjahr, danach langsam steigern). Wenn es nicht schmeckt, dann bitte nicht weiter probieren, sonst bekommen Sie nie wieder irgendwelche chinesischen Kräuter in Ihr Kind hinein …!

Die Coptis-Mischung kann auch lokal auf eine **entzündete Hautstelle** aufgetragen werden. Dabei etwas Granulat in etwas warmem Wasser auflösen und auf die betroffenen Hautstellen auftragen. Entweder nach einer Zeit abwaschen oder einen leichten Verband darübergeben und über Nacht wirken lassen.

Denken Sie an das Sprichwort: *Große Kraft erfordert große Verantwortung!* Wenn etwas stark wirkt, muss man sehr achtsam damit umgehen, ob es sich nun um ein Antibiotikum handelt oder um Kortison oder eben um *stark wirkende chinesische Kräuter*! Sie erinnern sich: *Die besten Kräuter sind die, die schwach wirksam sind, denn sie bringen nicht aus dem Gleichgewicht.* Wenn der Körper aber schon sehr aus dem Gleichgewicht ist und wir oder ein kleines Kind massiv unter einer Krankheit leidet, sich im Falle der Neurodermitis ständig kratzt und oft schon gar nicht mehr richtig schlafen kann, brauchen wir die *Kraft-Kräuter*. Aber nur solange sie guttun und nur solange wir sie brauchen!

Nun bespreche ich noch die Kräuter, die ich der W 13 beigefügt habe (als Zusatz zu *Huang lian jie du tang*):
- **Rhizoma Phragmitis Communis** (chinesisch *LU GEN*, deutsch *Schilfrohrwurzelstock*) ist kühl und süß, kühlt die

Lunge und bildet Körpersäfte (befeuchtet die Lunge). Ich habe *Lu gen* beigefügt, weil es **das Yin schützt**. Die vier Bitterkräuter der Mischung trocknen und belasten dadurch das Yin, *Lu gen* wirkt dem entgegen.

- **Cortex Magnoliae Officinalis** (chinesisch *HOU PO*, deutsch *Magnolienbaumrinde*) ist scharf, bitter, warm, aromatisch und wirkt neben Milz, Magen auch auf die Lunge und den Dickdarm. Wichtiger als seine trocknende ist seine *stark bewegende Wirkung*: HOU PO löst Blockaden und Stagnationen von Feuchtigkeit, Qi und Nahrung. Bei Feuchte-Hitze verwenden wir es, um vor allem *die Feuchtigkeit zu bewegen*.
- **Cortex Cinnamomi Cassiae** (chinesisch *ROU GUI*, deutsch *Cassia-Zimtrinde*) ist süß, scharf und heiß. Die Zimtrinde wärmt die Niere und die Leitbahnen (ergänzt das *Yang*) und wird bei allen Symptomen *durch Kälte oder Yang-Mangel* verwendet. **Die Zimtrinde wirkt mehr im Inneren, die Zimt-Ästchen (GUI ZHI, siehe W1 und W21) wirken mehr im Äußeren.** Da in der Schwangerschaft schon genug Wärme entsteht, wird die Zimtrinde *nicht in der Schwangerschaft* verabreicht (außer es liegen schwere Kälte-Zeichen vor). Wir verwenden ROU GUI in dieser Mischung, um die Kälte der Bitterkräuter, allen voran HUANG LIAN, auszugleichen, zudem neutralisiert es die antibiotische Wirkung von HUANG LIAN im Darm.
- Und dann kommt noch ein bisschen **Süßholz** (GAN CAO) rein. Den Geschmack wird es auch nicht retten, aber es besänftigt die ganze Mischung ein bisschen.

Hinweise zur Anwendung von *Huang Lian Jie Du Tang* beziehungsweise der Mischung *W13 »Das Feuchte-Hitze-Modul«*: Unter Beachtung der Sicherheitsregeln (siehe Kasten auf Seite 475) sind dies segensbringende Mischungen bei jeglicher Form der Hitze, die lange besteht. Und Hitze besteht meist lange, weil sie sich in einer Pattsituation mit Feuchtigkeit befindet: **Chronische Hitze ist fast immer Feuchte-Hitze oder Yin-Mangel-Hitze.** Die beiden kann ich anhand von Puls- und Zungendiagnose sehr leicht unterscheiden: Habe ich in Puls und Zunge **Hitze- und Feuchtigkeitszeichen** (Zunge: rote Stellen, rote Punkte, breiter Zungenkörper, vermehrter dicker gelber Belag; Puls: beschleunigt bis schnell, FÜLLE – schlüpfrig), handelt es sich um **Feuchte-Hitze.** Habe ich in Puls und Zunge **Hitze- und Yin-Mangel-Zeichen** (Zunge: rote Punkte und Stellen, eher kleiner Zungenkörper, wenig oder teilweise fehlender Zungenbelag, Eindellungen oder Risse; Puls: beschleunigt bis schnell, LEERE – »trocken«, fein, fadenförmig, gespannt oder ohne Kraft), handelt es sich um **Leere-Hitze,** und da wird man primär das Yin aufbauen (zum Beispiel Mischung *W6* oder Nieren-Yin-Mischungen, siehe *W18* und *W19*).

Sie fragen jetzt sicher: »Und wenn ich alles habe: **Feuchtigkeit und Hitze und Yin-Mangel?**« (Das kommt vor, wenn die Feuchte-Hitze länger besteht und das Yin schädigt!) Dann erinnern Sie sich an folgenden Ausspruch: **Alles, was ich diagnostiziere, muss ich behandeln!** Und erinnern Sie sich an unsere Hirarchie: **Zuerst den Dreck wegräumen, dann streichen!** *Zuerst Schleim und Feuchtigkeit und Feuchte-Hitze entfernen, dann aufbauen!* Und falls Ihnen das alles zu langsam geht, können Sie es so richtig chinesisch machen: **Mischen!** Sie können verschiedene Rezepturen zusammenmischen. Aber bedenken Sie immer, was Sie da tun. Die Wirkung einer Mischung sollte der Wirkung der anderen Mischung nicht widersprechen. Sie soll sie sogar unterstützen! Wenn Sie ein gutes Bild davon haben, was in einem Körper vor sich geht, können Sie natürlich die perfekte Mischung zusammenstellen (Kräuter gegen Feuchte-Hitze, für den Yin-Mangel, dann noch Qi aufbauen).

Zum Beispiel hat jemand einen schweren Qi-Mangel (oder Yin-Mangel oder Blut-Mangel, SOGAR Yang-Mangel – da ist man schon eiskalt, und trotzdem hat man Feuchte-Hitze-Zeichen. Jaja, der Westen macht's möglich!) *und* Feuchte-Hitze-Zeichen: Sie nehmen eine Mischung, die das Qi aufbaut (oder das Yin, das Blut, das Yang), und geben unser »Feuchte-Hitze-Modul« dazu. **Also 3 Gramm Aufbaumischung + 1 Gramm *W13* »Das Feuchte-Hitze-Modul«, dies nehmen Sie 2- bis 3-mal täglich.** Am besten nicht fix zusammenmischen, sondern bei jeder Portion Aufbaumischung ein bisschen *W13* dazugeben, dann haben Sie die Mischung viel besser im Griff, vor allem, falls Sie doch Probleme mit dem Geschmack oder der Verdauung bekommen. Das »Feuchte-Hitze-Modul« ist sowieso so zusammengestellt, dass der Körper gegen die Kälte und die Trockenheit geschützt ist. Also mischen Sie ruhig und machen Sie Erfahrungen mit sich und Ihrem Körper!

Dieses Modul ist auch ganz wichtig bei **psychischer Hitze** (bei Herz- und Leber-Feuer) und hundertmal gesünder als ein Beruhigungsmittel (und es gibt keinen Gewöhnungseffekt!). Bei Herz-Feuer nimmt man eine das Herz aufbauende Mischung und gibt ein bisschen *Feuchte-Hitze-Modul* dazu. Bei Leber-Feuer nimmt man eine die Leber kühlende Mischung und gibt ein bisschen *Feuchte-Hitze-Modul* dazu.

Medizin im Allgemeinen und auch Chinesische Medizin heißt »ausprobieren und schauen, was passiert«! Wenn Sie das achtsam machen, mit harmlosen Ingredienzien, und sofort reagieren, wenn etwas auftritt, was Ihnen nicht guttut, kann nichts passieren. Im Zweifelsfall immer **sofort absetzen und warm essen und trinken**. Am besten ist es natürlich, wenn Sie diese Erfahrung zusammen mit einem **begleitenden Arzt** machen. Vielleicht brauchen Sie diesen nach einiger Zeit nicht mehr, und Sie wenden Ihre Mischungen entsprechend Ihren persönlichen Erfahrungen an. Aber gerade am Anfang, wenn man *mit den starken Kräutern* arbeitet, ist es eine Beruhigung für Sie, wenn Sie einen Ratgeber an Ihrer Seite wissen! Und denken Sie daran: Wir arbeiten mit *Granulaten*, die an und für sich nicht so stark wirken wie die Dekokte, und wir arbeiten in einem geringen Dosisbereich. Wir wollen den Körper sanft unterstützen, keine Revolution provozieren. Und da sind wir auf der sicheren Seite.

Mangelzustände und Erschöpfung

Bisher haben wir vor allem **Fülle** behandelt: Bei den Infekten, bei Schleim und Feuchtigkeit, bei Feuchte-Hitze. Wir haben *endlich* all den Dreck weggeräumt. Jetzt können wir beginnen, den **Mangel**, die **Leere**, die meist hinter all der Infekt-Neigung, hinter den vollen Mistkübeln steckt, aufzubauen. Eigentlich tun Sie das sowieso schon die ganze Zeit mit Ihren Hausaufgaben, wenn Sie *lieb sind zur Milz*. Mit den chinesischen Kräutern können wir den Effekt aber noch deutlich verstärken (wir sind ja leider sehr ungeduldig hier im Westen).

Wenn die Milz müde ist, entsteht all der Dreck, den wir jetzt weggeräumt haben, *und* ein Qi- und/oder Blut-Mangel und langfristig ein Yin- und/oder Yang-Mangel. Wenn eine Infektionskrankheit lange besteht (der pathogene Faktor verlässt einfach nicht den Körper und setzt sich in die tiefen Schichten des Körpers, die *Yin-Schichten des Shang han lun und Wen bing*) oder eine Entzündung lange den Körper belastet (meist *Feuchte-Hitze* in Lunge-Haut oder den Organen), verbraucht das die Substanz und Energie des Körpers, und dieser bekommt einen Qi- und/oder Blut-Mangel und langfristig einen Yin- und/oder Yang-Mangel. Wenn eine schwere Krankheit mit Hilfe einer stark fordernden Therapie der Schulmedizin behandelt wird, erschöpft das den Körper und fordert die Milz oft bis an ihre Grenze, so dass im Körper ein Qi- und/oder Blut-Mangel und langfristig ein Yin- und/oder Yang-Mangel entsteht.

- **Qi-Mangel:** Erschöpfung, schwache Stimme und Schwitzen bei leichter Anstrengung und spontan (*Lungen*-Qi-Mangel), »aufgedunsen«, weiche Stühle und fehlender Appetit (*Milz*-Qi-Mangel), Blässe, »eher Männer«; Zunge: blasser gedunsener Zungenkörper; Puls: leer und ohne Kraft
- **Yang-Mangel:** die gleichen Symptome wie der Qi-Mangel **PLUS Kälte-Zeichen**: Kälte-Gefühl, vor allem in der Lendengegend und in den Beinen, Verlangen nach Wärme, kalte Extremitäten, Schmerzen im Lendenbereich, die bei Wärme *besser* werden, bei Frauen Kälte-Schmerzen der Menstruation (Besserung durch Wärme), Unverdautes im Stuhl. *Wirkt vor allem auf Niere, Milz, Magen, Lunge und Herz*; Zunge: blasser gedunsener Zungenkörper, dicker weißer (bei starker Kälte schwarzer) Zungenbelag; Puls: leer und ohne Kraft und (oft) **tief** und **langsam**
- **Blut-Mangel:** Erschöpfung mit innerer Unruhe und Fahrigkeit, weißer fahler Teint, Schwindelgefühl und Gedächtnisschwäche (so wenig Blut, dass es nicht ganz hinaufkommt), Taubheitsgefühl, Kribbeln, unklares Sehen (*Leber-Blut*-Mangel), Schlaflosigkeit (*Herz-Blut*-Mangel), blasse Lippen, wenig oder gar keine Menstruationsblutung, »eher Frauen«; Zunge: blasser normal großer Zungenkörper, eher trocken; Puls: fein, fadenförmig und oft rau (*Se mai*)
- **Yin-Mangel:** die gleichen Symptome wie der Blut-Mangel **PLUS Hitze-Zeichen**: Trockenheit (trockener Mund mit dem Bedürfnis, in kleinen Schlucken zu trinken, trockene Haut und Augen), Hitzegefühl am Nachmittag, Rötungen der Haut, aufsteigendes Hitze-Gefühl. *Wirkt vor allem auf Niere, Leber, Herz, Lunge und Magen*; Zunge: blasser bis roter verkleinerter Zungenkörper, teilweise oder ganz belagfrei (Region beachten!), Risse;

Puls: fein und fadenförmig und oft rau und (oft) **oberflächlich** (und **oft keine Wurzel**, siehe beim »Puls«) und **schnell**

Je nachdem, in welchem Organ die Beschwerden bevorzugt auftreten, wird das Organ benannt und der entsprechende Mangel: Lungen-Yin-Mangel, Herz-Yang-Mangel, Milz-Qi-Mangel und so weiter. Zur Unterscheidung zu den *Fülle-Zuständen* schreibt man bei der Fülle direkt das *Pathogen* hinter das Organ: Magen-Hitze, Leber-Feuer, Milz-Kälte und so weiter.

- **Da die Milz alles Qi und Blut des Körpers produziert, wird man bei deren Mangel primär die Milz stärken.**
- **Da die Niere alles Yin und Yang des Körpers speichert und verwaltet, wird man bei deren Mangel primär die Niere stärken.**

Erschöpfung, Depression, Burnout: Hinter diesen westlichen Diagnosen können sich aus chinesischer Sicht ganz unterschiedliche Zustände verbergen! Auf jeden Fall einmal **jede Form von Mangel**: Qi, Blut, Yang, Yin. Außerdem **jede Form von Blockade** im Körper: Qi, Blut, Feuchtigkeit, Schleim, Nahrung, Feuchte-Hitze, Hitze, Kälte-*Stagnation* bzw. *Stase*, allen voran bei uns die *Leber-Qi-Stagnation*. Es ist daher wichtig, all die anderen Symptome von außen–innen, Fülle–Mangel, Hitze–Kälte, Yin–Yang zu beachten. **Die Erschöpfung (*körperlich am Boden*) und die Depression (*geistig am Boden*) ist die gemeinsame Endstrecke von all diesen unterschiedlichen Störungen!**

Wirken wird die Therapie nur dann, wenn ich die Ursache demaskiere und behandle. Auf jeden Fall hilft *lieb sein zur Milz*, auf jeden Fall hilft tägliche Bewegung, auf jeden Fall hilft das Aufpassen auf seine Nieren, auf jeden Fall hilft

Stressabbau. Denken Sie an den Spruch: *Alles, was lange besteht, landet bei der Leber*. Chinesisch gedacht ist die Leber-Symptomatik die gemeinsame Endstrecke jeder chronischen Erkrankung (da sich der *Hun* ärgert, dass es nicht gut fließt im Körper, egal was, *alles* sollte gut fließen, *UND* er ärgert sich, wenn er nicht genug Blut und Yin zu verwalten hat). *Alles, was lange besteht, geht einem irgendwann einmal an die Nieren* und macht vor allem einen Yin-Mangel, aber auch einen Yang-Mangel. **Umso chronischer eine Erkrankung, umso mehr muss ich mich um Leber und Niere kümmern.**

Aufbau für das Qi

W 14 Weidinger-Mischung Nummer 14: »Qi-Aufbau«
(*Si Jun Zi Tang*)

DANG SHEN	Radix Codonopsitis	40,00 %
BAI ZHU	Rhizoma Atractylodis Macrocephalae	30,00 %
FU LING	Sclerotium Poriae Cocos	20,00 %
ZHI GAN CAO	Radix Glycyrrhizae Uralensis (grillé au miel)	10,00 %

Dosierung: 2- bis 3-mal täglich 3 Gramm mit frischem Ingwer, bei Kindern auch ohne Ingwer, dafür mit Malzzucker

- **Radix Codonopsitis** (chinesisch *DANG SHEN*, deutsch *Glockenwindenwurzel*) ist süß und vom Temperaturverhalten her neutral. Wir haben diese Wurzel schon bei der Mischung W7 kennengelernt, sie gilt als der **Ginseng der armen Leute**. Codonopsis wird genauso angewandt wie Ginseng: Es baut das Qi der Mitte auf (Qi-Tonikum) und ist ideal bei Kraftlosigkeit nach oder bei einem Infekt.

- **Rhizoma Atractylodis Macrocephalae** (chinesisch *BAI ZHU*, deutsch *großköpfiger Speichelkrautwurzelstock* oder *weißer Atractylodes*) ist *süß* und stärkt die Milz, *leicht bitter* und leitet damit aus, warm, wodurch er trocknet. Wir haben ihn schon bei der Mischung *W9* kennengelernt. Atractylodes ist ein Qi-Tonikum, welches sowohl Milz als auch Magen stärkt und die Lunge kräftigt (bei Wei-Qi-Mangel).
- **Sclerotium Poriae Cocos** (auch Poria oder Poria alba, chinesisch *FU LING*, deutsch *Kokospilzmyzel*) ist süß bis bland (ohne Geschmack) und thermisch neutral. Wir haben Poria bereits bei der Mischung *W12* besprochen. Poria ist das Hauptkraut, um *Feuchtigkeit* zu binden und aufzulösen. Gleichzeitig regt Poria den Harnfluss an und löst Ödeme (Wasseransammlungen) auf. Durch seinen süßlichen bis blanden Geschmack wirkt es milzstärkend. Poria hat auch einen beruhigenden Effekt auf den *Shen*.
- Die in Honig geröstete Süßholzwurzel (*ZHI GAN CAO*) kennen wir ebenfalls schon als wärmenden Milz-Stärker und Harmonisierer der Rezeptur.

Diese Mischung *W14* ist die Grundformel für jede Form von Qi-Mangel (und da haben wir schon viele, viele Symptome gesammelt).

W15 Weidinger-Mischung Nummer 15: »Gedeih-Mischung«
(*Shen Ling Bai Zhu San*)

DANG SHEN	Radix Codonopsitis	20,00 %
BAI ZHU	Rhizoma Atractylodis Macrocephalae	13,00 %
SHAN YAO	Radix Dioscoreae oppositae	13,00 %
FU LING	Sclerotium Poriae Cocos	13,00 %
BAI BIAN DOU	Semen Dolichoris Lablab	9,00 %
LIAN ZI	Semen Nelumbinis Nuciferae	6,00 %
YI YI REN	Semen Coicis Lachryma-Jobi	6,00 %
SHA REN	Fructus Amomi	6,00 %
JIE GENG	Radix Platycodi Grandiflori	8,00 %
ZHI GAN CAO	Radix Glycyrrhizae Uralensis (grillé au miel)	6,00 %

Dosierung: 2- bis 3-mal täglich 3 Gramm mit frischem Ingwer, bei Kindern auch ohne Ingwer, dafür mit Malzzucker. Bei Kindern wie bei Erwachsenen kann man es auch hochdosiert in Kraftbrühen hineinmischen.

Diese Mischung *W15* verwenden wir bei **Milz-Qi-Mangel mit Feuchtigkeit**, eine Kombination, die oft auftritt. *W15* besteht aus den Kräutern des *Si jun zi tang* (*W14*) UND zusätzlich milzstärkenden UND zusätzlich entfeuchtenden

Kräutern UND einem Lungen-Qi-Beweger (*Jie geng*) und Wegweiser: *Jie geng* leitet die Wirkung der Mischung zur Lunge. Neben der Anwendung bei chronischer Müdigkeit ist sie daher die grundlegende Mischung für einen **Lungen-Qi-Mangel** (die Mischung stärkt die Mutter der Lunge, die Milz, und entfernt all den Dreck, den die müde Milz in der Lunge endgelagert hat). Gleichzeitig stärkt die Mischung die Niere und schließt die *untere Pforte*. Und sie macht Appetit und baut auf.

Bei diesen Beschwerden und Symptomen wird die Mischung *W15* eingesetzt:

- Chronische Müdigkeit mit Feuchtigkeit (und Schwere im Körper)
- Chronische Durchfälle (bei denen Feuchtigkeit dominiert)
- Nicht gedeihende Kinder, bettnässende Kinder
- Die ideale Mischung bei *Frühchen*!
- Frauen, die mit der Menstruation Durchfälle bekommen
- Weißlicher, nicht riechender vaginaler Ausfluss
- Übergewichtige Frauen mit Ödemen
- Nach einer Chemotherapie, wenn Müdigkeit und Feuchtigkeit überwiegen (bei viel *Feuchte-Hitze* kann man noch ein bisschen Mischung *W13* zu jeder Portion beimengen)

Kommen wir zur Beschreibung der Einzelkräuter. Die Milz-Qi-Stärker DANG SHEN, BAI ZHU, SHAN YAO und FU LING kennen wir schon. Ebenso die geröstete Süßholzwurzel (ZHI GAN CAO).

- **Semen Dolichoris Lablab** (auch Semen Album Lablab, chinesisch *BAI BIAN DOU* oder *BIAN DOU*, deutsch *Helmbohnensamen*) ist süß und leicht warm. Es ist ein sanft wirkendes Kraut, das sehr leicht verdaulich ist, daher ideal bei chronischer Milzschwäche und Rekonvaleszenz. Semen Lablab stärkt Milz und Magen und leitet sanft Feuchtigkeit aus.

- **Semen Nelumbinis Nuciferae** (chinesisch *LIAN ZI*, deutsch *Lotussamen*) ist süß, thermisch neutral und adstringiert (zieht zusammen). Er wirkt auf Herz, Niere und Milz. Am Herzen beruhigt er den *Shen*, an der Niere zieht er zusammen und sorgt damit für das Erhalten der Essenz, des *Jing* (und bei allem, was man im Unterleib verlieren könnte, wie Harn, Samen, Ausfluss). An der Milz sorgt er für Stärkung und stoppt Durchfall.
- **Semen Coicis Lachryma-Jobi** (chinesisch *YI YI REN*, deutsch *Hiobsstränensamen*) ist im Geschmack bland bis süß und thermisch neutral. Dieser Samen wirkt in Milz, Magen und Lunge stärkend und Feuchtigkeit auflösend. Weiterhin kühlt er sanft Hitze und vertreibt Eiter. *YI YI REN sollte nicht in der Schwangerschaft verabreicht werden.*
- **Fructus Amomi** (chinesisch *SHA REN*, deutsch *Sharen-Kardamom-Frucht*) ist scharf und warm, harmonisiert die Mitte und befreit von Feuchtigkeit. Weiterhin macht diese Frucht andere Kräuter leichter verdaulich.
- **Radix Platycodi Grandiflori** (chinesisch *JIE GENG*, deutsch *Ballonblumenwurzel*) ist scharf und bitter und als solches bewegt sie das Lungen-Qi, desinfiziert und löst den Schleim. Diese Wurzel senkt das Lungen-Qi ab und wirkt vergleichbar wie der Akupunkturpunkt *Lunge 7*. JIE GENG hat in dieser Mischung die Funktion, die anderen Kräuter *zur Lunge zu bringen* (**Wegweiser-Funktion zur Lunge**).

Bu Zhong Yi Qi Tang: Dekokt, das die Mitte tonisiert und das Qi vermehrt

HUANG QI	Radix Astragali Membranacei	26,00 %
REN SHEN	Radix Ginseng	14,00 %
BAI ZHU	Rhizoma Atractylodis Macrocephalae	14,00 %
ZHI GAN CAO	Radix Glycyrrhizae Uralensis (grillé au miel)	6,00 %
DANG GUI	Radix Angelicae Sinensis	14,00 %
CHEN PI	Pericarpium Citri Reticulatae	10,00 %
SHENG MA	Rhizoma Cimicifugae	6,00 %
CHAI HU	Radix Bupleuri	10,00 %

Hier ersetzen wir den *Ginseng* wieder durch *Codonopsis* und lassen SHENG MA weg, da es **rezeptpflichtig** ist (was mir vollkommen unverständlich ist, da SHENG MA eine ungiftige Wurzelknolle ist und immer nur in sehr geringer Dosis angewandt wird). SHENG MA hat genauso wie CHAI HU (Radix Bupleuri) oder GE GEN (Radix Puerariae) eine **stark hebende Wirkung**. Wir ersetzen es also durch GE GEN. So erhalten wir die Weidinger-Mischung Nummer 16: »Qi-Heber der Mitte«.

W16 Weidinger-Mischung Nummer 16: »Qi-Heber der Mitte« (modifiziertes *Bu Zhong Yi Qi Tang*)

HUANG QI	Radix Astragali Membranacei	26,00 %
DANG SHEN	Radix Codonopsitis	20,00 %
BAI ZHU	Rhizoma Atractylodis Macrocephalae	12,00 %
ZHI GAN CAO	Radix Glycyrrhizae Uralensis (grillé au miel)	5,00 %
DANG GUI	Radix Angelicae Sinensis	12,00 %
CHEN PI	Pericarpium Citri Reticulatae	10,00 %
GE GEN	Radix Puerariae	5,00 %
CHAI HU	Radix Bupleuri	10,00 %

Dosierung: 2- bis 3-mal täglich 3 Gramm mit frischem Ingwer

Bu Zhong Yi Qi Tang ist eine der bekanntesten Rezepturen der Chinesischen Medizin. Ganze Lehrbücher und Schulen bauen auf dieser einen Mischung auf. **Ihr wird nachgesagt, (*fast*) Tote zu erwecken!** Sie stärkt und hebt das Qi von Milz und Magen. Sie wird angewandt bei Milz-Qi-Schwäche mit Feuchtigkeit und fehlender Haltefunktion der Milz. Die Milz hat normalerweise die Aufgabe, alle Organe an Ort und Stelle zu halten. Dabei nutzt sie die *Kraft des Yang*, da Yang als Wärme aufsteigt. Ist die Milz nun *bis in die Niere geschwächt*, fehlt ihr das Yang, um *alles oben zu halten*. Das bezieht auch den Kopf und die Psyche mit ein … *Depression* bedeutet *hinuntergedrückt*.

Um zunächst einmal alles wieder nach oben zu ziehen, kann ich akupunktieren (zum Beispiel *Baihui*, Du mai 20, an der höchsten Stelle des Kopfes), oder ich verwende Kräuter, die *nach oben ziehen*: Allen voran das Kaiserkraut dieser Mischung: Astragalus. Neben seiner das Qi aufbauenden und milzstärkenden Kraft zieht er ebenfalls nach oben. Unterstützt wird er von Bupleurum und Cimicifugae, das wir durch Pueraria ersetzt haben. Diese tiefe *Niedergeschlagenheit* der Milz findet man zum Beispiel während oder nach einer Chemotherapie oder bei einer schweren erschöpfenden Erkrankung. Das Hauptmerkmal dabei: *Alles zieht nach unten!* Und so fühlt sich auch der Körper an: schwer mit Zug nach unten, geschwollen (Feuchtigkeit), träge und müde. Ein klassisches Zeichen dieser Form der Erschöpfung ist auch immer wiederkehrendes Fieber und Fieber, das bei Anstrengung mehr wird. Dies kann man sich so erklären, dass das Yang am Boden liegt und nicht hinaufkommt und der Körper sich so anstrengen muss, oben auch Energie und Wärme zu haben, dass dies leichte Hitze erzeugt. Daher die Angelika-Wurzel in der Mischung, um das Blut zu stärken und zu kühlen.

Bu Zhong Yi Qi Tang wird auch angewandt, um **Energie nach oben** zu bringen, zum Beispiel bei einem Ohrgeräusch durch Erschöpfung, Kopfschmerzen (Schmerz hier als Zeichen, dass wenig fließt, dass Qi stagniert und Schmerzen verursacht), Schwindel (kein Blutdruck im Kopf), Augen- und Ohrenproblemen. Sie hilft auch, andere Kräuter *nach oben in das Gehirn* hineinzubringen, zum Beispiel stark kühlende Kräuter, die ich hinauf in den Kopf zu einem Hirntumor bringen möchte (**Wegweiser nach oben**).

Dazu kommen noch all die **Qi-Mangel-Symptome**, bei denen diese Mischung ebenfalls gut hilft, vor allem, wenn einen *alles hinunterzieht*: kurzatmig, gedunsen und geschwollen, schwere, kaum vom Boden zu hebende Beine, Schwäche in den Beinen, Blässe, Durchfall, Blähungen, spontanes Schwitzen und Kurzatmigkeit. Die **hebende Funktion** macht man sich zunutze bei Gebärmuttersenkung, Analprolaps (Vorfallen des Anus), Hämorrhoiden-Problemen, chronischem Durchfall, Inkontinenz, Schmerzen und Schwellungen der Beine durch *Krampfadern*, Sperma-Verlust, *kalter vaginaler Ausfluss* (farb- und geruchlos, Feuchtigkeit durch Milz-Qi-Schwäche).

Diese Mischung kann sehr hilfreich sein bei der Behandlung von FUO, **Fieber unbekannter Ursache** (nicht sehr hoch, meist unregelmäßig auftretend, meist schlimmer bei Anstrengung), die im Endeffekt auf eine Erschöpfung der Mitte zurückzuführen sind. Eine weitere Anwendung ist **Psoriasis** (Schuppenflechte), eine Hauterkrankung, die sowohl westlich als auch chinesisch oft schwer in den Griff zu bekommen ist. Hier hilft die heilende Wirkung von Astragalus. Und auch bei einem **erhöhten Blutdruck (Hypertonie)** kann diese Mischung probiert werden (bei zugrundeliegender Milz-Erschöpfung), da die hebende Funktion der Rezeptur nicht bedeutet, dass auch der Blutdruck gehoben wird, sondern im Gegenteil: Es wird alles im Körper so gehoben und gekräftigt, dass überall genug *Yang* vorhanden ist und sich die Blutgefäße mit ihren Muskelzellen entspannen können. Der Zungenkörper ist blass, der Belag dünn und weiß. Der Puls ist kraftlos, oft groß und leer (*Xu mai*).

- **Radix Astragali Membranacei** (chinesisch *HUANG QI*, deutsch *Tragantwurzel, Astragaluswurzel*), die Kaiserarznei dieser Mischung, ist süß und leicht warm. Sie ist ein Qi-Tonikum für Milz und Lunge, stärkt das Qi und indirekt das Blut und hebt das Yang. Astragalus stärkt das *Wei-Qi* und ist **das Super-Kraut der Chinesischen Medizin zur Immunstärkung** bei Abwehrschwäche und Allergien. Westlich gesprochen erhöht diese Wurzel die Leukozyten (die weißen Blutkörperchen) und steigert die unspezifische und humorale (in den Körperflüssigkeiten) Immunität. Sie verstärkt die Reifung der roten Blutzellen (Erythrozyten) im Knochenmark und stärkt damit das **rote Blutbild**. Astragalus schützt nachweislich die **Leber** und die **Niere**, vor allem auch vor den belastenden Effekten westlicher Medikamente. Diese Wirkungen prädestinieren Astragalus und damit diese Rezeptur *Bu Zhong Yi Qi Tang* als **begleitende Therapie einer westlichen Chemotherapie oder Bestrahlung** sowie anderer »schwerverdaulicher Therapien« der westlichen Medizin. Der *hebende Effekt* wird ausgenutzt, um *Organe zu heben*. Astragalus wirkt Wunder bei *Erschöpfung der Milz und Lunge*, die sich durch spontanes Schwitzen (Zeichen der schwachen Lunge) äußert. Es ist das Hauptkraut zur Begleitung einer Erschöpfung der Mutter nach der Geburt (siehe »Aufbau für Qi und Blut«) und bei nicht heilenden Geschwüren und Wunden. Astragalus behandelt erfolgreich *Ödeme* (Wasseransammlungen), die durch Qi- und Yang-Mangel verursacht sind (Milz-Qi-Mangel, Nieren-Yang-Mangel). Es wirkt stark bei *Psoriasis* sowohl innerlich als auch äußerlich. Es senkt den Blutdruck und wird auch effektiv bei Diabetes mellitus eingesetzt.

- **Radix Codonopsitis** (chinesisch *DANG SHEN*, deutsch *Glockenwindenwurzel*) ist süß und vom Temperaturverhalten her neutral. Er gilt als der **Ginseng der armen Leute** (siehe Mischung *W7*) und stärkt das Qi der Mitte.
- **Rhizoma Atractylodis Macrocephalae** (chinesisch *BAI ZHU*, deutsch *großköpfiger Speichelkrautwurzelstock* oder *weißer Atractylodes*) ist *süß* und stärkt die Milz, *leicht bitter* und leitet damit aus, warm, wodurch er trocknet. Atractylodes ist ein Qi-Tonikum, welches sowohl Milz als auch Magen stärkt.
- **Radix Glycyrrhizae Uralensis** (grillé au miel) (chine-

sisch *ZHI GAN CAO*, deutsch *Süßholzwurzel in Honig geröstet*): Durch das Rösten wird die Wurzel noch wärmer und unterstützt dadurch die anderen Kräuter. Süßholz harmonisiert die Wirkung der anderen Kräuter und neutralisiert eventuell giftige Pflanzenteile.
- **Radix Angelicae Sinensis** (chinesisch *DANG GUI*, deutsch *chinesische Engelwurzwurzel*) ist süß, scharf und warm und wirkt vor allem auf Herz, Leber und Milz. Die Angelika-Wurzel tonisiert das Blut. Sie zählt mit Ginseng und Rehmannia (siehe Mischung *W19*) zu den *wichtigsten Pflanzen der Chinesischen Medizin*! DANG GUI baut das Blut auf, wärmt und wirkt schmerzstillend. Die Wurzel ist in und nach der Schwangerschaft das wichtigste Kraut bei Schmerzen und Erschöpfung. Sie löst eine Verstopfung (*Obstipation*) durch Blut-Mangel. Sie ist Gegenstand zahlreicher Forschungen und Studien, die unter anderem ihre Wirksamkeit bei Migräne, Schlaganfall, Herzrhythmusstörungen, Leber-Erkrankungen, Schlafstörung, Psoriasis, Herpes zoster, Nephritis (Nierenentzündung) bestätigen (siehe *John and Tina Chen, Chinese Medical Herbology and Pharmacology, Art of Medicine Press, Inc., 2004, page 921f.*).
- **Pericarpium Citri Reticulatae** (chinesisch *CHEN PI*, deutsch *Mandarinenschalen*) ist scharf, bitter und warm. CHEN PI ist das klassische Qi regulierende und bewegende Kraut für Milz und Lunge. Die getrockneten Mandarinenschalen werden klassischerweise bei **Qi-Stagnation** verwendet. In dieser Mischung unterstützen sie die Verdauung der anderen Kräuter und die hebende Wirkung der Mischung.
- **Radix Puerariae** (chinesisch *GE GEN*, deutsch *Kopoubohnenwurzel, Kudzu-Wurzel*) ist süß, scharf und kühl und befreit primär die Oberfläche (Haut *und* Muskula-

tur) von Hitze. Die Wurzel wirkt auf Milz und Magen und hat einen *hebenden Effekt*. Dafür verwenden wir sie in dieser Mischung. Höher dosiert entspannt sie die Muskulatur im Hals-, Schulter- und Nackenbereich. In Studien ist ihre blutdrucksenkende Wirkung nachgewiesen. GE GEN könnte sich als **das Kraut des Westens** erweisen, da es die Koronararterien erweitert, eben den Blutdruck und den Blutzuckerspiegel senkt, eine Aspirin-artige Wirkung in Bezug auf die Hemmung der Blutplättchen hat und auch sonst in die Gerinnungskaskade hemmend eingreift. Entsprechend sollte man bei einer hochdosierten Anwendung von GE GEN bei Patienten unter blutgerinnungshemmender Therapie die Blutgerinnung kontrollieren.
- **Radix Bupleuri** (chinesisch *CHAI HU*, deutsch *chinesische Hasenohrwurzel*) verwenden wir in dieser Mischung wegen seiner hebenden Wirkung.

Aufbau für Qi und Blut

Als Übergang zu den blutaufbauenden Mischungen stelle ich Ihnen hier eine großartige Rezeptur vor, die Weidinger-Mischung Nummer 17: »Der Wochenbett-Blut-Turbo«.

W17 Weidinger-Mischung Nummer 17: »Der Wochenbett-Blut-Turbo«
(*Dang Gui Bu Xue Tang*, Angelica-Dekokt zur Tonisierung des Blutes)

HUANG QI	Radix Astragali Membranacei	80,00 %
DANG GUI	Radix Angelicae Sinensis	20,00 %

Dosierung: Als Wochenbettmischung 9 bis 20 Gramm pro Tag (in drei Portionen von jeweils 3 bis 6,5 Gramm) und bei anderen Indikationen 2- bis 3-mal täglich 3 Gramm, jeweils mit ein bisschen frischem Ingwer

Diese Rezeptur wird angewandt bei sehr tiefgreifendem Blut-Mangel, zum Beispiel nach einem Blutverlust durch Unfall oder durch eine schwere konsumierende (Qi und Blut verbrauchende) Erkrankung. Ganz wichtig ist *Dang Gui Bu Xue Tang* für das **Wochenbett**. Sobald das Kind auf der Welt ist, sollte man diese Kräuter gut dosiert (9 bis 20 Gramm Granulat pro Tag) und regelmäßig einnehmen. Man kann sich die Kräuter auch als Rohdrogen (nicht als Granulat, sondern als getrocknete Wurzeln) von der Apotheke herrichten lassen und diese als Dekokt abkochen oder in einer **Kraftsuppe** mitkochen. Für die Kraftsuppe Fleisch und Knochen am besten zerhackt vom Fleischer *mindestens 3 bis 4 Stunden* kochen (damit all die gesunden Inhaltsstoffe der Knochen – Kalzium, Magnesium, Phosphor, die Fette und Eiweiße des Knochenmarks – dann auch wirklich in der Suppe sind), in der letzten Stunde des Kochvorgangs geben Sie dann *die chinesischen Kräuter* und frischen Ingwer dazu. Die Suppe durch ein Sieb abseihen und als Basis für weitere Speisen und Suppen verwenden. Sie können die klare Suppe pur essen oder Gemüse, Getreide oder Linsen dazugeben und dann nochmals eine halbe Stunde kochen. Dabei können Sie noch ein paar Hände voll GOU QI ZI (Fructus Lycii, deutsch *Bocksdornfrucht*, bei uns mittlerweile bekannt als *Gotschi-Beeren* oder *Goji-Beeren*) dazugeben. Die Tagesdosis dieser Kräuter als Dekokt oder in der Kraftsuppe kann ruhig 100 Gramm sein!

In Indien und China dauert das **Wochenbett** 40 Tage. In dieser Zeit sollten Sie sich so gut wie möglich schonen und verwöhnen lassen. In Indien zum Beispiel ist es üblich, dass auch die ärmsten Familien für ihre Töchter sparen, um ihnen ein wunderbares Wochenbett zu ermöglichen. Dabei verbringen Mutter und Kind die erste Woche in einem abgedunkelten Raum, damit sich die beiden kennenlernen können und der Neuankömmling sich in aller Ruhe und ohne Stress an seine neue Umgebung gewöhnen kann. Die Mutter wird mehrmals täglich massiert und erhält mehrmals täglich eine warme gekochte Mahlzeit und Suppen am Bett serviert. Erst nach mindestens einer Woche dürfen Mutter und Kind von Verwandten und Bekannten besucht werden (der Vater des Kindes und die Mutter der Mutter dürfen früher), und erst dann kommt langsam Bewegung und Leben in das zuvor abgedunkelte Zimmer. Herrlich, oder? Und was machen wir hier im Westen? So schnell wie möglich zurück zur Normalität, zum Alltag! Und das wird dann auch noch als Stärke der Mutter gedeutet! Schauen Sie sich bitte ein bisschen von den indischen Müttern ab.

Die Kräuter können natürlich das ganze Wochenbett lang genommen werden und auch länger, da es gilt, einen Blutverlust von mindestens fünf Litern (das Neugeborene ist einmal *drei bis vier Liter Blut*, dann noch die Nachgeburt) auszugleichen. Weiterhin muss man bedenken, dass die meisten Frauen *stillen*, und die Brustmilch ist chinesisch gedacht nichts anderes als Blut (genauer gesprochen *umgewandeltes Menstruationsblut*). Also sollte man doppelt und dreifach auf sein Blut aufpassen, wenn man stillt. **Stress verbraucht Blut**, und diesen können frischgebackene und stillende Mütter gar nicht gebrauchen! Schwierig wird es oft, Stress zu vermeiden und viel Ruhe zu bekommen, wenn bereits Kinder da sind. Dann sind wir Väter und die gesamte Familie und alle Freunde gefragt! Wir sollten die junge Mutter so gut wie möglich entlasten, indem wir uns um den Essens-(und Kräuter-)Nachschub kümmern (ein gutes Mitbringsel für eine frischgebackene Mutter ist gut gekochtes

Essen!) und dafür Sorge tragen, dass die Geschwister des Neugeborenen gut versorgt sind.

Diese Mischung kann im Wochenbett ohne Kenntnisse von Puls und Zunge einfach gegeben werden (der Blutverlust ist eine Tatsache). Ansonsten können Sie diese Rezeptur bei verschiedenen »Schwäche-Pulsen« anwenden, bei Pulsen ohne Kraft, ohne Kern, oft groß, oberflächlich oder tief (je nach Yang, wenn das Yang durch den tiefen Blutverlust, der bis in die Yin-Schichten reicht, *entwurzelt* ist, ergibt sich das klassische Bild eines großen, leeren *oberflächlichen* Pulses), je nach Begleitumständen langsam bis schnell (typischerweise schnell, wenn es um einen schnellen Blutverlust geht). Die Zunge zeigt als Hauptmerkmal eine Blässe.

Andere Anwendungsmöglichkeiten für die Mischung *W17* sind ein brennendes Gefühl in der Muskulatur (*Blut kühlt und entspannt die Muskeln!*), Unruhe, Nervosität, Anspannung, Kopfschmerzen und noch viele andere *Zeichen einer Leber-Spannung*, da die Leber das Blut verwaltet und der *Hun* angefressen ist, wenn er in einer leeren Badewanne liegt! Aber auch bei schlecht heilenden Wunden und Regelproblemen denken Sie an diese Mischung! Eine moderne Anwendung ergibt sich bei der **Psoriasis (Schuppenflechte),** da jedes der beiden Einzelkräuter für sich oft eine großartige Verbesserung des Erscheinungsbildes der Haut bewirkt. Einfach ausprobieren!

Diese Rezeptur hat nicht nur keine Nebenwirkungen, sondern ist im Gegenteil *sehr gesund*! Ich habe in all den Jahren nur einmal bei einer hochdosierten Astragalus-Gabe über längere Zeit Nebenwirkungen erlebt, wobei ich nicht beweisen kann, ob das wirklich durch Astragalus verursacht war. Bei einer älteren Frau mit Erschöpfung und Abwehrschwäche, welche die chinesischen Kräuter deutlich verbessert haben, wurde ein **deutlich erhöhter Selenspiegel** nachgewiesen. Dieser kann theoretisch von Astragalus verursacht werden. Da das keine weiteren Konsequenzen hatte, haben wir die Kräuter einfach verändert.

Die beiden Einzelkräuter **Astragalus** und **Angelika** haben wir bereits bei der Mischung *W16* besprochen. Astragalus stärkt die *Quelle des Blutes*, die Milz, und tonisiert das Lungen-Qi. Angelika stärkt, wärmt und belebt das Blut.

Aufbau für Blut und Yin

Die Grundformel für jede Form von Blut-Mangel ist *Si Wu Tang*.

Si Wu Tang

SHU DI HUANG	Radix Rehmanniae Glutinosae Praeparata	40,00 %
BAI SHAO YAO	Radix Paeoniae Lactiflorae	26,00 %
DANG GUI	Radix Angelicae Sinensis	22,00 %
CHUAN XIONG	Radix Ligustici Wallichii	12,00 %

Si Wu Tang ist eine großartige Mischung, stark aufbauend für Blut und Yin, vor allem durch die Rehmannia. Allerdings haben wir hier im Westen das große Problem, dass viele die **Rehmannia nicht gut verdauen können**, vor allem Blähungen und Bauchschmerzen im Anschluss an die Kräutereinnahme sind häufige Reaktionen. Man kann das allerbeste Kraut schlucken – wenn es Blähungen und Verdauungsprobleme verursacht, wird es nicht erfolgreich im Körper ankommen. Damit diese Mischung allen zur Verfügung steht, wandle ich sie ab, vor allem in Hinblick auf die Hauptanwender, die *Blut-Tiere* unter Ihnen (also die Frauen): Weidinger-Mischung Nummer 18: »Frauen-Blut-Mischung«.

W18 Weidinger-Mischung Nummer 18: »Frauen-Blut-Mischung« (modifiziertes *Tao Hong Si Wu Tang*)

GOU QI ZI	Fructus Lycii	25,00 %
NU ZHEN ZI	Fructus Ligustri	15,00 %
DANG GUI	Radix Angelicae Sinensis	17,50 %
BAI SHAO YAO	Radix Paeoniae Lactiflorae	17,50 %
CHUAN XIONG	Rhizoma Ligustici Chuanxiong	15,00 %
TAO REN	Semen Persicae	5,00 %
HONG HUA	Flos Carthami	5,00 %

Dosierung: 2- bis 3-mal täglich 3 bis 4 Gramm

Wenn ich diese Mischung einem Mann verschreibe, erzähle ich ihm, dass ich nun »die Frau in ihm« behandle! Liebe Frauen: Wenn Sie nicht gerade vor Schleim, Feuchtigkeit und Feuchte-Hitze übergehen ODER sich mit Ihrer Ernährung und Lebensführung (*lieb sein zur Milz*) sowieso darum kümmern, ist diese Mischung *IHRE* Mischung, ob Sie sich in der Lebensphase der Regelblutung (*Menstruation*) befinden oder in der Übergangsphase (dem *Wechsel*) oder ob die *Menopause* hinter Ihnen liegt, wenn Sie also keine Regelblutung mehr haben. Sie erinnern sich an den Ausspruch: **Frauen sind Blut-Tiere, Männer sind Qi-Tiere. Blut-Tiere brauchen Blut**, um schön zu sein und zu strahlen (der *Shen* braucht eine volle Badewanne, die Haut braucht

Blut und Yin, um nicht zu überhitzen), um eine normale Regelblutung zu haben (jeden Monat wird dadurch der Körper gefordert, genügend Blut nachzubilden) und um die *Qi-Tiere zu ertragen* (durch das Blut werden Sie einfach viel entspannter, ihr *Hun* regt sich nicht über jede kleine Unzulänglichkeit von uns Männern auf). Die **normale Regelblutung** braucht viel Blut, da sie der Überschuss ist, den der Körper monatlich hergeben kann. Falls der Körper keinen Überschuss bildet, ist es viel vernünftiger von ihm, keine Monatsblutung zu bilden (wie zum Beispiel in Erschöpfungszeiten des Körpers, bei Magersucht, Hungersnot und nach der Geburt).

Viele Frauen haben **VOR der Blutung** Probleme: Die Leber und ihr Meridian, der über die weibliche Brust verläuft, spannen sich ordentlich an, so gehören zu dem klassischen **prämenstruellen Syndrom (PMS)** Spannungsbeschwerden, vor allem Brustspannung, psychische Angespanntheit und emotionale Unausgeglichenheit, von Wut, Zorn bis hin zu Weinerlichkeit, alles ist möglich. Oder die Leber macht **ZU der Blutung** Probleme, dann kann das Blut nicht einfach ungehindert losfließen, bleibt stecken und stockt, was man an **Schmerzen im Unterleib und in der Lendengegend** – als Zeichen, dass sich auch die Niere und sein Yang sehr anstrengen müssen, um das Blut zum Fließen zu bringen – und **stockendem klumpigem dunklen Blut** (Zeichen von **Blut-Stagnation**) bemerkt. Die »Frauen-Blut-Mischung« kann bei beidem helfen. VOR der Regel, da sich die Leber entspannt, wenn mehr Blut da ist, und ZUR Regel, weil die Mischung *blutbewegende Kräuter* enthält. Falls die Beschwerden nach **drei Zyklen** (so lange sollte man sich bei Regelbeschwerden Zeit lassen) mit dieser Mischung nicht besser sind, können Sie auch ganz gezielt eine **Leber-Mischung** für das PMS oder eine **blutbewegende Mischung** für die Regelbeschwerden nehmen (siehe unten, Mischung *W22*). Auf jeden Fall wird

Sie *W18* wunderbar entspannen und ein bisschen stressresistenter machen …!

Da der Übergang von Blut- und Yin-Mangel meist schleichend geht (mit immer mehr Hitze-Symptomen für den Yin-Mangel, der oft seinen Höhepunkt beim **Wechsel** mit den deutlichen Hitze-Symptomen »Wallungen« erreicht), baut diese Mischung gleich auch das *Yin* auf. Traditionellerweise mit der Rehmannia, doch diese haben wir in der Mischung *W18* durch zwei leicht verdauliche Yin-Tonika ersetzt.

- **Fructus Lycii** (chinesisch *GOU QI ZI*, deutsch *Bocksdornfrucht* oder *Goji-Beere/Gotschi-Beere*) ist süß und von der Temperatur her neutral. Die Bocksdornfrucht baut das Yin der Leber und Niere auf und klärt die Augen. Sie ist ein *sanftes, leicht verdauliches Yin-Tonikum*, das auch sanft das Yin der Lunge befeuchtet und daher vor allem bei chronischem Lungen-Yin-Mangel hilft. Um Ihr Yin immer sanft im Hintergrund zu stärken, können Sie diese kleinen roten Früchte auch als Knabberei (zum Beispiel mit Nüssen) zwischendurch verwenden, oder Sie kochen damit: ideal in Suppen, Kraftsuppen und vor allem in Süßspeisen, da sie leicht süß schmecken (Sie können Essen auch wunderbar damit verzieren). Mittlerweile bekommt man sie in vielen Supermärkten. Die Dosis, die für diesen sanften Yin-Aufbau empfohlen wird: **Eine Handvoll pro Tag!**
- **Fructus Ligustri** (chinesisch *NU ZHEN ZI*, deutsch *Ligusterfrucht, der Samen der weiblichen Reinheit*) ist süß, bitter und kühl und wirkt auf Leber und Niere. Diese Frucht ist auch ein *sanftes Yin-Tonikum*, welches gleichzeitig die Yin-Mangel-Hitze kühlt und auch die Augen beruhigt und kühlt (westlich gedacht wirkt es entzündungshemmend).
- **Radix Angelicae Sinensis** (chinesisch *DANG GUI*, deutsch *chinesische Engelwurzwurzel*) ist süß, scharf und

warm und wirkt vor allem auf Herz, Leber und Milz. Die Angelika-Wurzel tonisiert das Blut. Sie zählt mit Ginseng und Rehmannia (siehe Mischung *W19*) zu den *wichtigsten Pflanzen der Chinesischen Medizin*! DANG GUI baut das Blut auf, wärmt und wirkt schmerzstillend. Sie ist in und nach der Schwangerschaft das wichtigste Kraut bei Schmerzen und Erschöpfung. Sie löst eine Verstopfung (Obstipation) durch Blut-Mangel. Da sie wärmt, wird sie in dieser Rezeptur zu gleichen Teilen mit der kühlenden Paeonia kombiniert (die Mischung soll im Ganzen thermisch neutral bleiben, was vor allem bei längerer Anwendung den Körper weniger fordert).

- **Radix Paeoniae Lactiflorae (albae)** (chinesisch BAI SHAO YAO, deutsch *weiße Pfingstrosenwurzel*) ist meiner Erfahrung nach eines der **Superkräuter der Chinesischen Medizin bei uns im Westen, vor allem bei Kindern**, wie ich schon bei der Beschreibung der Mischung *W1* erwähnt habe. Die Pfingstrosenwurzel mit ihrem leicht sauren, leicht bitteren Geschmack und ihrem kühlenden Temperaturverhalten baut das Blut auf, stärkt indirekt das Yin (»bewahrt das Yin«), die Substanz, wirkt leberentspannend (auch bei PMS und den Brustschmerzen vor der Regel) und krampflösend (und damit bei vielen Zuständen schmerzstillend), vor allem auch im Unterleib, bei Regelbeschwerden. Weiterhin wird die Pfingstrose bei verschiedensten Schmerzzuständen wie Krämpfen im Darm, Muskelschmerzen oder Trigeminus-Neuralgie (Gesichts- und Kieferschmerz) angewandt.

- **Rhizoma Ligustici *Chuanxiong*** (chinesisch *CHUAN XIONG*, deutsch *Szechuan-Liebstöckel-Wurzelstock*) ist scharf und warm und wirkt auf Leber, Gallenblase und Perikard. (Er sollte nicht mit **Rhizoma Ligustici GAO**

BEN verwechselt werden, der auch scharf und warm ist, aber ausschließlich im Blasen-Meridian wirkt und bei Kopfschmerzen, vor allem Scheitel-Kopfschmerzen durch den Angriff von Wind-Kälte verwendet wird.) CHUAN XIONG (**der universelle Qi- und Blutbeweger**) aktiviert stark die Qi- und Blutzirkulation und wirkt somit stark bewegend bei Qi- und Blut-Stagnation sowohl im *Kopf* (die Wurzelknolle sieht aus wie ein *Gehirn!*) als auch im *Unterleib*. Dieser Liebstöckel-Wurzelstock wirkt bei allen Formen von Kopfschmerzen, vor allem jenen, die *zyklusabhängig* sind. Er reguliert einen unregelmäßigen Zyklus der Monatsblutung und wirkt stark schmerzstillend bei allen Formen von Schmerzen, die regelabhängig sind (Bauch-, Lenden-, Kopfschmerzen), UND bei allen Schmerzen, die auf eine *Qi- oder Blut-Stagnation* zurückzuführen sind.
- **Semen Persicae** (chinesisch *TAO REN*, deutsch *Pfirsichsamen*) ist bitter und thermisch neutral, bewegt das Blut und löst Blut-Stagnation.
- **Flos Carthami** (chinesisch *HONG HUA*, deutsch *Färberdistelblüten, Safflorblüten, wilder Safran*) ist scharf und warm, bewegt das Blut und löst Blut-Stagnation.

Das Duo bei Blut-Stagnation: TAO REN und HONG HUA

Die beiden letzten Kräuter TAO REN und HONG HUA sind **das chinesische Duo bei Blut-Stagnation vor allem im Unterleib**. Man wendet die beiden zusammen bei jeglicher Art von Menstruationsbeschwerden mit Schmerzen an, vor allem wenn das Blut *dunkel* und *klumpig* ist (**Zeichen der Blut-Stagnation**). Weitere Anwendung der beiden: bei Verstopfung (Obstipation), Verhärtungen und Schmerzen im gesamten Bauchraum, Schmerzen der Beine, des Brustkorbes und bei bläulicher dunkler Verfärbung von Hautveränderungen (*Läsionen*; das können dunkle bläuliche Flecken oder auch kleine Varizen sein, zum Beispiel in einer Hautläsion der Schuppenflechte *als Zeichen von Blut-Stagnation*). TAO REN und HONG HUA zeigen in verschiedenen Studien eine deutliche schmerzstillende Wirkung und eine verbesserte Durchblutung bei *Gehirn-Thrombosen und koronarer Herzkrankheit*. Eine Studie berichtet von einer hundertprozentigen Heilungsrate von Geschwüren des Duodenums (dem Anfangsteil des Dünndarms) bei hundert Patienten. Klingen sehr gesund, die zwei, oder?!

Wie Sie sehen, sind wir jetzt schon mitten im Yin-Aufbau von Leber und Niere (den zwei Organen, die das meiste Yin benötigen und verwalten). **Alle Nieren-Yin-Kräuter bauen immer auch das gesamte Yin des Körpers auf** (da die Niere der Speicher allen Yins ist) **und stützen damit das Blut** (welches quasi die fließende Form des Yins im Körper ist). **Und die häufigste Ursache für eine Blut-Stagnation, das Steckenbleiben von Blut, ist der Blut-Mangel.** Wenn wenig Wasser in einem Flussbett fließt, genügen ein paar Kieselsteine, um eine Blockade herbeizuführen. Die Haupttherapie für diesen Fluss ist dann zu schauen, dass wieder viel Wasser fließt. Dann sind dem Fluss die paar Kieselsteine vollkommen egal! Die Hauptursache für eine Blut-Stagnation im Unterleib der Frau ist der Blut-Mangel, und dann genügen ein paar *Alltagskieselsteine* (*ein bisschen* Stress in der Arbeit oder zu Hause), um den glatten Fluss des Blutes zu blockieren und Schmerzen und Regelbeschwerden herbeizuführen. Die Haupttherapie für diesen Fluss ist der Blutaufbau! Aber um schon bestehende Blockaden wegzuräumen und um zu garantieren, dass sich nicht mehr so schnell neue bilden, befinden sich drei Blutbeweger (CHUAN XIONG, TAO REN, HONG HUA) und ein blutbewegender Blutaufbauer (DANG GUI) in der Rezeptur. Und um die Leber *zusätzlich* zu entspannen und zu kühlen, bis endlich alles passt, haben wir noch die Pfingstrose (BAI SHAO YAO) dabei. Dazu kommen die Yin-Aufbauer (GOU QI ZI, NI ZHEN ZI), die dafür sorgen, dass das ganze Chaos nicht an die Nieren geht. Die perfekte Harmonie!

Für den schweren Yin-Mangel möchte ich Ihnen die **Rehmannia** nicht vorenthalten. Voraussetzung für die Anwendung folgender Mischung ist eine gesunde Milz (ich sage nur »Hausaufgabe«) und ein nachgewiesener Yin-Mangel.

Liu Wei Di Huang Wan (Sechs-Bestandteile-Pille mit Radix Rehmanniae)

SHU DI HUANG	Radix Rehmanniae Glutinosae Praeparata	32,00 %
SHAN YAO	Radix Dioscoreae oppositae	16,00 %
SHAN ZHU YU	Fructus Corni Officinalis	16,00 %
FU LING	Sclerotium Poriae Cocos	12,00 %
MU DAN PI	Cortex Moutan Radicis	12,00 %

| ZE XIE | Rhizoma Alismatis Orientalis | 12,00 % |

Aus Kostengründen habe ich irgendwann einmal Fructus Corni durch Fructus Schizandrae ersetzt, das ist die billigere und meiner Erfahrung nach für uns hier im Westen sinnvolle Variante eines Adstringens (eines »Zusammenziehers«). Zusätzlich füge ich der Mischung noch Fructus Amomi als Verdauungshilfe bei, und so kommen wir zur Weidinger-Mischung Nummer 19: »Rehmannia-Mischung«.

W19 Weidinger-Mischung Nummer 19: »Rehmannia-Mischung« (modifiziertes *Liu Wei Di Huang Wan*)

SHU DI HUANG	Radix Rehmanniae Glutinosae Praeparata	28,00 %
SHAN YAO	Radix Dioscoreae oppositae	14,00 %
WU WEI ZI	Fructus Schizandrae	14,00 %
FU LING	Sclerotium Poriae Cocos	12,00 %
MU DAN PI	Cortex Moutan Radicis	10,00 %
ZE XIE	Rhizoma Alismatis Orientalis	12,00 %
SHA REN	Fructus Amomi	10,00 %

Dosierung und Anwendung: 2- bis 3-mal täglich 3 Gramm mit frischem Ingwer; jeweils NACH einer Hauptmahlzeit

- **Radix Rehmanniae Glutinosae Praeparata** (chinesisch *SHU DI HUANG*, deutsch *Rehmanniawurzel*) ist süß und leicht warm und wirkt auf Leber und Niere. Durch die Präparierung wandelt sich die Farbe der ursprünglich *gelben* Wurzel nach teerähnlich *schwarz*. Die Farbe deutet auf die Wirkung der Wurzel hin (schwarz, die Farbe der Niere). **Rehmannia klebt**, was bedeutet, dass sie bei der Aufnahme eine hohe Anforderung an die Milz stellt. Überfordert sie die Milz, kann es zu Verdauungsproblemen (Blähungen, Bauch- und Magenschmerzen, klebriger Stuhl) kommen mit Bildung von Feuchtigkeit und Schleim. So großartig Rehmannia für das Nieren-Yin wirkt, ich muss zuerst sicherstellen, dass es der Milz sehr gut geht, so dass das Kraut wirklich im Körper ankommt. Bei Feuchtigkeits- und Schleimzeichen in Puls und Zunge sollte man diese zuerst loswerden und erst dann mit dem Aufbau durch Rehmannia beginnen. Wenn Sie unsicher sind, nehmen Sie lieber die Mischung *W18*! Aus meiner Erfahrung kann ich sagen, dass *die* Patienten, welche die Rehmanniawurzel unbedingt brauchen, sie auch vertragen (vor allem auch hohe Dosen problemlos!). Und mit einer Probeportion von 50 Gramm, um die Verträglichkeit zu prüfen, können Sie nichts falsch machen. (Dabei kann der Puls recht gut helfen vorherzusagen, ob man bei Feuchtigkeit Rehmannia verträgt oder nicht. Liegt im Puls eine *Fülle* an Schleim und Feuchtigkeit vor, sollte man noch in aller Ruhe die Milz stärken. Liegt etwas Feuchtigkeit vor, überwiegt aber der Mangel – ein kraftloser Puls –, kann Rehmannia in dieser Rezeptur mit den entfeuchtenden Kräutern oft schon gegeben werden.) **Rehmannia baut ganz stark das Nieren-Yin und die Essenz Jing auf.** Sie wirkt so tief in der Niere, dass sie eben direkt an der tiefsten Schicht unserer Reserven, dem *Jing*, aufbauend wirkt. Wenn man das westlich verstehen möchte, könnte man das *Jing* als unser genetisches Material, die *DNA*, betrachten, welche zum Beispiel bei Krebserkrankungen geschädigt wird (in Krebszellen kommt es zu einer Veränderung der Gene, also der Einzelteile der DNA, so dass sich diese der Kontrolle des Körpers entziehen und eine Art *Eigenleben* entwickeln). Rehmanniawurzel wird daher unterstützend und begleitend in der Krebstherapie eingesetzt (prophylaktisch, um das *Jing* so weit zu stärken, dass der Krebs nicht wiederkommt, und aufbauend in der Phase von Chemotherapie und Bestrahlung. Falls man auf diese Mischung mit Blähungen reagiert, sollte man lieber zunächst W16 verwenden). **Rehmannia stärkt das Blut und befeuchtet es.** Seine befeuchtende Eigenschaft ist auch seine Stärke (wenn man sie verdauen kann). Rehmannia baut das Blut auf und nährt damit stark Leber (welche das Blut verwaltet) und Niere und Herz. Im Vordergrund eines *starken* Blut-Mangels stehen die **Blässe** (blasses Zahnfleisch, blasse Zunge, blasses Nagelbett, blasses Gesicht), die Müdigkeit und die Unruhe. Bei einem **Yin-Mangel** kommen dann noch die Hitze-Beschwerden dazu: **Leere-Hitze** mit Schwitzen und Hitze-Gefühl gegen Abend hin, Nachtschweiß, Hitze der fünf Herzen untertags (die Handflächen, die Fußsohlen und die Herzgegend sind heiß). Bei beidem ist die Rehmanniawurzel Mittel der Wahl (wie gesagt, wenn man sie verdauen kann). Sie wird westlich gedacht bei einer **Blutbildungsschwäche** eingesetzt (wenn das Knochenmark *rote und weiße Blutzellen* nicht gut bildet oder ausbildet, also nicht gut ausreift). **Rehmannia wird bei allen Beschwerden des Blutes und des Yins angewandt.**

- **Rhizoma Dioscoreae oppositae** (chinesisch *SHAN YAO*, deutsch *Yamswurzelknolle*) ist süß und von der Temperatur her neutral. Sie ist ein sanft wirkendes *Qi-Tonikum für Milz, Lunge und Niere*. In dieser Rezeptur unterstützt sie einerseits den Kaiser, die Rehmannia, in seiner das Yin aufbauenden Wirkung, andererseits stützt sie die Mitte, die Verdauung, und reguliert den Flüssigkeitshaushalt.

- In der Original-Rezeptur wird als Adstringens **Fructus Corni** (chinesisch *SHAN ZHU YU*, deutsch *Hartriegel, Kornelkirsche*) verwendet: Diese Früchte sind sauer und leicht warm. *Sauer* zieht zusammen und hält damit das *Jing* zusammen, was wir als **Adstringens** (*Zusammenzieher*) bezeichnen. Fructus Corni wirkt auch schweißhemmend und als Zusammenzieher des unteren Erwärmers (bei Ausfließen von Sperma, bei Ausfluss und starker Regelblutung).

- **Fructus Schizandrae** (chinesisch *WU WEI ZI*, deutsch *chinesische Beerentraubenfrucht, Schizandrafrucht*) ist (vorwiegend) sauer und warm und wirkt an Niere, Lunge und Herz. Der chinesische Name bedeutet »Frucht der fünf Geschmacksrichtungen«. Mit seinen fünf Geschmäckern wirkt die Schizandra auf alle fünf Organe und bringt das »Rad der Wandlungen wieder in Gang«. Sie wirkt einerseits wie Fructus Corni zusammenziehend auf den unteren Erwärmer (und damit *Jing* erhaltend, was wir bei Inkontinenz, Spermatorrhoe und Durchfall brauchen), andererseits aufbauend in allen fünf Regelkreisen (Organsystemen). Vor allem stärkt die Schizandra die Lunge und das Wei-Qi (ist ein **Wei-Qi-Tonikum**), so dass man sie bei Abwehrschwäche und Spontanschweiß verwenden kann. Sie aktiviert nachweislich das **Atemzentrum** und wird daher bei schlechter Atmung (Asthma bronchiale, COPD etc.) und beim **Schnarchen** (falls dieses durch ein zu flaches Atmen in der Nacht ausgelöst wird) eingesetzt. Bei uns ist die

Schizandra bekannt geworden durch ihren Einsatz bei **Wechselbeschwerden** (die einer Abnahme des Nieren-Yins und einem Überwiegen des Nieren-Yangs mit Hitze-Beschwerden entsprechen), durch ihre zusammenziehende Wirkung, die das Schwitzen reduziert, *und* durch die Stärkung der Niere. Eine großartige Wirkung zeigt die Schizandra zusätzlich: **Sie beruhigt den *Shen* und das Herz.** Diese Unruhe im Herzen ist eine häufige Begleiterscheinung eines Blut-Yin-Mangels, oft kombiniert mit einer Durchschlafstörung. Daher wird die Schizandra in dieser Rezeptur verwendet! Weiterhin aktiviert sie das Gehirn und wird im Alter auch als Einzelmittel (zum Beispiel als Tee mit etwa 15 Gramm pro Tag) bei **zunehmender Vergesslichkeit** und Schlaflosigkeit gegeben.

- **Sclerotium Poriae Cocos** (auch Poria oder Poria alba, chinesisch *FU LING*, deutsch *Kokospilzmyzel*) ist süß bis bland (ohne Geschmack) und thermisch neutral. Poria ist ein Baumpilz, der im getrockneten Zustand wie ein Schwamm aussieht. Poria ist das Hauptkraut, um *Feuchtigkeit* zu binden und aufzulösen. Gleichzeitig regt Poria den Harnfluss an und löst Ödeme (Wasseransammlungen) auf. Durch seinen süßlichen bis blanden Geschmack wirkt er milzstärkend. Poria hat auch einen beruhigenden Effekt auf den *Shen* (löst Feuchtigkeit und damit Unverdautes aus unseren Gedanken und Gefühlen). In dieser Mischung hat er drei Funktionen: Einerseits soll er die Feuchtigkeit, die durch die klebrige Rehmannia entsteht, ausleiten, andererseits stärkt er die Milz, und drittens unterstützt er den beruhigenden Effekt.

- **Cortex Moutan Radicis** (chinesisch *MU DAN PI*, deutsch *Rinde der Strauchpäonienwurzel*) ist bitter, scharf und kalt. Diese Rinde klärt Hitze und kühlt das Blut (vom *Wen bing* her: *tiefe* Hitze in der *Xue*-Blut-Ebene). Vor allem kühlt sie **Leber-Feuer** und wird bei allen Symptomen einer überhitzten Leber verwendet (wie hoher Blutdruck durch Stress, Unruhe, rote Augen und Gesicht, schnell zornig und wütend). Cortex Moutan ist auch **blutbewegend** (wird bei Blockaden des Blutes angewandt, vor allem wenn sie durch einen Blut-Mangel bedingt sind).

- **Rhizoma Alismatis** (chinesisch *ZE XIE*, deutsch *Orientalischer Froschlöffelwurzelstock*) ist süß und kalt und wirkt an der Niere und der Blase. Alisma reguliert die Zirkulation des Wassers und löst Feuchtigkeit auf, *ohne das Yin zu gefährden*. Sie wirkt in dieser Mischung der klebrigen Eigenschaft von Rehmannia entgegen. Westlich gesprochen ist es ein wunderbares Kraut bei Diabetes mellitus, bei hohen Cholesterinwerten und hohem Blutdruck, und es schwemmt Ödeme aus.
- **Fructus Amomi** (chinesisch *SHA REN*, deutsch *Sharen-Kardamom-Frucht*) ist scharf und warm, harmonisiert die Mitte und befreit von Feuchtigkeit. In dieser Mischung verwende ich SHA REN, um die vielen kalten Kräuter zu wärmen und damit verdaulicher zu machen, vor allem die Rehmannia.

Ich habe die Mischung etwas angepasst, damit die Wahrscheinlichkeit, dass Sie sie gut vertragen, sehr hoch ist! Das Schlimmste, was passieren kann, sind Blähungen und Durchfall als Reaktion auf die Einnahme der Mischung. Dann beginnen Sie mit einer niedrigen Dosis, die Sie langsam steigern, und bleiben bei der Dosis, bei der Sie keine Verdauungsbeschwerden haben! Wenn man diese Mischung gut verträgt, dann ist sie eine wunderbare Möglichkeit, jede Form von Yin- und Blut-Mangel (mit Unruhe, Hitze, Schlafstörungen, Schwitzen und auch die schweren Krankheiten) zu behandeln. **Jede Erkrankung, die lange besteht, geht irgendwann an die Substanz** und verursacht häufig einen Nieren-Yin-Mangel. Wenn die Zeichen in Puls und Zunge passen, sollte man bei all den verschiedenen Erkrankungen und Symptomen, egal in welchem Organ, immer an die Niere denken. Sie ist die Basis von allem! Und wenn sie wieder gekräftigt ist, können auch bei chronischen und über viele Jahre bestehenden Erkrankungen noch *Zeichen und Wunder geschehen*!

Aufbau für das Yang

Die häufigsten Ursachen, warum wir das Yang stärken müssen, sind verschiedene Kälte-Zeichen im Körper. Das fängt einmal damit an, dass einem ständig kalt ist, dass speziell die Nieren-Region kalt ist und auch die Füße. Eine Patientin erzählte mir, dass ihr ständig so kalt sei, dass sie ihren Salat auf der Heizung sitzend essen müsse. Und da sind wir auch gleich bei der häufigsten Ursache für diese Kälte: **zu viel kalte Nahrung.** Wenn jemandem ständig kalt ist, sollte er **regelmäßig warm essen und trinken.** Viel komplizierter ist es nicht. Damit verschwinden auch all die Kälte-Symptome der Milz: Blähungen, das Gefühl, als könne man nicht verdauen, Verstopfung (»Kälteblockade« als eine mögliche Ursache) oder Durchfall mit Unverdautem im Stuhl. KOCHEN Sie also!

Sie können Ihr Essen noch *wärmer* machen, wenn Sie gute wärmende Gewürze verwenden, wie Zimt, Pfeffer, Curry, Kurkuma, Ingwer, Peperoni. Der **Ingwer** (auch über ihn könnten wir ein ganzes Buch schreiben) ist die ideale Wurzel für die kalte Milz und die kalte Niere. Für den Milz-Yang-Mangel verwenden Sie bitte viel Ingwer beim Kochen. Denken Sie aber daran, dass Sie den **Ingwer nicht schälen!**

Denn das ganze Vitamin C befindet sich, ähnlich wie beim Apfel, *direkt unter der Schale*! Sie dürfen den Ingwer schrubben, mit der Bürste bearbeiten, wie auch immer, aber nicht schälen. Achten Sie beim Einkauf auf die Qualität, die Wurzel soll fest sein. Wenn sie keine gute Qualität hat, wird sie durchs Schälen auch nicht besser. Schneiden Sie also die **frische Ingwerwurzel** (SHENG JIANG) in kleine Stücke, erhitzen ein wenig Fett oder Öl in einer Pfanne und rösten den Ingwer darin leicht an (so wie wir das mit Zwiebel machen, die können Sie übrigens klein gehackt auch gleich dazuschmeißen!). Und dann geben Sie alles andere dazu, wie Gemüse etc. Beim Yang-Mangel können Sie auch mit **getrocknetem Ingwer** (GAN JIANG) kochen. Der getrocknete Ingwer ist *nur mehr warm* und wärmt wunderbar die Niere. Der frische Ingwer, auch zubereitet, unterstützt die Verdauungsleistung der Milz und wärmt dabei. Je zubereiteter der Ingwer, desto mehr Wärme.

Eine Spezialform des Ingwers ist der **verkohlte Ingwer** (PAO JIANG). Ihn verwenden wir zum **Blutstillen, Entgiften und um im Darm Entzündungen zu hemmen** (zum Beispiel bei einer chronischen Entzündung des Darms, wie Morbus Crohn oder Colitis ulcerosa). Sie nehmen eine Pfanne, erhitzen darin Öl (idealerweise Sesamöl, das man sehr gut erhitzen kann und das auch nebenbei die Nieren stärkt) und rösten Ihre Ingwer-Stückchen, bis sie schwarz werden. Die »Ingwer-Kohle« geben Sie in ein Glas mit etwas Flüssigkeit und trinken das Ganze. In der Schulmedizin verwendet man Aktivkohle, um »Gifte zu binden«, und die macht im Endeffekt nichts anderes als unser verkohlter Ingwer.

Noch ein Tipp: **Nehmen Sie bei jeder Fernreise eine Ingwerwurzel mit!** Wenn Sie in einem fernen Land vor dem Essen nicht wissen, ob Sie nach dem Essen noch leben: Kauen Sie einfach eine frische Scheibe Ingwer, bevor Sie mit dem Essen beginnen! Der Ingwer heizt den Magen so an, dass alles, was ihn danach betritt, auf jeden Fall verbrannt (und damit desinfiziert und entgiftet) wird! Sollten Sie von dem ungewohnten Essen Durchfall bekommen, hilft der Ingwer wunderbar als Tee: zwei bis drei Scheiben Ingwer etwa zehn Minuten kochen und dann über den Tag verteilt trinken.

Ingwer hilft auch, wenn Sie beim Essen einmal »sündigen« wollen oder wenn Sie wissen, dass Sie das bevorstehende Essen schlecht vertragen werden (auch bei Lebensmittelunverträglichkeiten), oder wenn Sie sich am Abend einmal ein Bier gönnen wollen: Einfach vorher eine Scheibe Ingwer kauen und dann sollte es passen! So einfach und effektiv ist der Ingwer!

Kälte kann nicht nur von innen kommen, sondern auch von außen eindringen und Kälte-Beschwerden verursachen (wie wir ausführlich beim *Shang han lun* besprochen haben). Da hilft es ebenfalls, regelmäßig warm zu essen und zu trinken. Wärmene Getränke sind unter anderem all die wärmenden Tees wie Yogi-Tees oder auch Glühwein. Kälte kann auch Nebenwirkung einer Antibiotika-Gabe sein. Sie kennen die »Kälte-Symptome« der Milz nach einer Antibiotika-Gabe: Durchfall, Blähungen, Müdigkeit, Kältegefühl. Also wieder warm essen und trinken, viel Ingwer, dann die Kraftsuppen und dazu die Mischung *W8: »Warme Milz und Niere«*.

W8 Weidinger-Mischung Nummer 8: »Warme Milz und Niere« (modifiziertes Suo Quan Wan)

YI ZHI REN	Fructus Alpiniae Oxyphyllae	30,00 %
SHAN YAO	Radix Dioscoreae oppositae	30,00 %
WU YAO	Radix Linderae Strychnifoliae	30,00 %

| ZHI GAN CAO | Radix Glycyrrhizae TOSTAE | 10,00 % |

Dosierung: 2- bis 3-mal täglich 3 Gramm, mit reichlich frischem Ingwer (bei Kindern auch ohne)

Das Nieren-Yang hat zum Ersten wärmende Funktion **(Nieren-Yang Ebene eins)**, zum Zweiten stützt es die Wirbelsäule, hält das Yin an Ort und Stelle und sorgt für die Fruchtbarkeit und Potenz **(Nieren-Yang Ebene zwei)**, und zum Dritten bildet das Nieren-Yang die Kraft für die Einatmung **(Nieren-Yang Ebene drei)**, da die Atmung eine Funktion des Zusammenspiels von Lunge (Ausatmung) und Niere (Einatmung) ist.

Ich möchte Ihnen noch eine schöne *Rezeptur für den Nieren-Yang-Mangel der Ebene zwei* zusammenstellen. Denn chronisch kalt essen und ständig über seine Grenze gehen, sich ständig überfordern und damit unweigerlich in die Erschöpfung reinrutschen (kommt Ihnen das bekannt vor?) macht nicht nur Kälte-Symptome (und irgendwann über den dazukommenden Nieren-Yin-Mangel auch Hitze-Symptome), sondern geht auch eine oder zwei Ebenen tiefer ins Yang hinein. Dort gefährdet er die Stabilität unserer Wirbelsäule, vor allem der **Lendenwirbelsäule** (sie ist jener Bereich der Wirbelsäule, auf der das gesamte Gewicht des darüberliegenden Körpers ruht, und damit unweigerlich der höchsten Belastung ausgesetzt). Ein typisches *Zeichen von Dauerstress und Überlastung* sind daher Schmerzen im Bereich des unteren Rückens (der Lendenwirbelsäule) und dann auch **Bandscheibenvorfälle** (vor allem im Bereich der Lendenwirbelsäule, aber auch die Halswirbelsäule ist dafür sehr beliebt).

Frühe Anzeichen sind ein ständiges Kältegefühl im unteren Rücken, Schwäche der Beine und sehr heller, nicht konzentrierter Urin mit häufigem Harndrang (alles **Zeichen eines Nieren-Yang-Mangels!**). Die Therapie der Wahl (und das wissen Sie jetzt bestimmt schon selbst): vor allem einmal weg mit dieser körperfeindlichen Form von Dauerstress, stattdessen Ruhephasen einplanen (oft ist die beste Therapie bei Bandscheibenvorfällen *einfach nur Ruhe, Ruhe, Ruhe!*). Dann können Sie noch dafür sorgen, dass Ihre Wirbelsäule von außen und innen regelmäßig Wärme bekommt (von außen durch wärmende Einreibungen, Wärme-Packungen, Infrarotlampe, in die Sonne legen etc.), von innen durch *warm essen und trinken*.

W20 Weidinger-Mischung Nummer 20: »Starker Rücken, starke Niere«

DU ZHONG	Cortex Eucommiae Ulmoidis	40,00 %
BA JI TIAN	Radix Morindae	20,00 %
GU SUI BU	Rhizoma Drynariae	15,00 %
TU SI ZI	Semen Cuscutae Sinensis	15,00 %
CHUAN NIU XI	Radix Cyathulae	10,00 %

Dosierung: 2- bis 3-mal täglich 3 Gramm mit ein bisschen frischem Ingwer; oder zu gleichen Teilen mit einer passenden Grundmischung mischen und dann ebenfalls 2- bis 3-mal täglich 3 Gramm mit ein bisschen frischem Ingwer

Dies ist eine Nieren-Yang-Mischung, um den Rücken zu stärken und all die anderen Probleme des **Nieren-Yang-Mangels** anzugehen: Impotenz, Unfruchtbarkeit, Samenverlust, Erschöpfung, Kälte-(Regel-)schmerzen im Unterleib, Schmerzen zum Eisprung, Schmerzen in den Beinen, schlechtes Gehör, Ohrgeräusch (Tinnitus), Zahnprobleme wie Schmerzen oder Ausfall oder vermehrt Karies, Knochenprobleme wie Schmerzen oder Abnahme der Knochendichte. Da Kälte (bei Nieren-Yang-Mangel) eine sehr häufige Ursache für eine **Blut-Stagnation** ist und diese wiederum häufige Ursache für chronische Schmerzen im unteren Rücken und abwärts ist, habe ich der Rezeptur Cyathula als blutbewegendes Kraut beigemengt.

Diese Mischung kann als **Einzelmischung** gegeben werden, dann sollten Sie in Puls und Zunge Zeichen eines Nieren-Yang-Mangels finden (wie aufgedunsener Zungenkörper mit vermehrtem weißlichem Zungenbelag, der Puls vor allem langsam). Sie kann auch als **Modul bei Rückenschmerzen, Nieren-Yang-Mangel, Osteoporose und schlecht heilenden Knochen** gegeben werden. In dem Fall verabreichen Sie als Grundformel das, was Puls und Zunge entspricht (zum Beispiel Blut-Mangel, Qi-Mangel, Feuchtigkeit), UND geben *W20* zu gleichen Teilen dazu (also zum Beispiel 100 Gramm *W16* mit 100 Gramm *W2* mischen, davon nehmen Sie 2- bis 3-mal täglich 3 Gramm). Das kann auch eine Nieren-Yin-Mischung sein, da die Symptome aus dem Nieren-Yang-Bereich der Mischung nicht widersprechen (und lange bestehender Nieren-Yin-Mangel verursacht im Sinne des Yin-Yang-Ausgleichs mit der Zeit auch einen Yang-Mangel).

Der Knochen ist der Ort, an dem die Niere ihre Reserven ablegt, in Form von Yin und Yang. Yang ist dabei notwendig, um das Yin stabil zu halten. **Osteoporose** ist ein Zeichen eines Nieren-Yang-Mangels, die häufigste Ursache ist eine **Erschöpfung der Niere**. Die beste Therapie bei Osteoporose ist daher, *auf seine Nieren zu achten*, also gut und rechtzeitig (vor Mitternacht) schlafen zu gehen, alles zu meiden, was an die Nieren geht, wie zu viel Stress, alles zu machen, um Stress abzubauen, wie *tägliche Bewegung*, und Angst zu meiden oder zu verarbeiten (die Emotion der Niere). Die Mischung *W20* wirkt sehr effektiv bei Osteopenie (die Vorstufe zur Osteoporose), aber auch nachweisbar bei Osteoporose. Dabei kann man *W20* als Einzelmischung in niedriger Dosierung (zum Beispiel 2-mal täglch 1 bis 2 Gramm) jeweils für drei Monate nehmen, dann einen Monat pausieren und danach weiternehmen.

- **Cortex Eucommiae Ulmoidis** (chinesisch *DU ZHONG*, deutsch *chinesische Guttapercharinde*) ist süß und warm, ein *Nieren-Yang-Tonikum der Ebene zwei*, baut Leber und Niere auf und stärkt die Knochen und die Sehnen. DU ZHONG ist auch stärkend bei Impotenz, Inkontinenz und Yang-Erschöpfung in der Schwangerschaft mit starken Rückenschmerzen oder drohendem Abortus (Abgang). Außerdem ist es effektiv bei Hypertonie (hohem Blutdruck), wenn sie auf einen Nieren-Yang-Mangel zurückzuführen ist.
- **Radix Morindae** (chinesisch *BA JI TIAN*, deutsch *Morindawurzel*) ist scharf, süß und leicht warm. Sie stärkt die Nieren und unterstützt das Yang, stärkt Knochen und Sehnen und wird wie DU ZHONG auch für die anderen Beschwerden des Nieren-Yang-Mangels eingesetzt. Besonders effektiv ist sie aus meiner Erfahrung bei *Rückenschmerzen während der Menstruation*.
- **Rhizoma Drynariae** (chinesisch *GU SUI BU*, deutsch *Drynaria-Wurzelstock*) ist bitter und warm und wirkt auf Leber und Niere. Diese Knolle baut das Yang auf und stärkt die Knochen, die Zähne und das Gehör. Drynaria erhöht nachweislich die Kalzium-Aufnahme in den Knochen und die Knochendichte.
- **Semen Cuscutae Sinensis** (chinesisch *TU SI ZI*, deutsch *Teufelszwirnsamen*) ist scharf, süß und thermisch neutral. Dieser Samen stärkt sowohl das Nieren-Yang als auch das Nieren-Yin und erhält die Essenz (hält Yin und Yang zusammen).

- **Radix Cyathulae** (chinesisch *CHUAN NIU XI*, deutsch *Cyathula-Wurzel*) ist bitter, sauer und thermisch neutral. Sie ist eine blutbewegende Wurzel und löst Blut-Stagnation. Sie wirkt hervorragend bei allen Formen von Schmerzen der Regelblutung, aber auch bei Muskelschmerzen. Cyathula stärkt Leber, Niere, die Knochen und die Sehnen und gilt als eines der wichtigsten Kräuter für den **chronischen Rücken- und Knieschmerz**. Wie alle blutbewegenden Kräuter sollte sie nicht in der Schwangerschaft gegeben werden!

Für Spezialisten: Rhizoma Corydalis

Eines der effektivsten Schmerzmittel der Chinesischen Medizin ist Rhizoma Corydalis (chinesisch *YAN HU SUO*, deutsch *Lerchenspornwurzelknolle*). Corydalis ist scharf, bitter und warm, sie **wirkt stark blut- und auch Qi bewegend.** Diese Knolle wird bei allen Formen von Schmerzen, hinter denen vor allem eine Blut-Stagnation steckt (und die damit *Fülle-Schmerzen* sind), angewandt, vor allem bei gynäkologischen und Regelschmerzen, aber auch bei Schmerzen im Bauchraum, im Brustraum und in den Beinen. Wird sie höher dosiert, sollte man bei Patienten mit einer Schwäche (Mangel) aufpassen. Wie alle blutbewegenden Kräuter sollte sie nicht in der Schwangerschaft gegeben werden! Corydalis wird bei jeder Form der Schmerzen mit 10 bis 20 Prozent zu einer bestehenden Mischung beigemischt (zum Beispiel 100 Gramm Grundmischung + 10 bis 20 Gramm Corydalis).

Harnwegsinfekte

Das Nieren-Yang wärmt den ganzen Körper. Wärme steigt auf und trocknet. Der Harnwegsinfekt ist ein häufiges Problem eines Nieren-Yang-Mangels (zu wenig Wärme, welche die Feuchtigkeit trocknet) oder auch einer Milzschwäche mit zu viel Feuchtigkeit (und damit in Relation zu wenig Yang, um diese zu trocknen) oder auch einer Invasion von Wind-Kälte über *Taiyang*. Dabei sammelt sich zu viel *kalte Feuchtigkeit* in der Blase an, die der Körper dann versucht aufzuwärmen (mit Hitze), und schon haben wir *Feuchte-Hitze in der Blase*. Um *langfristig* zu verhindern, dass man ständig Blasenentzündungen (mit häufigem Harndrang und Schmerzen und sogar Blut im Urin) hat, sollte man die Schwachstelle, die der Abwehrschwäche zugrunde liegt (wie ein Blut-Qi-Yin- oder Yang-Mangel), behandeln oder mit W9 »*Jade-Windschutz*« direkt das Wei-Qi stärken und vor Wind schützen. **Akut** hilft diese einfache Mischung aus dem *Shang han lun* und erspart oft das Antibiotikum: *Wu Ling San* (Fünf-Bestandteile-Pulver mit Poria).

Wu Ling San (Fünf-Bestandteile-Pulver mit Poria)

ZE XIE	Rhizoma Alismatis Orientalis	25,00 %
FU LING	Sclerotium Poriae Cocos	20,00 %
ZHU LING	Sclerotium Polypori Umbellati	20,00 %
BAI ZHU	Rhizoma Atractylodis Macrocephalae	20,00 %

| GUI ZHI | Ramulus Cinnamomi Cassiae | 15,00 % |

Ich füge dieser Mischung noch etwas für die *Feuchte-Hitze* (Phellodendron) und *zum Entgiften und Desinfizieren* (Traxacum) hinzu, und so erhalten wir die Weidinger-Mischung Nummer 21: »Akute-Blase-Mischung«.

W21 Weidinger-Mischung Nummer 21: »Akute-Blase-Mischung«

ZE XIE	Rhizoma Alismatis Orientalis	20,00 %
FU LING	Sclerotium Poriae Cocos	18,00 %
ZHU LING	Sclerotium Polypori Umbellati	18,00 %
BAI ZHU	Rhizoma Atractylodis Macrocephalae	18,00 %
GUI ZHI	Ramulus Cinnamomi Cassiae	8,00 %
HUANG BAI	Cortex Phellodendri	8,00 %
PU GONG YING	Herba Taraxaci	10,00 %

Dosierung: Bei Harnwegsinfekt so früh wie möglich gut dosieren: 3- bis 5-mal täglich 3 bis 4 Gramm mit viel frischem (und auch getrocknetem) Ingwer einnehmen (und evtl. ein bisschen Honig)

- **Rhizoma Alismatis** (chinesisch *ZE XIE*, deutsch *Orientalischer Froschlöffelwurzelstock*) ist süß und kalt und wirkt an der Niere und der Blase. Alisma reguliert die Zirkulation des Wassers und löst Feuchtigkeit auf, *ohne das Yin zu gefährden*. ZE XIE wirkt harnfördernd, entzündungshemmend und schmerzstillend bei Entzündungen der ableitenden Harnwege (Harnleiter, Blase, Harnröhre, Scheide, Penis). Zusätzlich ist es ein wunderbares Kraut bei Diabetes mellitus, bei hohen Cholesterinwerten und hohem Blutdruck und schwemmt Ödeme (Wasseransammlungen) aus.
- **Sclerotium Poriae Cocos** (auch Poria oder Poria alba, chinesisch *FU LING*, deutsch *Kokospilzmyzel*) ist süß bis bland (ohne Geschmack) und thermisch neutral. Poria ist ein Baumpilz, der im getrockneten Zustand wie ein Schwamm aussieht. Poria ist das Hauptkraut, um *Feuchtigkeit* zu binden und aufzulösen. Gleichzeitig regt Poria den Harnfluss an und löst Ödeme (Wasseransammlungen) auf. Durch seinen süßlichen bis blanden Geschmack wirkt er milzstärkend. Poria hat auch einen beruhigenden Effekt auf den *Shen* (was in diesem Falle hilfreich sein kann, wenn es um eine *nervöse Blase* geht).
- **Sclerotium Polypori Umbellati** (chinesisch *ZHU LING*, deutsch *Lärchenschwamm, Eichenhase*) ist süß, bland und thermisch neutral. Polyporus ist ein Pilz und Parasit, der Eichen, Birken und Ahorn aussaugt. Im Menschen saugt er die Feuchtigkeit auf und fördert die Harnausscheidung (Diurese). Nachgewiesen ist seine immunstärkende (erhöht die Zahl der T-Zellen) und desinfizierende (gegen Staphylococcus aureus und Escherichia coli) Wirkung.
- **Rhizoma Atractylodis Macrocephalae** (chinesisch *BAI ZHU*, deutsch *großköpfiger Speichelkrautwurzelstock* oder

weißer *Atractylodes*) ist *süß* und stärkt die Milz. Wir kennen diese Knolle bereits als wichtiges Kraut für den Aufbau von Milz und Lunge und Wei-Qi. Da die Feuchtigkeit häufig von einer schwachen »müden« Milz kommt, ist es wichtig, auch die Milz zu stärken.

- **Ramuli Cinnamomi Cassiae** (chinesisch *GUI ZHI*, deutsch *Zimt-Ästchen aus Saigon*) ist scharf und warm und löst das Schwitzen aus. Die kleinen Ästchen des Zimtbaumes, das *Äußere des Baumes*, wärmen auch das *Äußere unseres Körpers* (während die Zimtrinde vom Stamm des Zimtbaumes den Stamm des Körpers, das *Innere*, wärmt!). GUI ZHI wärmt die »verkühlte« Blase und vertreibt Wind-Kälte. Wir nutzen es in dieser Mischung auch, um den kalten Phellodendron thermisch auszugleichen.

- **Cortex Phellodendri** (chinesisch *HUANG BAI*, deutsch *Korkbaumrinde, Gelbbaumrinde*) ist bitter und kalt und beseitigt Hitze und *Feuchte-Hitze* aus dem unteren Erwärmer. Es ist eines der **drei gelben Kräuter**. Diese Rinde findet vor allem Anwendung bei Entzündungen im Dickdarm, dem weiblichen Genitaltrakt (Entzündung der Scheide, der Gebärmutter), der Blase und den ableitenden Harnwegen, beim Mann bei Entzündung der Prostata (Prostatitis) sowie bei Abszessen und Hitze-Ausschlägen vom Becken abwärts. Phellodendron ist auch sehr effektiv bei *chronischer Candida-Infektion im Darm* und chinesisch bei *Yin-Feuer* (starke Hitze durch Yin-Mangel).

- **Herba Taraxaci** (chinesisch *PU GONG YING*, deutsch *Mongolischer Löwenzahn*) ist bitter, süß und kalt und wirkt bevorzugt auf Magen und Leber. Der Löwenzahn eliminiert *Hitze*, *Feuchte-Hitze* und *Toxine (Gifte)* aus Haut, Magen und Leber. Westlich gesprochen *entgiftet er die Leber*. In dieser Mischung nutzen wir seine ausleitenden und desinfizierenden Eigenschaften, bei der *nervösen Blase* auch seine die Leber kühlende Wirkung.

Diese Mischung sollte bei frischen Harnwegsinfekten so früh wie möglich gut dosiert (bis zu 20 Gramm Granulat pro Tag) genommen werden. Wichtig ist auch der frische Ingwer, um die Milz anzuregen und zu wärmen. Weiterhin kann man die Mischung bei Schwellungen, Ödemen und leichten Entzündungen des unteren Körpers (Nabel abwärts) im Außen und Innen (inklusive Darm und männlicher und weiblicher Genitaltrakt) anwenden.

Die Leber und der Wind

Wie ich am Ende des Diagnostik-Teils geschrieben habe, steht die Leber als Krankheitsauslöser hier im Westen unangefochten auf dem ersten Platz. Erinnern Sie sich an alles, was Sie bereits über sie gelernt haben: **Die Leber sorgt für den glatten Fluss aller Dinge.** Wenn irgendetwas im Körper nicht fließt, wer ärgert sich? Der *Hun*, der Geist der Leber! Daher auch der Ausspruch: **Alles, was länger besteht, landet bei der Leber.** Alles, was an Erkrankungen chronisch wird, behindert den *glatten Fluss aller Dinge* (egal, ob Qi, Blut, Flüssigkeiten, Essen, Schleim, Hitze *oder Emotionen*), und zu dem Komplex der Symptome des Ursprungs (zum Beispiel Lungen-Symptome mit Abwehrschwäche) kommen noch *Leber-Symptome dazu*.

Erinnern Sie sich an die Pulsdiagnostik und das, was der chinesische Kollege über den saitenförmigen Puls (*Xian mai*) gesagt hat: »She is crazy!« »He is crazy!«, »Sie sind verrückt!« Ja, das sind wir wohl, wir hier im Westen, die wir uns in unserem täglichen stressigen Leben all dem starken Wind aussetzen (und Sie wissen: **Die Leber hasst Wind!**). Welches Tier lebt freiwillig im *Windkanal*, so wie wir? Welches Tier wählt den Satz »Was uns nicht umbringt, macht uns stärker« *freiwillig* als Leitsatz für eine ganze Population? **Stress** ist das Thema. Nichts anderes als Wind, nichts anderes als *viel Luft*! Schauen Sie sich einmal viele Zungen an und stellen Sie fest, bei wie vielen die (Leber-)Ränder belagfrei und rot sind! Bei 80 Prozent? Schauen Sie sich einmal viele Pulse an: Wie viele davon sind »crazy«? Bei wie vielen finden Sie einen *Xian mai* (einen verlängerten gespannten Puls, vor allem links)? Bei 80 Prozent? Für die 80 Prozent gibt es die folgenden drei Rezepturen! Und bei deren Anwendung können Sie nichts falsch machen!

Wir sprechen von **Leber-Qi-Stagnation** (dem Steckenbleiben von Qi in der Leber). Erinnern Sie sich an den *Hun*, wie er in seiner leeren Badewanne sitzt: Diese sollte vollgefüllt sein mit (Leber-)Blut. Ist sie das nicht, dann denken Sie daran, wie man sich fühlt, ganz nass in einer leeren Badewanne, und jemand kommt zur Badezimmertür herein. »Es zieht!« Das ist der Wind! Und deshalb hasst die Leber, der *Hun*, den Wind. Das ist eine der häufigsten Ursachen für die Anspannung des *Hun*: **die leere Badewanne, der Blut-Mangel, der Yin-Mangel** (als Basis allen Blutes).

Einige Mischungen, die hier eingesetzt werden können, haben Sie schon kennengelernt: die Mischungen *W18* und *W19*, ebenso die Anti-Stress-Mischung für Kinder, *W1*, und die Anti-Stress-Mischung für den Magen, *W10*. Sie kennen auch bereits *die* Leber-Mischung, das kleine Bupleurum-Dekokt, *W7*, das klassischerweise beim *Shaoyang-Syndrom* angewandt wird. Wir nehmen es als Grundmischung für **Leber attackiert die Milz mit Schleim und Feuchte-Hitze**.

Denn genau das ist das Problem eines *angespannten agressiven Hun*: **Er schlägt um sich!** Und wer in unserem Körper ist ein willkommenes Opfer? Klar, die Milz (welche durch unsere unregelmäßige Lebensweise und unsere schlechte Ernährung schon geschwächt ist, somit hat der *Hun* ein leichtes Spiel!). Auf Platz zwei kommt *ihr Kind, die Lunge*. Die *Leber attackiert die Milz* und macht Milz-Beschwerden, sie attackiert den Magen und macht Magen-Beschwerden, die Lunge und macht Lungen-Beschwerden, aber auch das Herz und macht Herz-Beschwerden und natürlich auch die Niere und macht Nieren-Beschwerden.

Wenn jemand erzählt »**Bei Stress wird alles viel schlim-**

mer«, wissen Sie, wie der Hase läuft. Sagt er »**Im Urlaub wird alles besser**«, wissen Sie, wie er läuft. »**Am Wochenende bekomme ich Migräne, Kopfschmerzen, Magenschmerzen, Verdauungsprobleme, bin ich extrem müde, könnte ich nur essen**«, dann wissen Sie, dass Sie sich wunderbar an die Begebenheiten unserer *westlichen Wildnis* angepasst haben: Sie reißen sich so lange zusammen, bis der Wind endlich weg ist, bis der Stress endlich nachlässt, und dann kollabieren Sie, dann liegt Ihr System am Boden. Sie haben gelernt, dem Löwen, der sich Ihnen gegenüberstellt, die Zähne zu zeigen und nicht wegzulaufen. Aber wenn er dann weg ist, merken Sie, wie sehr Sie über Ihre Grenze gegangen sind, und dann liegen Sie plötzlich flach. Mit *W17* können Sie viele Verdauungsprobleme schon beheben. Auch die sanfte Kinder-Mischung *W1* ist eine wunderbare Mischung für **Ihr inneres Kind**, das sich so stressen lässt. Und wenn Ihnen der Magen im oder nach dem Stress so weh tut und Sie Feuchtigkeits- und Schleimzeichen bei sich finden (Sie wissen, diese Mischung trocknet!), dann probieren Sie *W10*. Wenn Sie eine Frau sind und viel Stress haben, vielleicht einer Doppel- oder Dreifachbelastung ausgesetzt sind und Ihr Kopf oder Ihre Menstruation quälen Sie, schauen Sie in Puls und Zunge nach, ob da nicht Blut-Mangel- und/oder Yin-Mangel-Zeichen zu finden sind. Dann ist die Therapie der Wahl *W18* und wenn es Ihr Magen und Ihre Verdauung gut verträgt (Sie sind ja lieb zu Ihrer Milz.) auch *W19*. Wenn Sie Ihr stressiges Leben mit ständigen Infekten bezahlen müssen, haben Sie all die **akuten Infekt-Mischungen** bei der Hand (*W2*, *W3*, *W4*, *W5*). Wenn Ihrer Lunge die vielen Infekte bereits an die Substanz (*an die Nieren*), an ihr Yin gegangen sind, dann nehmen Sie *W6*. Und wenn Sie all diese Infekte generell vermeiden wollen, nehmen Sie kurartig (immer für zwei bis drei Monate, dann mindestens drei Wochen mit diesen Kräutern Pause machen) *W9*, das ist auch eine sanfte Therapie gegen Allergien. **Allergien sind ja nichts anderes als Wind!**

Alle Mischungen, welche die Leber primär (über Blut und Yin) oder sekundär (die Qi-Stagnation lösend) entspannen oder Wind ausleiten, behandeln die Symptome der Allergie. Schauen Sie nach Puls und Zunge und identifizieren Sie die Pathogene, die bei Ihnen noch herumschwirren. Das kann auch *Feuchte-Hitze* sein (dann probieren Sie *W13*, auch niedrig dosiert als Zusatz, und natürlich *W7*, das geht *fast* immer!). Es fühlt sich *wie eine Verkühlung* an? Na, dann probieren Sie *W2, W3, W4*. Wenn sich die Allergie fest auf Ihre Lunge legt und Ihnen den Atem raubt (allergisches Asthma bronchiale), ist *W3* für Sie wie geschaffen, und wenn Sie Ihr Asthma bronchiale oder Ihren Reizhusten schon längere Zeit haben und Sie finden Zeichen eines Lungen-Yin-Mangels (oder eines Nieren-Yin-Mangels. das ist ja die Basis allen Yin-Mangels), dann brauchen Sie *W6*. Wie Sie sehen, können Sie bereits mit den bestehenden Mischungen viele Ihrer Stressbeschwerden in den Griff bekommen. Und falls nicht, habe ich noch drei wunderbare in petto.

Jedoch ist die beste Therapie: Gehen Sie aus dem Wind! Vermeiden Sie den Stress! Oft stressen wir uns selbst am meisten. Lernen Sie, Ihren Stress neu zu bewerten, lernen Sie zu verstehen, dass auch *Ihr* persönlicher Stress *viel Luft um nichts* ist! **Und trainieren Sie das Opfer-Organ!** Trainieren Sie die Lunge, falls es um stressbedingte Atembeschwerden oder Infekte oder Allergien geht (Sie wissen, die Lunge beginnt in den Bronchien und endet an der Nasenspitze!), oder auch bei Verdauungsproblemen wie Blähungen und Verstopfung (der Dickdarm gehört ja zur Lunge!). Trainieren Sie Ihr Herz, falls es um Herzklopfen und *Shen-Probleme* geht. Schonen Sie Ihre Nieren, falls es um Nieren- und Blasenprobleme geht, entspannen Sie Ihre Leber, falls alles dort begonnen hat, und vor allem **seien**

Sie lieb zu Ihrer Milz (ich glaube, da muss ich jetzt nicht mehr ins Detail gehen)!

Weil die Leber uns in unserer westlichen Welt *ständig verfolgt*, stelle ich Ihnen gleich drei Weidinger-Mischungen für **Leber attackiert die Milz** vor. Zuvor schauen wir uns jedoch kurz die Grundmischung für die Leber-Qi-Stagnation aus dem *Shang han lun* an, welche ursprünglich zur Abwehr äußerer Angreifer genutzt wurde: *Si Ni San*, das Pulver der vier Gegenläufigkeiten (das Kalte-Extremitäten-Pulver).

Si Ni San, das Pulver der vier Gegenläufigkeiten (Das Kalte-Extremitäten-Pulver)

CHAI HU	Radix Bupleuri	25,00 %
ZHI SHI	Fructus Citri Immaturii	25,00 %
BAI SHAO YAO	Radix Paeoniae Lactiflorae	35,00 %
GAN CAO	Radix Glycyrrhizae	15,00 %

Als Infekt-Abwehr-Mischung behandelt *Si Ni San* primär *Fülle*, ein Zuviel an Hitze (durch umgewandelte Kälte) mit Spannung in der Leber. Entsprechend ist der Puls *saitenförmig*, und die Zunge zeigt einen gelben Belag. Eine der Anwendungen dieser Rezeptur sind die **kalten Hände und Füße**. Spannend, dass man drei kühlende Kräuter nutzt, um Hände und Füße zu wärmen. Diese Form der kalten Hände und Füße entsteht durch **Leberspannung**: Das Qi fließt nicht! Löst man diese Spannung, kann das Qi wieder fließen, und Hände und Füße werden warm!

Zu unterscheiden sind *diese* kalten Hände und Füße von

einer *echten Kälte*, durch Kältebefall oder **Nieren-Yang-Mangel**. Aber das kann man im Puls sehr leicht schon an der Frequenz erkennen: Langsamer Puls bedeutet Kälte, schneller Puls bedeutet Hitze. Die Spannung ist bei beidem oft vergleichbar (Kälte kann ja eine deutliche Blockade machen und damit sekundär die Leber anspannen). Kälte und Schmerz ziehen zusammen und verkürzen eher den Puls. Der *Jin mai* oder gespannte Puls ist auch gespannt wie der saitenförmige Puls, jedoch voller und nur in drei Positionen tastbar (der saitenförmige Puls ist ja *länger*). Außerdem finden Sie noch all die Unterschiede von Hitze und Kälte auf der Zunge.

Kalte Hände und Füße durch Leber-Qi-Stagnationen behandeln wir mit *Si Ni San* oder der gleich folgenden Rezeptur W22. Ist Nieren-Yang-Mangel die Ursache, behandeln wir zum Beispiel mit *W8* oder *W20* (Nieren-Yang!). Die dritte mögliche Ursache für kalte Hände und Füße ist ein **Milz-Qi-Mangel** mit einem kraftlosen schlüpfrigen Puls und einer blassen gedunsenen Zunge mit seitlichen Zahneindrücken. Dann bietet sich *W14* an.

Es folgt meine Weiterentwicklung der Rezeptur *Si Ni San*, der ich einen Blutbeweger (Rhizoma Ligustici) zugefügt habe und noch einen zusätzlichen Qi bewegenden Entspanner (Rhizoma Cyperi). Das ist die Weidinger-Mischung Nummer 22: »Die voll gespannte Leber«.

W22 Weidinger-Mischung Nummer 22: »Die voll gespannte Leber«
(*Chai Hu Shu Gan San*, Bupleurum-Dekokt, welches die Leber verteilt)

CHEN PI	Pericarpium Citri Reticulatae	19,00 %
CHAI HU	Radix Bupleuri	19,00 %

CHUAN XIONG	Radix Ligustici Wallichii	14,00 %
ZHI KE	Fructus Citri Aurantii	14,00 %
BAI SHAO YAO	Radix Paeoniae Lactiflorae	14,00 %
ZHI GAN CAO	Radix Glycyrrhizae Uralensis (grillé au miel)	6,00 %
XIANG FU	Rhizoma Cyperi Rotundi	14,00 %

Dosierung: 2- bis 3-mal täglich 3 Gramm mit frischem Ingwer

Dies ist die Mischung für eine **ausgeprägte Leber-Qi-Stagnation mit beginnender Blut-Stagnation**. Das Qi reitet auf dem Blut wie ein Jockey auf einem Pferd. Ist der Jockey durch den Stress total blockiert, wird sich das Pferd auch nicht mehr gut bewegen (lassen). Die **typischen Symptome** sind Erschöpfung, kalte Extremitäten, Bauchkrämpfe, Oberbauchschmerzen (in der Gegend von Magen und Gallenblase), Menstruationsbeschwerden (vor allem bei **PMS**, dem prämenstruellen Syndrom, aber auch bei **Dysmenorrhö**, der schmerzhaften Regelblutung; Sie erinnern sich: Bei Beschwerden VOR der Regel blockiert das Leber-Qi, bei Beschwerden ZUR Regel blockiert das Leber-Blut. Und da diese Mischung beides angeht, kann man es für beide Formen verwenden), Leistenschmerzen, Unterleibsschmerzen (die *weibliche* Leberregion), Spannung der Brust, Rippenbogenschmerzen (die *männliche* Leber-Gallenblasen-Gegend), Reizbarkeit, Heißhunger auf Süßes (vor allem dann, wenn die Leber-Spannung am Abend und am Wochenende nachlässt), Kopfschmerzen, aber auch alle Bereiche des sogenannten **metabolischen Syndroms** (damit bezeichnet man erhöhten Blutdruck, erhöhte Blutfette, Übergewicht und Zuckerkrankheit mit erhöhten Blutzuckerwerten, was bei uns im Westen hauptsächlich durch Stress, falsche Ernährung und zu wenig Bewegung verursacht wird). Und es wirkt bei Milz-Beschwerden durch *Leber attackiert die Milz* mit Spannungsgefühl und Blähungen im gesamten Bauchraum und Durchfällen. Die Zunge wird (etwas ganz Seltenes) **rote Ränder** zeigen und auch eine **rote Zungenspitze (der *Shen* hat schon davon *Wind bekommen*!)**, der Zungenbelag ist normal bis gelblich erhöht, der Puls ist voll, hat Kraft, gespannt und lange (also *saitenförmig, Xian mai*).

Als begleitende Maßnahmen beachten Sie alles, was wir über Wind und Stress gesagt haben. Wichtig ist vor allem, eine Form der Bewegung zu finden, *die Spaß macht (für den Shen!) und nicht stresst*, zum Beispiel *Yoga* oder *Joggen im Wald OHNE Uhr*, und die Sie regelmäßig ausüben. Von der Ernährung her ist zu beachten, dass Sie alles meiden, was zusätzlich die Leber anspannt, vor allem *Alkohol*. Traditionell wird empfohlen, nicht zu scharf und zu heiß (wie Frittiertes) zu essen. Es ist aber zu erwähnen, dass Schärfe, vor allem frische Schärfe, durch seinen verteilenden Effekt Spannung auch lösen kann, wenn sie in Maßen konsumiert wird. Und sogar das Achterl Wein am Abend kann entspannen, wenn es bei *einem* Achterl bleibt!

Zu den einzelnen Kräutern:

- **Pericarpium Citri Reticulatae** (chinesisch *CHEN PI*, deutsch *Mandarinenschalen*) ist scharf, bitter und warm. CHEN PI ist das klassische Qi regulierende und bewegende Kraut für Milz und Lunge. Die getrockneten Mandarinenschalen werden klassischerweise bei **Qi-Stagnation** verwendet, vor allem, wenn die Blockade des *Qi* im mittleren Erwärmer (Milz und Magen, Leber

und Gallenblase) stattfindet. Nebenbei trocknet CHEN PI Schleim und Feuchtigkeit.
- **Radix Bupleuri** (chinesisch *CHAI HU*, deutsch *chinesische Hasenohrwurzel*) ist scharf und bitter und kühl und gilt als *das* Kraut für Leber und Gallenblase und das *Shaoyang-Syndrom*. CHAI HU hat eine **hebende Wirkung** (führt und leitet nach oben und wird deshalb oft als *Wegweiser nach oben* für andere Kräuter in verschiedenen Rezepturen verwendet) und eine **zerstreuende Wirkung**. Mit *zerstreuend* meint man einerseits, dass es Hitze von der *Oberfläche* entfernt (CHAI HU führt also *nach oben und außen*!), andererseits auch jede Ansammlung von *Hitze und Qi im Inneren* auflöst, wie vor allem die **Leber-Qi-Stagnation**. Westlich gedacht und in Studien belegt wirkt diese Wurzel **fiebersenkend** (antipyretisch), **schmerzstillend** (analgetisch), **beruhigend** (sedativ), **entzündungshemmend** (antiphlogistisch), **den Gallefluss anregend** (cholagogisch), **die Leber schützend** (hepatoprotectiv), **Blutfette senkend** (antihyperlipidämisch, deutliche Senkung findet bei den Triglyceriden statt, Cholesterin sinkt nur mäßig), **immunstimulierend** (die humorale wie auch die zelluläre Immunität wird angeregt), **antibiotisch** (nachgewiesen bei ß-hämolysierenden Streptokokken, Vibrio cholerae, Mycobacterium tuberculosis, Leptospira) und **antiviral** (manche Influenza-Viren, Poliomyelitis-Virus, Hepatitis-Viren). Aufgrund von CHAI HU kann diese Mischung auch bei **organischem Leberschaden** angewandt werden.
- **Rhizoma Ligustici *Chuanxiong*** (chinesisch *CHUAN XIONG*, deutsch *Szechuan-Liebstöckel-Wurzelstock*) ist scharf und warm und wirkt auf Leber, Gallenblase und Perikard. CHUAN XIONG (**der universelle Qi- und Blutbeweger**) aktiviert stark die Qi- und Blutzirkula-

tion und wirkt somit stark bewegend bei Qi- und Blut-Stagnation sowohl im *Kopf* (die Wurzelknolle sieht aus wie ein *Gehirn*!) als auch im *Unterleib*. Der Liebstöckel-Wurzelstock wirkt bei allen Formen von Kopfschmerzen, vor allem bei jenen, die *zyklusabhängig* sind. Er reguliert den Zyklus der Monatsblutung (bei *unregelmäßigem Zyklus*) und wirkt stark schmerzstillend bei allen Formen von Schmerzen, die regelabhängig sind (Bauch-, Lenden-, Kopfschmerzen) UND bei allen Schmerzen, die auf eine *Qi- oder Blut-Stagnation* zurückzuführen sind.

- **Fructus Citri Aurantii** (chinesisch *ZHI KE*, deutsch *Pomeranzenfrucht*, auch *Bitterorange*; sie ist ein Hybrid aus Pampelmuse und Mandarine) ist bitter, scharf und kühl und löst vor allem die gesamten Spannungszustände im Bauchraum durch die Leber-Qi-Stagnation. Sie wirkt sanft und ist gut auch bei geschwächtem Zustand (Mangel). Sie löst Stauungen von Qi und Flüssigkeit in Bauchraum, Brustkorb und der Brust (dem Leber-Meridian). Bei *Si Ni San* wird ZHI SHI (deutsch die *unreife Pomeranze*, botanisch *Fructus Aurantii IMMATURUS*) verwendet. Die *unreifen* Zitrusfrüchte und Schalen wirken mehr auf die *Gallenblase* und den *Gallenblasen-Meridian* (bei *Sucht und seitlichen Schmerzen!*), die *reifen* Zitrusfrüchte und Schalen (CHEN PI und ZHI KE) wirken mehr auf die *Leber* und den *Leber-Meridian*.
- **Radix Paeoniae Lactiflorae (albae)** (chinesisch *BAI SHAO YAO*, deutsch *weiße Pfingstrosenwurzel*) kühlt und entspannt die Leber und baut das Leber-Blut auf. BAI SHAO YAO zusammen mit CHAI HU verteilt das Leber-Qi, ohne das Yin zu verletzen.
- **Die in Honig geröstete Süßholzwurzel** (*ZHI GAN CAO*) lindert in Kombination mit Paeonia die akuten

und kolikartigen Schmerzen und harmonisiert die Wirkung der anderen Kräuter.
- **Rhizoma Cyperi** (chinesisch *XIANG FU*, deutsch *Nussgraswurzelstock*) ist scharf, leicht bitter, leicht süß und thermisch neutral und wirkt bei jeglicher Form der Leber-Qi-Stagnation durch seine Qi bewegende Wirkung. **XIANG FU ist das meistverwendete Qi regulierende Kraut. Es wirkt in allen zwölf Meridianen und bewegt alle sechs Stagnationen** (Qi, Blut, Flüssigkeiten, Nahrung, Schleim, Hitze, da Qi ja die anderen fünf bewegt!). **Im Vergleich zu** CHAI HU wirkt es tiefer, trocknet nicht, durch seine Süße wirkt es sogar befeuchtend und aufbauend. Es kann im Gegensatz zu Bupleurum *langfristig auch als Einzelkraut gegeben werden*. Bei CHAI HU muss ich immer Befeuchter dazugeben, um das Yin nicht zu trocknen.

Und jetzt kommt **die wichtigste Rezeptur für uns im Westen** (auch über diese Mischung könnte man ganze Bücher schreiben), die Weidinger-Mischung Nummer 23: »Free and easy«.

W23 Weidinger-Mischung Nummer 23: »Free and easy«
(*Xiao Yao San*, Pulver der heiteren Gelassenheit)

CHAI HU	Radix Bupleuri	17,50 %
DANG GUI	Radix Angelicae Sinensis	17,50 %
BAI SHAO YAO	Radix Paeoniae Lactiflorae	17,50 %
BAI ZHU	Rhizoma Atractylodis Macrocephalae	17,50 %

FU LING	Sclerotium Poriae Cocos	17,50 %
ZHI GAN CAO	Radix Glycyrrhizae Uralensis (grillé au miel)	8,50 %
BO HE	Herba Menthae Haplocalycis	4,00 %

Dosierung: 2- bis 3-mal täglich 3 Gramm mit viel frischem Ingwer

Xiao Yao San ist ursprünglich eine gynäkologische Rezeptur und behandelt alle Formen der **Regel- und Unterleibsbeschwerden** durch Leber-Spannung, Blut-Mangel, Hitze und Feuchte-Hitze und **Wechselbeschwerden**. Da ich damit auch regelmäßig Männer therapiere, sage ich diesen immer, dass ich nun »die Frau in ihm« behandle! Diese Rezeptur ist so sanft, so harmonisch, so ausgewogen, in sich ruhend, ausgleichend, einfach schön, so dass wir sie nicht einfach *nur den Frauen überlassen können*. All diese Schönheit und Eigenschaften wollen Sie, werte Damen, doch auch bei den Männern, oder? Also gönnen Sie uns »**Free and easy**«!

Die Mischung kann angewandt werden bei jeder Form von **Disharmonie zwischen Leber und Milz**, und genau das ist doch das große Thema bei uns im Westen. Durch all den Stress, die Hektik, den Zeitmangel, die Mehrfachbelastungen spannt sich unsere Leber stark an, ist unser *Hun* in einem ständigen Ausnahmezustand. Und eben durch den Zeitmangel und den Stress und die Hektik schaffen wir in unserem Alltag den Ausgleich nicht, nehmen wir uns keine Zeit, um uns Oasen zu schaffen, wie zum Beispiel gut zu kochen, in Ruhe gut zu essen, in die Natur hinauszugehen und den Ärger dort zu lassen, uns täglich entspannt zu bewegen. So angespannt wie unser Geist ist dann zwangsläufig auch unser Körper, mit allen Beschwerden von **Leber attackiert die Milz**, mit Schmerzen und Spannungen von Kopf bis Fuß, mit allen möglichen Varianten einer **müden Milz**, wie Verdauungsstörungen, Blähungen, Krämpfen im Bauch, Verstopfung und Durchfall. Und der Körper versucht immer wieder, uns zu sagen, dass er **den Wind nicht mehr aushält, indem er uns Wind-Symptome schickt** (um zu sagen: Geh bitte aus dem Wind!), wie Allergien, Schwindel, Zittrigkeit, juckende (Wind!) Hautkrankheiten und Ausschläge, Wetterfühligkeit (Wind!) mit Kopfschmerzen und Müdigkeit, zyklische (Leber!) Schmerzzustände oder Beschwerden, und die Beschwerden sind natürlich stressabhängig. Der Körper zeigt uns, **dass er dieses Leben einfach nicht mehr verdauen kann** (um uns zu sagen: »Iss und lebe so, dass nichts Unverdautes im Körper liegen bleibt!«), mit Beschwerden wie Lebensmittelunverträglichkeiten, Nahrungs-Stagnation mit Gastritis (Magenentzündung), mit Entzündungen des gesamten Magen-Darm-Traktes, mit Schleim-Feuchtigkeits-Problemen und chronischen Beschwerden (wie Entzündungen) mit Feuchte-Hitze. Hören Sie Ihrem Körper zu, verstehen Sie, was er Ihnen sagt, und tun Sie etwas! Diese Mischung *W23* kann uns vor allem anfangs helfen, bis wir uns wieder so wohl fühlen, dass wir die Energie aufbringen, den Stress und die Probleme und die Überbelastung unseres Lebens zu verändern. Nur wenn wir die Ursache beseitigen, wird der Körper die Symptome nicht mehr brauchen, um uns an die Änderung zu erinnern, und die Symptome werden dauerhaft verschwinden.

Bei **Wechselbeschwerden** (mit all der Hitze, welche aufsteigt, mit all dem Schwitzen tags und nachts, mit der Depression und der fehlenden Belastbarkeit, mit den körperlichen Veränderungen, mit vermehrter Feuchtigkeitseinlagerung) ist prinzipiell zwischen **Leber-Qi-Stagnation** und **Leber-**

Nieren-Yin-Mangel zu unterscheiden. Sie müssen in Puls und Zunge nur nach den Hauptzeichen suchen. **Zunge:** Sie sehen vor allem *rote* (Leber-Hitze) oder einfach *belagfreie Ränder* (wenn der Belag dort fehlt, ist das ein Zeichen, dass die Hitze die Körperflüssigkeiten in der Leber getrocknet hat – als Teil von oder Vorstufe zu einem Yin-Mangel), die auch *geschwollen* sind (das alleine zeigt schon *Leber attackiert die Milz* mit Feuchtigkeit). Eventuell sehen Sie einen *blassen Zungenkörper* (durch den Blut-Mangel, was wiederum den *Hun* in der leeren Badewanne sehr ärgert). **ODER** es dominieren die *Verkleinerung* (Yin-Mangel) der Zunge und *Risse* (in Leber- oder Nierengegend) sowie ein *geringerer Zungenbelag* (als Zeichen eines Substanz-Yin-Mangels, da die Flüssigkeiten als Teil des Yins ja auch den Belag der Zunge bilden). Im **Puls** schauen Sie, was im Vordergrund steht: der *kräftige*, angespannte, lange Puls (*saitenförmig*) für die Leber-Qi-Stagnation oder der *kraftlose* (mein Finger rutscht ohne Gegendruck durch den Puls durch) und leere (nichts drinnen) Puls (wenn er in Richtung *schlüpfrig* geht, ist Ihre Diagnose richtig, aber Sie sollten zuerst den Schleim wegräumen) für die Milz-Schwäche. **Idealerweise finden Sie den saitenförmigen Puls links (dort, wo in der Guan-Position die Leber ist) und den schwachen, wattigen oder schlüpfrigen Puls rechts (in der Guan-Position sitzt die Milz). Das ist der Beweis für *Leber attackiert die Milz*.** Oder Sie tasten einen tiefen, feinen, »trockenen«, fadenförmigen, *kraftlosen* Puls (*Xi mai*), *der schnell ist* (Hitze) für den Yin-Mangel. Oder auch den *Ruan mai*, den weichen Puls, oder *Ru mai*, den wattigen Puls, wenn die Löcher des Yins sich mit Feuchtigkeit gefüllt haben.

Selbst im Zweifelsfall können Sie immer *W23*, *Xiao Yao San* nehmen, da die Mischung ausgleicht. Als Therapieversuch kann auch mit *W18* nichts schiefgehen. Bei *W19* sollten Sie den Yin-Mangel sicher nachgewiesen haben und mit

Feuchtigkeit durch die Rehmannia auf damit verbundene Verdauungsprobleme aufpassen!

Wie der Name der Mischung, »Free and easy«, schon sagt, hat sie einen psychisch ausgleichenden Effekt. Man fühlt sich einerseits in seinem Körper viel entspannter, viel leistungsfähiger, andererseits kann man besser verdauen, und außerdem nimmt man alles *viel gelassener*. Das Leben wirkt auf einmal viel leichter! Alleine für diesen Effekt kann man »Free and easy« verwenden, und damit ist es auch bei **Depression, Erschöpfung** und **Burnout** einsetzbar, was ja zumeist stressbedingt ist. Man hält Stress auf einmal besser aus. Patienten, die mindestens einen Monat »Free and easy« eingenommen haben, berichten mir häufig, dass der Stress zwar nicht abgenommen hat und auch der Alltag noch immer anstrengend ist, *aber es regt sie einfach nicht mehr auf*! Und das mit ganz harmlosen aufbauenden und ein bisschen bewegenden rein pflanzlichen chinesischen Arzneien! Unser neues Motto: *Free and easy!*

Die Einzelkräuter dieser Mischung kennen wir alle schon, die Kombination macht es aus:

- **Radix Bupleuri** (chinesisch *CHAI HU*, deutsch *chinesische Hasenohrwurzel*) ist scharf, bitter und kühl und gilt als *das* Kraut für Leber und Gallenblase und das *Shao-yang-Syndrom*. **Der Leber-HUN-Entspanner.**
- **Radix Angelicae Sinensis** (chinesisch *DANG GUI*, deutsch *chinesische Engelwurzwurzel*) ist süß, scharf und warm und wirkt vor allem auf Herz, Leber und Milz. **Die warmherzige Königin des Blutaufbaus.**
- **Radix Paeoniae Lactiflorae (albae)** (chinesisch BAI SHAO YAO, deutsch *weiße Pfingstrosenwurzel*) ist aus meiner Erfahrung eines der Superkräuter der Chinesischen Medizin bei uns im Westen. *Der* **Leber-Kühler und Badewannenfüller.**
- **Rhizoma Atractylodis Macrocephalae** (chinesisch *BAI*

ZHU, deutsch *großköpfiger Speichelkrautwurzelstock* oder *weißer Atractylodes*) ist *süß* und stärkt die Milz, *leicht bitter*, womit er ausleitet, warm, wodurch er trocknet. **Der Milz-Stärker.**
- **Sclerotium Poriae Cocos** (auch Poria oder Poria alba, chinesisch *FU LING*, deutsch *Kokospilzmyzel*) ist süß bis bland (ohne Geschmack) und thermisch neutral. **Der Feuchtigkeits-Ausleiter.**
- **Geröstete Süßholzwurzel** (*ZHI GAN CAO*) ist **der Harmonisierer und Milz-Streichler.**
- **Herba Menthae Haplocalycis** (chinesisch *BO HE*, deutsch *chinesisches Ackerminzkraut*) ist scharf und kühl und kühlt die Oberfläche. **Der geschmackvolle Kopf-Kühler.**

Die perfekte Mischung! Was kann danach noch kommen? Eine weitere perfekte Mischung, die Weidinger-Mischung Nummer 24: »Entspannter Bauch«.

W24 Weidinger-Mischung Nummer 24: »Entspannter Bauch« (*Tong Xie Yao Fang*, Rezeptur für schmerzhaften Durchfall)

CHAO BAI ZHU	Rhizoma Atractylodis Macrocephalae Praeparata	40,00 %
CHAO BAI SHAO YAO	Radix Paeoniae Lactiflorae Praeparata	26,50 %
CHAO CHEN PI	Pericarpium Citri Reticulatae Praeparatum	20,00 %

| FANG FENG | Radix Ledebouriellae Divaricatae = Radix Saposhnikoviae Divaricatae | 13,50 % |

Dosierung: 2- bis 3-mal täglich 3 Gramm mit etwas frischem Ingwer

Auch bei dieser Mischung geht es um das perfekte Gleichgewicht der Einzelkräuter: Bei CHEN PI nimmt man die Hälfte der Menge von BAI ZHU, bei FANG FENG nimmt man (fast) die Hälfte der Menge von BAI SHAO YAO.

Es ist ebenfalls eine Rezeptur für **Leber attackiert die Milz**, wobei die Beschwerden vor allem im Bauch sind: krampfartige Bauchschmerzen, Magenschmerzen, Durchfälle, die durch Stress und Belastung ausgelöst werden, und *Entzündungen im gesamten Magen-Darm-Trakt*. Ich verwende diese Mischung als Basis für chronisch entzündliche Darmerkrankungen wie Morbus Crohn und Colitis ulcerosa. Ebenso wirksam ist sie beim *Reizdarmsyndrom,* ein Beschwerdekomplex aus Schmerzen im Bauch, Blähungen, Durchfällen und verschiedensten Lebensmittelunverträglichkeiten. Klassisch kann man sie auch bei *Stress-Durchfall* (zum Beispiel bei Prüfungsangst) sowie bei jeglicher Form von chronischem oder immer wiederkehrendem Durchfall einsetzen, bei dem es *sekundär* im Körper zu Stress und damit Leberspannung (Sie wissen: alles, was lange besteht, landet bei der Leber!) kommt. Der Durchfall kommt dabei in vielen kleinen Portionen mehrmals am Tag (ich nenne ihn **Leber-Durchfall**). Aber es muss nicht einmal Durchfall sein. Auch wenn man mehrmals am Tag kleine Portionen Stuhl absetzt, bedeutet dies meist schon ein *Eindringen der Leber in die Milz*. Zu unterscheiden ist der **Leber-Durchfall** vom **Milz-Durchfall**.

Bei der Milz-Schwäche (Milz-Qi-Mangel, *müde Milz*) hat man riesige Mengen an flüssigem bis weichem Stuhl (und oft auch die Angst, den Stuhl zu verlieren). **Stress plus Bauch heißt *W24*!**

Wichtig ist noch zu erwähnen, dass in der Rezeptur die ersten drei Kräuter **geröstet** werden (chinesisch heißt das *CHAO*; bei dem botanischen Namen steht *Praeparata*). Dieses Rösten macht die Kräuter *warm und trocken*, was die Milz und unser Bauch ja lieben. Dadurch wirkt die Mischung besser stopfend und besser milzstärkend. Theoretisch kann man auch die nicht gerösteten Kräuter nehmen, *besser* sind die gerösteten auf jeden Fall!

Puls und Zunge sind wie bei *Xiao Yao San*: Der Puls ist links saitenförmig, rechts schlüpfrig oder schwach und wattig. Die Zunge zeigt seitliche Rötungen oder belagfreie Ränder oder aufgeworfene Ränder mit Zahneindrücken (als Zeichen von Feuchtigkeit). Der Zungenbelag ist normal bis weißlich (Kälte!) und leicht vermehrt.

Die Einzelkräuter kennen wir bereits. Die ersten drei sind wie gesagt idealerweise *geröstet*.

- **Rhizoma Atractylodis Macrocephalae Praeparata** (chinesisch *CHAO BAI ZHU*, deutsch *gerösteter großköpfiger Speichelkrautwurzelstock*) ist *süß* und stärkt die Milz, *leicht bitter* und leitet damit aus, warm, wodurch er trocknet. *Der* **Milz-Stärker, geröstet doppelt so gut.**
- **Pericarpium Citri Reticulatae Praeparata** (chinesisch *CHAO CHEN PI*, deutsch *geröstete Mandarinenschalen*) ist scharf, bitter und warm. CHEN PI ist das klassische Qi regulierende und bewegende Kraut für Milz und Lunge. **CHEN PI trocknet und bewegt, geröstet doppelt so gut.**
- **Radix Paeoniae Lactiflorae Praeparata** (chinesisch BAI SHAO YAO, deutsch *geröstete weiße Pfingstrosenwurzel*) ist aus meiner Erfahrung eines der Superkräuter

der Chinesischen Medizin bei uns im Westen. *Der Leber-Kühler und Badewannenfüller, geröstet ein warmer Bauchstreichler.*

- **Radix Ledebouriellae Divaricatae** oder **Radix Saposhnikoviae Divaricatae** (chinesisch *FANG FENG*, deutsch *Windschutzwurzel*) ist scharf, süß und leicht warm. Wie der Name *Windschutzwurzel* schon sagt: FANG FENG ist das **chinesische Superkraut gegen Wind (egal welcher Natur)!** FANG FENG vertreibt Wind, Kälte, Feuchtigkeit und stillt Schmerzen. In dieser Mischung nutzen wir auch seine *hebende Wirkung* (dem Durchfall entgegengesetzt).

Das Herz und der Shen

Zum Abschluss setzen wir dem Buch noch *die Krone auf* und verleihen uns *Shen*. Und wieder einmal könnte ich Bücher füllen nur mit den Hausaufgaben und Übungen, die man machen könnte, wenn man keinen *Shen* hat! Da geht es um den Sinn des eigenen Lebens, die Träume, die man vielleicht verloren hat, die Freude, die im Alltag oft zu kurz kommt, den Spaß und die Leichtigkeit – der *Shen* ist ja ganz oben –, die wir oft nur den Kindern zugestehen und aus unserem sogenannten *Erwachsenenleben* verbannt haben, warme und ehrliche Gefühle der Zuneigung und Verbundenheit, denen wir in unseren Beziehungen mit Partner, Kindern, Verwandten und Freunden oder Kollegen oft viel zu wenig Platz zugestehen. Aber worum geht es denn im Leben? Woran wollen Sie in Ihrem letzten Moment auf dieser Erde denken? An Ihre Arbeit? An all das, was Sie im Leben *nicht* gemacht haben? An all die Chancen des Glücks, die Sie (vielleicht aus Feigheit, aus Bequemlichkeit, aus einem Sicherheitsdenken heraus) haben ungenutzt verstreichen lassen? Denken Sie daran und erinnern Sie sich, was vielleicht noch vor zehn Jahren, vor zwanzig Jahren wichtig war und jetzt einfach keinen Platz mehr in Ihrem Leben findet. *Sehen* Sie all den *Shen* um sich herum, in der Natur, in den Menschen um Sie herum. Suche Sie den *Shen*, Ihr Strahlen, Ihr Lachen und dann beginnen Sie *zu leben* (und nicht nur *zu überleben*)!

Der *Shen*, der Geist des Herzens, liebt es, wenn er in seiner mit warmem Blut vollgefüllten Badewanne liegt. Und wirklich entspannt ist er nur dann, wenn auch seine Mutter (im Mutter-Kind-Zyklus), die Leber (oder besser sein Vater, der *Hun* …), entspannt ist. Das, was der Leber guttut, viel Yin und Blut, tut auch dem Herzen, seinem Kind, gut. Und so liegen die zwei Geister in ihrer Doppelbadewanne und strahlen vor sich hin. Wie Sie sehen, brauchen Leber und Herz das Gleiche. Für den *Shen* ist es schwierig zu strahlen, wenn die Leber sehr angespannt ist (und dann ist der Mutter-Kind-Konflikt vorprogrammiert). Eine wichtige Maßnahme daher bei *Shen-Störungen*: Stress abbauen! Häufig finden wir an der Zunge mit Zeichen von **Leberspannung** (rote und/oder belagfreie Ränder) auch eine **rote Spitze**. Denn die Spannung und die Hitze der Leber übertragen sich oft auf das Herz. Wenn die Badewanne des *Hun* leer ist, ist oft auch die des *Shen* leer.

Als wichtigste Maßnahme müssen wir mit unseren chinesischen Kräutern also Blut und Yin *generell* aufbauen (und dafür haben wir schon gute Mischungen kennengelernt). Stellen Sie sich vor, Sie gießen Ihren Garten mit einem Gartenschlauch. Leider ist nicht viel Druck im Schlauch. Er reicht aber, um in Ruhe den ganzen Garten zu bewässern. In Ihrem Garten steht ein kleines Haus, am Balkon im ersten Stock hängen ein paar Blumenkistchen. Sie wollen diese gleich mitgießen und richten den Strahl nach oben. Doch leider reicht der Druck in Ihrem Schlauch nicht aus. Der Strahl plumpst nach 20 Zentimetern des Höhenflugs einfach zu Boden. Was können Sie da machen? Sie sollten den Installateur holen und die Wasserleitung reparieren lassen. Vielleicht gibt es im Rohrsystem irgendwo eine Verkalkung, eine Verstopfung (eine *Blut-Stagnation*) oder es ist einfach zu wenig Wasser im System vorhanden (weil zum Beispiel der Brunnen der Wohnanlage nicht mehr viel Wasser führt oder der allgemeine Wasserspiegel gesunken ist). Die beste Therapie ist, dafür zu sorgen, dass wieder mehr

Wasser in der Wasserleitung ist. Auf unseren Körper übertragen ist es die beste Therapie, dafür zu sorgen, dass allgemein viel Blut und Yin (quasi das Grundwasser) vorhanden ist. Dann steigt der Druck in Ihrem Gartenschlauch, und Sie können nun von unten die Blumenkisten am Balkon mitgießen.

Also Blut und Yin aufbauen und stärken und *lieb sein zur Milz*, damit sie mehr Blut produziert. Aber bis es so weit ist, müssen Sie eine Gießkanne nehmen und in den ersten Stock hinaufgehen, um Ihre Blumen auf dem Balkon zu gießen, damit sie nicht vertrocknen. Bis Sie Ihr allgemeines Blut und Yin gut aufgebaut haben, nehmen wir die Gießkanne **Herzblutkräuter** und setzen direkt am Herzen an.

Die Hauptbeschwerde eines **Herz-Blut-Mangels** sind **Einschlafstörungen**. Die Hauptbeschwerde eines **Herz-Yin-Mangels** sind **Durchschlafstörungen**. Für Letzteres habe ich Ihnen schon eine Mischung zusammengebaut. Bei deren Besprechung waren wir nur so mit Infekten beschäftigt, dass ich ihre Wirkung auf das Herz-Yin und damit den Einsatz als **Durchschlafmittel** nicht erwähnt habe. Es handelt sich um die Weidinger-Mischung Nummer 6: »Stärke und befeuchte Lunge und Herz«.

W6 Weidinger-Mischung Nummer 6: »Stärke und befeuchte Lunge und Herz«

SANG YE	Folium Mori Albae	20,00 %
XUAN SHEN	Radix Scrophulariae	20,00 %
MAI MEN DONG	Tuber Ophiopogonis Japonici	15,00 %
BEI SHA SHEN	Radix Gleniae	15,00 %

BAI HE	Bulbus Lilii	20,00 %
SHA REN	Fructus Amomi	5,00 %
ZHI GAN CAO	Radix Glycyrrhizae TOSTAE	5,00 %

Dosierung: 2- bis 3-mal täglich 3 Gramm mit frischem Ingwer

Dabei stärken die Kräuter MAI MEN DONG, BEI SHA SHEN und BAI HE nicht nur das Lungen-Yin, sie bauen generell **das Yin im oberen Erwärmer** auf. Und genau dort sitzt ja unser Herz mit seinem *Shen*. Also nutzen Sie W6 auch dafür, Ihren Schlaf zu verbessern, vor allem wenn Sie zwischen drei und fünf Uhr in der Nacht aufwachen (der Lungen-Zeit). Wenn Sie zu dieser Zeit aufwachen *und zusätzlich keine Luft bekommen oder schwitzen*, dann wirkt die Mischung doppelt und dreifach!

Einschlafprobleme hat man vor allem dann, wenn man untertags *seinen Geist und seinen Körper überhitzt*, und da kann die sogenannte *Schlafhygiene* helfen: nicht spät am Abend fernsehen, lieber spazieren gehen und gut entspannen, die Konflikte des Tages vor dem Zubettgehen aussprechen und damit aus dem Körper bekommen, nicht zu spät am Abend essen und vor allem nichts Rohes, keine aufputschenden Getränke am Abend, wie Kaffee, schwarzer und grüner Tee, und vor Mitternacht schlafen gehen (danach wird das Einschlafen von unserem Biorhythmus her immer schwieriger). Eine Grundmischung für den Herz-Blut-Mangel ist *Suan Zao Ren Tang*.

Suan Zao Ren Tang

SUAN ZAO REN	Semen Zizyphi Spinosae	47,00 %
FU LING	Sclerotium Poriae Cocos	15,00 %
GAN CAO	Radix Glycyrrhizae Uralensis	8,00 %
CHUAN XIONG	Radix Ligustici Wallichii	15,00 %
ZHI MU	Radix Anemarrhenae Asphodeloidis	15,00 %

Um diese Mischung noch *beruhigender* zu machen, füge ich ein Kraut dazu und ersetze FU LING durch FU SHEN (nomen est omen!). Das ergibt die Weidinger-Mischung Nummer 25: »Shen zur Ruhe«.

W25 Weidinger-Mischung Nummer 25: »Shen zur Ruhe« (modifiziertes und erweitertes *Suan Zao Ren Tang*)

SUAN ZAO REN	Semen Zizyphi Spinosae	34,00 %
FU SHEN	Poria Paradicis	12,00 %
CHUAN XIONG	Radix Ligustici Wallichii	12,00 %
ZHI MU	Radix Anemarrhenae Asphodeloidis	12,00 %
YUAN ZHI	Radix Polygalae Tenuifoliae	6,00 %
BAI ZI REN	Semen Biotae Orientals	6,00 %

LONG GU (CHAO)	Os Draconis (Praeparata wenn möglich)	5,00 %
MU LI (CHAO)	Concha Ostrae (Praeparata wenn möglich)	5,00 %
GAN CAO	Radix Glycyrrhizae Uralensis	8,00 %

Dosierung: 2- bis 3-mal täglich 3 Gramm mit frischem Ingwer; kommen noch **mehr Hitze- und Feuchte-Hitze-Symptome** und **-Zeichen** (in Puls und Zunge) dazu, können pro Portion noch 1 bis 2 Messerspitzen *W13*, »*Feuchtes-Hitze-Modul*«, dazugemischt werden (wenn Sie diese Bitterkeit runterbekommen, dann sind Sie wirklich ruhig und entspannt!).

»Shen zur Ruhe« hilft bei Einschlafstörungen, bei Unruhe und Reizbarkeit, bei Herzklopfen (Palpitationen, vor allem bei seelischer und geistiger Unruhe), bei Leere-Hitze und Nachtschweiß (da hilft ZHI MU), bei Mund- und Rachentrockenheit, bei Schwindel.

Durch meine Erweiterungen können Sie diese Mischung auch zur Unterstützung bei der Entwöhnung von **Suchtmitteln** jeglicher Art verwenden. Sucht ist chinesisch ein **Gallenblasen-Problem**: Man kann sich nicht entscheiden, in welcher Welt man leben möchte, in der Realität oder in einer Scheinwelt, in die einen das Suchtmittel oder die Beschäftigung damit bringt. **Bei Sucht**, egal ob Rauchen, Essen, Spielen, Sex, Alkohol, Kaufen, Drogen, geht es immer um **Leber-Spannung** (die Gallenblase zahlt ja nur die Rechnung, das Problem hat die Leber!) mit all den Spannungsbeschwerden und der Hitze einer Leber-Qi-Stagnation und eines hyperaktiven Leber-Yangs bis hin zu Leber-Feuer UND **einem unruhigen, rastlosen** *Shen*. Bei Sucht können Sie diese Mischung pur nehmen oder eins zu eins mit einer leberentspannenden Rezeptur mischen, wie zum Beispiel »**Free and easy**«. Dann geben Sie jeweils noch 1 bis 2 Messerspitzen *W13* für die Feuchte-Hitze dazu, und Sie haben Ihre **perfekte Anti-Sucht-Hitze-Unruhe-Mischung**.

Das ist Chinesische Medizin: mischen! Aber achten Sie immer darauf, dass alles zusammenpasst, ob Sie Anzeichen in Symptomen, Gesicht, Haut, Puls und Zunge für jede einzelne Mischung sehen, die Sie zusammenmischen! Dabei macht es gar nichts, wenn einzelne Kräuter in verschiedenen Mischungen vorkommen. Im Gegenteil: Das sind die wichtigen Kräuter, und die nehmen Sie dann in einer höheren Dosis zu sich, wodurch die Dynamik der Gesamtmischung positiv beeinflusst wird!

W25 wirkt gut beruhigend und ist im Gegensatz zu westlichen Beruhigungsmitteln *wirklich gesund* (bei westlichen Beruhigungsmitteln der Substanzgruppe der *Benzodiazepine* hat man mittlerweile nachgewiesen, dass sie die Entstehung und das Fortschreiten einer Demenz fördern! Dagegen wird FU SHEN in unserer Mischung sogar gezielt bei Vergesslichkeit eingesetzt!). *W25* wirkt auch bei **verschiedenen Formen aufsteigender Hitze** wie Sodbrennen und Wechselbeschwerden und **Hitze im oberen Erwärmer**, sei es auf der Haut, in den Augen, im Geist, im Herzen oder in der Lunge. Hier kommen die Einzelkräuter:

- **Semen Zizyphi Spinosae** (chinesisch *SUAN ZAO REN*, deutsch *Stacheljujubensamen, wilde Dornkirschensamen*) ist sauer, süß und thermisch neutral und wirkt auf Herz und Leber. Dieser Samen nährt das Herz-Blut, aber auch das Herz- und Nieren-Yin. Er wird bei allen Formen der Schlafstörungen (auch Durchschlafstörungen), vor allem bei Einschlafproblemen eingesetzt und bei allen Störungen des *Shen*. SUAN ZAO REN stoppt auch Nachtschweiß und spontanes (nervöses) Schwitzen.

- **Poria Paradicis** (chinesisch *FU SHEN*, deutsch *Kiefernschwammwurzel*) ist der innerste Teil um die Wurzel herum. FU SHEN wirkt wie FU LING, jedoch stärker beruhigend auf den *Shen*. Es hat auch die feuchtigkeitsausscheidenden Eigenschaften von FU LING.
- **Rhizoma Ligustici *Chuanxiong*** (chinesisch *CHUAN XIONG*, deutsch *Szechuan-Liebstöckel-Wurzelstock*) ist scharf und warm und wirkt auf Leber, Gallenblase und Perikard. Wir kennen ihn schon als den universellen Qi- und Blutbeweger. Er reguliert das Leber-Blut und fördert den freien Fluss des Leber-Qi.
- **Radix Anemarrhenae Asphodeloidis** (chinesisch *ZHI MU*, deutsch *Muttergedenken-Wurzelstock*) ist bitter und kalt. ZHI MU ist unser **Hauptkraut bei Leere-Hitze** (Hitze, die bei Yin-Mangel entsteht, weil die »Kühl«-flüssigkeiten geschädigt werden). Weiterhin wirkt sie beruhigend und bei Nachtschweiß.
- **Radix Polygalae** (chinesisch *YUAN ZHI*, deutsch *Kreuzblumenwurzel, Senegawurzel*) ist scharf, bitter und warm. YUAN ZHI klärt die Gedanken und macht sie *hell*, senkt das Yang ab, hilft gegen Vergesslichkeit und bei Ängsten, erhöht die Konzentration, macht die Sinnesorgane frei und löst Schleim bei Husten mit Auswurf (wird auch bei chronischer Bronchitis und Asthma bronchiale angewandt).
- **Semen Biotae Orientals** (chinesisch *BAI ZI REN*, deutsch *Lebensbaumsamen*) ist scharf, süß und thermisch neutral. Er stärkt und stützt das Herz-Blut und -Yin. Er wird klassischerweise zusammen mit Radix Polygalae angewandt, da sie sich in ihrer Wirkung ähnlich sind und verstärken.
- **Os Draconis** (chinesisch *LONG GU*, deutsch *Drachenknochen*) ist süß, zusammenziehend (adstringierend) und kühl. Es handelt sich um versteinerte Knochen

und damit um eine gesunde Mischung aus verschiedenen Mineralien wie Kalziumkarbonat, Kalziumphosphat, Eisen, Magnesium, Kalzium, Phosphor, Salz und Zink. LONG GU senkt hyperaktives Leber-Yang ab und verankert es (bei Leber-Yin-Mangel), beruhigt den Shen und leitet *nach unten*.

- **Concha Ostrae** (chinesisch *MU LI*, deutsch *Austernschale*) ist salzig und neutral bis kühl. Die Austernschale senkt ab, stützt das Yin und entspannt den *Shen*. Sie wird klassischerweise zusammen mit LONG GU angewandt, um *abzusenken*, zum Beispiel auch bei Sodbrennen und hyperaktivem Yang (Symptome wie Tinnitus, Palpitationen und Schlaflosigkeit), und um *zu beruhigen*.
- Zu guter Letzt noch unsere geröstete **Süßholzwurzel** *ZHI GAN CAO*, um die Wirkung der anderen Arzneien zu regulieren und Milz und Magen zu harmonisieren.

Der Puls kann dünn und saitenförmig und schnell sein, er kann auch ganz oberflächlich liegen, wenn das Yang nach oben schlägt und vom Yin in der Tiefe nicht gehalten wird. Typisch ist ein *tiefer Puls in der Cun-Position rechts* (*kein Shen, kein Yang, keine Energie »oben«*). Die Zunge zeigt Zeichen eines Blut-Mangels mit Blässe, Zeichen eines Yin-Mangels mit Trockenheit und eine rote Spitze als Zeichen der Herz-Hitze. Bei länger bestehender Schlaflosigkeit werden die Yin-Zeichen auf der Zunge zunehmen und die Hitze steigen.

Konstitutionsmischungen

Am Ende des Buches sind die Weidinger-Mischungen mit ihren Hauptwirkungen noch einmal zusammengefasst. Dabei bezeichne ich einige auch als sogenannte **Konstitutionsmischungen**. Auch wenn Sie gar keine Beschwerden haben, Sie sich aber eindeutig als ein bestimmter Mangel- oder Stagnationstyp erkennen und zuordnen können, empfehle ich Ihnen, zum Beispiel einmal pro Jahr *Ihre* Konstitutionsmischung drei Monate lang durchgehend zu nehmen (Dosis etwa 2- bis 3-mal täglich 3 Gramm).

Dabei ist es sinnvoll, die Mischung in der *Jahreszeit Ihres geschwächten Organs* einzunehmen, um dem Körper zu helfen, gut über diese für ihn anstrengende Phase des Jahres zu kommen. Also zum Beispiel die Mischung *W25*, die Herz-Blut aufbaut, im Sommer, die Blut aufbauende Mischung *W18* bei Leber-Symptomen im Frühling. All die Nieren-Yin- und Nieren-Yang-Mischungen nehmen Sie im Winter, die Mischungen für das Herz-Lungen-Yin nehmen Sie bei Herzbeschwerden im Sommer, bei Lungenbeschwerden im Herbst.

Es sollten alle Maßnahmen zur **Infekt-Prophylaxe** bereits mit Beginn des Herbstes begonnen werden, die **Allergie-Prophylaxe** im Winter (jeweils vor der kritischen Phase), dann jeweils für etwa drei Monate. Nach ca. drei Monaten sollten Sie eine Pause einlegen oder eine andere Mischung wählen, in der sich möglichst keine Kräuter der vorhergehenden Mischung befinden (damit sich der Körper und die Entgiftungsleistung der Leber wieder von den Kräutern entwöhnen).

Anhang

Die Weidinger-Mischungen

Nummer 1 bis 25

Hier habe ich für Sie alle Weidinger-Mischungen noch einmal in einer Übersicht zusammengefasst. Neben der Dosierungsanleitung (siehe dazu auch das Kapitel »Darreichungsformen chinesischer Kräuter«) und der Übersicht über die Indikation finden Sie bei den Rezepturen auch die Angaben für den Apotheker, der die Kräuter für Sie mischt. Sie verbergen sich hinter den Abkürzungen »m.f.« und »adde«, was so viel bedeutet wie »man mische, damit es (100 Gramm) werde« und »gib (einen Messlöffel) hinzu«. Das »S« steht für Signatur (»bezeichne«) und ist die Bezeichnung für die Dosisverschreibung.

W1 Weidinger-Mischung Nummer 1: »Die Mitte des Kindes«

BAI SHAO YAO	Radix Paeoniae Lactiflorae	50,00 %
GUI ZHI	Ramuli Cinnamomi	20,00 %
DA ZAO	Fructus Jujubae	20,00 %
ZHI GAN CAO	Radix Glycyrrhizae TOSTAE	10,00 %

m.f. 100 Gramm   adde Messlöffel
S: Kinder unter 4 Jahren 2-mal täglich 1 Gramm; Kinder von 4 bis

6 Jahren 2-mal täglich 1,5 Gramm; Kinder von 6 bis 12 Jahren 2-mal täglich 2 Gramm; Erwachsene und Kinder über 12 Jahre 2-mal täglich 3 Gramm (bei Gedeihstörung mit Malzzucker einnehmen)
Siehe Seite 389

Indikation: »Das gestresste Kind«: Bauch- und Magenschmerzen, Kopfschmerzen, Bettnässen, »Klo-Probleme«, unruhiger Schlaf und schlechtes Einschlafen, verschiedenste »Spannungszustände«, Allergien und Lebensmittelunverträglichkeiten, Gedeih- und Wachstumsstörungen, vor allem mit Appetitmangel. Auch als sanfte Mischung für Erwachsene.

W2 Weidinger-Mischung Nummer 2: »Grippaler Infekt und echte Grippe«
(*Yin Qiao San*, Lonicera-Forsythia-Pulver)

JIN Yin HUA	Flos Lonicerae Japonicae	16,50 %
LIAN QIAO	Fructus Forsythiae Suspensae	16,50 %
JIE GENG	Radix Platycodi Grandiflori	10,00 %
NIU BANG ZI	Fructus Arctii Lappae	10,00 %
BO HE	Herba Menthae Haplocalycis	10,00 %
DAN DOU CHI	Semen Sojae Praeparatum	8,00 %
JING JIE	Herba seu Flos Schizonepetae Tenuifoliae	6,50 %

DAN ZHU YE	Herba Lophatheri Gracilis	6,50 %
LU GEN	Rhizoma Phragmitis Communis	8,00 %
GAN CAO	Radix Glycyrrhizae Uralensis	8,00 %

m.f. 100 Gramm   adde Messlöffel
S: 2- bis 3-mal täglich 3 Gramm
Siehe Seite 394

Indikation: Bei grippalem Infekt und echter Grippe so früh wie möglich nehmen (auch schon bei der Ahnung, dass man am nächsten Tag krank sein könnte) und so lange, bis der Infekt abgeklungen ist. Wirkt fiebersenkend und antiviral, bei allen Beschwerden, die »wie ein Schnupfen und ein grippaler Infekt aussehen«, daher auch bei Allergien mit diesen Symptomen, bei Sonnenbrand und Ausschlägen mit »Hitze in der Oberfläche (und im FU)«. Beim frühen Infekt und Allergiesymptomen gut dosieren (bis 15 Gramm pro Tag). Als Infekt-Prophylaxe-Mischung niedrig dosiert (2-mal täglich 1 bis 2 Gramm) als Einzelmischung oder mit einer Konstitutionsmischung 1:1 gemischt, dann 2- bis 3-mal täglich 3 Gramm.

W3 Weidinger-Mischung Nummer 3: »Husten und Halsschmerz« (*Sang Ju Yin*, Folium-Mori-Chrysanthemum-Dekokt)

SANG YE	Folium Mori Albae	20,00 %
JU HUA	Flos Chrysanthemi Morifolii	8,00 %

LIAN QIAO	Fructus Forsythiae Suspensae	12,00 %
XING REN	Semen Pruni Armeniacae	16,00 %
LU GEN	Rhizoma Phragmitis Communis	16,00 %
JIE GENG	Radix Platycodi Grandiflori	16,00 %
BO HE	Herba Menthae Haplocalycis	6,00 %
GAN CAO	Radix Glycyrrhizae Uralensis	6,00 %

m.f. 100 Gramm   adde Messlöffel
S: 2- bis 3-mal täglich 3 Gramm
Siehe Seite 399

Indikation: Bei einem grippalen Infekt mit Husten und/oder Halsschmerzen so lange nehmen, bis der Infekt abgeklungen ist. Bei allgemeiner Lungen-Qi-Schwäche mit Neigung zu Husten und Kurzatmigkeit (Asthma bronchiale, COPD), bei Allergien mit Lungen-Beteiligung. Ideal auch für Kinder! Ideal als Akut- und als Dauermischung (zum Beispiel für den Winter).

W4 Weidinger-Mischung Nummer 4: »Nasen-Putzer«
(modifiziertes Cang Er Zi San)

XIN YI HUA	Flos Magnoliae	28,00 %
BAI ZHI	Radix Angelicae Dahuricae	55,50 %
BEI SHA SHEN	Radix Gleniae	14,00 %

| BO HE | Herba Menthae Haplocalycis | 2,50 % |

m.f. 100 Gramm　　　　　　　　　　　　　adde Messlöffel
S: 2- bis 3-mal täglich 3 Gramm
Siehe Seite 405

Indikation: Bei Infekten in Nase und Nasennebenhöhlen sowie bei akuter und chronischer Verstopfung der Nase und der Nasennebenhöhlen unterschiedlichster Ursachen (Allergien, Reizungen der Nasenschleimhäute, Septum-Schiefstand mit verstopfter Nase, sinubronchiales Syndrom) und bei Geruchsverlust. Nicht als Dauermischung gedacht, da man gegen die Wirkung nach etwa zwei Monaten abstumpft. Daher kurartig anwenden (gute Dosis bis 12 Gramm pro Tag für maximal 2 Monate).

W5 Weidinger-Mischung Nummer 5: »Starke Hals-Lungen-Mischung«

SHE GAN	Radix Belamcandae	25,00 %
CHUAN XIN LIAN	Herba Andrographitis	13,00 %
XUAN SHEN	Radix Scrophulariae	13,00 %
BAN LAN GEN	Radix Isatidis	10,00 %
JIE GENG	Radix Platycodi Grandiflori	10,00 %
SANG BAI PI	Cortex Mori Radicis	10,00 %
MAI MEN DONG	Tuber Ophiopogonis Japonici	10,00 %
SHA REN	Fructus Amomi	6,00 %

| GAN CAO | Radix Glycyrrhizae | 3,00 % |

m.f. 100g adde Messlöffel
S: 2- bis 4-mal täglich 3 Gramm mit reichlich frischem Ingwer
Siehe Seite 406

Indikation: Bei akuter Hals-Rachen-Kehlkopf-Entzündung, Mandelentzündung (Angina tonsillaris), starker entzündlicher Bronchitis (viral, bakteriell) und leichter Lungenentzündung (Pneumonie) statt eines Antibiotikums *unter engmaschiger Kontrolle*. Bei immer wiederkehrenden Halsschmerzen so früh wie möglich einnehmen (solange die Symptome bestehen), danach mit einer Milz-Aufbau-Mischung die Mitte für gut zwei Wochen stärken (zum Beispiel *W8*). Auch bei allen »Starke-Hitze-Zuständen« im Körper in allen Schichten (bis in die Blut-Xue-Schicht). Kann auch für zwei bis drei Monate zu einer Konstitutionsmischung beigemengt werden (2 Teile Konstitution, 1 Teil *W5*; 2- bis 3-mal täglich 3 Gramm).

W6 Weidinger-Mischung Nummer 6: »Stärke und befeuchte Lunge und Herz«

SANG YE	Folium Mori Albae	20,00 %
XUAN SHEN	Radix Scrophulariae	20,00 %
MAI MEN DONG	Tuber Ophiopogonis Japonici	15,00 %
BEI SHA SHEN	Radix Gleniae	15,00 %
BAI HE	Bulbus Lilii	20,00 %
SHA REN	Fructus Amomi	5,00 %
ZHI GAN CAO	Radix Glycyrrhizae TOSTAE	5,00 %

m.f. 100 Gramm　　　　　　　　　　　　　adde Messlöffel
S: 2- bis 3-mal täglich 3 Gramm
Siehe Seite 414

Indikation: Bei Lungen-Yin-Mangel mit Trockenheit in der Lunge oder den gesamten Atemwegen »bis zur Nasenspitze«, mit Reizhusten. Typische Anwendung nach langen Infekten oder lange bestehender Lungenschwäche (Asthma bronchiale, COPD, Nasennebenhöhleninfekte, trockene Schleimhäute) mit Trockenheit und Hitze UND bei Durchschlafstörungen (vor allem Aufwachen zwischen drei und fünf Uhr) UND als sanfter Nieren-Yin-Aufbau UND bei Magen-Yin-Mangel (*chronisch heißer Magen*). Bei begleitendem Lungen-Qi-Mangel und Abwehrschwäche diese Mischung 1:1 mit *W9* mischen (2- bis 3-mal täglich 3 Gramm).
Konstitutionsmischung für Herz-Lungen-Magen-Yin-Mangel.

W7 Weidinger-Mischung Nummer 7: »Kleines Bupleurum ganz groß« (modifiziertes Xiao Chai Hu Tang)

CHAI HU	Radix Bupleuri	20,00 %
HUANG QIN	Radix Scutellariae Baicalensis	15,00 %
XUAN FU HUA	Flos Inulae	17,00 %
ZHU RU	Caulis Bambusae in Taenia	10,00 %
DANG SHEN	Radix Codonopsitis	30,50 %
DA ZAO	Fructus Zizyphi Jujubae	2,50 %
ZHI GAN CAO	Radix Glycyrrhizae Uralensis (grillé au miel)	5,00 %

m.f. 100 Gramm   adde Messlöffel
S: 2- bis 3-mal täglich 3 Gramm mit ausreichend frischem Ingwer
Siehe Seite 427

Indikation: *Shaoyang-Syndrom*, Erschöpfung bei und nach einem Infekt, *Leber attackiert die Milz* mit Feuchtigkeits- und Schleimbeschwerden (heißer und kalter Schleim), Magenbeschwerden und Übelkeit, Darmbeschwerden (Blähungen, Verstopfung, Durchfall), Leberentzündung (Hepatitis), erhöhte Leberwerte; FUO (Fieber unbekannter Ursache), Müdigkeit mit erschöpfter Mitte, COPD, chronische Bronchitis, Asthma bronchiale, Allergien vom Typ I (gegen Pollen und Gräser und Hausstaub und Tierhaare) mit Symptomen in Augen, Nase und Lunge, chronischer Husten mit Schleim; Infekt-Prophylaxe, Malaria-Prophylaxe, Abnehmen (bei Schleim und Feuchtigkeit und müder Mitte) und vieles mehr. **Sehr gut für Kinder** zur Behandlung von Kinderkrankheiten, Verkühlungen, bei Erschöpfung nach einer Erkrankung und zur Prophylaxe.

W8 Weidinger-Mischung Nummer 8: »Warme Milz und Niere« (modifiziertes Suo Quan Wan)

YI ZHI REN	Fructus Alpiniae Oxyphyllae	30,00 %
SHAN YAO	Radix Dioscoreae oppositae	30,00 %
WU YAO	Radix Linderae Strychnifoliae	30,00 %
ZHI GAN CAO	Radix Glycyrrhizae Tostae	10,00 %

m.f. 100 Gramm   adde Messlöffel
S: 2- bis 3-mal täglich 3 Gramm, mit reichlich frischem Ingwer (bei Kindern auch ohne)
Siehe Seite 434

Indikation: Während und nach einer Antibiotika-Gabe, um die Nebenwirkungen wegzunehmen; wärmt und stärkt Milz, Lunge, Niere; Milz-Yang-Mangel mit Schmerzen in Magen und Bauch, Blähungen und Durchfällen; COPD und chronische Bronchitis, vor allem mit reichlich klarem bis weißlichem Sekret (Kälte); Nieren-Yang-Mangel mit den Symptomen Enuresis (nächtliches Einnässen), häufigem Harndrang vor allem in der Nacht (der Nieren-Zeit), fehlender Kontrolle der unteren Pforten (Harnleiter und After), Verlust von Samenflüssigkeit (Spermatorrhoe) und Kälte in der Gebärmutter (Uterus); Assistenz bei Nieren-Yin-Mangel (vor allem durch die Säfteproduktion von *Shan yao*); Dysmenorrhoe (Regelschmerzen) vom Wärmflaschentyp.
Konstitutionsmischung für den erfrorenen Nieren-Yang-Mangel.

W9 Weidinger-Mischung Nummer 9: »Jade-Windschutz«
(modifiziertes Yu Ping Feng San)

HUANG QI	Radix Astragali Membranacei	40,00 %
BAI ZHU	Rhizoma Atractylodis Macrocephalae	30,00 %
FANG FENG	Radix Ledebouriellae Divaricatae = Radix Saposhnikoviae Divaricatae	30,00 %

m.f. 100 Gramm   adde Messlöffel
S: 2- bis 3-mal täglich 3 Gramm mit reichlich frischem Ingwer
Siehe Seite 444

Indikation: Erschöpfung und spontanes Schwitzen, Gewichtsverlust durch Kräftemangel, Infektneigung, Allergien; nicht heilende

Wunden und Geschwüre, Ödeme; Durchfälle durch Milz-Qi-Mangel, Gebärmutter-Senkung, Analprolaps, Hämorrhoiden; Begleitung einer Chemotherapie, Psoriasis (Astragalus!), Leukopenie (zu wenig weiße Blutkörperchen), Anämie (zu wenige rote Blutkörperchen), Muskelkrämpfe (FANG FENG), Bauchschmerzen (»Wind im Darm«); Zittern (Tremor) der Hände, der Füße und des Kiefers; Tetanus (Wind!); Kopfschmerzen und Migräne durch Wind (verschlechtert sich bei Wind und Wetterwechsel).
Konstitutionsmischung für den Lungen-Qi-Mangel.

W10 Weidinger-Mischung Nummer 10: »Trockener, entspannter Magen« (modifiziertes Ping Wei San)

CANG ZHU	Rhizoma Atractylodis	31,00 %
HOU PO	Cortex Magnoliae Officinalis	24,00 %
CHEN PI	Pericarpium Citri Reticulatae	18,00 %
FO SHOU	Citrus Sacrodactylus Fructus	15,00 %
DA ZAO	Fructus Zizyphi Jujubae	6,00 %
ZHI GAN CAO	Radix Glycyrrhizae Uralensis (grillé au miel)	6,00 %

m.f. 100 Gramm   adde Messlöffel
S: 2- bis 3-mal täglich 3 Gramm mit frischem Ingwer; jeweils etwa eine Viertelstunde VOR den Mahlzeiten
Siehe Seite 455

Indikation: Stress-Magen (Verschlechterung von Magenbeschwerden wie Druck, Schmerzen, Völlegefühl oder Sodbrennen,

Aufstoßen, Übelkeit, Erbrechen *durch Stress!*), westlich: Gastritis, Reflux-Ösophagitis, Duodenitis; diverse Milz-Symptome wie Blähungen, Durchfälle, Müdigkeit durch Schleim-Feuchtigkeit, schwere Beine (Feuchtigkeit). **Ganz wichtig: Diese Mischung trocknet sehr stark und sollte nur bei Schleim und Feuchtigkeit angewandt werden! Nicht bei Yin-Mangel!** Bei Magen-Yin-Mangel ist *W6 indiziert*.

W11 Weidinger-Mischung Nummer 11: »Sanft ohne Übel«

FO SHOU	Citrus Sarco-dactylus Fructus	40,00 %
ZHU RU	Caulis Bambusae in Taenia	25,00 %
ZI SU YE	Folium Perillae	25,00 %
HUANG QIN	Radix Scutellariae	10,00 %

m.f. 100 Gramm　　　　　　　　　　　　　　adde Messlöffel
S: 2- bis 3-mal täglich 3 Gramm mit ein bisschen frischem Ingwer und 1 bis 2 Teelöffeln Honig (bei Kindern auch gerne Malzzucker) vor den Mahlzeiten
Siehe Seite 458

Indikation: Perfekt ausgewogene Mischung für die Schwangerschaft, *wenn Schleim und Feuchtigkeit in Puls und Zunge vorhanden sind*. Bei Erwachsenen auch ohne Schwangerschaft, um sanft Milz und Magen von Feuchtigkeit zu befreien. Ideal bei Kindern, denen das Essen schon als Schleim in der Mitte liegen bleibt und die vielleicht verschiedenste Schleimprobleme (wie ständig rinnende Nase, nasale Sprache, Nasen-Polypen, Schnarchen in der Nacht, ständig grippale Infekte, Schleim auf dem Stuhl, Gesichtsschwellungen ...) haben.

W12 Weidinger-Mischung Nummer 12: »Harmonie der Mitte« (entgiftetes *Bao He Wan*)

SHAN ZHA	Fructus Crataegi	38,00 %
SHEN QU	Massa Medica Fermentata	12,00 %
LAI FU ZI	Semen Raphani Sativi	8,00 %
MAI YA	Fructus Hordei Vulgaris Germinantus	6,00 %
CHEN PI	Pericarpium Citri Reticulatae	6,00 %
XUAN FU HUA	Flos Inulae	12,00 %
FU LING	Sclerotium Poriae Cocos	12,00 %
LIAN QIAO	Fructus Forsythiae Suspensae	6,00 %

m.f. 100 Gramm   adde Messlöffel
S: 2- bis 3-mal täglich 3 Gramm mit frischem Ingwer jeweils etwa eine Viertelstunde VOR den Mahlzeiten
Siehe Seite 467

Indikation: Nahrungs-Stagnation: Gefühl, nicht verdauen zu können, Völlegefühl, Schmerzen in Brust und Bauch, Aufstoßen, Rülpsen, Sodbrennen, Mundgeruch, Appetitverlust, Übelkeit, Erbrechen, Blähungen, Durchfälle oder Verstopfung. Ideal auch bei Kindern mit Verdauungs- und Magenproblemen. Prophylaktisch VOR einem schweren Essen. Kann 1:1 gemischt werden mit jeder anderen Mischung, wenn diese schwer verdaulich ist oder Magenschmerzen macht oder noch immer Schleim- und Feuchtigkeitszeichen nachweisbar sind (Dosis bei 1:1 Mischung: 2- bis 3-mal täglich 3 bis 5 Gramm).

W13 Weidinger-Mischung Nummer 13: »Das Feuchte-Hitze-Modul«

HUANG LIAN	Rhizoma Coptidis	20,00 %
HUANG QIN	Radix Scutellariae Baicalensis	15,00 %
HUANG BAI	Cortex Phellodendri	15,00 %
ZHI ZI	Fructus Gardeniae Jasminoidis	10,00 %
LU GEN	Rhizoma Phragmitis Communis	20,00 %
HOU PO	Cortex Magnoliae	10,00 %
ROU GUI	Cortex Cinnamomi Cassiae	6,00 %
GAN CAO	Radix Glycyrrhizae	4,00 %

m.f. 50 Gramm (Probeportion)
S: 2- bis 3-mal täglich 1 bis 3 Gramm mit viel frischem Ingwer vor oder zu den Mahlzeiten. Oder als Nabelpflaster oder lokal auf entzündliche Hautstellen. Oder zu einer bestehenden *Aufbau-Mischung* bei jeder Portion eine Messerspitze oder etwa 1 Gramm beifügen.
Siehe Seite 478

Indikation: Sicherheitsregeln auf Seite 476 beachten! *Feuchte-Hitze*, chronisch entzündliche Erkrankungen der Haut (wie Neurodermitis) und der inneren Organe (wie Colitis ulcerosa), Unruhe-Zustände und *psychische Hitze* (bei Herz- und Leber-Feuer), Hitze-Zustände.

W14 Weidinger-Mischung Nummer 14: »Qi-Aufbau«
(*Si Jun Zi Tang*)

DANG SHEN	Radix Codonopsitis	40,00 %
BAI ZHU	Rhizoma Atractylodis Macrocephalae	30,00 %
FU LING	Sclerotium Poriae Cocos	20,00 %
ZHI GAN CAO	Radix Glycyrrhizae Uralensis (grillé au miel)	10,00 %

m.f. 100 Gramm   adde Messlöffel
S: 2- bis 3-mal täglich 3 Gramm mit frischem Ingwer
Siehe Seite 490

Indikation: Grundformel für jede Form von **Qi-Mangel:** Erschöpfung, schwache Stimme; spontanes Schwitzen und Schwitzen bei leichter Anstrengung (*Lungen*-Qi-Mangel), »aufgedunsen«; weiche Stühle und fehlender Appetit (*Milz*-Qi-Mangel); Blässe, »eher Männer«.
Konstitutionsmischung für den Qi-Mangel.

W15 Weidinger-Mischung Nummer 15: »Gedeih-Mischung«
(*Shen Ling Bai Zhu San*)

DANG SHEN	Radix Codonopsitis	20,00 %
BAI ZHU	Rhizoma Atractylodis Macrocephalae	13,00 %
SHAN YAO	Radix Dioscoreae oppositae	13,00 %

FU LING	Sclerotium Poriae Cocos	13,00 %
BAI BIAN DOU	Semen Dolichoris Lablab	9,00 %
LIAN ZI	Semen Nelumbinis Nuciferae	6,00 %
YI YI REN	Semen Coicis Lachryma-Jobi	6,00 %
SHA REN	Fructus Amomi	6,00 %
JIE GENG	Radix Platycodi Grandiflori	8,00 %
ZHI GAN CAO	Radix Glycyrrhizae Uralensis (grillé au miel)	6,00 %

m.f. 100 Gramm   adde Messlöffel
S: 2- bis 3-mal täglich 3 Gramm mit frischem Ingwer, bei Kindern auch ohne Ingwer, dafür mit Malzzucker. Bei Kindern und Erwachsenen kann man es auch hochdosiert in Kraftbrühen hineinmischen!
Siehe Seite 492

Indikation: Chronische Müdigkeit mit Feuchtigkeit (und Schwere im Körper), chronische Durchfälle (bei denen Feuchtigkeit dominiert); Gedeihstörungen bei Kindern, bettnässende Kinder; die ideale Mischung bei *Frühchen*!; Frauen, die mit der Menstruation Durchfälle bekommen; weißlicher, nicht riechender vaginaler Ausfluss; übergewichtige Frauen mit Ödemen; nach einer Chemotherapie, wenn Müdigkeit und Feuchtigkeit überwiegen (bei viel *Feuchte-Hitze* kann man noch ein bisschen *W13* zu jeder Portion beimengen).

W16 Weidinger-Mischung Nummer 16: »Qi-Heber der Mitte« (modifiziertes *Bu Zhong Yi Qi Tang*)

HUANG QI	Radix Astragali Membranacei	26,00 %
DANG SHEN	Radix Codonopsitis	20,00 %
BAI ZHU	Rhizoma Atractylodis Macrocephalae	12,00 %
ZHI GAN CAO	Radix Glycyrrhizae Uralensis (grillé au miel)	5,00 %
DANG GUI	Radix Angelicae Sinensis	12,00 %
CHEN PI	Pericarpium Citri Reticulatae	10,00 %
GE GEN	Radix Puerariae	5,00 %
CHAI HU	Radix Bupleuri	10,00 %

m.f. 100 Gramm   adde Messlöffel
S: 2- bis 3-mal täglich 3 Gramm mit frischem Ingwer
Siehe Seite 496

Indikation: »Erweckt Tote«, bringt nach oben. Als Wegweiser nach oben: bei Ohrgeräusch durch Erschöpfung und Kopfschmerzen (Schmerz hier als Zeichen, dass so wenig fließt, dass Qi stagniert und Schmerzen verursacht), bei Schwindel, Augen- und Ohrenproblemen. **Qi-Mangel-Symptome**, vor allem, wenn einen *alles hinunterzieht*: kurzatmig, gedunsen und geschwollen, schwere, kaum vom Boden zu hebende Beine, Schwäche in den Beinen, Blässe, Durchfall, Blähungen, spontanes Schwitzen und Kurzatmigkeit. **Hebende Funktion:** Gebärmuttersenkung, Analprolaps (Vorfallen des Anus), Hämorrhoiden-Probleme, chronischer Durchfall, Inkontinenz, Schmerzen und Schwellungen durch *Krampfadern* (Varicosis) der Beine, Sperma-Verlust, *kalter vaginaler Ausfluss* (farb- und geruchlos, Feuchtigkeit durch Milz-Qi-Schwäche). Unklare Fieberzustände, Psoriasis, Hypertonie (durch Milz-Schwäche), Aufbau des roten Blutbilds (der roten Blutkörperchen). **Begleitende Therapie einer westlichen Chemotherapie oder Bestrahlung** sowie anderer »schwerverdaulicher Therapien« der westlichen Medizin.

W17 Weidinger-Mischung Nummer 17: »Der Wochenbett-Blut-Turbo«
(*Dang Gui Bu Xue Tang*, Angelica-Dekokt zur Tonisierung des Blutes)

| HUANG QI | Radix Astragali Membranacei | 80,00 % |
| DANG GUI | Radix Angelicae Sinensis | 20,00 % |

m.f. 100 Gramm   adde Messlöffel
S: als Wochenbettmischung 9 bis 20 Gramm pro Tag (auf drei Portionen jeweils 3 bis 6,5 Gramm). Bei anderen Indikationen 2- bis 3-mal täglich 3 Gramm *jeweils mit ein bisschen frischem Ingwer* einnehmen.
Siehe Seite 501

Indikation: Für alle Frauen im Wochenbett; bei sehr tiefgreifendem Blut-Mangel, (Blutverlust durch Unfall oder eine schwere konsumierende Qi und Blut verbrauchende Erkrankung); Psoriasis.

W18 Weidinger-Mischung Nummer 18: »Frauen-Blut-Mischung«
(modifiziertes *Tao Hong Si Wu Tang*)

| GOU QI ZI | Fructus Lycii | 25,00 % |
| NU ZHEN ZI | Fructus Ligustri | 15,00 % |

DANG GUI	Radix Angelicae Sinensis	17,50 %
BAI SHAO YAO	Radix Paeoniae Lactiflorae	17,50 %
CHUAN XIONG	Rhizoma Ligustici Chuanxiong	15,00 %
TAO REN	Semen Persicae	5,00 %
HONG HUA	Flos Carthami	5,00 %

m.f. 100 Gramm adde Messlöffel
S: 2- bis 3-mal täglich 3 bis 4 Gramm
Siehe Seite 506

Indikation: »Frauen-Mischung«, bei Beschwerden VOR, ZU und NACH der Regelblutung (für mindestens drei Menstruationszyklen nehmen); Wechselbeschwerden; bei Blut- und Nieren-Yin-Mangel, bei leichter Form der Blut-Stagnation, vor allem im Unterleib.
Konstitutionsmischung für den Blut-Yin-Mangel.

W19 Weidinger-Mischung Nummer 19: »Rehmannia-Mischung«
(modifiziertes *Liu Wei Di Huang Wan*)

SHU DI HUANG	Radix Rhemanniae Glutinosae Praeparata	28,00 %
SHAN YAO	Radix Dioscoreae oppositae	14,00 %
WU WEI ZI	Fructus Schizandrae	14,00 %
FU LING	Sclerotium Poriae Cocos	12,00 %

MU DAN PI	Cortex Moutan Radicis	10,00 %
ZE XIE	Rhizoma Alismatis Orientalis	12,00 %
SHA REN	Fructus Amomi	10,00 %

m.f. 50 Gramm adde Messlöffel
S: 2- bis 3-mal täglich 3 Gramm mit frischem Ingwer; jeweils NACH einer Hauptmahlzeit
Siehe Seite 513

Indikation: Nieren-Yin-Mangel, Leere-Hitze-Zeichen (auch bei *Wechselbeschwerden*) und Blut-Mangel, *wenn man Rehmannia gut verdauen kann* (Probeportion von 1 Gramm ZU den Mahlzeiten und dann langsam steigern bis zu obiger Dosis). Wenn ein Durchfall bleibt, dann lieber *W18* verwenden oder *W12* (2- bis 3-mal täglich 3 Gramm) und immer ein bisschen *W19* (mit einer Messerspitze beginnend und langsam mehr, s. o.) dazugeben. Bei Blutbildungsschwäche (rotes und weißes Blutbild schlecht) und vielen verschiedenen Erkrankungen, die nach Jahren der chronischen Erkrankung *in einem Nieren-Yin-Mangel landen*; bei Vergesslichkeit und Schnarchen (bei Yin-Mangel).
Konstitutionsmischung für den Nieren-Yin-Mangel.

W20 Weidinger-Mischung Nummer 20: »Starker Rücken, starke Niere«

DU ZHONG	Cortex Eucommiae Ulmoidis	40,00 %
BA JI TIAN	Radix Morindae	20,00 %
GU SUI BU	Rhizoma Drynariae	15,00 %

TU SI ZI	Semen Cuscutae Sin.	15,00 %
CHUAN NIU XI	Radix Cyathulae	10,00 %

m.f. 100 Gramm   adde Messlöffel
S: 2- bis 3-mal täglich 3 Gramm mit ein bisschen frischem Ingwer; oder zu gleichen Teilen mit einer passenden Grundmischung mischen und dann ebenfalls 2- bis 3-mal täglich 3 Gramm mit ein bisschen frischem Ingwer
Siehe Seite 523

Indikation: Nieren-Yang-Mangel: Impotenz, Unfruchtbarkeit, Samenverlust, Erschöpfung, Kälte-(Regel-)Schmerzen im Unterleib, Schmerzen zum Eisprung, Schmerzen in den Beinen, schlechtes Gehör, Ohrgeräusch (Tinnitus), Zahnprobleme wie Schmerzen oder Ausfall oder vermehrt Karies, Knochenprobleme wie Schmerzen oder Abnahme der Knochendichte. Als Einzelmischung oder Modul bei Rückenschmerzen, Nieren-Yang-Mangel, Osteoporose und schlecht heilenden Knochen: 1:1 zu einer Konstitutionsmischung beigeben (2- bis 3-mal täglich 3 Gramm).
Konstitutionsmischung für den zerbrechlichen Yang-Mangel.

W21 Weidinger-Mischung Nummer 21: »Akute-Blase-Mischung«

ZE XIE	Rhizoma Alismatis Orientalis	20,00 %
FU LING	Sclerotium Poriae Cocos	18,00 %
ZHU LING	Sclerotium Polypori Umbellati	18,00 %
BAI ZHU	Rhizoma Atractylodis Macrocephalae	18,00 %

GUI ZHI	Ramulus Cinnamomi Cassiae	8,00 %
HUANG BAI	Cortex Phellodendri	8,00 %
PU GONG YING	Herba Taraxaci	10,00 %

m.f. 100 Gramm adde Messlöffel
S: Bei Harnwegsinfekt so früh wie möglich gut dosieren: 3- bis 5-mal täglich 3 bis 4 Gramm mit viel frischem (und auch getrocknetem) Ingwer einnehmen (und evtl. ein bisschen Honig).
Siehe Seite 528

Indikation: Beim frischen Harnwegsinfekt so früh wie möglich gut dosiert (bis 20 Gramm Granulat pro Tag). Wichtig ist auch der frische Ingwer, um die Milz anzuregen und zu wärmen. Weiterhin kann man diese Mischung auch bei Schwellungen, Ödemen und leichten Entzündungen des unteren Körpers (Nabel abwärts) im Außen und Innen (inklusive Darm und männlicher und weiblicher Genitaltrakt) anwenden.

W22 Weidinger-Mischung Nummer 22: »Die voll gespannte Leber«
(*Chai Hu Shu Gan San*, Bupleurum-Dekokt, welches die Leber verteilt)

CHEN PI	Pericarpium Citri Reticulatae	19,00 %
CHAI HU	Radix Bupleuri	19,00 %
CHUAN XIONG	Radix Ligustici Wallichii	14,00 %
ZHI KE	Fructus Citri Aurantii	14,00 %

BAI SHAO YAO	Radix Paeoniae Lactiflorae	14,00 %
ZHI GAN CAO	Radix Glycyrrhizae Uralensis (grillé au miel)	6,00 %
XIANG FU	Rhizoma Cyperi	14,00 %

m.f. 100 Gramm adde Messlöffel
S: 2- bis 3-mal täglich 3 Gramm mit frischem Ingwer
Siehe Seite 537

Indikation: Ausgeprägte Leber-Qi-Stagnation mit beginnender Blut-Stagnation – *stressabhängige Beschwerden (zu und nach dem Stress)*: Erschöpfung, kalte Extremitäten, Bauchkrämpfe, Oberbauchschmerzen (in Magen- und Gallenblasen-Gegend), Menstruationsbeschwerden (PMS, Dysmenorrhö); Blähbauch mit Spannung in Bauch und Brust sowie Engegefühl im Brustkorb, Leistenschmerzen, Unterleibsschmerzen (die *weibliche* Leberregion), Spannung der Brust, Rippenbogenschmerzen (die *männliche* Leber-Gallenblasen-Gegend), Reizbarkeit, Heißhunger auf Süßes, Kopfschmerzen, das metabolische Syndrom.
Konstitutionsmischung für die Fülle-Leber-Qi-Stagnation.

W23 Weidinger-Mischung Nummer 23: »Free and easy«
(*Xiao Yao San*, Pulver der heiteren Gelassenheit)

CHAI HU	Radix Bupleuri	17,50 %
DANG GUI	Radix Angelicae Sinensis	17,50 %
BAI SHAO YAO	Radix Paeoniae Lactiflorae	17,50 %

BAI ZHU	Rhizoma Atractylodis Macrocephalae	17,50 %
FU LING	Sclerotium Poriae Cocos	17,50 %
ZHI GAN CAO	Radix Glycyrrhizae Uralensis (grillé au miel)	8,50 %
BO HE	Herba Menthae Haplocalycis	4,00 %

m.f. 100 Gramm adde Messlöffel
S: 2- bis 3-mal täglich 3 Gramm mit viel frischem Ingwer
Siehe Seite 542

Indikation: Ursprünglich eine gynäkologische Rezeptur für alle Formen der Regel- und Unterleibsbeschwerden durch Leber-Spannung, Blut-Mangel, Hitze und Feuchte-Hitze und Wechselbeschwerden; Disharmonie zwischen Leber und Milz; *Leber attackiert die Milz*, »müde Milz«; Wind-Symptome wie Allergien, Schwindel, Zittrigkeit, juckende (Wind!) Hautkrankheiten und Ausschläge, Wetterfühligkeit (Wind!) mit Kopfschmerzen und Müdigkeit, zyklische (Leber!) Schmerzzustände oder Beschwerden, Stressabhängigkeit der Beschwerden; Lebensmittelunverträglichkeiten, Nahrungs-Stagnation mit Gastritis (Magenentzündung), mit Entzündungen des gesamten Magen-Darm-Traktes, mit Schleim-Feuchtigkeits-Problemen und chronischen Beschwerden (wie Entzündungen) mit Feuchte-Hitze; Depression, Erschöpfung, Burnout.

W24 Weidinger-Mischung Nummer 24: »Entspannter Bauch«
(*Tong Xie Yao Fang*, Rezeptur für schmerzhaften Durchfall)

CHAO BAI ZHU	Rhizoma Atractylodis Macrocephalae Praeparata	40,00 %
CHAO BAI SHAO YAO	Radix Paeoniae Lactiflorae Praeparata	26,50 %
CHAO CHEN PI	Citri Reticulatae Praeparatum Pericarpium	20,00 %
FANG FENG	Radix Ledebouriellae Divaricatae = Radix Saposhnikoviae Divaricatae	13,50 %

m.f. 100 Gramm   adde Messlöffel
S: 2- bis 3-mal täglich 3 Gramm mit etwas frischem Ingwer
Siehe Seite 547

Falls kein präpariertes CHEN PI (CHAO CHEN PI) erhältlich ist, kann man auch »normales« CHEN PI verwenden. Gleiches gilt auch für BAI ZHU und BAI SHAO YAO.

Indikation: *Leber attackiert die Milz* mit Beschwerden vor allem im Bauchraum: krampfartige Bauchschmerzen, Magenschmerzen, Durchfälle, die durch Stress und Belastung ausgelöst werden, und *Entzündungen im gesamten Magen-Darm-Trakt*; Reizdarmsyndrom, Lebensmittelunverträglichkeiten, Stress-Durchfall.

W25 Weidinger-Mischung Nummer 25: »Shen zur Ruhe«
(modifiziertes und erweitertes *Suan Zao Ren Tang*)

SUAN ZAO REN	Semen Zizyphi Spinosae	34,00 %
FU SHEN	Poria Paradicis	12,00 %
CHUAN XIONG	Radix Ligustici Wallichii	12,00 %
ZHI MU	Radix Anemarrhenae Asphodeloidis	12,00 %
YUAN ZHI	Radix Polygalae Tenuifoliae	6,00 %
BAI ZI REN	Semen Biotae Orientals	6,00 %
LONG GU (CHAO)	Os Draconis (Praeparata wenn möglich)	5,00 %
MU LI (CHAO)	Concha Ostrae (Praeparata wenn möglich)	5,00 %
GAN CAO	Radix Glycyrrhizae Uralensis	8,00 %

m.f. 100 Gramm   adde Messlöffel
S: 2- bis 3-mal täglich 3 Gramm mit frischem Ingwer einnehmen
Siehe Seite 555

Indikation: *Shen-Störungen* (oft mit *Hun-Störungen*) mit Unruhe, Reizbarkeit, Rastlosigkeit, unruhiger Depression, Einschlafstörungen und unruhigem durch häufiges Aufwachen unterbrochenem Schlaf, Herzklopfen; bei Leere-Hitze und Nachtschweiß, bei Mund-Rachen-Trockenheit, bei Schwindel; bei *aufsteigender Hitze* wie Sodbrennen oder Wechselbeschwerden, Tinnitus (Ohrgeräusch).
Konstitutionsmischung für den Herz-Blut-Mangel.

Die Kräuter-Liste der Weidinger-Mischungen – nach chinesischen Namen sortiert

Chinesischer Name (Pinyin)	Botanischer Name	Weidinger-Mischung Nummer
BA JI TIAN	Morindae Radix	20
BAI BIAN DOU	Dolichoris Lablab Semen	15
BAI HE	Lilii Bulbus	6
BAI SHAO YAO	Paeoniae Lactiflorae Radix	1, 18, 22, 23
BAI ZHI	Angelicae Dahuricae Radix	4
BAI ZHU	Atractylodis Macrocephalae Rhizoma	9, 14, 15, 16, 21, 23
BAI ZI REN	Biotae Orientals Semen	25
BAN LAN GEN	Isatidis Radix	5
BEI SHA SHEN	Gleniae Radix	4, 6
BO HE	Menthae Haplocalycis Herba	2, 3, 4, 23
CANG ZHU	Atractylodis (Lancae) Rhizoma	10
CHAI HU	Bupleuri Radix	7, 16, 22, 23
CHAO BAI SHAO YAO	Paeoniae Lactiflorae Praeparata Radix	24

CHAO BAI ZHU	Atractylodis Macrocephalae Praeparata Rhizoma	24
CHAO CHEN PI	Pericarpium Citri Reticulatae Praeparatum	24
CHEN PI	Citri Reticulatae Pericarpium	10, 12, 16, 22
CHUAN NIU XI	Cyathulae Radix	20
CHUAN XIN LIAN	Andrographis Herba	5
CHUAN XIONG	Ligustici Chuanxiong Rhizoma	18, 22, 25
DA ZAO	Zizyphi Jujubae Fructus = Jujubae Fructus	1, 7, 10
DAN DOU CHI	Sojae Praeparatum Semen	2
DAN ZHU YE	Lophatheri Gracilis Herba	2
DANG GUI	Angelicae Sinensis Radix	16, 17, 18, 23
DANG SHEN	Codonopsitis Radix	7, 14, 15, 16
DU ZHONG	Eucommiae Ulmoidis Cortex	20
FANG FENG	Ledebouriellae Divaricatae Radix = Saposhnikoviae Divaricatae Radix	9, 24
FO SHOU	Citrus Sarcodactylus Fructus	10, 11

FU LING	Poriae Cocos Sclerotium	12, 14, 15, 19, 21, 23
FU SHEN	Poria Paradicis	25
GAN CAO	Glycyrrhizae Uralensis Radix	2, 3, 5, 13, 25
GE GEN	Puerariae Radix	16
GOU QI ZI	Lycii Fructus	18
GU SUI BU	Drynariae Rhizoma	20
GUI ZHI	Cinnamomi Ramuli	1, 21
HONG HUA	Carthami Flos	18
HOU PO	Magnoliae Officinalis Cortex	10, 13
HUANG BAI	Phellodendri Cortex	13, 21
HUANG LIAN	Coptidis Rhizoma	13
HUANG QI	Astragali Membranacei Radix	9, 16, 17
HUANG QIN	Scutellariae Baicalensis Radix	7, 11, 13
JIE GENG	Platycodi Grandiflori Radix	2, 3, 5, 15
JIN YIN HUA	Lonicerae Japonicae Flos	2
JING JIE	Schizonepetae Tenuifoliae Herba seu Flos	2
JU HUA	Chrysanthemi Morifolii Flos	3
LAI FU ZI	Raphani Sativi Semen	12
LIAN QIAO	Forsythiae Suspensae Fructus	2, 3, 12

LIAN ZI	Nelumbinis Nuciferae Semen	15
LONG GU (CHAO)	Draconis Os (praep. wenn möglich)	25
LU GEN	Phragmitis Communis Rhizoma	2, 3, 13
MAI MEN DONG	Ophiopogonis Japonici Tuber	5, 6
MAI YA	Hordei Vulgaris Germinatus Fructus	12
MU DAN PI	Moutan Radicis Cortex	19
MU LI (CHAO)	Ostrae Concha (praep. wenn möglich)	25
NIU BANG ZI	Arctii Lappae Fructus	2
NU ZHEN ZI	Ligustri Fructus	18
PU GONG YING	Taraxaci Herba	21
ROU GUI	Cinnamomi Cassiae Cortex	13
SANG BAI PI	Mori Radicis Cortex	5
SANG YE	Mori Albae Folium	3, 6
SHA REN	Amomi Fructus	5, 6, 15, 19
SHAN YAO	Dioscoreae oppositae Rhizoma	8, 15, 19
SHAN ZHA	Crataegi Fructus	12
SHE GAN	Belamcandae Radix	5
SHEN QU	Medica Fermentata Massa	12

SHU DI HUANG	Rhemanniae Glutinosae Praeparata Radix	19
SUAN ZAO REN	Zizyphi Spinosae Semen	25
TAO REN	Persicae Semen	18
TU SI ZI	Cuscutae Sinensis Semen	20
WU WEI ZI	Schizandrae Fructus	19
WU YAO	Linderae Strychnifoliae Radix	8
XIANG FU	Cyperi Rhizoma	22
XIN YI HUA	Magnoliae Flos	4
XING REN	Pruni Armeniacae Semen	3
XUAN FU HUA	Inulae Flos	7, 12
XUAN SHEN	Scrophulariae Radix	5, 6
YI YI REN	Coicis Lachryma-Jobi Semen	15
YI ZHI REN	Alpiniae Oxyphyllae Fructus	8
YUAN ZHI	Polygalae Tenuifoliae Radix	25
ZE XIE	Alismatis Orientalis Rhizoma	19, 21
ZHI GAN CAO	Glycyrrhizae Uralensis Radix (grillé au miel) = Radix Glycyrrhizae Tostae	1, 6, 7, 10, 14, 15, 16, 22, 23
ZHI KE	Citri Aurantii Fructus	22

ZHI MU	Anemarrhenae Asphodeloidis Radix	25
ZHI ZI	Gardeniae Fructus	13
ZHU LING	Polypori Umbellati Sclerotium	21
ZHU RU	Bambusae in Taenia Caulis	7, 11
ZI SU YE	Perillae Folium	11

Die Kräuter-Liste der Weidinger-Mischungen – nach botanischen Namen sortiert

Botanischer Name	Chinesischer Name (Pinyin)	Weidinger-Mischung Nummer
Alismatis Orientalis Rhizoma	ZE XIE	19, 21
Alpiniae Oxyphyllae Fructus	YI ZHI REN	8
Amomi Fructus	SHA REN	5, 6, 15, 19
Andrographis Herba	CHUAN XIN LIAN	5
Anemarrhenae Asphodeloidis Radix	ZHI MU	25
Angelicae Dahuricae Radix	BAI ZHI	4
Angelicae Sinensis Radix	DANG GUI	16, 17, 18, 23
Arctii Lappae Fructus	NIU BANG ZI	2
Astragali Membranacei Radix	HUANG QI	9, 16, 17,
Atractylodis (Lancae) Rhizoma	CANG ZHU	10
Atractylodis Macrocephalae Praeparata Rhizoma	CHAO BAI ZHU	24
Atractylodis Macrocephalae Rhizoma	BAI ZHU	9, 14, 15, 16, 21, 23

Bambusae in Taenia Caulis	ZHU RU	7, 11
Belamcandae Radix	SHE GAN	5
Biotae Orientals Semen	BAI ZI REN	25
Bupleuri Radix	CHAI HU	7, 16, 22, 23
Carthami Flos	HONG HUA	18
Chrysanthemi Morifolii Flos	JU HUA	3
Cinnamomi Cassiae Cortex	ROU GUI	13
Cinnamomi Ramuli	GUI ZHI	1, 21
Citri Aurantii Fructus	ZHI KE	22
Citri Reticulatae Pericarpium	CHEN PI	10, 12, 16, 22
Citri Reticulatae Praeparatum Pericarpium	CHAO CHEN PI	24
Citrus Sarcodactylus Fructus	FO SHOU	10, 11
Codonopsitis Radix	DANG SHEN	7, 14, 15, 16
Coicis Lachryma-Jobi Semen	YI YI REN	15
Coptidis Rhizoma	HUANG LIAN	13
Crataegi Fructus	SHAN ZHA	12
Cuscutae Sinensis Semen	TU SI ZI	20
Cyathulae Radix	CHUAN NIU XI	20
Cyperi Rhizoma	XIANG FU	22

Dioscoreae Oppositae Rhizoma	SHAN YAO	8, 15, 19
Dolichoris Lablab Semen	BAI BIAN DOU	15
Draconis Os (Praeparatum wenn möglich)	LONG GU (CHAO)	25
Drynariae Rhizoma	GU SUI BU	20
Eucommiae Ulmoidis Cortex	DU ZHONG	20
Forsythiae Suspensae Fructus	LIAN QIAO	2, 3, 12
Gardeniae Fructus	ZHI ZI	13
Gleniae Radix	BEI SHA SHEN	4, 6
Glycyrrhizae Uralensis Radix	GAN CAO	2, 3, 5, 13, 25
Glycyrrhizae Uralensis Radix (grillé au miel) = Radix Glycyrrhizae Tostae	ZHI GAN CAO	1, 6, 7, 10, 14, 15, 16, 22, 23
Hordei Vulgaris Germinatus Fructus	MAI YA	12
Inulae Flos	XUAN FU HUA	7, 12
Isatidis Radix	BAN LAN GEN	5
Ledebouriellae Divaricatae Radix = Saposhnikoviae Divaricatae Radix	FANG FENG	9, 24
Ligustici Chuanxiong Rhizoma	CHUAN XIONG	18, 22, 25
Ligustri Fructus	NU ZHEN ZI	18

Lilii Bulbus	BAI HE	6
Linderae Strychnifoliae Radix	WU YAO	8
Lonicerae Japonicae Flos	JIN Yin HUA	2
Lophatheri Gracilis Herba	DAN ZHU YE	2
Lycii Fructus	GOU QI ZI	18
Magnoliae Flos	XIN YI HUA	4
Magnoliae Officinalis Cortex	HOU PO	10, 13
Medica Fermentata Massa	SHEN QU	12
Menthae Haplocalycis Herba	BO HE	2, 3, 4, 23
Mori Albae Folium	SANG YE	3, 6
Mori Radicis Cortex	SANG BAI PI	5
Morindae Radix	BA JI TIAN	20
Moutan Radicis Cortex	MU DAN PI	19
Nelumbinis Nuciferae Semen	LIAN ZI	15
Ophiopogonis Japonici Tuber	MAI MEN DONG	5, 6
Ostrae Concha (Praeparata wenn möglich)	MU LI (CHAO)	25
Paeoniae Lactiflorae Praeparata Radix	CHAO BAI SHAO YAO	24
Paeoniae Lactiflorae Radix	BAI SHAO YAO	1, 18, 22, 23
Perillae Folium	ZI SU YE	11

Persicae Semen	TAO REN	18
Phellodendri Cortex	HUANG BAI	13, 21
Phragmitis Communis Rhizoma	LU GEN	2, 3, 13
Platycodi Grandiflori Radix	JIE GENG	2, 3, 5, 15
Polygalae Tenuifoliae Radix	YUAN ZHI	25
Polypori Umbellati Sclerotium	ZHU LING	21
Poria Paradicis	FU SHEN	25
Poriae Cocos Sclerotium	FU LING	12, 14, 15, 19, 21, 23
Pruni Armeniacae Semen	XING REN	3,
Puerariae Radix	GE GEN	16
Raphani Sativi Semen	LAI FU ZI	12
Rhemanniae Glutinosae Praeparata Radix	SHU DI HUANG	19
Schizandrae Fructus	WU WEI ZI	19
Schizonepetae Tenuifoliae Herba seu Flos	JING JIE	2
Scrophulariae Radix	XUAN SHEN	5, 6
Scutellariae Baicalensis Radix	HUANG QIN	7, 11, 13
Sojae Praeparatum Semen	DAN DOU CHI	2
Taraxaci Herba	PU GONG YING	21

| Zizyphi Jujubae Fructus = Jujubae Fructus | DA ZAO | 1, 7, 10 |
| Zizyphi Spinosae Semen | SUAN ZAO REN | 25 |

Literatur

- Bensky, Dan/Barolet, Randall: »Chinese Herbal Medicine Formulas & Strategies«, Eastland Press Inc., 1990
- Bensky, Dan/Gamble, Andrew: »Chinese Herbal Medicine: Materia Medica«, Eastland Press Inc., Auflage: Revised 1993
- Bridges, Lillian: »Gesichtsdiagnose in der chinesischen Medizin«, Urban & Fischer, 2005
- Chen, John K./Chen, Tina T.: »Chinese Medical Herbology and Pharmacology«, Art of Medicine Press, 2004
- Flaws, Bob: »Das Geheimnis der Chinesischen Pulsdiagnose«, Verlag für Ganzheitliche Medizin Dr. Erich Wühr GmbH, 2001
- Focks, C./Hillenbrand, N.: »Leitfaden Traditionelle Chinesische Medizin«, Urban & Fischer, 2000
- Kirschbaum, Barbara: »Atlas und Lehrbuch der Chinesischen Zungendiagnostik«, Band 1 & 2, Verlag für Ganzheitliche Medizin Dr. Erich Wühr GmbH, 2002
- Kubiena, Gertrude/Meng, Alexander; »Akupunktur-Arbeitsbuch für Fortgeschrittene«, Verlag Wilhelm Maudrich, 2000
- Li, Guohui: »Das Praxishandbuch der Wärme-Erkrankungen«, Verlag für Ganzheitliche Medizin Dr. Erich Wühr GmbH, 2008
- Maciocia, Giovanni: »Grundlagen der chinesischen Medizin«, Urban & Fischer, 2008
- Neeb, Gunter R.: »Das Blutstasesyndrom«, Verlag für Ganzheitliche Medizin, 2001
- Weidinger, Georg: »Die Heilung der Mitte – Die Kraft der Traditionellen Chinesischen Medizin«, Ennsthaler Verlag, 2011, 4. erw. und überarb. Aufl. 2013

Register

Akne 271
Akupunktur 26, 209, 220
– Schwangerschaft und 34
Alkohol 539
Allergien 24, 250, 429, 441–448
Allergie-Prophylaxe 560
Analprolaps 498
Angina 407
– tonsillaris 102
Angst 77, 90, 91
Anspannung 187
Antibiotika 145, 240, 370, 408
Anwendung der Mischungen 38
Appetit 187, 265, 266
Arznei, chinesische 27, 30
Asthma 102, 175, 475
– bronchiale 429, 516, 558
Atemlosigkeit 187
Atmung 270
Augenprobleme 497
Augenschmerzen 251
Autoimmunerkrankungen 24, 109, 144, 176, 478

Bandscheibenvorfall 522
Bauchschmerzen 239, 393, 548
Beschwerden, psychosomatische 275
Bewegung, regelmäßige 251
Bewusstseinstrübung 147
Bier-Zwiebel-Suppe 386

Blähungen 263 435, 457, 465, 469, 519, 521, 544, 548
Blase 85
Blasenentzündung 161, 530
Blaseninfekte 280
Blut, Aufbau für 501–519
Blutgerinnung 501
Bluthochdruck 175, 178, 498, 518, 525, 529
Blutverlust 502, 503
Bronchitis 102, 407, 475
– chronische 429, 435, 558
Burnout 24, 177, 267, 489, 546

Chemotherapie 493, 497, 499, 515
Chinesische Medizin 26
– acht Prinzipien in 136–193
– als Gender-Medizin 245
– Denkmodelle in 134
– Eigenverantwortung und 33
– Emotionen in 172–193
– Gesundheit in 63, 67
– Grundprinzip der 208
– idealer Mensch der 242
– Mustererkennung und 133, 134
– Priorität in 452
– Schamanismus und 115, 116
– Schmerzmittel der 526
– Schulmedizin und 116, 117, 283
Cholesterin 529, 540
Colitis ulcerosa 520, 548

Cortex, präfrontaler siehe
    Frontalhirn
Cortison 445, 446

Darmerkrankungen 239
Darmbeschwerden 429
Demenz 557
Depression 24, 150, 267, 489,
    496, 546
Diabetes mellitus 108, 281, 429,
    499, 529
Diagnose 129–135, 194–373
- Auslöser 136–148
- Befragung 226–285
- Biao und Ben 129–133
- klimatische Faktoren 152–154
- Konstitution und 168
- Körperform und 198–203
- Körperhaltung, Körper-
    bewegung und 198–210
- Therapie und 282–286
Diagnostik, Pulsfühlen und
    286–353
Dickdarm 84, 428
Dickdarmentzündung 475, 530
Dickdarmkrebs 464
Diener, drei 383, 384
Dreifacher Erwärmer (Perikard) 85
Drogen 185
Dünndarm 84
Durchfall 239, 262, 263, 393, 435,
    447, 457, 494, 516, 519, 521,
    544, 548
- chronischer 262, 493, 98
Durchschlafstörung 253, 254, 274,
    416, 553

Einnässen, nächtliches 435
Einschlafstörung 253, 254,
    553–557

Eiweiß 108
Elemente, fünf 43–68
- fünf Bewegungen und 55
- fünf Geschmäcker und 53–56
- fünf Wandlungsphasen und
    50–53
- Vollorgane, Hohlorgane und
    56–60
Elemente, fünf 43–68
- als pathogene Faktoren
    170–193
- Angst 191, 192
- Chinesische Medizin und
    172–193
- Freude 179–183
- Schock 192
- Schulmedizin und 172–193
- sieben 170
- Sorge, Grübeln und 183–187
- Traurigkeit, Trauer und 187191
- Zorn 175–179
Erbrechen 264, 265, 428, 457,
    458, 469
Ergometrie 32
Erkältungskrankheiten 377–418
Erkrankung, chronische 24, 62
Erkrankungen, psychosomatische
    190, 273
Erkrankungen, stressbedingte
    185
Ernährung 171
Erschöpfung 487–531, 546

Faltenbildung 218
Farbstoffe 109
Feuchte-Hitze 54, 144, 165, 167,
    423, 426, 459, 472–486
Fieber 144
Fingernagelprobleme 252, 253
Frontalhirn 22, 23, 173, 195

Fülle 119, 120
– Mangel und 148, 149, 152
Füße, kalte 233, 234, 536, 537

Gallenblase 84, 85, 428, 458, 509, 540, 556
Gastritis 175, 265, 462, 463, 544
Gebärmuttersenkung 498
Gefäßerkrankungen 108
Gehirn 173, 442
Gehirn-Thrombose 511
Gehörprobleme 278
Geister, fünf 86–91
Gelenkschmerzen 239
Geschmacksverstärker 109
Gesichtsdiagnose 26, 211–220
Grippe 151, 394–410
Großhirn 23
Großhirnrinde 173

Haarprobleme 252, 280
Halsbeschwerden 399–410
Halsentzündung 431
Halsschmerzen 407
Hämorrhoiden 498
Hände, kalte 233, 234, 536, 537
Harn 280
Harnausscheidung 529
Harndrang 434, 523
Harnfluss 491, 529
Harninkontinenz 281
Harnwegsinfekte 280, 527–531
Hautprobleme 272, 273
Heißhungerattacken 106, 265
Hepatitis, infektiöse 425
Herpes zoster 500
Herz 77–80, 253, 550–559
Herzgefäßerkrankungen 24

Herzklopfen 182, 187, 556
Herzkrankheit, koronare 511
Herzrhythmusstörungen 175, 500
Herzstolpern 187, 257
Hitze 99, 100
Hitze-Erkrankungen 153
Hohlorgane (Fu-Organe) 81–85
Hun (Geist der Leber) 87, 88
Hunger 265, 266
Husten 175, 415
– chronischer 414, 416

Immunstärkung 445, 498
Impfungen 147
Impotenz 523, 525
Industrialisierung 24
Infekt, bei Kindern 388–393
Infekt, grippaler 378, 394–410
Infekt, verschleppter 421
Infekt, wiederkehrender 411–418
Infektionskrankheiten 148, 271, 372
Infekt-Prophylaxe 441–448, 560
Inkontinenz 498, 516, 525
Interferon-Therapie 425

Jin-Flüssigkeiten 65
Jing (Essenz) 62, 63, 73, 75
Jin-Ye (Flüssigkeiten) 65–68
Juckreiz 401
Junkfood 105

älte 100, 101, 161, 162
Kälte-Erkrankungen 153
Kehlkopfentzündung 102
Kind, bettnässendes 493
Kind, hyperaktives 392
Kinderkrankheiten 430
Knieschmerzen 526

Knochenmarkentzündung 474
Kohlenhydrate 105,07
Konservierungsmittel 109
Konstitutionsmischungen 560
Kontroll-Zyklus 58, 59
Konzentrationsschwierigkeiten 269
Kopfschmerzen 239, 401, 510
Körper, Schwachstelle des 25
Körperform 199–203
- Erde-Typ (Milz) 200
- Feuer-Typ (Herz) 200
- Holz-Typ (Leber) 199
- Metall-Typ (Lunge) 200
- Wasser-Typ (Niere) 200, 201
Körperwahrnehmung 25
Kraftsuppe 502
Krämpfe 544
Kraniosakraltherapie 209
Krankheit 119
Krankheiten, neue 24
Krankheitserreger 118–121
Krankheitsursache 122–128
- Behandlung und 126–128
- Ernährung und 124
- Konstitution und 122, 123
- Lebensführung und 124
- Medikamente und 126–128
- Parasiten als 126
- Unfälle und Katastrophen als 125
Kräuter, chinesische 30
- andere Darreichungsformen 39, 40
- Art der Anwendung 38
- Darreichungsformen der 36, 37
- Dosierung (Erwachsene) 38
- Dosierung (Kinder) 38
- Nebenwirkungen und 39

Krebserkrankungen 24, 109, 239
Krebstherapie 515

Lebensführung 26, 27
Lebensmittel 171
Lebensmittelunverträglichkeiten 259, 521
Lebenssinn 104
Leber 58, 70, 71, 177, 251, 253, 372, 441, 490, 499, 509, 532–550
- Milz und 97, 98
Leberkrebs 464
Leberspannung 234
Leberzirrhose 425
Leistungsdenken 186
Leistungsfähigkeit 266
Lunge 72, 73, 417, 428, 441, 494, 500
Lungenbeschwerden 399
Lungenentzündung 407, 431
Lungenkrebs 464
Lungenschwäche 416
Lungentuberkulose 474

Magen 82, 83, 258, 428, 449–471, 499
- übersäuerter 55, 259, 460–465
Magenbeschwerden 429
Magengeschwür 462
Magen-Heilungsbrot 461, 462
Magenkrebs 464
Magenschmerzen 548
Mahlzeiten 106
Mangel, Fülle und 148, 149, 152
Mangelzustände 487–531
Medizin, westliche siehe Schulmedizin
Menstruation 162, 163, 241–249, 276, 493, 525

Menstruationsbeschwerden 510, 538
Menstruationsschmerzen 239
Meridiane 220–226
Migräne 500
Milchprodukte 441
Milz 69, 70, 92–111, 428, 441, 449–471, 489, 494, 496, 497, 499, 500, 512
– Lunge und 101, 102
– Niere und 94, 95
Mittelohrentzündung 102
Monatszyklus 241–249
Morbus Crohn 239, 520, 548
Müdigkeit 231, 266, 457, 515, 521
– chronische 493
Müdigkeitssyndrom, chronisches 266, 267, 269
Muskelschmerzen 509
Mutter-Kind-Zyklus 57, 58

Nabelpflaster 480
Nachtschweiß 275, 515, 558
Nackenkopfschmerzen 240
Nahrungsmittelunverträglichkeiten 262
Nahrungs-Stagnation 202, 232, 238, 259, 326, 366, 465–471
Nase, verstopfte 403–410
Nasennebenhöhlenentzündung 102
Nebenhöhleninfektion 403–410
Neuraltherapie 209
Neurodermitis 480–486
Niere 73–77, 160, 489, 499, 514
Nierenentzündung 500
Nieren-Yang-Mangel 99–101

Ödeme 237, 269, 491, 493, 499, 517, 518, 529, 531

Ohrenprobleme 497
Omega-3-Fettsäuren 109
Osteopathie 209
Osteopenie 525
Osteoporose 278, 524

Perikard 79, 80, 509, 540
Pflanzen-Antibiotikum 408
Pharmaindustrie 24
Po (Geist der Lunge) 88, 89
Potenzprobleme 275
Probleme, psychische 96, 97
Prostata, Schwellung der 269
Prostata-Entzündung 475, 530
Psoriasis 499, 500, 504
Psychosomatik 188, 189, 273
Psychotherapie, körperliche 230
Puls 26, 286–290, 453
– Einflüsse auf 350–353
– gespannter 336
– gesunder 302–309
– kranker 310–322
– Pulspositionen 292–299
– Pulstasten 290–292
– rauer 333
– saitenförmiger 334, 335
– schlüpfriger 325–332
Pulsbilder, klassische 336–353
Pulsdiagnose 322–324

Qi 63–65, 146, 235, 236, 449
– Aufbau für 490–505
– Blut und 98, 99
– kosmisches 72, 146
– Wei-Qi und 272, 344, 378, 441, 445
– Xie-Qi und 117
– Zheng-Qi und 117, 145, 149, 271, 344

Qi-Mangel 95–97
Qi-Stagnation 500

Radikale, freie 264
Raucherlunge 414
Reflux 264, 366, 462
Refluxkrankheit, gastroösophageale 271
Regelbeschwerden 435, 507–509, 512, 543
Regelblutung 516
– schmerzhafte 538
Regelschmerzen 162, 436
Reiseübelkeit 460
Reizbarkeit 556
Reizdarmsyndrom 548
Reizhusten 187, 414
Rezeptur, typische chinesische 380, 381
Rückenschmerzen 524, 526
Ruhelosigkeit 147

Scharlach 147
Schlaf 110, 274
Schlafhygiene 254
Schlaflabor 33
Schlaflosigkeit 147, 182, 428, 458, 474, 517, 559
Schlafstörung 99, 100, 500
Schlaganfall 500
Schleim 93, 94, 238, 450, 452, 454, 457, 459, 558
Schleimlösung, Grundprinzip der 469
Schmerz 93, 94, 234, 235, 238–240, 498, 500, 509
– kältebedingter 434
Schulmedizin 20, 31, 32
Schwangerschaft 33–36
– Akupunktur und 34

Schwangerschaftsübelkeit 33, 429, 457–460
Schweiß 255
Schwellungen 237, 269, 498, 531
Schwindel 497, 556
Seekrankheit 460
Sehnenprobleme 252
Sehnenscheidenentzündung 253
Sehstörungen 401
Shang han lun 139
– sechs Schichten des 140–142
Shaoyang-Syndrom 269, 270, 335, 419–440, 444
Shen 62, 78, 79, 86, 111, 205, 257, 550–559
Sodbrennen 258, 393, 457, 462, 465, 557, 559
Speiseröhrenkrebs 464
Spermatorrhoe 281, 434, 435, 498, 516, 523
Stagnation 234, 236
Streptokokken 148, 540
Stress 98, 105, 120, 250, 441, 443, 503, 518, 524, 532–535, 539, 543, 552
– bei Kindern 388–393
Stressmagen 55, 457
Stresspegel 24
Stuhl 260, 261
– Blut im 263
Stuhlinkontinenz 281
Suchtmittel 185, 556
Symptom 230, 231
Syndrom, metabolisches 24, 539
Syndrom, prämenstruelles (PMS) 247, 269, 507, 509, 538
System, limbisches 173, 174

Therapie, Diagnose und 282–286
Tinnitus 279, 474, 524, 559

Trigeminus-Neuralgie 509
Trinken 281, 282
Triglyceride 540
Tumorerkrankungen 239

Übelkeit 428, 429, 457, 458, 469
Übererregtheit 182
Umwelteinflüsse 168
Unfruchtbarkeit 523
Unruhe 182, 428, 458, 474, 515, 518, 557
Unterleibsbeschwerden 543
Urogenitalbereich, Entzündungen im 478

Verachtungszyklus 59
Verdauung 435, 516
Verdauungsprobleme 175, 514
Verdauungsschwäche 100, 101
Verdauungsstörung 270, 471, 544
Vergesslichkeit 517
Verspannungen 175, 270
Verstopfung 260, 509, 511, 519, 544
Vitamin C 385
Vitamine 107
Völlegefühl 237, 457, 465, 469
Vollorgane (Zang-Organe) 69–80

Wärme-Erkrankungen (Wen bing) 143–148, 43
Wechselbeschwerden 277, 517, 543, 544, 557
Weißmehl 441, 461
Wochenbett 502, 504

Yang, Aufbau für 519–526
Yang-Mangel, konstitutioneller 159
Yang-Organ 50
Yang-Pathogene 154–158
– Feuer 157, 158
– Sommerhitze 156, 157
– Trockenheit 157
– Wind 155–156
Ye-Flüssigkeiten 66
Yi (Geist der Milz) 89, 90
Yin, Aufbau für 505–519
Yin, Yang und 43–68
– Charakteristika 47–50
– in den Vollorganen 60–62
– Logik des 43
– Yang 46, 66, 67
– Yin 46, 66
Yin-Organ 50
Yin-Pathogene 158–167
– Feuchte-Hitze 165–167
– Feuchtigkeit 163, 164
– Kälte 158–163
Yoga 110, 274

Zahnprobleme 280, 524
Zhi (Geist der Niere) 90, 91
Zucker 105–107, 441, 461
Zunge 26, 257, 258, 353–369, 451
Zungenbelag 365, 368, 411, 438
Zungenfarbe 360, 361
Zungenkörper 361–365, 417, 438
Zungenrisse 363, 411
Zusatzstoffe 109
Zwölffingerdarmgeschwür 462

VON GEORG WEIDINGER WEITERS ERSCHIENEN:

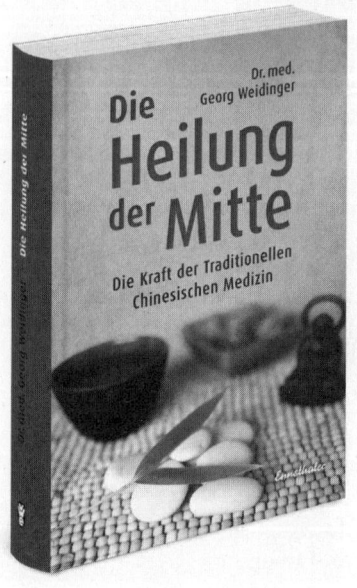
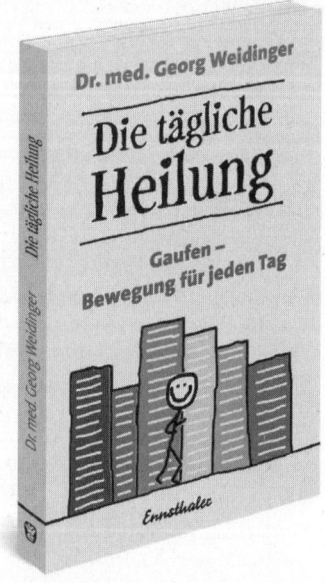
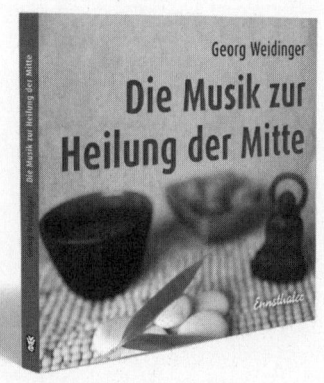

Die Heilung der Mitte
Die Kraft der Traditionellen
Chinesischen Medizin
*432 Seiten, Hardcover
ISBN 978-3-85068-864-2
E-Book: ISBN 978-3-7095-0032-3*

Die tägliche Heilung
Gaufen – Bewegung für jeden Tag
*140 Seiten, Klappenbroschur
ISBN 978-3-85068-928-1*

**Die Musik zur
Heilung der Mitte**
*Musik-CD, Komponiert von
Georg Weidinger
ISBN 978-3-85068-935-9*

www.ennsthaler.at
ENNSTHALER VERLAG STEYR